生物医用磁性
纳米材料与器件

Magnetic Nano-Materials and Devices for Biomedical Applications

顾 宁 等编著

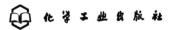

化学工业出版社

·北京·

本书是一部系统介绍磁性纳米材料的学术著作。书中针对磁性纳米材料的合成、质量控制与应用进行了深入的探讨。书中详细介绍了磁性纳米材料的主要合成方法，包括化学合成、生物合成和仿生合成；在磁性纳米材料的质量控制方面，分别从宏观制备、电子束分析、表面修饰等角度予以阐述；磁性纳米材料的生物安全性问题有一章专论；最后一部分，也是很重要的部分，集中介绍了磁性纳米材料与器件在催化、体内外检测、疾病诊断与治疗、生物传感以及工农业等领域的应用。全书内容均来源于作者第一手的研究资料以及国内外权威的学术期刊，内容准确、详细，并注重报道最新最前沿的研究成果，同时也高瞻远瞩地对于磁性纳米材料将来的研究与应用发展提出建议与展望。

读者对象：生物医学、药学、材料科学及相应领域的研究生与科研工作者。

图书在版编目（CIP）数据

生物医用磁性纳米材料与器件/顾宁等编著. —北京：化学工业出版社，2013.3
ISBN 978-7-122-16295-3

Ⅰ.①生…　Ⅱ.①顾…　Ⅲ.①生物材料-纳米材料-磁性材料　Ⅳ.①R318.08

中国版本图书馆 CIP 数据核字（2013）第 004323 号

责任编辑：李晓红　　　　　　　　　　　文字编辑：陈　雨
责任校对：徐贞珍　　　　　　　　　　　装帧设计：王晓宇

出版发行：化学工业出版社（北京市东城区青年湖南街 13 号　邮政编码 100011）
印　　刷：北京永鑫印刷有限责任公司
装　　订：三河市万龙印装有限公司
710mm×1000mm　1/16　印张 22¾　字数 441 千字　　2013 年 6 月北京第 1 版第 1 次印刷

购书咨询：010-64518888（传真：010-64519686）　　售后服务：010-64518899
网　　址：http://www.cip.com.cn
凡购买本书，如有缺损质量问题，本社销售中心负责调换。

定　　价：88.00 元　　　　　　　　　　　　　　　　版权所有　违者必究

前　言

对磁和电，特别是磁现象的发现与观察，可上溯至人类最早的一些记录。不断激发起的对磁的奥秘的好奇与探究，也逐渐在日常生活、生产等活动中获得许许多多的应用。毋庸置疑，磁学属于最古老的学科之一，同时也始终充满活力，其发展经历了最早期的观察与猜想。从我国东汉时期的司南，到18世纪的奥斯特发现电流产生磁场，法拉第发现的电磁感应效应（法拉第效应）以及与安培定律等共同构成了电磁学的根基，奠定了以电动机、发电机等为核心的现代电气工业的重要基础。20世纪以来的诸多发现与发展，如磁畴的发现与分子场假说、巴克豪森效应、基于海森堡模型解释分子场起源、基于显微镜对磁畴的观测及研究、含钴的永磁铁氧体的发现、软磁铁氧体的发明、核磁共振效应的发现、亚铁磁理论的建立、穆斯堡尔效应的发现、稀土永磁材料的发现与不断加工制造获得更高的磁学性能等，为现代信息技术社会的发展起到了巨大的推进作用。特别是近年来，高温超导体研究的快速进展、对巨磁电阻、庞磁电阻以及隧道磁电阻的发现及深入研究，为自旋电子学的提出与发展打下了基础，展现出新一代信息学发展的光明前景。磁学发展的勃勃生机，彰显其是一个既古老又年轻、充满生命活力的学科。

纵观磁学的发展历程，一个重要的特点或发展的主线是其紧密围绕相关磁性材料与器件的研究与发展，同时相关的理论与实验技术等也即时跟进并与之相辅相成。纳米技术的出现与快速发展，为磁性材料及相关器件乃至系统的进步带来了新的机遇，展现出广阔的发展前景。不同维数的磁性纳米材料不断被制备出来，其依赖尺度的磁学特性为相关器件与系统的发展注入了强大的活力。磁性纳米材料与器件已经并将更多地在电子信息、生物医药、航空航天、交通运输、环境与能源等众多领域中获得应用。这其中，磁性纳米材料与器件在生物与医药领域中的发展前景更是引人入胜。除了磁性纳米材料具有新奇的磁学特性之外，由于氧化铁纳米材料以及一些贵金属磁性纳米材料具有很好的生物相容性，使其在肿瘤的磁致热疗、药物的人体内磁靶向输送、医学图像增强与分子影像、生物分子与细胞的磁分离、生物与医学传感器等许多方面都将获得重要的运用。目前，相关的研究论文与专利已呈逐年快速上升之势。

纳米材料与器件应用于生物与医药的崭新方向，引发越来越多研究者的工作热情。2010年在武汉参加全国纳米生物与医学学术会议期间，应化学工业出版社李晓红编辑的热情邀约，希望将具有生物与医药应用前景的磁性纳米材料与器件的有关研究进展进行归类整理与分析，为相关研究人员、学生提供一本研究与教学的参考书。本书主要分成四大部分：第一部分主要涉及磁性纳米材料与结构的制备与表征，由于目前采用物理方法制备的磁性纳米材料应用于生物医药方面的研究相对较少，所以，在第1章中主要介绍磁性纳米材料的化学合成，第2章为磁性纳米材料的生物方法合成，第3章为磁性纳米材料的仿生方法制备，第4章为磁性纳米材料的宏量制备与质量控制，第5章则重点介绍利用电子束技术对磁性纳米材料与结构的分析与表征；第二部分主要介绍磁性纳米材料因其不同的化学组成与表面化学修饰等，在与生物作用过程及之后出现的一些效应、生物安全性及相关机理等，其中第6章磁性纳米材料对生物膜的作用，第7章为磁性纳米材料的生物安全性研究进展，第8章为氧化铁纳米材料的模拟酶特性；第三部分主要介绍磁性纳米材料在生物医学检测与诊断、治疗等方面的内容，包括第9章基于磁性纳米材料的生物体外检测，第10章生物医学影像中的磁性纳米探针，第11章为基于磁性纳米材料的肿瘤热疗等；第四部分包括第12、13章，主要介绍基于磁性纳米材料与结构的生物传感器，以及磁性纳米材料在生物技术与农业等方面的应用基础研究等。

　　本书专门邀请了一些非常知名的学者参与编著，主要包括：中国科学院生物物理所阎锡蕴研究员、北京大学侯仰龙教授、中国农业大学李颖教授、中国科学院地球所潘永信研究员、复旦大学车仁超教授、清华大学任天令教授、东南大学唐萌教授等，他们均在各自的研究方向上做出了重要的贡献。此外，参与编撰的还包括我的同事，东南大学的张宇教授、杨芳副教授、柳东方博士、熊非博士、何世颖博士、南通大学陈忠平博士等。参与这项工作的还包括阎锡蕴研究员的研究生高利增、庄洁；李颖教授的研究生张维佳、孙建波、陈彦平；潘永信研究员的研究生曹长乾、田兰香、蔡垚；唐萌教授的研究生孔璐、刘晓闰等；以及我的研究生陈忠文、林旭波、柏婷婷等。东南大学的研究生陈忠文、董金来、李杨等同学在书稿的整理与修校等方面做了大量细致的工作。在此，我要特别感谢大家在百忙中为这本书所做出的努力，使之能如愿呈现给各位读者。

顾　宁

2013 年 1 月 20 日

目　录

第1章. 磁性纳米材料的化学合成

近年来，磁性纳米材料在催化、磁流体、生物工程/生物医药、核磁成像、数据储存以及环境保护等领域引起了研究者的广泛兴趣。纳米材料因其小尺寸效应和表面效应，使得磁性纳米材料表现出不同于常规磁性材料的性质。这是因为与磁性相关的特征物理参数恰好处于纳米量级，例如，磁单畴尺寸、超顺磁性临界尺寸等大致都处于纳米量级。随着纳米材料科学与技术的发展，磁性纳米材料的应用开发越发引起人们的关注，特别是在提高信息存储密度、微纳米器件和生物医学领域的应用潜力巨大。

由于磁性纳米材料的性质严格地依赖于其尺寸和形貌，为实现磁性纳米材料的有效应用，人们就需要制备出组分均匀、尺寸和形貌均一及可控的磁性纳米材料。此外，磁性纳米材料因具有较高的表面能及独特的磁学性质，很容易受到氧化或者发生团聚失去稳定，使得它的功能化受到很大影响。因此，寻求高效的方法稳定和保护磁性纳米材料也是研究者的重要课题。在众多的合成方法中，化学法因为可以有效控制纳米材料的形核和生长过程，成为制备高质量磁性纳米材料最为重要的方法之一，通过化学法还可以对磁性纳米材料进行有效的保护和稳定。同时，通过控制和改变化学反应的条件，可以实现各种异质结构的磁性纳米材料的合成。这一方面赋予了磁性纳米材料更多的功能，另一方面因为异质结构中存在的界面效应，可以促进磁性纳米材料性能的提高，这对于磁性纳米材料的广泛应用都有着非常重要的意义。本章从纳米磁学出发，阐述了纳米材料形核和生长的基本理论，并重点介绍了合成磁性纳米材料(包括形貌各向异性及异质结构磁性纳米材料)常用的化学方法。此外，本章还列举了化学合成过程中保护和稳定磁性纳米材料的一些方法。

1.1 磁性材料的纳米尺度效应

与块体材料相比，磁性纳米材料展现出许多独特的性质，使其在很多领域具有广泛的应用前景，因而引起了人们很大的兴趣和关注。众所周知，纳米材料具有表面效应、小尺寸效应、量子尺寸效应等基本效应，而磁性纳米材料的尺寸接近磁畴的尺寸，使得磁性材料在纳米尺度上出现新的磁学行为，包括单畴铁磁性以及超顺磁性。

在磁场中，铁磁体的磁化强度 M 或磁感应强度 B 与磁场强度 H 具有特定的关系。当外磁场作周期变化时，铁磁体中的磁感应强度随磁场强度变化而形成一条闭合曲线，称为磁滞回线，图 1-1(a)表示铁磁材料典型的磁滞回线。一般来说，铁磁材料的磁化强度 M(或 B)不是磁场强度 H 的单值函数，而依赖于其所经历的磁状态历史。以完全退磁状态为起始态，当铁磁材料沿起始磁化曲线磁化时，随着外加磁场的增强，磁化强度逐渐趋于饱和，直到曲线几乎与 H 轴平行，将此时的磁化强度称为饱和磁化强度 M_s。此后，若减小磁场，则从某一磁场开始，M 随 H 的变化将偏离起始磁化曲线，M 的变化落后于 H。当 H 减小至零时，M 并未同步减小到零，而存在剩余磁化强度 M_r。为使 M 减至零，需加一反向磁场，称为矫顽力 H_c。反向磁场继续增大时，磁体内的磁矩将沿反方向磁化到趋于饱和 M_s，反向磁场减小至零时，再施加正向磁场时，按相似的规律将得到另一条偏离反向起始磁化曲线的曲线。当外磁场完成如上变化时，铁磁体的磁状态可由图 1-1(a)所示的闭合回线描述[1]。

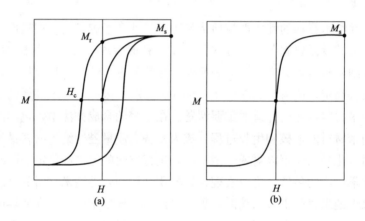

图 1-1　铁磁纳米材料（a）和超顺磁纳米材料（b）的磁滞回线

与体相磁性材料类似，单畴铁磁材料的磁化强度随磁场强度的变化也可形成磁滞回线。在磁化过程中，随着外磁场的加强，体相材料中的畴壁不断运动使磁畴长大，材料的磁化强度升高。而在单畴铁磁材料中，每个磁性单元(磁畴)的磁矩方向不断转向外磁场方向，它们的运动彼此相互影响。最终所有磁性单元表现出的净磁矩称为饱和磁化强度(M_s)。外磁场撤去后，每个磁畴转动后保留的净磁矩称为剩磁(M_r)。反向增加外磁场强度使材料重新回到磁无序的状态，所加的磁场强度称为矫顽力(H_c)。单畴铁磁材料与传统体相铁磁材料磁学行为最显著的区别在于，在外磁场下材料磁化强度变化的机制完全不同。在体相材料中，随着外加磁场的提高，畴壁形成并不断运动，同时每个磁畴的磁矩朝着易磁化方向转动，在宏观上表现出材料磁化强度的提高。而对单畴铁磁材料而言，不存在磁畴的长大以及畴壁的运动，只存在磁矩克服各向异性进行转动[2]。若假设磁性材料呈颗粒状，磁性材料达到单畴尺寸的临界直径为：

$$R_{sd} = \frac{36\sqrt{AK}}{\mu_0 M_s^2} \tag{1-1}$$

式中，A 为交换积分常数；K 为磁晶各向异性常数；M_s 为材料的饱和磁化强度；μ_0 为真空磁导率[3]。对大多数磁性材料而言，直径范围通常在 $10\sim100$nm，而高各向异性材料的单畴尺寸可以达到几百纳米[3]。几种常见磁性材料达到单畴尺寸的临界直径如表 1-1 所示[4]。

表 1-1 常见磁性材料的临界单畴尺寸

材 料	临界单畴尺寸/nm	材 料	临界单畴尺寸/nm
hcp-Co	15	Ni	55
fcc-Co	7	SmCo$_5$	750
Fe	15	Fe$_3$O$_4$	128

对单畴磁性材料而言，使材料从某一稳定的磁性状态到磁无序状态所需的能量正比于 $KV/(k_B T)$，其中 V 是材料的体积，k_B 为玻尔兹曼常数，T 为温度[5]。当温度高于居里点时，磁性材料将变成顺磁体，其磁状态很容易随周围磁场的改变而改变。如果磁性颗粒的尺寸很小，即便在常温下也表现出顺磁性。因为当尺寸达到临界尺寸时，材料中电子的热运动将逐渐占主导作用，材料克服势垒从某一稳定的磁性状态转到磁无序状态所需的能量足够小，使得热运动引起的扰动能足以克服磁晶各向异性能，材料的磁性状态不再稳定，原有的磁有序发生无序化，该现象称为超顺磁现象[6]。这意味着材料在外磁场作用下可被迅速磁化，同时磁场一旦撤去磁化强度降为零，材料的剩磁和矫顽力均为零。超顺磁材料典型的磁滞回线如图 1-1(b) 所示。这种现象同一般的顺磁性相似，唯一不同的只是超顺磁性材料是单个电子自旋作出响应，每个电子自旋组合成整个材料的磁学性能。另外，超顺磁性材料的饱和磁化强度远高于传统顺磁材料。克服磁晶各向异性能所需要的最低温度称为截止温度 T_B[5]。当磁性纳米材料具有一定的尺寸分布时，T_B 表示平均特征温度，它受纳米单元本身的磁学性质以及它们之间的相互作用影响。T_B 也就是磁性纳米材料从铁磁性转变为超顺磁性的温度，这是表示磁性纳米材料磁学性质最重要的参数之一。

磁性材料的磁学性质随尺度的变化规律如图 1-2 所示。体相磁性材料具有多畴结构，随着材料的尺寸(D_c)逐渐减小到一定程度（通常是纳米尺度），磁性材料具有单畴结构。当材

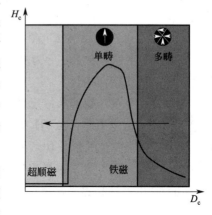

图 1-2 磁性材料磁性随尺度的变化

料尺寸小于临界尺寸时，纳米材料的磁自旋将无序排列，呈现超顺磁性。在单畴区域，矫顽力（H_c）随着材料尺寸的增加而增加，到某一尺寸时材料的矫顽力达到一最大值。

单畴铁磁纳米颗粒因其优异的磁性能以及较小的尺寸被认为是理想的磁存储材料，结合垂直磁记录、热辅助图形等技术可大幅提高存储密度。而超顺磁纳米颗粒的磁相互作用相对较弱，通过相应的表面修饰，在生物体内能够实现良好的分散。并且，在无外加磁场下超顺磁纳米颗粒并不表现出磁性，对生物体伤害较小，在药物传输、核磁共振成像和分子探针等领域得到广泛应用。

1.2　纳米颗粒的形核和生长

制备纳米颗粒的过程中，固相不断从溶液中析出，必然包含纳米颗粒的形核及生长过程。通过深入了解纳米颗粒的形核及生长过程，并对该过程中的影响参数进行有效的控制，可实现尺寸和形貌可控纳米颗粒的制备。简单而言，形核实质上就是物质在溶液中的浓度高于其溶解度从溶液中析出的过程。通过不断从溶液中补充固相成分可使晶核最终生长成为所需的纳米颗粒。因此，当一个纳米颗粒开始形成，也就是当晶核形成的时候，溶液必须是过饱和的。通常，这种过饱和有两种途径可以实现。一种途径是由高温直接溶解溶质后再降温，使物质的溶解度骤降实现过饱和；另一种途径则是增加必要的反应物的浓度，使生成物的浓度高于其溶解度。

一般而言，形核分为均质形核和异质形核两类。溶液中如果没有外来固相界面，沉淀物质相互结合直接从溶液中析出形成晶核称为均质形核。过饱和溶液在能量上是不稳定的，为降低体系的能量必将发生均质形核。体系总的自由能变化 ΔG 由两部分组成，其一为形成液-固体积自由能之差，其二是液-固界面自由能。设晶核为球体：

$$\Delta G = (-4/V)\pi r^3 k_B T \ln S + 4\pi r^2 \gamma \tag{1-2}$$

式中，V 为晶核体积；r 为晶核半径；k_B 为玻尔兹曼常数；S 为饱和度；γ 为单位面积的液-固界面能。

假设 S 大于 1，随着晶核尺寸的变化，ΔG 先变大后变小。也就是说，当晶核尺寸达到某一特定值时，ΔG 具有一正的极大值。此时的晶核尺寸称为临界晶核半径，而对应的 ΔG 称为形核功，即形核过程中体系需克服的能量。为降低体系总的自由能，当晶核尺寸大于临界半径时，晶核将不断生长并最终形成稳定的颗粒。令 $\mathrm{d}\Delta G/\mathrm{d}r = 0$ 可得到临界晶核半径为：

$$r^* = 2V\gamma / (3k_B T \ln S) \tag{1-3}$$

如果饱和度保持定值，根据式（1-2），为了降低体系的总自由能，所有半径大于临界晶核半径的颗粒将继续生长，而所有半径小于临界半径的颗粒将溶解。根据式(1-3)，临界晶核半径与饱和度成反比，越高的饱和度将导致越小的晶核临界半径，因此提高溶液的过饱和度倾向于获得尺寸较小的颗粒。均质形核发生后，晶核不断从溶液中补充固相成分而不断长大，同时伴随着溶液过饱和度的降低以及反应物的消耗。形核结束的标志为溶液中反应物的浓度降低到某一临界值，此时将不再有新的晶核产生，而进入晶核生长阶段。当沉淀物质的浓度达到平衡时，晶核生长终止。通过上述的形核过程获得的颗粒尺寸分布并不均匀，而在随后的生长阶段，因为尺寸不同的颗粒具有不同的生长速度，使得最终获得的颗粒尺寸分布变得更为均匀。通常，小颗粒由于具有较大的自由能推动作用而生长得较快，而大颗粒生长速度相对较慢。因此，在晶核生长阶段，颗粒的尺寸具有均一化的趋势。良好的控制形核及生长过程，将有利于得到尺寸均一的单分散性颗粒。

很多化学反应的沉淀过程可由经典 LaMer 模型[7]进行解释，而目前合成高质量且粒径均一的磁性纳米材料的有效途径仍然基于经典 LaMer 模型，如图 1-3 所示。此模型最早用于研究硫溶胶的形核和生长过程，也为制备分散性较好的纳米材料提供了理论基础。研究表明，如果要获得单分散性的胶体，首先要促使一个单独而迅速的形核发生，然后使形成的晶核缓慢长大并最终形成所需的纳米颗粒[8]。必须强调的是，短暂的形核阶段要与随后晶体生长阶段严格分开。把反应物添加到体系中使溶液达到过饱和状态。当反应物溶液过饱和时，一个爆发性的快速形核将使新的相态从溶液中析出，然后通过分子的不断缔合形成颗粒，并以此降低前驱体的过饱和度。如果晶核生长消耗前驱体的速度大于前驱体的添加速度，将不再有新的晶核生成。随后的生长过程对于任一纳米晶而言都很相似，因此初始的尺寸分布已经在晶核形成和开始生长时大体确定下来了。大尺寸的纳米颗粒生长速度较慢而小尺寸的纳米颗粒生长速度较快，因而随着生长的不断进行，纳米颗粒的尺寸将变得更加均匀。这种现象过去被归结为尺寸分布的聚焦。一旦无法实现迅速的形核，溶液将长时间处于过饱和状态，此时已经形成的晶核将迅速从液相中补充成分并迅速长大，这将不可能得到单分散体系。因此，在制备单分散纳米磁性材料时，有效控制形核速度至关重要。

很多系统存在一个明确的二级生长过程，叫做 Ostwald 熟化。在这个阶段具有高表面能的小颗粒将加速溶解，溶解掉的将在大的颗粒表面上进行生长。此过程将导致颗粒尺寸的增大和数量的减少。熟化过程通常可由时间进行控制，因而根据不同的反应时间把反应物分批次取出，可得到一系列尺寸的纳米颗粒。一般情况下获得的纳米颗粒的尺寸分布最好的也只能够达到大约 7%～10%，如果再经过尺寸选择过程将可使尺寸分布的标准偏差小于 5%。尺寸选择过程可通过离心实现。注入与原分散系溶剂极性相反的溶剂，此时分散系将逐渐失去稳定，并出现轻微的浑浊。随即对分散系进行离心处理，将得到少量富含较大尺寸纳米颗粒的沉淀，这部分被去除。为了使溶液实现迅速形核，一般将前驱体快速地注射到高温溶液中使其迅速分解，或者控制反应条件使产物迅速形成，常用的实验装置如图 1-4 所示。

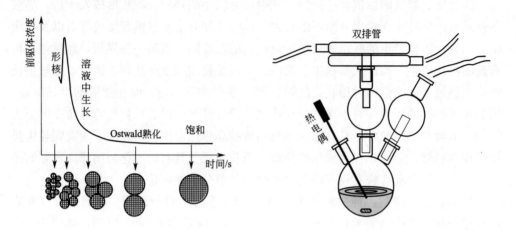

图 1-3　LaMer 模型示意图——单分散
胶体颗粒的形核和生长过程[7]

图 1-4　高温热解制备氧化铁
纳米材料的实验装置示意图

1.3　磁性纳米颗粒的化学合成

通过化学方法可以获得各种结构和成分的磁性纳米颗粒[9~11]，包括铁的氧化物[12]（如 Fe_3O_4 和 γ-Fe_2O_3），纯金属（如铁、钴、镍）[13,14]，尖晶石结构的铁氧体[15,16]（如 MFe_2O_4，其中 M＝Mn，Co，Mg），还有合金[17]（如 FeCo、$CoPt_3$、FePt 等）。在最近十年内，人们致力于研究磁性纳米颗粒的合成途径，发现了很多制备高质量磁性纳米颗粒的合成方法，常见的方法有共沉淀法、热分解法、化学还原法、微乳液法、水热法等。事实上，有效的合成方法不胜枚举，本节选取典型的合成方法做简要介绍。

1.3.1　共沉淀法

共沉淀法是指在多组分的溶液中，两种或两种以上的阳离子在沉淀剂存在下同时沉淀出来的过程。共沉淀法制备磁性纳米颗粒是以沉淀反应为基础的，即根据溶度积原理，在含有特定配比的阳离子溶液中，加入适当的沉淀剂（一般为 OH^-）后，形成所需纳米颗粒。获得的纳米颗粒通常在表面会吸附大量的 OH^-，因此还需进行洗涤、烘干等处理。共沉淀法最大的优点是反应原理简单，并且需要的设备及原料相对廉价，非常适合批量生产。但是对于磁性纳米颗粒的合成而言，共沉淀法通常很难获得高质量的单分散胶体，不利于其在各个领域的广泛应用。

影响共沉淀过程的因素有很多，主要表现在以下四个方面：①溶液 pH 的影响。pH 通常可以通过加入的碱性沉淀剂进行控制。一般而言，阳离子的沉淀发生在特定的 pH 范围，同时，为使溶液中的阳离子全部沉淀，需要加入足够量的沉淀剂。此外，pH 还会影响金属元素的氧化态。例如，制备铁的氧化物时，亚铁离子 Fe^{2+} 在高 pH 值下更容易被氧化，生成 $Fe(OH)_3$ 沉淀，最终得到 Fe_2O_3 纳米颗粒。②溶液浓度的影响。溶液的浓度将直接影响到获得沉淀的尺寸分布。高的反应物浓度将导致颗粒明显的团聚以及尺寸的粗化。这主要是由于在形核和长大过程中形成的晶核从液相中过多地补充成分，待反应终止时晶核已经显著长大。③温度的影响。通常温度对产物的结晶性有很大影响，适当的温度有利于获得结晶性好的样品。另一方面，如果缺乏良好的分散剂，过高的温度将会引起产物的团聚。④物料加入次序的影响。在共沉淀时，有一种方式是将含有多种阳离子的溶液慢慢加入含有沉淀剂的溶液中，不断搅拌，这样可使沉淀剂在任何情况下总是过量的，以保证所得沉淀的化学均匀性。另一种方式是将沉淀剂加入到含有阳离子的溶液中，会造成阳离子的分步沉淀，可能导致沉淀分布的不均匀。事实上，这两种方式所获得材料的尺寸、形貌及结晶性有很大不同，如合成 Fe_3O_4 纳米颗粒时，采用沉淀剂加入到含有阳离子的溶液中的方法，得到的纳米颗粒质量较高。当然，其他因素如搅拌速度也会影响沉淀的均匀性以及沉淀的颗粒尺寸。近年来的研究发现，使沉淀过程在超声环境下进行，能够大大提高磁性纳米颗粒的结晶性、分散性以及尺寸的均匀性。

共沉淀分为单相共沉淀和混合物共沉淀，而磁性纳米颗粒的合成常属于单相共沉淀，即沉淀物为单一化合物或单相固溶体。溶液中的金属离子是以具有与配比组成相等的化学计量化合物形式沉淀的。因而，当沉淀颗粒的金属元素之比为产物化合物的金属元素之比时，沉淀物具有原子尺度上的均匀性。共沉淀法常用于合成尖晶石结构的各种铁氧体磁性纳米颗粒，反应溶液中 M(Ⅱ) 和 M(Ⅲ) 摩尔比例为 1∶2。例如，共沉淀法制备铁的氧化物(Fe_3O_4 或 $\gamma\text{-}Fe_2O_3$)是非常方便和有效的方法。惰性气氛保护下，溶液中的金属离子 Fe^{2+}/Fe^{3+} 按照一定的比例存在，通过在 Fe^{2+}/Fe^{3+} 盐溶液中加入沉淀剂，在室温下或提高温度时可获得这些纳米颗粒。反应式为：

$$Fe^{2+} + 2Fe^{3+} + 8OH^- \longrightarrow Fe_3O_4 + 4H_2O$$

根据反应热力学，为使纳米颗粒完全沉淀，反应的 pH 值范围通常在 8～14，反应体系需使用保护气氛以防止颗粒氧化。纳米颗粒的尺寸、形状和成分与金属盐的种类、Fe^{2+}/Fe^{3+} 的比例、反应温度、溶液 pH 以及体系的离子强度息息相关。使用共沉淀法制备磁性纳米颗粒，一旦合成条件确定，可以得到质量相近的磁性纳米颗粒，即共沉淀法具有良好的可重复性。得到的磁性纳米颗粒饱和磁化强度大约为 30～50emu/g，比体相材料的饱和磁化强度 90emu/g 低了很多。Massart 最早实现了 Fe_3O_4 纳米颗粒的控制合成[18]，通过使用碱作为沉淀剂在 $FeCl_2$ 和 $FeCl_3$ 的混合体系中来获得 Fe_3O_4 纳米颗粒。用这种方法得到的 Fe_3O_4 纳米颗粒尺寸大约为

8nm，呈现不规则的球形。他们还研究了反应条件对反应的影响，结果表明，沉淀剂的选择（氨水、NaOH）、Fe^{2+}/Fe^{3+} 的比例、pH 值、溶液中其他阳离子的种类（Na^+、K^+、NH_4^+）对产物的产量、尺寸及结晶性有重要的影响。通过反应参数的调节，他们获得了尺寸为 4.2～16.6nm 的 Fe_3O_4 纳米颗粒。因为缺少表面活性剂的帮助，Massart 法得到的 Fe_3O_4 纳米颗粒最大的问题就是颗粒团聚严重，限制了该方法的应用。为获得分散性较好的 Fe_3O_4 纳米颗粒（水动力直径大约为 5.7nm），可将 0.1mol/L 的金属盐溶液（二价铁离子与三价铁离子的摩尔比为 1：2）持续不断地与 1mol/L 的氨水混合，随后将混合溶液于 75℃ 水浴 1min[19]。所得到的纳米颗粒可以通过亲水聚合物、氨基醇螯合剂和四甲基铵等稳定。Fe_3O_4 纳米颗粒通常不稳定，在空气中容易氧化为 Fe_2O_3，而在酸中易被溶解。因为 Fe_2O_3 也具有磁性，所以易氧化不是特别严重的问题。同时，通过控制氧化，可以将 Fe_3O_4 转变为 Fe_2O_3。在酸性条件下，向 Fe_3O_4 纳米颗粒形成的胶体中加入 $Fe(NO_3)_3$ 可促成这种转变。获得的 Fe_2O_3 在酸和碱中化学性质稳定。用类似的共沉淀方法，当体系中的阳离子为 Mn^{2+} 和 Fe^{3+} 时，反应温度达到 100℃ 可得到尺寸为 5～25nm 的 $MnFe_2O_4$ 纳米颗粒[20]。将 1mol/L 的 NaOH 溶液预先加热至 100℃，剧烈搅拌下迅速注入金属盐溶液可获得 $NiFe_2O_4$、$CuFe_2O_4$ 和 $ZnFe_2O_4$ 等磁性纳米颗粒[21]。对 $CoFe_2O_4$ 纳米颗粒的系统研究表明，纳米颗粒最终的尺寸受反应温度、反应物浓度及反应物添加速率的影响[22]。每一种情况下，都是通过在含有 Fe^{3+} 和 Co^{2+} 的溶液加入稀 NaOH 溶液获得产物。将反应温度从 70℃ 提高到 98℃ 将使颗粒的平均尺寸从 14nm 增加到 18nm。而将 NaOH 溶液的浓度从 0.73mol/L 提高到 1.13mol/L 将使颗粒的尺寸从 16nm 增加到 19nm，并且，NaOH 溶液滴加过慢将明显使产物尺寸分布宽化。

　　然而，使用共沉淀法合成磁性纳米颗粒，在控制颗粒尺寸方面仍有很大的挑战。磁性纳米颗粒的很多磁学性能都与颗粒尺寸密切相关，比如不同尺寸的磁性纳米颗粒具有不同的饱和磁化强度 M_s、截止温度 T_B 等，过宽的尺寸分布将导致过宽的饱和磁化强度及截止温度范围，无法获得稳定的磁学性能，因而限制了磁性纳米材料的应用。而共沉淀法获得的磁性纳米颗粒尺寸分布较宽，因此所得到的磁性纳米颗粒往往很难满足实际应用的要求。在上一节中，我们已经介绍了单分散纳米胶体形核与生长的 LaMer 模型，为获得单分散的磁性纳米颗粒，需要创造一个快速的形核过程，并控制随后的颗粒生长。因此，使用共沉淀法合成磁性纳米颗粒，控制形核和生长非常重要。

　　近年来，合成单分散 Fe_3O_4 纳米颗粒取得了重要进展，主要方法是在体系中加入有机试剂作为表面活性剂或还原剂。例如，尺寸分布在 4～10nm 的 Fe_3O_4 纳米颗粒可稳定在 1% 的聚乙烯醇（PVA）溶液中。但当所用 PVA 羰基含量为 0.1%（摩尔分数）时，Fe_3O_4 纳米颗粒形成链状[23]。这表明合适的表面活性剂对稳定纳米颗粒至关重要。在柠檬酸钠存在的碱性条件下，将合成的 Fe_3O_4 纳米颗粒置于 90℃的环境并保温 30min，通过 $Fe(NO_3)_3$ 的氧化可得到尺寸可控的 Fe_2O_3 纳米颗粒。调节柠檬酸根离子和金属离子（Fe^{2+} 和 Fe^{3+}）的比例可得到 2～8nm 的纳米颗粒[24]。在制备金属氧化物和氢氧化物时，有机离子影响着纳米颗粒的形核和生长。一方面金属离子与有机离子间的螯合作用能够限制形核并导致较大颗粒的形成，因为此时晶核的数量很少而晶核生长处于主导地位。另一方面，表面活性剂在晶核表面的吸附会限制颗粒长大，从而导致小颗粒的形成。正是由于这两种竞争方式同时存在，通过控制表面活性剂的浓度，可以获得不同尺寸的磁性纳米颗粒。

1.3.2 热分解法

热分解法是制备磁性纳米颗粒最简单和重要的方法之一。有机金属配合物由于其不稳定的特征，在较温和的条件下，如加热、光照和超声等，可分解成零价的金属或金属氧化物，因此常被用作合成磁性纳米颗粒的前驱体[25]。使用高沸点的有机溶剂，在表面活性剂存在的前提下，很容易获得尺寸和形状可控的单分散磁性纳米颗粒。常用的有机金属配合物前驱体包括金属乙酰丙酮配合物 $[M(acac)_n]$（M=Fe、Co、Ni，n=2、3），金属羰基配合物，如五羰基铁 $[Fe(CO)_5]$、八羰基二钴 $[Co_2(CO)_8]$ 等。表面活性剂常选用脂肪酸、油酸、油胺等。通常情况下，有机金属配合物、表面活性剂和溶剂的起始比例对磁性纳米颗粒的尺寸和形状有很大影响，而反应温度、反应时间、保温时间也对产物的尺寸和形状有重要作用。

金属羰基配合物及其衍生物是一类典型的金属有机配合物，在加热时，羰基很容易与金属核分离，生成纯金属及一氧化碳，零价的金属经过形核、生长形成颗粒。近年来新发展的磁性金属纳米颗粒的合成方法就是利用了金属羰基配合物这种独特的性质，尤其是合成分散性较好的铁、钴以及一些铁磁性合金。为了控制金属纳米颗粒的生长，分解反应通常在弱极性的溶剂中进行（金属羰基配合物是非极性的），并且要求溶剂具有较高的沸点。控制金属纳米颗粒的形核以及随后的生长过程，需要使用能够与金属原子和反应介质发生特殊相互作用的试剂（通常可称之为表面活性剂）。在此，主要介绍两种最具代表性的表面活性剂，一种是具有亲核官能团的聚合物，另一种是戴帽配体（capping ligand）。一般情况下，聚合物能够影响任何一种无机物质的晶体生长，因为它们可以物理地包裹在生长晶体的表面，以减缓晶体的进一步生长并防止其团聚。如果使用能与金属发生化学相互作用的聚合物，以上的过程将会受到更为显著的影响。比较苯乙烯和苯乙烯与 N-乙烯吡咯烷酮（或 γ-乙烯基吡啶）的共聚物对反应的影响研究表明，共聚物作为形核中心（在给体官能团处），能够催化反应并影响晶体生长的动力学过程。改变官能度和改变试剂的浓度就可以控制最终纳米颗粒的尺寸[26]。例如，在熔融非配位聚合物中，$Fe(CO)_5$ 高温下的分解（200～260℃）表明，聚合物与纳米颗粒结构之间存在很强的相互作用[27]。高密度的聚乙烯是一种典型的极性无官能团聚合物。对分散在聚乙烯基体中的含铁纳米颗粒进行扩展 X 射线精细结构（EXAFS）及穆斯堡尔谱研究，结果表明，金属原子表面与碳的直接接触很有可能源于聚合链的部分断裂。在聚乙烯基体中分解钴的羰基配合物也获得了类似的结果[28]。

含有官能团的戴帽配体对晶核表面具有不同的结合特性，可显著影响晶核的形成和生长，因而被深入地进行了研究。配体有利于控制纳米颗粒的形核及生长过程、阻止团聚以及影响其溶解性。配体与金属间特定的相互作用有时能够导致金属某些特殊晶体结构的形成。例如，使用三辛基氧化膦（TOPO）作为配体时，在热甲苯中分解 $Co_2(CO)_8$ 可以得到受动力学控制的金属钴的新晶体相（ε-Co），这种晶体相与锰的 β 相相似。而不使用 TOPO 时，将得到纯的具有面心立方晶体结构的金属钴纳米颗粒[29]。同面心立方结构的钴相比，这种新晶体结构是一种亚稳结构。此外，高温下迅速形核随后缓慢生长可以得到多重孪晶结构的面心立方钴纳米颗粒。在油酸和三丁基膦存在时，向预热的二苯醚中注射 $Co_2(CO)_8$ 可得到单分散的尺寸为 7～10nm 的球形钴纳米颗粒。两种或三种配体同时存在时，因为与金属存在不同的相互作用就可以有效控制晶体在不同晶体学方向上的生长。对不同体系下 $Co_2(CO)_8$ 的分解研究揭示了晶体生长的具体过程[14]。当热的邻二氯苯溶液中含有不稳定的配体 TOPO 和结合力强的配体油酸时，向体系中注入 $Co_2(CO)_8$ 后迅速将反应冷却，将会形成不同的产物，这主要通过体系组成、反应时间和反应温度控制。最初获得的密排六方结构的钴具有二维的盘形结构，尺寸可以控制在 4nm×25nm 至 4nm×75nm 之间。固定油酸的浓度，纳米盘的长度与 TOPO 的浓度成比例。随着反应时间的延长，纳米盘逐渐溶解，在几分钟内将形成球形的 8nm 的 ε-Co 纳米晶体，并且这是最终产物。当长链脂肪胺加入体系或者取代 TOPO 时，$Co_2(CO)_8$ 分解产生的 hcp-Co 纳米盘能够在溶液中存在更长的时间，这样就有利于纳米盘的获得。改变反应时间和配体与前驱体的比例将形成 hcp-Co 纳米盘，尺寸分布在 2nm×4nm 至 4nm×90nm 之间。

使用金属乙酰丙酮配合物作为前驱体可以制备金属氧化物磁性纳米颗粒。例如在合成单分散 Fe_3O_4 磁性纳米颗粒时，对反应体系加热，前驱体乙酰丙酮铁 $[Fe(acac)_3]$ 发生分解，最终得到所需产物。油酸和油胺作为表面活性剂可用于控制颗粒尺寸，原因是不同表面活性剂对晶核的吸附能力不同，因而限制晶核生长的能力也不同[30]。如果使用二苯醚作为溶剂（沸点 259℃），获得的颗粒尺寸为 4nm，如果使用沸点更高的二苄醚作为溶剂，将获得尺寸为 6nm 的颗粒。合成单分散 Fe_3O_4 纳米颗粒的关键在于首先将溶液预先加热到 200℃，并使其在这个温度保持一段时间，随后才将溶液加热至回流温度。如果直接将体系从室温持续加热至回流温度，获得的纳米颗粒尺寸分布较宽，从 4nm 到 15nm 不等。如果回流时间小于 5min 而不是通常采用的 30min，将获得没有磁性的产物，产物的 X 射线衍射花样与 FeO 很相似。为获得尺寸更大的 Fe_3O_4 纳米颗粒，可利用晶种，使晶种在新的体系内继续生长，能够使最终颗粒的尺寸达到 20nm。将 $Fe(acac)_3$ 与钴或者锰的乙酰丙酮盐混合，通过类似的反应可以获得钴或者锰的铁氧体，并且所得磁性纳米颗粒的尺寸可控，且具有单分散性。在 2-吡咯烷酮体系中分解 $Fe(acac)_3$ 可以获得 5nm 的 Fe_3O_4 纳米颗粒[31]。值得注意的是，2-吡咯烷酮同时作为溶剂和配体，可控制晶体生长并同时阻止纳米颗粒之间的团聚。利用晶种进行二次生长可以使纳米颗粒的尺寸达到 11nm。这些反应的产物可以同时溶于水和 2-吡咯烷酮。为了满足 Fe_3O_4 纳米颗粒在 MRI 领域的应用，人们发展了这种方法并使用不同的溶剂进行反应，如亲水的聚合物、甲氧基聚乙二醇一羧酸和甲氧基聚乙二醇二羧酸[32]。此外，油酸铁也是合成单分散 Fe_3O_4 纳米颗粒常用的前驱体，它的优点是原料便宜，并适合量产，这对磁性纳米颗粒的应用具有重要的意义。油酸铁合成 Fe_3O_4 纳米颗粒受温度和油酸浓度的影响，而形核与生长过程有效分开是合成单分散 Fe_3O_4 纳米颗粒的关键[33]。使用不同沸点的溶剂可以获得不同尺寸的纳米颗粒，例如，使用 1-十六烯、辛醚、1-十八烯、1-二十烯和三辛胺作为溶剂可分别得到尺寸为 5nm、9nm、12nm、16nm 和 22nm 的 Fe_3O_4 纳米颗粒，溶剂对应的沸点分别为 274℃、287℃、317℃、330℃和 365℃。利用类似的方法同样可获得尺寸可控的 FeO 和 CoO 磁性纳米颗粒。

除金属单质和金属氧化物以外，热分解法同样可以用来合成合金磁性纳米颗粒，如 FeCo，FeNi 等。金属前驱体按照一定的比例投放，在一定条件下便可获得合金磁性纳米颗粒。如在 1,2-二氯苯中，同时分解 $Fe(CO)_5$ 和 $Co_2(CO)_8$ 可以制得 FeCo 纳米颗粒[34]。

1.3.3　微乳液法

微乳液通常是由表面活性剂、助表面活性剂（通常是醇类）、油（通常为碳氢化合物）和水（或电解质水溶液）组成的透明、各向同性的热力学稳定体系。它是利用了双亲性表面活性剂稳定后得到的水包油或油包水型分散系。在微乳液中，微乳颗粒是由表面活性剂和助表面活性剂组成的单分子层包围而形成的，其大小可控制在 5～100nm。常见的微乳液可分为三类：①油/水型（O/W），即水包油型。分散相为油，也叫内相；分散介质为水，也叫外相。②水/油型（W/O），即油包水型。内相为水，外相为油。③多重微乳液（即 W/O/W 或 O/W/O）。例如，在油包水微乳液中，水相微滴（通常为 1～50nm）外层包围着一层表面活性剂，使其分散在连续的有机（碳氢）相之中。反相胶束的尺寸可以通过水和表面活性剂的比例得到有效的控制。

选择合适的表面活性剂，通过调节水、油和表面活性剂的组成可以得到稳定的微乳。每一个微乳颗粒尺度小且彼此分离，被称为微反应器。由于外界的热扰动，微乳颗粒在体系内不停地作布朗运动，不同微乳颗粒在互相碰撞时，组成界面的表面活性剂和助表面活性剂的碳氢链可以互相渗入。同时，微乳颗粒中的化学物质也可以发生相互交换。当沉淀在胶束中形成后，向微乳液中加入溶剂（如乙醇、丙酮等）并通过离心或过滤的方式可最终收集所需纳米颗粒。利用微乳特有的结构，可以将化学反应限制在油水界面发生，因而有利于实现纳米材料的尺寸控制。微乳颗粒不但可以为反应提供必需的原料，还可作为微反应器，有效控制纳米颗粒的尺寸。因此，微乳液法被认为是合成磁性纳米颗粒的重要方法之一。

使用微乳液法合成技术，十六烷基三甲基溴化铵（CTAB）作为反向胶束，1-丁醇作为助表面活性剂，辛烷作为油相，可制备钴、钴铂合金以及金包覆钴铂合金等磁性纳米颗粒[35]。同样，尖晶石结构的铁氧体作为应用非常广泛的一类磁性材料，也可由微乳液法合成。例如，使用十二烷基苯磺酸钠（NaDBS）作为表面活性剂，在水/甲苯微乳液体系中可以合成尺寸可控的 $4\sim15nm$ 的 $MnFe_2O_4$ 纳米颗粒[36]。一开始澄清溶液中含有硝酸锰和硝酸铁，向溶液中加入 NaDBS，随后加入大量的甲苯形成反向胶束。水和甲苯的比例决定了所得 $MnFe_2O_4$ 纳米颗粒的尺寸。又如合成 $CoFe_2O_4$ 纳米颗粒时，首先将含有十二烷基硫酸钠（SDS）的水溶液与 $FeCl_3$ 和乙酸钴溶液混合得到十二烷基硫酸钴和十二烷基硫酸铁。随后将这些原位生成的产物与甲胺发生反应最终可得 $CoFe_2O_4$ 磁流体[37]。减小反应物的浓度或者提高 SDS 的用量可以减小 $CoFe_2O_4$ 纳米颗粒的尺寸。所得到的颗粒尺寸大约为 $2\sim5nm$，但是尺寸分布范围很宽，达到了 $30\%\sim35\%$。合成 γ-Fe_2O_3 纳米颗粒时，以 CTAB 作为表面活性剂、正丁醇作为助表面活性剂、正辛烷作为油相、盐溶液作为水相构成反应所需的微乳体系。微乳液 A 以硫酸亚铁溶液作为水相，该微乳液中加入四乙胺（TEA）-辛烷溶液，TEA 透过表面活性剂单层进入水相使离子水解。而微乳液 B 以亚硝酸钠溶液作为水相。将 B 加到 A 中，不断搅拌混合体系使其在 $(45\pm5)℃$ 保温 1h。由于微乳颗粒间不断的碰撞和聚结，被水解的 Fe^{2+} 和亚硝酸钠反应，最终生成了 γ-Fe_2O_3 纳米颗粒。表面活性剂单层很好地限制了颗粒的生长，并可有效地防止纳米颗粒发生团聚。用此方法得到的纳米颗粒尺寸为 $22\sim25nm$，且尺寸分布范围较窄。钡铁氧体（$BaFe_{12}O_{19}$）因具有高的本征抗磁性和良好的结晶各向异性，一直被认为是作为永磁体的良好材料，同时也是重要的高密度磁记录材料。用 W/O 微乳作为反应介质可形成大小均一、用于合成超细钡铁氧体的前驱体碳酸盐颗粒。同样以 CTAB 作为表面活性剂、正丁醇作为助表面活性剂、正辛烷作为油相、盐溶液作为水相构成反应所需的微乳体系。微乳液 A 的水相是硝酸钡和硝酸铁溶液的混合物，微乳液 B 的水相是沉淀剂碳酸铵。两个微乳液在搅拌下混合，最终在微反应器中生成了钡-铁碳酸盐沉淀。得到的钡-铁碳酸盐前驱体经过分离和洗涤，以除去所有油和表面活性剂。然后将其在 $100℃$ 干燥，$950℃$ 灼烧 12h，最终获得钡铁氧体（$BaFe_{12}O_{19}$）。

虽然通过微乳液法可以获得各种类型的磁性纳米颗粒，但是相较共沉淀法和热分解法而言，微乳液法无法获得高产量的磁性纳米颗粒。同时，获得颗粒尺寸分布范围通常较宽，很难得到高质量的单分散性磁性纳米颗粒。此外，由于在合成过程中要使用大量的溶剂，微乳液法并不是一种高效率的合成方法。

1.3.4　水热法和溶剂热法

水热反应是在密闭体系中进行的，并以水作为溶剂。在一定温度和水的自身压力下，密闭反应体系拥有高温高压的反应环境，反应物即在这样的反应环境下发生反应，最终得到所需产物。水热法行之有效的根本原因就是其创造了高温高压的反应环境。众所周知，常温常压下许多无机固体在溶液中的溶解度都很低，因而以水为介质的很多反应在常温常压下难以进行。如果固体物质处在高温高压的水中，就可能发生化学反应。水的临界温度是374℃，临界压力是217atm❶。在高温高压下，水的很多性质将发生改变。例如，在临界状态下，水的离子积会增大很多，在600℃和2000atm下，水的离子积是常温常压下的10^5倍。这表示高温高压下水中将可以溶解更多的难溶物质。表1-2是水热环境下水的性质和作用。水可以提高反应活性、反应速率，因此一些在常温常压下受动力学影响而进行缓慢的反应，在水热条件下，反应速率将得到很大提升。例如，金属铁在潮湿空气中的氧化非常慢，但是把这个氧化反应置于水热条件下，氧化就非常快，在98MPa，400℃的水热条件下经过几个小时就可以完成氧化反应。通过控制反应条件，可以获得尺寸分布为几十纳米到100nm的Fe_3O_4纳米颗粒。

表 1-2　水热环境下水的性质和作用

性 质 变 化	产生的作用	性 质 变 化	产生的作用
离子积变高	反应活性增大、速率增加	介电常数变低	影响电解质的解离
黏度、表面张力变低	扩散加快、晶体生长速度加快	密度变低	影响黏度、溶解度等性质
蒸汽压变高	改变反应平衡	热扩散系数变高	对流驱动力增大

水热法合成磁性纳米颗粒采用的主要装置为高压釜，不同材质的反应釜可以承受不同的温度和压力，因此选择合适的反应釜对材料制备是很重要的。水热反应釜的种类很多，其基本结构包括高强度材料制成的壳体以及抗腐蚀材料制成的内衬。壳体材料一般用合金制备，可以承受一定的温度和压力。内衬材料可以是金属、聚四氟乙烯、石英、石墨、耐热玻璃等。实验室进行的水热反应通常温度和压力都不会很高，并且需要的容器体积也相对较小。一般反应釜外壳都选用不锈钢反应釜，内衬材质一般有聚四氟乙烯和刚玉等。聚四氟乙烯适合不超过200℃的水热反应，而温度一旦高于200℃，最好使用刚玉材质的内衬进行反应。

李亚栋等人通过水热法可以制备尺寸可控的磁性纳米颗粒，该方法称为"液体-固体-溶液界面"（LSS）相转移和相分离机制合成策略（LSS strategy）[38]。这个方法最大的优点在于所需的原料廉价并且反应简单。利用这种方法可以得到尺寸分别为

---

❶　1atm＝$1.013×10^5$Pa，全书同。——编者注

9nm 和 12nm 的单分散 Fe_3O_4 和 $CoFe_2O_4$ 纳米颗粒。简单的无机盐(铁和钴的硝酸盐)被用作原料溶解在大量存在水/乙醇的体系中形成溶液相,加入的油酸和乙醇构成了液相,加入的油酸钠构成体系中的固相。经过搅拌使分散体系内部形成无数微小的"溶液相-固相"、"液相-固相"、"溶液相-液相"界面。在水热条件下,铁和钴离子与油酸钠中的钠离子发生离子交换形成油酸铁和油酸钴,随后油酸铁和油酸钴受热分解,反应被限制在相界面发生因而可得到控制,生成的 Fe_3O_4 和 $CoFe_2O_4$ 纳米颗粒表面被油酸覆盖。油酸作为表面活性剂可防止颗粒团聚并控制纳米颗粒的尺寸,因为油酸的疏水性,生成的 Fe_3O_4 和 $CoFe_2O_4$ 纳米颗粒从体系中分离而沉积在底部(相分离)。通过对体系反应参数进行调节,使用多种表面活性剂对反应进行控制,还可实现对单分散纳米颗粒尺寸、维度、表面性质的调控。李亚栋等人同样发现了一种在水热还原条件下合成单分散、水溶性单晶铁氧体的方法[39]。剧烈搅拌含有氯化铁、乙二醇、乙酸钠和聚乙二醇的混合溶液使其成为均匀澄清的溶液,随后将溶液转移到聚四氟乙烯内衬的不锈钢反应釜里,于 200℃ 保温 8~72h。通过这种方法,可以获得尺寸在 200~800nm 且尺寸可控的单分散的铁氧体球体。他们巧妙地利用各种组分(包括乙二醇、乙酸钠和聚乙二醇)对合成进行设计和控制。例如,乙二醇作为高沸点的还原剂,可以用来合成单分散的金属或金属氧化物纳米颗粒;乙酸钠作为稳定剂,可以防止颗粒团聚;聚乙二醇则起到了表面活性剂的作用。虽然反应的机制还不是特别清晰,但是通过多组分来控制所需材料的合成已经被认为是一种非常有效的方法。水热水解法是另一种制备磁性金属氧化物的途径,金属离子在水溶液中,被一层水分子溶剂化,然后在一定条件下可以发生水解反应,以三价金属为例,水解反应可以写成:

$$2M^{3+}(H_2O)_6 \longrightarrow M_2O_3 \downarrow + 9H_2O + 6H^+$$

要发生水解反应必须要增大 pH 值,以便除去反应中产生的质子,使反应能够向右进行。例如,把 $K_3[Fe(CN)_6]$ 溶解在水中,然后放置在高压釜中反应,经过水热反应得到了新颖的磁性 $\alpha\text{-}Fe_2O_3$ 树枝状结构材料。$[Fe(CN)_6]^{3+}$ 在常温下是很稳定的,溶液中基本没有自由的 Fe^{3+} 存在,但在水热条件下可以发生如下反应:

$$[Fe(CN)_6]^{3-} \rightleftharpoons Fe^{3+} \longrightarrow FeOOH/Fe(OH)_3 \longrightarrow \alpha\text{-}Fe_2O_3$$

首先 $[Fe(CN)_6]^{3-}$ 缓慢解离出 Fe^{3+},然后 Fe^{3+} 在溶液中发生水解产生 $FeOOH$ 或 $Fe(OH)_3$,最后 $FeOOH$ 或 $Fe(OH)_3$ 分解成 $\alpha\text{-}Fe_2O_3$。在水热体系中,可以发生采用一般方法所不能进行的反应,往往可以得到具有特殊结构的材料。

用有机溶剂取代水,通过相似条件下的反应制备材料的方法称为溶剂热法。反应中常用的有机溶剂一般具有较低的沸点,如甲苯、乙醇、正己烷等。溶剂热法制备磁性纳米材料通常会加入表面活性剂(烷基胺、烷基酸等),因而得到的产物具有很好的分散性,且可以溶于很多有机溶剂中。例如,使用聚四氟乙烯内衬的不锈钢高压釜作为反应釜,前驱体为乙酰丙酮铁,溶剂选用乙醇,表面活性剂为油酸,在溶剂热条件下使反应釜在 180℃保温 12h 可以得到 10nm 左右的 Fe_3O_4 纳米颗粒。并且，所得到的 Fe_3O_4 纳米颗粒表面包覆着油酸，可以溶于很多非极性溶剂，如正己烷、四氯化碳等。类似的方法，选用乙二醇、油酸、三辛基氧化膦作为反应体系，在水热还原条件下于 180℃保温 12h 可以获得单分散的 Fe_3O_4 纳米颗粒，同时不同的表面活性剂可以调节纳米颗粒的尺寸[40]。用十六胺代替三辛基氧化膦，Fe_3O_4 纳米颗粒的尺寸从 8nm 提高到 11nm。

1.3.5　化学还原法

制备磁性纳米颗粒的另一种常用方法是，在表面活性剂的稳定下，还原金属盐。与热分解法相比，金属还原方法具有更大的选择性，前驱体可以是金属氯化物、硝酸盐、氧化物、乙酰丙酮盐，还原剂可选用硼氢化钠或超氢锂。近年来，人们发现有机还原剂也可用于磁性纳米颗粒的合成，包括多醇、水合肼和双氢气体。化学还原法根据体系不同，可分为水溶液法和有机溶液法两种。

在水溶液法中，可以把具有不同 pH 值的金属盐溶液用还原的方法制备纳米颗粒。所用的还原剂可以是气体或液体，水溶液中的金属离子由氢还原生成金属纳米颗粒。如果金属离子浓度或 pH 值足够高，只要反应不生成稳定的氢化物，几乎所有的金属盐均可被氢还原。当然，使用液体还原剂进行还原可以很大程度上提高反应的均匀性，进而提高所得产物的质量。例如，在水溶液中制备铁纳米颗粒时，通常使用硼氢化钠作为还原剂，并使用聚乙烯吡咯烷酮（PVP）作为表面活性剂，通过还原硝酸铁，可以得到金属铁纳米颗粒。反应式为：

$$4Fe^{3+} + 3NaBH_4 + 9H_2O \longrightarrow Fe(0) \downarrow + 3NaH_2BO_3 + 12H^+ + 6H_2$$

这种方法的优点是可以在较低的温度下得到铁纳米颗粒，并且反应十分简单。此外，硼在合金中的共沉积有利于非晶结构的稳定，这说明在有些情况下，杂质的加入起积极的作用。当减少硼的含量时，可以用硼氢化物制备亚稳的晶体 FeCu、CoCu 合金颗粒。同样使用硼氢化钠作为还原剂，通过同时还原硫酸铁和氯化钴的混合溶液可以得到 FeCo 纳米颗粒，而当使用硼氢化钾取代硼氢化钠作为还原剂时，将可以获得空心结构的 FeCo 合金[41]。

虽然水溶液法反应时常常使用表面活性剂以防止颗粒的团聚，但实际上很难得到单分散的磁性纳米颗粒，而通过有机溶液法可以较容易地制备单分散的磁性纳米颗粒。例如，通过三乙基硼氢化锂（超氢）在辛醚中还原 $CoCl_2$，利用油酸和三辛基膦的稳定作用，可以得到单分散的 ε-Co 纳米颗粒[42]。其中，短链的表面活性剂三辛基膦可以满足晶核的生长，而长链的表面活性剂油酸则限制晶核的生长，通过调节两种表面活性剂的比例就可以得到不同尺寸的 ε-Co 纳米颗粒。在二苯醚中还原 $FeCl_2$ 和乙酰丙酮铂［$Pt(acac)_2$］，使用同样的还原剂，在油酸-油胺的稳定作用下，可以得到 4nm 的 FePt 磁性纳米颗粒[43]。此外，多元醇也可用作还原剂，特别是其中碳链较长并具有邻位羟基的多元醇因其同时具有溶剂、表面活性剂和还原剂的能力越来越受到重视。例如，聚乙二醇常用于制备各种磁性金属及合金纳米颗粒。金属化合物在醇中的热还原可以制备单分散的 Co、Ni 等磁性金属纳米颗粒，而不易还原的金属，使用的还原温度可以高于醇的沸点。这种方法中，形核的数目和还原速率随温度的升高而增加，因此可以通过调节温度来控制颗粒的尺寸。采用醇还原的方法可以合成稀土硬磁材料，例如在 PVP 存在的情况下，于 300℃加热含有氯化钐和乙酰丙酮钴的四甘醇溶液，将得到 $SmCo_5$ 硬磁合金[44]。产物在室温下的矫顽力为 1100Oe。最近，用类似的方法还原硝酸钴和硝酸钐可以得到空气中稳定的 10nm×100nm 刀片状 SmCo 纳米棒。这种材料的室温下的矫顽力为 6.1kOe，饱和磁化强度为 40emu/g，而在 10K 时矫顽力为 8.5kOe，饱和磁化强度为 44emu/g。

除此之外，1,2-烷基二醇也是多元醇中的重要还原剂。如在油酸-油胺稳定作用下，使用 1,2-十六烷二醇还原苄醚中的乙酰丙酮铁可以得到尺寸可控的单分散 Fe_3O_4 纳米颗粒（4～18nm）[30]。过量的还原剂可以进一步将 Fe_3O_4 还原成铁纳米颗粒。这种方法被广泛应用于其他铁氧体的合成（如 $CoFe_2O_4$，$MnFe_2O_4$ 等）。最近研究发现，在 Ar+7%H_2 气氛下，使用 1,2-十六烷二醇还原油酸-油胺体系中的乙酰丙酮铁和乙酰丙酮钴可得到 FeCo 纳米颗粒[45]。尺寸为 20nm 的 FeCo 纳米颗粒的饱和磁化强度达到 207emu/g。对颗粒进行热处理可以使饱和磁化强度提高至 230emu/g。

烷基胺和烷基酸在高温下也被认为具有一定的还原能力。利用它们的这种性质，可以合成纳米立方和空心结构纳米颗粒。在高温下（380℃），油酸发生分解，产生各种具有还原能力的物质，如 C、CO、H_2，它们能够将硬脂酸铁还原成金属铁单质。向体系中加入过量的油酸钠会导致铁纳米立方的形成，而对体系持续的加热将有利于空心结构的获得。此外，利用高温下油酸-油胺具有的还原能力，在油酸-油胺体系下，乙酰丙酮铁在 300℃发生还原反应，最终形成 FeO 纳米颗粒[46]。

结合热分解法和化学还原法可以制备各种合金磁性纳米颗粒。例如，制备 FePt 纳米颗粒同时利用了 $Fe(CO)_5$ 高温分解过程以及 1,2-十六烷二醇还原乙酰丙酮铂的过程。FePt 纳米颗粒的尺寸及成分可以通过原料的投放比和前驱体与表面活性剂的比例得到有效控制。又如，使用多元醇还原乙酰丙酮钐同时使 $Co_2(CO)_8$ 热分解可以得到尺寸很小（<10nm）的 $SmCo_5$ 磁性纳米颗粒[47]，这种颗粒在 5K 时的矫顽力为 2.2kOe。

1.4　磁性纳米材料的保护和稳定

磁性纳米颗粒的稳定性对其性能和应用有着重要影响。金属（如 Fe、Co、Ni）因其化学性质活泼，易被氧化，而纳米颗粒具有很高的表面能，因而在空气中更容易被氧化。针对磁性纳米颗粒表面氧化的问题，可以采取多种方法来实现表面抗氧化。通常在纳米颗粒表面包裹一层保护层，形成核壳结构，将磁性核与外界环境隔绝。保护层分为有机层和无机层两类。有机层包括表面活性剂、聚合物等，无机层包括 SiO_2、C、贵金属或者金属氧化物等。此时磁性纳米颗粒被化学性质稳定的保护层包覆，从而避免或减小团聚和氧化。下面介绍几种磁性纳米颗粒的保护方法。

1.4.1　金属氧化物保护

金属纳米颗粒化学性质活泼，很容易受到氧化和腐蚀。在合成过程中，有时会在金属单质表层形成金属氧化物。而通常对零价金属表面进行氧化形成结晶性较好的氧化层来保护磁性纳米颗粒。例如，通过氧等离子体可以很好地控制钴纳米颗粒表面的化学状态[48]，使其表面形成金属氧化物层。控制氧化层的厚度可以得到特定尺寸的铁磁核心及反铁磁壳层，对交换耦合效应有重要的影响。除此之外，通过氧气温和氧化也可在 Co 表面形成稳定的 CoO 层用于保护[49]，防止纳米颗粒的深度氧化。具有氧化能力的化学试剂也可以使纳米颗粒表面温和氧化。三甲基氮氧化合物(Me_3NO)是一种弱氧化剂，当它存在时，高温分解 $Fe(CO)_5$ 所得到的金属铁纳米颗粒表面逐渐氧化，形成均匀的 Fe_3O_4 层，对金属铁核心起到了保护作用[50]。

1.4.2　表面活性剂和高分子聚合物保护

磁性纳米颗粒最常用的保护手段通过包覆表面活性剂和聚合物实现，表面活性剂通常可以物理地或化学地结合在纳米颗粒的表面，因而在颗粒形成及生长过程中起到了很关键的作用。一方面表面活性剂和聚合物可以限制颗粒尺寸，另一方面有效的表面活性剂可以防止磁性纳米颗粒发生团聚，使其可形成稳定的胶体。这主要是通过静电排斥或空间排斥作用来实现的，因此磁性纳米颗粒的表面性质对胶体稳定性影响很大。通常可选用与磁性纳米颗粒表面结合力强并且自身排斥作用明显的表面活性剂，以增强磁性纳米颗粒的稳定性。此外，选用带不同官能团(如羧基、氨基等)的表面活性剂可以使磁性纳米颗粒表面带上不同的电荷，此时可调节溶液 pH 来控制静电作用。

通常情况下，表面活性剂或聚合物通过化学或物理吸附与磁性纳米颗粒表面结合，形成单层或双层保护层，使纳米颗粒保持稳定的胶体状态。表面活性剂或聚合物可使纳米颗粒之间产生斥力，来平衡颗粒之间的磁性吸引力和范德华力。具有长链的有机表面活性剂(如油胺、油酸等)常应用于磁性纳米颗粒的合成中，可以使颗粒很好地分散在体系中，不发生聚集。但是表面活性剂层并不致密，因此磁性纳米颗粒在空气中仍很不稳定，在酸性溶液中易溶解，从而导致磁性的减弱或消失。例如，使用油胺作为表面活性剂时，热解 $Fe(CO)_5$ 得到的金属铁纳米颗粒一旦暴露在空气中，将立刻被氧化，表面将形成非晶氧化层。具有羧基、巯基的聚合物也应用于纳米颗粒的制备中，通过不同基团与磁性纳米颗粒表面作用用来稳定磁性纳米颗粒[51]。常使用的聚合物有聚苯胺、聚苯乙烯、聚醚等。例如，使用微乳聚合法

将单个 Fe_2O_3 纳米颗粒包埋在聚苯乙烯球中,形成超顺磁性的光子晶体。聚苯胺在氧化剂(过氧二硫酸铵)作用下,在 Fe_3O_4 表面氧化聚合形成保护层,制得的核壳结构纳米颗粒呈多分散,平均直径在 $20\sim30nm$。与表面活性剂相同,聚合物虽然可以很好地分散磁性纳米颗粒,但仍然无法阻止颗粒在空气中被氧化。此外,高温容易使表面活性剂或聚合物失去作用,无法让纳米颗粒保持稳定。

1.4.3　贵金属保护

因为贵金属的化学性质稳定,在磁性纳米颗粒表面沉积一层贵金属层可以起到有效的保护作用。基于异质形核原理可以实现贵金属在磁性纳米颗粒表面的包覆,以保护磁性核不被氧化。例如,在含有油胺的氯仿溶液中,通过还原氯金酸可以使金在本来存在于溶液中的 Fe_3O_4 纳米颗粒表面沉积,并最终形成均匀的金层。又如,将 Co 纳米颗粒(6nm)和双(六氟乙酰丙酮)合铂 $[Pt(hfac)_2]$ 在含有 $C_{12}H_{25}CN$ 的壬烷中回流可以合成 Pt 包覆的 Co 磁性纳米颗粒[52]。

金的反应活性低,是理想的稳定剂,但因为金同磁性纳米颗粒表面具有不同的性质使得直接在磁性纳米颗粒表面沉积金层非常困难。O'Connor 等合成了金包裹的铁纳米颗粒[53],其中金层的厚度为 2.5nm,铁核的粒径为 11nm,制备的纳米颗粒可以稳定分散在中性和酸性溶液中。此外,通过微乳液法也可获得金包覆的铁磁性纳米颗粒[54]。以 CTAB 作为表面活性剂、正丁醇作为助表面活性剂、正辛烷作为油相构成反应所需的微乳体系。$FeSO_4$ 被 $NaBH_4$ 还原形成铁核,随后向体系中加入 $HAuCl_4$,最终获得金包覆的铁纳米颗粒。同时,因为 Au 具有很好的生物相容性,通过在金表面连接不同的基团可以使金包裹的磁性纳米颗粒应用在生物医药和生物工程等领域。

1.4.4　二氧化硅保护

SiO_2 也可以用于包覆磁性纳米颗粒,SiO_2 保护层不仅可以保护磁性核心,还可以通过在 SiO_2 层表面连接不同的配体阻止磁性颗粒间的相互接触。SiO_2 作为磁性纳米颗粒的保护层具有以下优点:在中性和酸性水溶液中稳定、表面易改性、容易通过改变 SiO_2 层厚来控制颗粒之间的作用。用溶胶-凝胶过程合成 SiO_2 包覆的磁性纳米颗粒是最常用的方法之一。SiO_2 层厚可以通过改变氨水浓度以及正硅酸乙酯(TEOS)与水的比例来控制。获得的 SiO_2 包覆的磁性纳米颗粒具有亲水表面,通过引入带有特殊官能团的配体[55],可实现复合材料的功能化。这使得磁性纳米颗粒在多功能探针、药物运输等方面具有广阔的应用前景。

微乳合成法也可以很好地控制 SiO_2 层厚,如利用反相微乳法合成的 SiO_2 包裹的 Fe_2O_3 纳米颗粒的壳层厚度在 $1.8\sim30nm$ 可调[56]。而先用反相微乳法制得 SiO_2 包覆的 Fe_2O_3 纳米颗粒,然后在 450℃用 H_2 还原 Fe_2O_3 纳米颗粒,可获得单分散的、空气中稳定的 SiO_2 包覆的 α-Fe 纳米晶体。同样用反相微乳法也可以合成 SiO_2 包裹的各种铁氧体纳米颗粒,如 $CoFe_2O_4$ 和 $MnFe_2O_4$ 等。

由此可见，在磁性纳米颗粒表面包裹 SiO_2 简便易行。但是，二氧化硅在碱性条件下不稳定，并且常常是多孔结构，无法阻止金属核与空气接触，因而无法解决金属核心的氧化问题。

1.4.5 碳保护

碳因为具有稳定的化学和热力学性质、良好的生物相容性，被认为是包覆磁性纳米颗粒最好的材料。近年来，碳包覆磁性纳米颗粒在磁流体、磁存储、磁成像等领域引起了广泛的兴趣。在磁性纳米颗粒表面包覆石墨碳层，可以有效地阻止其被氧化或腐蚀，并且碳包覆的纳米颗粒并不影响磁性核心的磁学性能，因而相对氧化层包覆而言，碳包覆磁性纳米颗粒具有相对更强的磁性。

通过电弧放电法、化学气相沉积法、激光分解法、金属盐热解法等都可以制备碳包覆的磁性纳米颗粒。例如，Bonard 等用电弧放电法合成的碳包覆 Co 纳米颗粒，颗粒大小在 5～45nm，碳包覆 Co 纳米颗粒具有铁磁性，显示典型的铁磁滞回线，磁性能的变化明显依赖颗粒尺寸的大小。通过化学气相沉积法也可获得碳包覆的金属纳米颗粒。例如，使用 $Co_2(CO)_8$ 为前驱体，CO 为载气，经过高温分解，可制备表面包覆碳的 Co 纳米颗粒。首先将 $Co_2(CO)_8$ 在 60℃下蒸发，经过 CO 载入反应炉中，在 400～1000℃高温分解冷凝，并得到样品。采用同样的方法，以 $Fe(CO)_5$ 为前驱体也可以制备表面包覆碳的铁纳米颗粒。

由于缺乏有效的合成方法，合成的碳包覆磁性纳米颗粒通常容易团聚，尺寸分布很不均匀。并且，因为对其合成机理的认识不够深入，很大程度上限制了碳包覆磁性纳米颗粒的发展和应用。

1.5 形貌各向异性磁性纳米结构的化学合成

利用特定的化学合成方法，通过前驱体的分解可以获得形貌各向异性磁性纳米结构[57]。在 1.2 节中介绍了纳米结构的获得包括形核和生长两个阶段。通过控制影响形核和生长的关键因素可以制备不同形貌的磁性纳米材料。从溶液中经形核过程产生的晶核的晶相对于产物最终形貌有重要影响，这主要是因为不同晶体结构的纳米晶具有不同的生长习性。一旦纳米晶的晶体结构确定下来，那么其特定的生长表面也随之确定下来。随后通过选取对表面不同选择性的表面活性剂，以及控制纳米晶生长所需的热力学环境，最终可以获得不同的形貌。

影响纳米晶形貌的几个关键因素包括晶核的晶相效应、表面能效应以及生长范围的控制。下面分别介绍。

（1）晶核的晶体结构对纳米晶的最终形貌有重要影响。晶核可以具有各种各样的晶体结构，它们拥有不同的空间对称性，比如各向同性的立方结构，各向异性的六方或者单斜结构。在不同反应条件下，反应条件如反应温度和表面活性剂的选择决定了晶核的稳定晶体结构。例如，通过调节形核过程的初始温度，可以改变晶核的晶体结构。此外，表面活性剂也会影响晶核的晶体结构。在形核和结晶生长过程中，表面活性剂结合在特定的晶面上，影响外来原子的排列方式进而影响了晶体结构的构造。晶核的晶体结构一旦改变，随后的纳米晶的生长也随之改变。通常晶胞结构为各向同性（如立方结构）的晶核将从各向同性上进行生长，因此往往生长出来的是零维的纳米结构。如果晶核的晶胞结构为各向异性，晶核将进行各向异性生长，即不同的晶面生长速率不同，最终形成的纳米晶具有各向异性结构。

（2）不同表面能的晶面因为具有不同的生长速率也会对纳米晶的最终形貌有重要影响。一方面本征晶体表面能的差异就能够导致不同形貌的形成，另一方面通过选用具有表面选择性的表面活性剂也可实现纳米晶形貌的调节。晶体生长的速率同其表面能密切相关，具有高表面能的晶面有消除表面的趋势，因而生长速率较慢，而具有低表面能的晶面具有较高的生长速率。通过有选择性地使用表面活性剂，使其结合在特定晶面，由此改变各个晶面表面能的大小而改变晶核的生长条件，以实现形貌各向异性纳米晶的制备。

（3）动力学和热力学同时影响到纳米晶的最终形貌，而纳米晶的最终形貌是动力学和热力学控制生长的平衡结果。在热力学生长条件中，单体供应量较低，而同时纳米晶必须在热力学上稳定，单体只能够在晶核上各向同性地生长。因此在这种情况下有利于形成零维结构。同时由于球体总的表面自由能为最低，是热力学最稳定的形状。相反，在非平衡的动力学生长条件中，单体供应量较大，晶体在最适合动力学生长的具有低激活势垒的晶面进行各向异性的生长。实际上，通过控制如单体浓度和生长温度等反应参数可以调整晶核动力学和热力学的生长平衡。

根据以上三个影响纳米晶形貌的关键因素，通过调节反应参数，控制影响纳米晶形核和生长的条件，最后将可制备出具有不同对称性的纳米晶。根据纳米晶的对称性和维度可以分为三类结构：零维度的圆球及多面体、一维的棒/线、二维的圆盘/棱柱。

1.5.1　零维磁性纳米结构

球形是各种形貌纳米晶中最基本同时也是对称性最高的，它是各向同性的。本小节将重点阐述形貌各向异性的磁性纳米材料的合成途径，而对如何获得零维结构的纳米材料只做简要介绍。

在 1.3 节中我们介绍了各种合成磁性纳米颗粒的途径，这些方法一般都可以得到球形颗粒，这里不再赘述。同时，控制零维材料的生长可以得到具有不同特征晶面的多面体磁性纳米颗粒。例如，在油酸-油胺稳定作用下，可以通过热分解乙酰丙酮铁和乙酰丙酮钴得到 $CoFe_2O_4$ 磁性立方体[58]。纳米颗粒的生长条件较为温和，前驱体含量较低且加热速度缓慢，就能够获得立方体形状的 $CoFe_2O_4$ 纳米晶体。然而，一旦提高温度和提高前驱体的含量将导致球形纳米晶的形成。

除此之外，还可以得到三角形的磁性纳米晶体[59]。如在含有硬脂酸的有机溶剂中，高温分解硬脂酸钴可以得到三角形的 Co_3O_4 纳米晶体。类似的方法，分解肉豆蔻酸镍可以得到三角形的 NiO 纳米晶体。

其他形貌的零维磁性纳米材料也可以得到[60]。例如以十二胺作为表面活性剂，在1,2-二氯代苯中高温分解 $Fe(CO)_5$ 后在空气中氧化可以得到球形、三角形、菱形和六边形的 γ-Fe_2O_3 纳米晶体。三角形、菱形和六边形分别是三维结构四面体、切角正八面体和二十面体在二维空间的投影。表面活性剂十二胺可调节不同方向上晶体的生长速率，从而导致了各种形状纳米晶体的形成。

1.5.2　一维磁性纳米结构

一维结构主要包括纳米棒和纳米线，人们已经制备出了各种金属单质、合金、氧化物和磷化物等一维磁性纳米材料。在有机溶液中的化学还原法和热分解法是最为有效的方法，因为可以通过调节体系中的表面活性剂控制晶核的生长，从而得到具有一维结构的纳米材料。例如，高温还原金属有机配合物可以得到单质钴和单质镍纳米棒。使用苯甲醚作为溶剂，氢气作为还原剂，在十六胺和脂肪酸（如月桂酸、辛酸或者硬脂酸）存在时，150℃ 可使 $[Co(\eta^3\text{-}C_8H_{13})(\eta^4\text{-}C_8H_{12})]$ 分解最终得到铁磁性的钴纳米棒[61]。纳米棒的长度和直径可以通过改变脂肪酸进行调节。

合金磁性纳米材料也可以获得棒状或线状的一维结构。例如，在油胺和十八烯体系下，将体系升温至 160℃ 使 $Fe(CO)_5$ 分解同时还原 $Pt(acac)_2$，通过改变油胺和十八烯的比例，可以得到一维结构的 FePt 纳米线和纳米棒，其长度可以控制在 $20\sim200nm$[17,62]。初步实验研究表明，其生长机理可能是，油胺在纳米晶的生长过程中形成了准一维的空腔结构，类似于软模板，前驱体在该空腔结构中分解生长，获得一维结构。当引入第二种溶剂时，由于油胺浓度的降低，相当于剪裁了空腔的纵向长度，获得了单分散的纳米棒。

一维结构的金属氧化物磁性纳米材料的合成途径也被广泛研究。Hyeon 等人在研究大范围制备金属氧化物纳米晶时发现，使用乙酰丙酮钴作为前驱体，通过高温分解可以得到铅笔状的 CoO 纳米棒[33]。获得的 CoO 纳米棒尺寸均一，并且可以自组装成超晶格。用类似的方法，Peng 等人得到了 Fe_3O_4 纳米棒/线、Co_3O_4 纳米棒[58]。首先使用铁盐和油酸制备油酸铁前驱体，选用十八烯作为溶剂，在 300℃ 高温分解油酸铁可得到 Fe_3O_4 纳米晶。当碳链浓度非常高（五倍于溶液中铁的浓度），或者单体的浓度远高于一般浓度时，产物中将出现 Fe_3O_4 的拉长结构，即形成了纳米棒/线。但是得到的这种一维结构产量较低，并混有相当大浓度的球形颗粒。

金属磷化物因其独特的铁磁学性能也引起了科学家的广泛关注。Brock 等人在三辛基膦存在下第一次获得了金属磷化物纳米球体[63]。随后，各种不同的前驱体加入反应体系，驱动了各向异性一维结构金属磷化物纳米晶的生长和形成。例如，同时向体系中加入羰基铁和磷化氢混合物可以得到 FeP 纳米棒和纳米线[64]。研究表明，通过选择不同结合特性的表面活性剂可以获得质量很高的一维金属磷化物纳米晶。Hyeon 等人开发了一种合成金属磷化物纳米棒的普适方法[65]，即通过注射泵向体系中持续不断地加入金属磷化氢前驱体可以得到各种金属磷化物磁性纳米棒，包括 Fe_2P、FeP、Co_2P、Ni_2P 等。此外，控制注射速度或者改变表面活性剂可以有效调节纳米晶的直径和长宽比。最近人们又成功合成出 CoP 纳米线，采用的方法是在 TOPO 和十六胺(HDA)组成的体系中，高温分解乙酰丙酮钴和十四烷基磷酸[66]。

1.5.3　二维磁性纳米结构

不同于一维棒状结构，盘状的纳米晶十分罕见。根据生长动力学，材料在某一特定方向上的快速生长将导致一维纳米棒的形成。另外，如果某一方向上的生长受到阻断，而同时择优生长发生在另外两个方向，最终才会形成盘状结构的纳米晶。使用这种策略合成二维纳米结构最早应用于制备金属钴纳米盘[67]。合成方法如下：选用氩气作为反应气氛，向三辛基氧化膦中加入 HAD、15mL 无水邻二苯醚和 0.1mL 油酸，并加热体系至 182℃回流。随后迅速注入前驱体溶液[$Co_2(CO)_8$ 稀释在无水邻二苯醚溶液中]，大约几百秒后对体系降温，最后得到所需产物。研究表明，烷基胺作为表面活性剂很大程度上促使纳米盘的形成，使纳米盘的产量显著提高。如果进一步提高表面活性剂的用量并使胺和钴的前驱体同时注入体系，还能够进一步提高纳米盘的产量。此外，三辛基氧化膦和油酸将提高产物的单分散性。

受合成 Cu_2S 纳米盘的启发，人们制备了斜方六面体的 NiS 纳米棱柱[68]。反应在无溶剂条件下进行，在碘苯腈辛酸酯存在时，通过热解硫醇镍配合物前驱体得到产物。材料在[110]方向上的生长受到限制，而垂直于这个方向的另外两个方向上的生长速率很快，因此最终导致三角形纳米棱柱的形成。此外，钱逸泰等人开发了一种适合大范围制备 Fe_3O_4 纳米盘的简单方法[69]，合成通过表面活性剂辅助的溶剂热条件实现，所得到的超薄 Fe_3O_4 纳米盘厚度大约在 20nm，直径从 500nm 至 1000nm 不等。实验表明，有三个因素对纳米盘的形成具有很大影响：作为氧化剂的联氨，NaOH 可以控制反应速率，而聚乙二醇(PEG20000)则控制晶核生长并促使 Fe_3O_4 纳米盘的形成。

1.6　磁性纳米异质结构的化学合成

纳米异质结构材料因其特殊的结构及各部分间的相互作用具有引人瞩目的性能。由于通常获得的纳米颗粒尺寸都很小，低维的纳米异质结构具有大量位于表面与界面的原子，表现出明显的表界面效应。纳米异质结构材料的性能与表界面状态密切相关,当周围界面环境发生改变时,表界面处的缺陷结构会发生相应变化,引起材料性能的改变。纳米材料具有很高的表面能,并且表面原子的不饱和性使纳米材料的结构和组成都与体相材料存在很大差异。当不同结构的纳米材料结合到一起形成异质结构时,初始纳米材料表面状态随即发生改变。这其中涉及到表面原子的重排,并常常使纳米异质结构材料在表界面处出现缺陷。

纳米材料的表面与界面化学反应以及结构变化一直是人们研究的重点。近年来,随着纳米材料研究的不断深入,纳米异质结构材料的合成与制备取得了瞩目的成果[70]。在所有的合成方法中,液相合成法展现出明显的优势。液相合成法以胶体化学为基础,利用液相合成法可以容易地控制纳米晶体的形貌、尺寸以及表面结构,从而可以实现对纳米材料性能的控制。利用液相法制备的纳米异质结构材料可分为四类:(1) 磁性材料与金属复合;(2) 半导体与金属复合;(3) 半导体与磁性材料复合;(4) 磁性材料、金属与半导体三相复合。影响纳米异质结构材料形貌的因素很多,不仅包括不同纳米晶体间的界面性质、反应能力、反应活性和晶体结构,还和外界条件(如溶剂、反应物的浓度、反应温度等)有关。通过深入研究这些影响因素,可实现纳米异质结构材料的控制合成,这对纳米异质结构材料的应用具有深远的意义。

异质结构的多功能磁性纳米晶,因其多元组分提供了多功能的界面与功能,在纳米催化和生物医学领域具有巨大的应用潜力,引起了人们的关注和兴趣[71]。目前,通常有两种策略用于构建异质磁性纳米晶:一种是分子功能化,如连接抗体、蛋白和染料等;另一种是整合磁性纳米晶与其他功能化的纳米晶于一体,如连接量子点、金属颗粒等。磁性纳米晶与量子点结合,使得多功能纳米晶具有磁学和光学的性质。而与金属纳米晶的复合可以获得等离子发光的特性。此外,其复合的多元结构还可能为药物治疗和传输提供平台。因为多功能纳米晶不仅具有增强的功能,并具有功能的多样性,所以在生物医学等领域具有独特的应用前景。

1.6.1　异质结构形成过程中的能量平衡

异质结构的纳米晶的形成需要在具有不同化学性质和结构的材料间创造一个或多个反应界面。我们知道使用传统的气相沉积法,可以在具有一定晶体学取向的基底上形成多层的异质薄膜,而异质结构的纳米晶的形成与之类似,都是与生长过程中热力学有关。当第二种材料沉积到已经存在的晶核(第一种材料)表面时,伴随着材料的不断沉积,系统表面的吉布斯自由能变 ΔG_s 将决定异质材料的生长方式。

$$\Delta G_s = \gamma_1 - \gamma_2 + \gamma_{1,2} \tag{1-4}$$

其中,γ_1 和 γ_2 分别表示两种材料的表面能(在液相中表示纳米材料与溶液的固相/液相界面能),而 $\gamma_{1,2}$ 表示两种异质材料的固相/固相界面能。γ_1 和 γ_2 受纳米材料表面黏附状态的影响(比如表面活性剂,配体,单体等),而 $\gamma_{1,2}$ 依赖于两种材料的结合强度以及所关注晶格在晶体学上的匹配程度。

图 1-5 表示异质沉积的三种方式。如果第二种材料的表面能较小（$\gamma_2 < \gamma_1$），或者与基底的晶格匹配得较好的话（$\gamma_{1,2}$ 很小），材料就会一层一层地沉积到基底上，导致持续和均匀的覆盖，如图 1-5(a)所示。相反，如果第二种材料的表面能较大（$\gamma_2 > \gamma_1$），或者与基底的晶格很不匹配（$\gamma_{1,2}$ 很大），为了降低系统能量，两种材料的接触面积将尽可能小，因此材料倾向于以不连续的小岛的形态沉积到衬底表面，如图 1-5(b)所示。第三种沉积方式同时包含上述两个过程。在开始阶段，第二种材料以层层生长的方式沉积在基底表面（$\Delta G_s > 0$），随后，当沉积的厚度达到临界值时，因为界面间存在的高应力，材料就像分开的小岛一样沉积在基底表面，如图 1-5(c)所示。

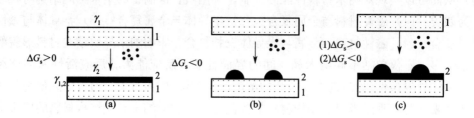

图 1-5　异质沉积的三种方式

（a）层层覆盖；（b）岛状沉积；（c）层层覆盖/岛状沉积[70]

1.6.2　异质形核

异质形核过程与传统的气相外延沉积中的生长过程十分相似。通常，形成异质结构纳米晶首先需要一种已经存在的目标材料，称为晶种（或籽晶），它提供了异质晶核形成的界面。晶核即依附于这些界面形成，形成方式可由经典形核理论解释，模型如图 1-6 所示。

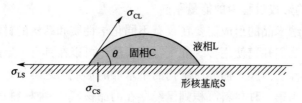

图 1-6　异质形核模型

假设晶核在界面上形成球冠状，达到平衡时存在以下关系：

$$\sigma_{LS} = \sigma_{CS} + \sigma_{CL}\cos\theta \tag{1-5}$$

式中，σ_{LS}、σ_{CS}、σ_{CL} 分别为液相与基底、晶核与基底、晶核与液相间的界面张力；θ 为润湿角。

该系统吉布斯自由能的变化为：

$$\Delta G_{\text{异}} = -V_C \Delta G_V + A_{CS}(\sigma_{CS} - \sigma_{LS}) + A_{CL}\sigma_{CL} \tag{1-6}$$

式中，V_C 为球冠的体积，即固态核心的体积；A_{CS} 为晶核与基底间的界面面积；A_{CL} 为晶核与液相的界面面积。

上式中各项参数的计算如下：

$$V_C = \int_0^\theta \pi (r\sin\theta)^2 \, \mathrm{d}(r - r\cos\theta) = \frac{\pi r^3}{3}(2 - 3\cos\theta + \cos^3\theta) \tag{1-7}$$

$$A_{CL} = \int_0^\theta 2\pi r\sin\theta(r\mathrm{d}\theta) = 2\pi r^2(1 - \cos\theta) \tag{1-8}$$

$$A_{CS} = \pi (r\sin\theta)^2 = \pi r^2 \sin\theta = \pi r^2(1 - \cos^2\theta) \tag{1-9}$$

将式(1.7)～式(1.9)代入式(1.6)，得：

$$\Delta G_{\text{异}}^* = \left(-\frac{4}{3}\pi r^2 \Delta G_V + 4\pi r^2 \sigma_{CL}\right)\left(\frac{2 - 3\cos\theta + \cos^3\theta}{4}\right) \tag{1-10}$$

上式右边第一项为均质形核临界功 $\Delta G_{\text{均}}^*$，第二项为润湿角 θ 的函数，令：

$$f(\theta) = \frac{2 - 3\cos\theta + \cos^3\theta}{4} = \frac{(2 + \cos\theta)(1 - \cos\theta)^2}{4} \tag{1-11}$$

$$\Delta G_{\text{异}}^* = \Delta G_{\text{均}}^* \, f(\theta) \tag{1-12}$$

可见，异质形核的临界功与润湿角 θ 有关。$f(\theta)$ 是决定异质形核的一个重要参数，一般情况下，由于 $0° < \theta < 180°$，因此 $f(\theta)$ 也应在 $0 < f(\theta) < 1$ 范围内变化。

在生长阶段所需要克服的生长临界功 $\Delta G_{\text{生长}}^*$ 远远小于均质形核临界功 $\Delta G_{\text{均}}^*$ 以及异质形核临界功 $\Delta G_{\text{异}}^*$，而与完全润湿的情形相符 $[\theta \to 0, \, f(\theta) \to 0]$。换句话讲，异质形核需要溶液中单体所引发的化学势较均质形核要低得多。

$$\Delta\mu_{\text{异}} < \Delta\mu_{\text{均}} \tag{1-13}$$

异质材料的沉积类型可由系统表面吉布斯自由能变来推断，同样，根据各个界面能量也可以判断最终形成的异质结构纳米晶的形貌。例如，当纳米级的籽晶具有很多裸露的表面时，如果在任意晶面都能完全润湿，异质形核和生长很容易沉积形成连续的壳层(因此可得到核壳结构的异质结构纳米晶)，而如果其中有一些表面可被完全润湿，将形成与籽晶分离的区域(因此可得到具有类似哑铃结构的纳米异质结)。另一方面，如果外界条件只允许界面被部分润湿，那么籽晶中足够宽阔或伸展的晶面可以给异质材料提供很多的形核位置。如果形核和生长的情况介于上述两种情况之间，异质结构纳米晶将从亚稳的核壳结构逐渐转变为相分离的二聚体结构，因为这种转变可以减小界面的应力。

必须强调的是，溶液中用于稳定纳米晶的覆盖剂(表面活性剂)或者其他物质对创造异质材料形核的纳米尺度的界面非常关键，因为它们很大程度上影响着各个界面的能量(如 γ_1，γ_2)，因此能够改变系统的吉布斯自由能的平衡。通过引入特定的籽晶，并且调节异质材料的形核和生长条件，科学家们可以得到各种形貌的异质结构纳米晶。然而，异质材料的动力学生长过程同时与溶液的过饱和度、溶液中各种物质的扩散情况、籽晶的反应活性以及异质材料前驱体的选择等因素有关，这给人们探索异质材料的生长带来了很大困难。

1.6.3　核壳异质结构纳米晶

核壳异质结构纳米晶的核心被一层或多层其他材料组成的壳均匀包覆。因为异质材料之间有很大的接触界面，因此存在很强的相互作用，导致材料的物理化学性质发生改变。对于磁性核壳异质结构纳米晶而言，它的磁学性质会发生很大改变。比如核与壳分别由软磁材料和硬磁材料组成时，在界面处会发生很强烈的交换耦合作用，最终有可能导致材料的最大磁能积升高。

通过界面外延生长时如果满足一定的晶体学条件就可能形成核壳结构，比如异种材料的晶体结构近似、晶格参数也比较匹配（晶格参数相差 1%～3%）时容易获得核壳异质结构纳米晶。因为这样能够有效降低界面间由晶格不匹配引起的应变，从而有效减少界面处位错或其他缺陷的产生，以保证壳层可以生长到一定厚度。但是有时晶格匹配这个条件也并不是要求十分严格。例如，假如材料以非外延方式沉积时，形成多晶体甚至是非晶体的壳层也能够有效降低界面的应力。而如果沉积时动力过大将会在某些反应阶段迅速产生高密度的晶体缺陷，此时所谓的晶格不匹配引起的应力就显得不太重要了。在这种情形下，壳层与核心之间的界面包含了许许多多小范围的异质结，在这些局部区域的晶格满足不同的晶体学关系。此外，系统中的配体环境可以有效平衡界面能以及最外壳层的表面能。很明显，形成的壳层的质量以及界面的状态将对异质结构纳米晶最终的性能有重要影响。

根据壳生长方式的不同，核壳异质结构可以通过以下七种机理得到：①构成核壳的物质同时参加反应，控制反应条件，有选择性地形成晶核并在其表面进行壳材料的沉积；②通过氧化还原反应将核最外层转化为异质的壳；③通过热处理的办法将起初处于无定形或者不连续状态的壳转化成核壳结构，或者采用相分离的方式将合金原料转化成核壳结构；④二氧化硅壳层在晶核表面的生长以及聚合；⑤自调节的形核生长动力学；⑥温度驱使的晶体相分离；⑦固态扩散和结合。其中，前四种方式最为常见。

迄今为止已经有许多关于各种核壳结构的报道，其中比较多的是制备以各种发光半导体为核，在外层生长禁带宽度更高的壳材料的结构来改善其性质。磁性纳米材料比较容易团聚，所以在其外表包覆其他材料来改变它们的磁性质也引起了大家的研究兴趣，如制备各种铁氧化物@Au、$FePt@Fe_3O_4$ 等。例如，使用单分散 FePt 纳米颗粒作为晶核，可以通过热分解乙酰丙酮铁得到核壳结构的 $FePt/Fe_3O_4$ 纳米颗粒[72,73]。类似的方法也被广泛应用于其他各种材料的合成。拥有磁性核心和金属外壳的核壳磁性纳米颗粒，例如 Fe_3O_4/Au，因为其特殊的结构，可以实现多功能的集合。磁性核心提供了磁性功能，使其能够在磁场中进行自由传输，而金层不仅具有良好的生物相容性，同时也可以用于连接生物分子、进行光学成像等。合成首先从较低的温度开始，在含有油胺的氯仿溶液中，通过还原氯金酸可以使金在本来存在于溶液中的 Fe_3O_4 纳米颗粒表面沉积，并最终形成均匀的金层[74]。该体系中，油胺作为一种温和的还原剂，同时也是表面活性剂。反应完成后，通过十六烷基三甲基溴化铵和柠檬酸钠可将 Fe_3O_4/Au 纳米颗粒从有机相中转移到水中。这种能够在水中稳定分散的纳米颗粒又可以作为金层继续生长或银层生长的晶核。如果需要加大金层的厚度，只需要以 Fe_3O_4/Au 纳米颗粒为晶核，在一定条件下还原氯金酸。而如果要在表面继续沉积银时，使用类似的方法，选用硝酸银作为前驱体即可。

1.6.4　异质二聚物和低聚物

异质二聚物以及低聚物也引起了人们的很大兴趣。这种结构的显著特点是异质结构纳米晶在空间上不对称，它是具有不同尺寸和形状、不同化学性质结构特点的材料通过少数小界面结合的结果。与核壳结构不同，异质二聚物结构上的特点类似于复杂有机分子，这些分子连接着一系列功能化的基团。具有不同结构和性质的材料，就好像这些功能各异的基团，通过引入至晶核表面，最终构成异质二聚体。

在合成过程中，通过改变形核和生长的环境可以使材料从核壳状转变为相分离的状态。在热力学控制的生长条件下，材料的拓扑结构由系统表面能的平衡决定，这在前面的部分已经提到过。例如，当材料很难形成合金或者异质材料间的晶格很不匹配时，为了减小两者的接触界面使界面应变降低从而降低体系能量，将会形成异质二聚物。同样，为了减小原先体系中存在的纳米晶（籽晶）的表面能，也可以创造一些小的无机结合点。此外，籽晶的某些位点发生优先形核，也会导致二聚结构的形成。这些位点的位置由籽晶不同晶面的晶格匹配程度或者动力学驱动条件（如配体在某些表面的结合强度或者化学活性）决定。

通过异质形核和生长可以合成具有两种或多种各向同性结构（如球形、立方体）的二聚物和低聚物纳米晶。根据异质结构的形成机制可以将合成途径分成六种：①直接异质形核；②在热驱动下，核壳结构的外壳部分会由于存在较高的缺陷及应力而形成附着在内核晶粒上的纳米颗粒；③在热驱动下，核壳结构的第一层核部分原子扩散到最外层形成新的纳米颗粒；④在液-液界面的反应形成异质结构；⑤两种二聚物异质结构融合形成哑铃状的异质构型；⑥均质形核和异质形核的自动调整。

与核壳结构的磁性纳米颗粒合成方法相似，合成哑铃状的磁性纳米晶一般也需要籽晶，并使前驱体在这些籽晶上形核生长，得到所需异质结构。但是，哑铃状的纳米颗粒的形核和生长是各向异性的。形核和生长并不在整个籽晶表面均匀进行，而是以籽晶的某一特定晶面为中心。因此，若要成功获得哑铃状的磁性纳米晶，必须要促进异质形核抑制均质形核。这可以通过改变晶核与前驱体的比例以及控制加热参数来实现。此时，由于在合成过程中前驱体的浓度始终低于均质形核的门槛值，均质形核得到有效抑制。在生长阶段，如果两种材料的晶格匹配较好，异质材料外延形核所需要的能量就很小。但是，如果两种材料晶格失配，也可以通过核壳结构的表面失润过程得到哑铃状的纳米颗粒。在形核阶段两种材料界面上的电子转移对控制二聚体的形貌也有重要作用，并且转移过程可以通过溶剂的极性进行调节。

近年来，哑铃状结构的 Au-Fe$_3$O$_4$ 磁性纳米晶被人们广泛研究。它的合成途径如下：首先向体系中引入 Au 纳米颗粒作为籽晶，随后使 Fe(CO)$_5$ 受热分解，在金纳米颗粒表面形核并生长，接着让体系在空气中缓慢氧化，最终得到哑铃状磁性纳米晶[75]。作为籽晶的金纳米颗粒的尺寸可以通过改变氯金酸和油胺的比例，或者氯金酸溶液的注入温度得到很好的控制。而 Fe$_3$O$_4$ 纳米颗粒的尺寸可以通过改变 Fe(CO)$_5$ 与金的比例进行调节。制备的哑铃状磁性纳米晶，Fe$_3$O$_4$ 颗粒的尺寸大约为 14nm，而金纳米颗粒的尺寸大约为 8nm。研究表明，这种结构的获得，源于 Fe$_3$O$_4$(111) 晶面在 Au(111) 晶面上的生长。类似的，要获得哑铃状的 Pt-Fe$_3$O$_4$ 磁性纳米晶，只需要控制铁在铂表面的形核和生长，以及随后在空气中的氧化过程[76]。FePt-Au 是另外一种重要的哑铃状磁性纳米晶，它可以通过 Au 在 FePt 纳米颗粒表面的形核和生长合成[77]。由金属（如 Au、Ag、Pt、Ni）和 Fe$_3$O$_4$ 构成的其他类似结构的哑铃状磁性纳米晶可以通过金属油酸配合物和金属油胺配合物所组成的混合物受热分解获得[78]。这种情况下，作为籽晶的贵金属纳米颗粒首先通过油胺还原形成，随后 Fe$_3$O$_4$ 在已经形成的贵金属晶核上发生异质形核和生长，这个过程所需要的温度为 300℃。此时金属油酸配合物发生分解，从而促使磁性二聚物的形成。此外，以 FePt 纳米颗粒为基的 FePt-硫族半导体二聚物磁性纳米晶也被系统地进行了研究[72]。研究表明，较低反应温度下，CdX(X＝S 或 Se)在 FePt 纳米颗粒表面的生长将导致核壳结构的 FePt-CdX 的形成[79]。而在较高反应温度下，FePt 纳米颗粒表面的 CdX 会失润，此时核壳结构将转变为哑铃状 FePt-CdX 纳米晶。这种方法同样适用于 γ-Fe$_2$O$_3$-MS(M＝Zn、Cd、Hg) 二聚结构磁性纳米晶的合成[80]。还有一种巧妙的方法也可得到磁性二聚物。例如，合成 Ag-Fe$_3$O$_4$ 哑铃状磁性纳米晶，首先在有机相中合成 Fe$_3$O$_4$ 纳米颗粒，将其与硝酸银溶液混合形成均匀溶液，此时体系中存在胶束结构。随后对体系进行超声处理即可得到产物。超声为体系形成微乳液提供了必需的能量，纳米颗粒在液体/液体界面自组装使微乳液体系稳定存在。Fe$_3$O$_4$ 纳米颗粒中的二价铁是 Ag$^+$ 还原形成 Ag 纳米颗粒的催化中心。Fe$_3$O$_4$ 纳米颗粒表面与水相的部分接触以及对 Ag$^+$ 催化还原作用，使 Ag 形核被认为是导致最终哑铃状结构的两大因素。根据这个方法，类似的还可以得到 Ag-FePt 磁性二聚物。上述的诸多合成方法同样适用于三种组分磁性低聚物的合成，比如包含贵金属、磁性纳米颗粒和量子点的 PbS-Au-Fe$_3$O$_4$ 磁性纳米低聚物。为合成这种结构的纳米材料，首先得到 Au-Fe$_3$O$_4$ 磁性二聚物，然后使其与油酸铅和硫混合。硫可以在金表面吸附，也能够与油酸铅反应形成 PbS 纳米颗粒，这两个过程之间的竞争将导致 PbS 在金表面的异质形核[81]。

1.6.5　以一维纳米结构为基础的磁性纳米异质结构

选取具有一维结构的各向异性纳米材料作为籽晶（如纳米棒、纳米线、树枝状纳米晶等），通过设计籽晶表面的异质形核和生长可以得到空间不对称的异质结构磁性纳米晶，这个过程通常发生在非中心对称的晶体相中，并依赖于晶面的反应活性。各向异性的基底因其独特的一维结构呈现出特殊的性能，并且性能依赖于材料的形貌，除此之外，它也为异质形核提供了选择性的位点。根据热力学，异质材料的沉积倾向于发生在具有非对称结构的籽晶表面，以此来减小总的表面能和界面能。例如，选择性的异质形核可以被认为是有利于消除晶核亚稳晶面（如纳米棒的尖端）的过程，并且获得的金属-金属界面的应变能较小。根据生长机制的不同，合成的方式可分为以下几种：①特定点的异质形核；②光辅助生长；③表面活性剂控制的位点选择沉积；④异质形核，随后还将发生熟化或接合过程；⑤氧化还原反应或阳离子交换反应；⑥应变驱动的异质外延生长。

以 CdS 纳米线为基底，通过外延生长可使纳米线表面沉积纳米级的 α-Fe$_2$O$_3$ 或者亚微米级的 Fe$_3$O$_4$。合成方法采用溶剂热法，在二甲基甲酰胺（DMF）或乙二醇（EG）中，使用聚合物作为稳定剂，铁盐在溶剂热条件下发生反应最终获得磁性异质纳米晶[82]。这种材料不仅保持荧光特性，还提高了对有机物的光催化降解活性，同时在室温下还具有微弱的铁磁性。合成树枝状 α-Fe$_2$O$_3$-SnO$_2$ 异质纳米晶，可通过 $[Sn(OH)_6]^{2-}$ 在水热条件下水解，形成的 SnO$_2$ 在 α-Fe$_2$O$_3$ 籽晶表面发生一定晶体学取向的外延生长[83,84]。SnO$_2$ 生长情况与 α-Fe$_2$O$_3$ 籽晶的形状有关，比如使用具有六重轴的针状 α-Fe$_2$O$_3$ 作为籽晶，SnO$_2$ 在基底的每个(110)面上形核，形成彼此相邻的棒状结构。而如果使用立方结构的 α-Fe$_2$O$_3$ 作为籽晶，SnO$_2$ 形核时与 α-Fe$_2$O$_3$ 晶面保持固定的 65°倾斜角，以此最大程度降低界面的晶格不匹配程度以及减少界面缺陷的产生。同样的倾向也在使用六面体结构的 α-Fe$_2$O$_3$ 作为籽晶时发现。与 α-Fe$_2$O$_3$ 颗粒相比，树枝状 α-Fe$_2$O$_3$-SnO$_2$ 异质纳米晶表现出对有机物优异的降解能力。另外一种磁性异质纳米晶 γ-Fe$_2$O$_3$-TiO$_2$ 也可以通过非水相合成[85]。值得注意的是，通过控制合成，这种磁性异质纳米晶可以获得二聚体或低聚体的拓扑结构，并且它们的几何参数是可以调控的。合成的关键在于利用板钛矿结构的 TiO$_2$ 纳米棒籽晶顶端和侧面的特定晶面。在油胺（OAm）/油酸（OA）/1,2-十六烷二醇混合体系中，当 Fe(CO)$_5$ 在 280℃分解时就能够在这些晶面上形核并生长。TiO$_2$ 籽晶的各向异性反应活性依赖于尺寸和形状，并导致球形 γ-Fe$_2$O$_3$ 在不同位置的形成。研究表明，提高前驱体与籽晶的比例，TiO$_2$ 籽晶结构的重要性更加明显。合

成的 $\gamma\text{-}Fe_2O_3\text{-}TiO_2$ 磁性异质纳米晶具有光催化活性，同时因其磁学性质可以使材料有效分离。

1.7　小结与展望

磁性纳米材料主要包括金属及其氧化物等，可喜的是，由于近年来的广泛研究，这些磁性纳米材料的合成取得了很大的进步，尤其在磁性纳米材料的成分和尺寸控制方面取得了突破性的进展。然而，通过精确控制合成获得高质量的磁性纳米材料以及充分理解合成机制等研究，仍有很大的挑战。目前控制合成磁性纳米材料通常都要使用有毒的或者较昂贵的前驱体，并且反应常常在高度稀释的高温有机相中进行。获得的磁性纳米材料常常只能够分散在有机溶剂中，而无法在水溶液中稳定存在。所以，寻找简单的途径获得尺寸和形状可控的磁性纳米材料仍然是很热门的研究领域。

金属磁性纳米材料比起氧化物而言具有更好的饱和磁化强度，但是它们较高的活性和毒性却限制了在生物医学/生物科技领域的直接应用。因此，常常需要在金属磁性纳米材料表面添加保护层使其与周围的环境分离。二氧化硅或者聚合物层常用作这种保护层。但是，聚合物包覆的磁性纳米材料在高温下很不稳定，因为纳米材料具有的催化能力加剧了聚合物本身的不稳定性。而使用二氧化硅保护时，很难获得密闭无孔的二氧化硅层，因此在苛刻的环境下，磁性纳米材料很难保持稳定。所以仍需要探索在高温、酸性条件下稳定磁性纳米材料的有效方法。碳层保护的磁性纳米材料可以在苛刻的环境下存在，但是得到分散性较好的材料仍然非常困难。

探索形貌各向异性磁性纳米材料以及异质结构磁性纳米材料的合成也有很大的意义。一方面，这些特殊的形状和结构会影响磁性纳米材料的磁学性质（如促进软磁材料与硬磁材料的交换耦合作用、提高纳米磁性材料矫顽力等），另一方面，这些磁性纳米材料可以作为组成部分，通过自下而上的途径，自组装或人工组装成各种结构的纳米器件（如磁敏纳米传感器等）。但是，目前合成形貌各向异性以及异质结构磁性纳米材料尝试—失败—尝试的策略，实验量非常大，而系统和巧妙的设计却很少采用，这主要是因为合成中涉及到很多复杂的化学问题，并且材料的生长机制也处在探索阶段。为了满足磁性纳米材料在各个领域的应用，对材料的设计提出了更高的要求，我们需要发展更为可靠、稳定以及适用性广泛的合成方法，同时，其中涉及到的基本原理也需要进一步研究。

任何具有广泛前景的科研领域，所期望获得的产品总是呈现独特并引人关注的性能。对于磁性纳米材料而言，较高的饱和磁化强度对其在任何领域中的应用都大有裨益。当然，根据不同领域的应用需要也对磁性纳米材料提出了特殊要求。比如，磁性纳米材料表面有机层的成分和性质对生物医用领域的应用至关重要。表面有机层必须能够减小磁性纳米材料间的相互作用，并且能使材料在各种生理学条件下(pH、温度)稳定存在。而对于磁性纳米材料毒性、生物分散性以及纳米材料成分所引起的生物识别性能的研究，常常涉及到表面化学和配位化学等学科的基本原理，同时也是非常热门的纳米生物应用关注的课题。相信在不久的将来，这个领域将会受到更多的关注。

（侯仰龙，北京大学）

参考文献

［1］　Aharoni A. *Introduction to the Theory of Ferromagnetism*. New York：Oxford University Press, **1996**.

［2］　Morrish A H. *The Physical Properties of Magnetism*. New York：Wiley, **1965**.

［3］　Skomski R, Coey J M D. *Permanent Magnetism*. Bristol and Philadelphia：Institute of Physics Publishing, **1999**.

［4］　Batlle X, Labarta A. Finite-size effects in fine particles：magnetic and transport properties. *J. Phys. D：Appl. Phys.*，**2002**, 35(6)：R15-R42.

［5］　Néel L. Influence des fluctuations thermiques sur laimantation de grains ferromagnetiques tres fins. *C. R. Acad. Sci.*, **1949**, 228(8)：664-666.

［6］　Bean C P. Hysteresis loops of mixtures of ferromagnetic micropowders. *J. Appl. Phys.*，**1955**, 26(11)：1381-1383.

［7］　LaMer V K, Dinegar R H. Theory, production and mechanism of formation of monodispersed hydrosols. *J. Am. Chem. Soc.*，**1950**, 72(11)：4847-4854.

［8］　Murray C B, Kagan C R, Bawendi M G, et al. Synthesis and characterization of monodisperse nanocrystals and close-packed nanocrystal assemblies. *Annu. Rev. Mater. Sci.*，**2000**, 30：545-610.

［9］　Gubin S P. *Magnetic Nanoparticles*. Weinheim：Wiley-VCH, **2009**.

［10］　Lu A H, Salabas E L, Schuth F, et al. Magnetic nanoparticles：Synthesis, protection, functionalization, and application. *Angew. Chem. Int. Ed.*，**2007**, 46(8)：1222-1244.

［11］　Frey N A, Peng S, Cheng K, et al. Magnetic nanoparticles：synthesis, functionalization, and applications in bioimaging and magnetic energy storage. *Chem. Soc. Rev.*，**2009**, 38(9)：2532-2542.

［12］　Fried T, Schemer G, Markovich G. Ordered two-dimensional arrays of ferrite nanoparticles. *Adv. Mater.*，**2001**, 13(15)：1158-1161.

［13］　Park S J, Kim S, Lee S, et al. Synthesis and magnetic studies of uniform iron nanorods and nanospheres. *J. Am. Chem. Soc.*，**2000**, 122(35)：8581-8582.

［14］　Puntes V F, Krishnan K M, Alivisatos A P. Colloidal nanocrystal shape and size control：The case of cobalt. *Science*, **2001**, 291(5511)：2115-2117.

［15］　Chen Q, Rondinone A J, C. Chakoumakos B, et al. Synthesis of superparamagnetic $MgFe_2O_4$ nanoparticles by co-precipitation. *J. Magn. Magn. Mater.*，**1999**, 194(1-3)：1-7.

［16］　Hyeon T, Chung Y, Park J, et al. Synthesis of Highly Crystalline and Monodisperse Cobalt Ferrite Nanocrystals. *J. Phys. Chem. B*, **2002**, 106(27)：6831-6833.

［17］　Sun S H, Murray C B, Weller D, et al. Monodisperse FePt nanoparticles and ferromagnetic FePt nanocrystal superlattices. *Science*, **2000**, 287(5460)：1989-1992.

［18］　Massart R. Preparation of Aqueous Magnetic Liquids in Alkaline and Acidic Media. *Ieee T. Magn.*，**1981**, 17(2)：1247-1248.

［19］　Zaitsev V S, Filimonov D S, Presnyakov I A, et al. Physical and chemical properties of magnetite and magnetite-polymer nanoparticles and their colloidal dispersions. *J. Colloid Inteface Sci.*，**1999**, 212(1)：49-57.

［20］　Tang Z X, Sorensen C M, Klabunde K J, et al. Preparation of Manganese Ferrite Fine Particles from Aqueous Solution. *J. Colloid Interf. Sci.*，**1991**, 146(1)：38-52.

[21] Sousa M H, Tonrinho F A, Depeyrot J, et al. New electric double-layered magnetic fluids based on copper, nickel, and zinc ferrite nanostructures. J. Phys. Chem., B, 2001, 105(6): 1168-1175.

[22] Chinnasamy C N, Jeyadevan B, Perales-Perez O, et al. Growth dominant co-precipitation process to achieve high coercivity at room temperature in CoFe₂O₄ nanoparticles. Ieee T. Magn., 2002, 38(5): 2640-2642.

[23] Lee J, Isobe T, Senna M, et al. Preparation of ultrafine Fe₃O₄ particles by precipitation in the presence of PVA at high pH. J. Colloid Interf. Sci., 1996, 177(2): 490-494.

[24] Bee A, Massart R, Neveu S. Synthesis of Very Fine Maghemite Particles. J. Magn. Magn. Mater., 1995, 149 (1-2): 6-9.

[25] Hyeon T. Chemical synthesis of magnetic nanoparticles. Chem. Commun., 2003, (8): 927-934.

[26] Smith T W, Wychick D. Colloidal Iron Dispersions Prepared Via the Polymer-Catalyzed Decomposition of Iron Pentacarbonyl. J. Phys. Chem., 1980, 84(12): 1621-1629.

[27] Yurkov G Y, Fionov A S, Koksharov Y A, et al. Electrical and magnetic properties of nanomaterials containing iron or cobalt nanoparticles. Inorg. Mater., 2007, 43(8): 834-844.

[28] Gubin S P, Spichkin Y I, Koksharov Y A, et al. Magnetic and structural properties of Co nanoparticles in a polymeric matrix. J. Magn. Magn. Mater., 2003, 265(2): 234-242.

[29] Dinega D P, Bawendi M G. A solution-phase chemical approach to a new crystal structure of cobalt. Angew. Chem, Int. Ed., 1999, 38(12): 1788-1791.

[30] Sun S H, Zeng H, Robinson D B, et al. Monodisperse MFe₂O₄ (M = Fe, Co, Mn) nanoparticles. J. Am. Chem. Soc., 2004, 126(1): 273-279.

[31] Li Z, Chen H, Bao H B, et al. One-pot reaction to synthesize water-soluble magnetite nanocrystals. Chem. Mater., 2004, 16(8): 1391-1393.

[32] Li Z, Wei L, Gao M Y, et al. One-pot reaction to synthesize biocompatible magnetite nanoparticles. Adv. Mater., 2005, 17(8): 1001-1005.

[33] Park J, An K J, Hwang Y S, et al. Ultra-large-scale syntheses of monodisperse nanocrystals. Nat. Mater., 2004, 3(12): 891-895.

[34] Hutten A, Sudfeld D, Ennen I, et al. Ferromagnetic FeCo nanoparticles for biotechnology. J. Magn. Magn. Mater., 2005, 293(1): 93-101.

[35] Carpenter E E, Seip C T, O'Connor C J. Magnetism of nanophase metal and metal alloy particles formed in ordered phases. J. Appl. Phys., 1999, 85(8): 5184-5186.

[36] Liu C, Zou B S, Rondinone A J, et al. Reverse micelle synthesis and characterization of superparamagnetic MnFe₂O₄ spinel ferrite nanocrystallites. J. Phys. Chem. B, 2000, 104(6): 1141-1145.

[37] Moumen N, Pileni M P. Control of the size of cobalt ferrite magnetic fluid. J. Phys. Chem., 1996, 100(5): 1867-1873.

[38] Wang X, Zhuang J, Peng Q, et al. A general strategy for nanocrystal synthesis. Nature, 2005, 437(7055): 121-124.

[39] Deng H, Li X L, Peng Q, et al. Monodisperse magnetic single-crystal ferrite microspheres. Angew. Chem. Int. Ed., 2005, 44(18): 2782-2785.

[40] Hou Y L, Yu J F, Gao S. Solvothermal reduction synthesis and characterization of superparamagnetic magnetite nanoparticles. J. Mater. Chem., 2003, 13(8): 1983-1987.

[41] Zoriasatain S, Azarkharman F, Sebt S A, et al. Magnetic anisotropies in FeCo fine particles. J. Magn. Magn. Mater., 2006, 300(2): 525-531.

[42] Murray C B, Sun S H, Doyle H, et al. Monodisperse 3d transition-metal (Co, Ni, Fe) nanoparticles and their assembly into nanoparticle superlattices. MRS Bull., 2001, 26(12): 985-991.

[43] Sun S H, Anders S, Thomson T, et al. Controlled synthesis and assembly of FePt nanoparticles. J. Phys. Chem. B, 2003, 107(23): 5419-5425.

[44] Chinnasamy C N, Huang J Y, Lewis L H, et al. Direct chemical synthesis of high coercivity air-stable SmCo nanoblades. Appl. Phys. Lett., 2008, 93(3): 032505.

[45] Chaubey G S, Barcena C, Poudyal N, et al. Synthesis and stabilization of FeCo nanoparticles. J. Am. Chem. Soc., 2007,

129(23)：7214-7215.

[46] Hou Y L, Xu Z C, Sun S H. Controlled synthesis and chemical conversions of FeO nanoparticles. *Angew. Chem*, *Int. Ed.*, **2007**, 46(33)：6329-6332.

[47] Gu H W, Xu B, Rao J C, et al. Chemical synthesis of narrowly dispersed SmCo₅ nanoparticles. *J. Appl. Phys.*, **2003**, 93(10)：7589-7591.

[48] Peng D L, Sumiyama K, Hihara T, et al. Magnetic properties of monodispersed Co/CoO clusters. *Phys. Rev.*, *B*, **2000**, 61(4)：3103-3109.

[49] Bonnemann H, Brijoux W, Brinkmann R, et al. A size-selective synthesis of air stable colloidal magnetic cobalt nanoparticles. *Inorg. Chim. Acta*, **2003**, 350：617-624.

[50] Peng S, Wang C, Xie J, et al. Synthesis and stabilization of monodisperse Fe nanoparticles. *J. Am. Chem. Soc.*, **2006**, 128(33)：10676-10677.

[51] Cornell, R. M., Schertmann, U. *The Iron Oxide：Structure, Properties, Reactions, Occurrence and Uses.* Weinheim：VCH Publishers, **1996**.

[52] Park J I, Cheon J. Synthesis of "solid solution" and "core-shell" type cobalt-platinum magnetic nanoparticles via transmetalation reactions. *J. Am. Chem. Soc.*, **2001**, 123(24)：5743-5746.

[53] Ban Z H, Barnakov Y A, Golub V O, et al. The synthesis of core-shell iron@gold nanoparticles and their characterization. *J. Mater. Chem.*, **2005**, 15(43)：4660-4662.

[54] Liu Q X, Xu Z H, Finch J A, et al. A novel two-step silica-coating process for engineering magnetic nanocomposites. *Chem. Mater.*, **1998**, 10(12)：3936-3940.

[55] Ulman A. Formation and structure of self-assembled monolayers. *Chem. Rev.*, **1996**, 96(4)：1533-1554.

[56] Ohmori M, Matijevic E. Preparation and Properties of Uniform Coated Colloidal Particles · 7. Silica on Hematite. *J. Colloid Interface Sci.*, **1992**, 150(2)：594-598.

[57] Jun Y W, Choi J S, Cheon J. Shape control of semiconductor and metal oxide nanocrystals through nonhydrolytic colloidal routes. *Angew. Chem. Int. Ed.*, **2006**, 45(21)：3414-3439.

[58] Song O, Zhang Z J. Shape control and associated magnetic properties of spinel cobalt ferrite nanocrystals. *J. Am. Chem. Soc.*, **2004**, 126(19)：6164-6168.

[59] Jana N R, Chen Y F, Peng X G. Size- and shape-controlled magnetic (Cr, Mn, Fe, Co, Ni) oxide nanocrystals via a simple and general approach. *Chem. Mater.*, **2004**, 16(20)：3931-3935.

[60] Cheon J W, Kang N J, Lee S M, et al. Shape evolution of single-crystalline iron oxide nanocrystals. *J. Am. Chem. Soc.*, **2004**, 126(7)：1950-1951.

[61] Dumestre F, Chaudret B, Amiens C, et al. Unprecedented crystalline super-lattices of monodisperse cobalt nanorods. *Angew. Chem. Int. Ed.*, **2003**, 42(42)：5213-5216.

[62] Wang C, Hou Y L, Kim J M, et al. A general strategy for synthesizing FePt nanowires and nanorods. *Angew. Chem. Int. Ed*, **2007**, 46(33)：6333-6335.

[63] Brock S L, Perera S C, Stamm K L. Chemical routes for production of transition-metal phosphides on the - nanoscale：Implications for advanced magnetic and catalytic materials. *Chem.-Eur. J.*, **2004**, 10 (14)：364-3371.

[64] Qian C, Kim F, Ma L, et al. Solution-phase synthesis of single-crystalline iron phosphide nanorods/nanowires. *J. Am. Chem. Soc.*, **2004**, 126(4)：1195-1198.

[65] Park J, Koo B, Yoon K Y, et al. Generalized synthesis of metal phosphide nanorods via thermal decomposition of continuously delivered metal-phosphine complexes using a syringe pump. *J. Am. Chem. Soc.*, **2005**, 127(23)：8433-8440.

[66] Li Y, Malik M A, O'Brien P. Synthesis of single-crystalline CoP nanowires by a one-pot metal-organic route. *J. Am. Chem. Soc.*, **2005**, 127(46)：16020-16021.

[67] Puntes V F, Zanchet D, Erdonmez C K, et al. Synthesis of hcp-Co nanodisks. *J. Am. Chem. Soc.*, **2002**, 124 (43)：12874-12880.

[68] Ghezelbash A, Sigman M B, Korgel B A. Solventless synthesis of nickel sulfide nanorods and triangular nanoprisms. *Nano Lett.*, **2004**, 4(4)：537-542.

[69] Zou G F, Xiong K, Jiang C L, et al. Magnetic Fe_3O_4 nanodisc synthesis on a large scale via a surfactant-assisted process. *Nanotechnology*, **2005**, 16(9): 1584-1588.

[70] Carbone L, Cozzoli P D. Colloidal heterostructured nanocrystals: Synthesis and growth mechanisms. *Nano Today*, **2010**, 5(5): 449-493.

[71] Hao R, Xing R J, Xu Z C, et al. Synthesis, Functionalization, and Biomedical Applications of Multifunctional Magnetic Nanoparticles. *Adv. Mater.*, **2010**, 22(25): 2729-2742.

[72] Zeng H, Li J, Wang Z L, et al. Bimagnetic core/shell $FePt/Fe_3O_4$ nanoparticles. *Nano Lett.*, **2004**, 4(1): 187-190.

[73] Zeng H, Sun S H, Li J, et al. Tailoring magnetic properties of core/shell nanoparticles. *Appl. Phys. Lett.*, **2004**, 85(5): 792-794.

[74] Xu Z C, Hou Y L, Sun S H. Magnetic core/shell Fe_3O_4/Au and $Fe_3O_4/Au/Ag$ nanoparticles with tunable plasmonic properties. *J. Am. Chem. Soc.*, **2007**, 129(28): 8698-8699.

[75] Gu H W, Zheng R K, Zhang X X, et al. Facile one-pot synthesis of bifunctional heterodimers of nanoparticles: A conjugate of quantum dot and magnetic nanoparticles. *J. Am. Chem. Soc.*, **2004**, 126(18): 5664-5665.

[76] Wang C, Daimon H, Sun S H. Dumbbell-like $Pt-Fe_3O_4$ Nanoparticles and Their Enhanced Catalysis for Oxygen Reduction Reaction. *Nano Lett.*, **2009**, 9(4): 1493-1496.

[77] Choi J S, Jun Y W, Yeon S I, et al. Biocompatible heterostructured nanoparticles for multimodal biological detection. *J. Am. Chem. Soc.*, **2006**, 128(50): 15982-15983.

[78] Choi S H, Bin Na H, Park Y I, et al. Simple and Generalized Synthesis of Oxide-Metal Heterostructured Nanoparticles and their Applications in Multimodal Biomedical Probes. *J. Am. Chem. Soc.*, **2008**, 130(46): 15573-15580.

[79] Gu H W, Yang Z M, Gao J H, et al. Heterodimers of nanoparticles: Formation at a liquid-liquid interface and particle-specific surface modification by functional molecules. *J. Am. Chem. Soc.*, **2005**, 127(1): 34-35.

[80] Kwon K W, Shim M. gamma-Fe_2O_3/Ⅱ-Ⅵ sulfide nanocrystal heterojunctions. *J. Am. Chem. Soc.*, **2005**, 127(29): 10269-10275.

[81] Shi W L, Zeng H, Sahoo Y, et al. A general approach to binary and ternary hybrid nanocrystals. *Nano Lett.*, **2006**, 6(4): 875-881.

[82] Wang L, Wei H W, Fan Y J, et al. One-Dimensional $CdS/alpha-Fe_2O_3$ and CdS/Fe_3O_4 Heterostructures: Epitaxial and nonepitaxial growth and photocatalytic activity. *J. Phys. Chem*, C, **2009**, 113(32): 14119-14125.

[83] Niu M T, Cheng Y, Wang Y S, et al. Novel nanocrystal heterostructures: Crystallographic-oriented growth of SnO_2 nanorods onto $alpha-Fe_2O_3$ nanohexahedron. *Cryst. Growth Des.*, **2008**, 8(5): 1727-1729.

[84] Niu M T, Huang F, Cui L F, et al. Hydrothermal Synthesis, Structural Characteristics, and Enhanced Photocatalysis of $SnO_2/alpha-Fe_2O_3$ Semiconductor Nanoheterostructures. *ACS Nano*, **2010**, 4(2): 681-688.

[85] Buonsanti R, Snoeck E, Giannini C, et al. Colloidal semiconductor/magnetic heterostructures based on iron-oxide-functionalized brookite TiO_2 nanorods. *PCCP*, **2009**, 11(19): 3680-3691.

第2章 细菌合成的磁性纳米材料

自然界中的许多生物如细菌、蜜蜂、鳄鱼、海龟甚至人类体内都发现存在磁性颗粒。其中,细菌合成的磁性颗粒尺寸一般为数十纳米至上百纳米,通常被人们称为磁小体。这也属于一类特殊的磁性纳米颗粒,即细菌等生物合成的磁性纳米颗粒。由于其具有粒径均一、晶型稳定、每个颗粒有生物膜包被等特点,越来越受到人们的关注。探究细菌胞内磁性颗粒的合成机制及其应用前景,对于揭示生物矿化规律和生物纳米材料这一自然资源的开发,具有重要的意义。

2.1 趋磁细菌的发现及生理特点

2.1.1 趋磁细菌的发现及定名

1963 年,意大利科学家 Bellini 在显微镜下观察到一群固定朝向磁场北极游动的细菌。这些细菌能够跟随磁场方向的变化而改变运动方向,即便不能游动的细胞也会随之转向。由此他推测这些细菌体内存在某种类似"指南针"的结构,并将这种细菌命名为"磁敏感细菌"。这些结果最终只刊登在研究所内部的意大利语杂志上,直到 2009 年在 Frankel 等人的努力下才以英文刊出[1,2]。

1975 年 Blakemore 在 Science 杂志上首次对具有相似特性的细菌进行了报道,并根据这种沿磁场方向游动的特性将其命名为"趋磁细菌"[3]。他通过电镜观察到五种以上形态各异的趋磁细菌,它们的细胞内都有呈链状排列的富含铁元素的颗粒,即磁小体(magnetosome)。这些磁性颗粒在细菌体内形成磁偶极,决定了细菌在磁场中的运动方向。在北半球所观察到的趋磁细菌大多顺磁力线方向游动,而北半球地磁场的方向则是向下倾斜的,因而这种趋磁行为能够指引它们在水体中向下游动,便于寻找到适宜生存的微好氧或厌氧环境。当时所观察到的磁性颗粒成分均为 Fe_3O_4,直到 1995 年 Bazylinski 等人在盐沼池中发现了合成 Fe_3S_4 颗粒的趋磁细菌[4]。

2.1.2 趋磁细菌的分类

趋磁细菌具有沿磁场方向运动的特性,研究人员可以很容易地通过显微镜和磁收集装置从自然样品中观察并富集到趋磁细菌。研究表明,趋磁细菌广泛存在于世界各地的海洋、湖泊和淡水池塘中,此外还有报道指出在土壤环境中也有趋磁细菌存在。

趋磁细菌除了都能在体内合成磁小体并沿磁力线游动外,其均属于革兰氏阴性细菌，它们对环境中的氧气要求较严格，多为微好氧菌或厌氧菌，但在形态、生理和分类上有很大区别。迄今为止，研究人员观察到的趋磁细菌有球菌、杆菌、弧菌、螺菌、卵圆形菌以及多细胞聚合体等多种形态(图 2-1)。

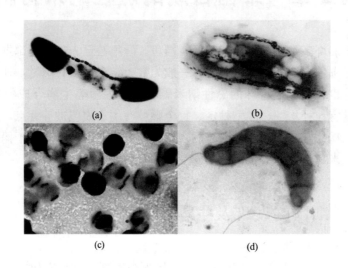

图 2-1　不同形态的趋磁细菌[5]

(a) 弧菌；(b) 杆菌；(c) 球菌；(d) 螺菌

由于趋磁细菌对环境中的氧含量要求严格，目前只有少数几株趋磁细菌能够在实验室中进行培养。然而通过分子生态学手段，研究人员可以对自然样品中的趋磁细菌进行多样性及系统分类学研究。图 2-2 是根据 16s rDNA 序列分析得到的趋磁细菌系统发育树。大多数趋磁细菌属于 α-变形菌纲，其中包括可培养的菌株 *Magnetospirillum magnetotacticum* MS-1、*M. magneticum* AMB-1、*M. gryphiswaldense* MSR-1、趋磁弧菌 MV-1 以及许多尚未得到纯培养的菌株；还有属于 δ-变形菌纲的 *Desulfovibrio magneticus* RS-1[6] 和多细胞趋磁细菌[7,8]。此外，在德国分离到的 *Magnetobacterium bavaricum* 则属于硝化螺菌门。

M. *magnetotacticum* MS-1 是最早得到分离纯化的一株趋磁螺菌。其细胞直径约为 0.28～0.36μm，长度随着细胞的螺旋数不同而变化较大，细胞的两极生有鞭毛，泳动速度约为(44±8)μm/s。电子显微镜观察结果表明，MS-1 中只有一条磁小体链，沿细胞长轴排列，由 5～41 个磁小体构成。除了磁小体以外，MS-1 胞内还发现有聚 β-羟基丁酸(poly-β-hydroxybutyric acid，PHB)颗粒存在。同属 α-变形菌纲 *Magnetospirillum* 属的菌株还有 M. *magneticum* AMB-1 和 M. *gryphiswaldense* MSR-1。AMB-1 细胞大小为 0.4～0.6μm×3μm，体内磁小体直径约为 50nm，磁小体链一般由 15 个磁小体组成。这两株细菌的培养条件和遗传操作体系都较成熟，多用于磁小体合成机制及磁小体的应用研究，其中 MSR-1 菌株是 *Magnetospirillum* 属的模式菌株。

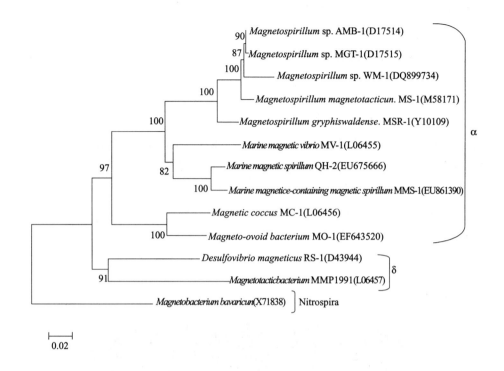

图 2-2　趋磁细菌系统发育树[9]

MV-1，MC-1 和 MO-1 分别是三株在美国和法国分离到的海洋趋磁细菌。MV-1 为弧菌（$1\sim3\mu m \times 0.3\sim0.4\mu m$），在分类学上与 *Magnetospirillum* 属接近。细胞一极生有单鞭毛。球菌 MC-1 细胞直径约 $1\sim2\mu m$，与卵圆形的 MO-1 亲缘关系较近，组成另一个属。MO-1 细胞的一侧生有两簇鞭毛，每一簇中有七根鞭毛，外面由鞘包被。MC-1 的鞭毛结构与 MO-1 非常相似，唯一的区别是还不确定鞭毛是否具有外鞘结构。

Desulfovibrio magneticus RS-1 是到目前为止唯——株可培养的 δ-变形菌纲单细胞趋磁细菌[6]。RS-1 是大小为 $3\sim5\ \mu m \times 1\mu m$ 的弧菌，生有极端单鞭毛，能够在胞内合成不规则子弹状的 Fe_3O_4 磁小体，并产生一种细胞外的铁硫化物。2011年 Byrne 等人报道在 RS-1 中观察到一种有别于磁小体的富含铁和磷元素的颗粒[6]。

除了上述属于变形菌门的趋磁细菌外，研究人员还发现与铁氧化细菌以及化能自养的亚硝酸盐氧化菌同属于硝化螺菌门的 *Magnetobacterium bavaricum*。该菌从形态上与其他趋磁细菌具有很大差异，是一种长约 $5\sim10\mu m$，直径约 $1.5\mu m$ 的杆菌，拥有单极生鞭毛簇。最特别的是它的体内拥有数条磁小体链，共有上千个长度为 $100\sim150nm$ 的钩状磁小体。

　　自然界中还有一类多细胞趋磁细菌(multicellular magnetotactic prokaryotes, MMP), 由多达 25～35 个细胞组成[7,8]。这类细菌在其生活周期中从未观察到解离的单细胞状态, 即使在细胞分裂过程中它们也是以多细胞形式存在。因此 MMP 并不是多个细胞的简单聚集, 而是复杂的多细胞生物。尽管到目前为止, 所有观察到的 MMP 菌株均属于 δ-变形菌纲, 但它们在细胞形态、细胞结构和胞内磁小体形态与组成上都存在较大差异。早期报道的 MMP 菌株胞内磁小体成分多为铁硫化物, 但近期也有报道称发现了合成铁氧化物磁小体的 MMP 菌株, 此外, 一些 MMP 菌株能够同时在胞内合成两种不同成分的磁小体颗粒。

　　最近 Zhou 等[7]从中国黄海潮间带沉积物种分离到了一株新的椭球形 MMP 菌株[8]。该菌株大小为 $10\mu m \times 8\mu m$, 包含约 40 个细胞[图 2-3(b1)～(b3)], 能合成子弹状 Fe_3O_4 型磁小体, 磁小体沿 MMPs 长轴呈链状排列[图 2-3(c1)～(c3)]。对 16s rRNA 基因序列分析及 DNA 原位杂交结果显示, 该菌与其他 MMP 菌株一样, 属于 δ-变形菌纲。对其进一步观察发现, 它的分裂起于长轴的一端, 沿长轴一分为二[图 2-3(a1)～(a3)]。该菌在液滴中的运动特点也十分罕见, 首先由液滴边缘迅

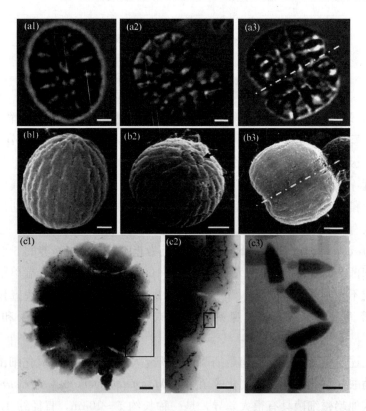

图 2-3　椭球状多细胞趋磁细菌、磁小体形态及其细胞分裂[8]

(a) MMPs 分裂过程；(b) MMPs 形态；(c) MMPs 磁小体形态及排列特征

速向中心集中，然后缓慢地回到液滴边缘。

2.1.3 趋磁细菌细胞的生理特点

目前发现的大多数趋磁细菌是微好氧细菌，在自然环境中主要处于有氧-无氧过渡区（oxic-anoxic interfaces，OAI）。因此，在人工培养条件下需要在培养基中添加硫代乙酸钠、维生素 C、盐酸-半胱氨酸或者二硫苏糖醇等还原剂，以维持相对稳定的氧化还原电位。

趋磁细菌需要吸收大量的铁才能合成磁小体。培养趋磁细菌所用的铁源要求其在 pH 中性时可溶性较高，通常为柠檬酸铁或奎宁酸铁。一般来说，$20\sim50\mu mol/L$ 的铁源可以满足趋磁细菌的生长以及磁小体合成的需要。

对 *Magnetopirillum* 属的三株代表菌株 M. *magnetotacticum* MS-1，M. *magneticum* AMB-1 和 M. *gryphiswaldense* MSR-1 的生理代谢途径研究较多。它们都能利用有机酸作为碳源和电子供体进行化能异养生长，进行呼吸作用。由于最终电子受体为氧气或者硝酸盐，它们也属于反硝化细菌。研究表明，AMB-1 和 MSR-1 可以利用硝酸盐进行无氧生长，但 MS-1 的生长必须提供微量氧气。

目前普遍认为微好氧细菌对氧敏感是由于其体内不能正常合成过氧化氢酶及超氧化物歧化酶等，以保护细胞不受氧毒害，在培养基中添加相应的酶可以帮助微好氧细菌在有氧条件下生长。研究发现，MS-1 本身不合成过氧化氢酶，对氧浓度非常敏感。在培养基中加入过氧化氢酶后，MS-1 可以在有氧条件下生长。尽管添加过氧化氢酶可以解决趋磁细菌生长所需溶氧的问题，但磁小体的合成必须在微好氧的环境下才能进行。在添加过氧化氢酶的情况下，尽管细胞可以生长但无法合成磁小体。研究表明，氧含量为 1% 时，MS-1 细胞合成 Fe_3O_4 量最大并且可以检测到细胞具有磁性，而氧浓度大于 5% 时，Fe_3O_4 的合成则会受到抑制。

Magnetospirillum 属的三株代表菌株都能够进行硝酸盐同化还原和异化还原反应，最终生成 N_2O 和 N_2。Yamazaki 等从 MS-1 细胞中纯化获得细胞色素 *cd*1 型亚硝酸还原酶，发现该酶具有亚硝酸盐氧化还原酶活性。说明氮代谢可能与 Fe_3O_4 的合成相关。此外，在 MS-1 和 AMB-1 的基因组中，研究人员发现了几乎所有反硝化途径所需的基因。

由于有磁小体的存在，趋磁细菌体内的铁占细胞干重的 3%，比非趋磁细菌的胞内铁含量要高出 100 倍以上。现有的研究结果并未发现趋磁细菌中存在有别于非趋磁细菌的铁吸收系统。在 pH 中性的环境中，Fe^{3+} 的溶解度非常低，细菌通常需要借助于铁载体（siderophores）吸收 Fe^{3+}。研究表明，AMB-1 和 MS-1 细胞都能在铁浓度较高的环境下（$20\mu mol/L$）合成并分泌铁载体，以便大量地吸收 Fe^{3+}。MSR-1 则与它们不同，其培养液中并未检测到铁载体的存在，而是存在另外一种可以刺激细胞铁吸收过程的分子。MSR-1 可以同时吸收 Fe^{3+} 和 Fe^{2+}，不同的是 Fe^{2+} 的吸收是通过扩散的方式进行的，而 Fe^{3+} 的吸收是一个低亲和性但高速的耗能过程。到目前为止，人们普遍认为铁进入细胞内后立刻转化为 Fe_3O_4，不存在中间体的积累过程。

MV-1 和 MV-2 菌株既可以利用某些有机酸和氨基酸进行化能异养，也可以进行化能自养。它们可以在微好氧条件下以氧气作为电子受体，或在厌氧条件下利用 N_2O 作为电子受体进行化能异养。此外当培养基中缺少氮源时，它们还可以进行生物固氮。

尽管菌株 MC-1 也属于 α-变形菌纲，但它的生理特征和 *Magnetospirillum* 属的菌株有差异。它既可以利用乙酸进行化能异养，也可以利用 S^{2-} 或者硫代硫酸盐进行化能自养。此外，MC-1 进行化能自养时可以通过反式三羧酸循环（reverse tricarboxylic acid cycle，rTCA）固定 HCO_3^-/CO_2 作为唯一碳源。

属于 δ-变形菌纲的 RS-1 是到目前为止唯一一株可以进行发酵的趋磁细菌。在缺少电子受体的情况下，它可以利用丙酮酸发酵产生乙酸、二氧化碳和氢气。RS-1 是严格厌氧的化能异养型细菌，能够利用乳酸、丙酮酸、苹果酸、草酰乙酸和甘油作为电子供体和碳源。细胞可以利用硫酸盐、硫代硫酸盐和延胡索酸盐进行呼吸作用，硫酸盐和硫代硫酸盐最终被还原成 S^{2-}。

综上所述，虽然趋磁细菌均可以在微好氧或厌氧条件下合成磁性颗粒，但它们具有多种形态和生理代谢类型。表 2-1 归纳了几种趋磁细菌的生理特点。

表 2-1　几种趋磁细菌生理特点

特征 菌株	形态	生活 环境	需氧型	碳　　源		电子供体	电子受体	其他
				化能自养	化能异养			
Magneto-spirillum 属	螺菌	淡水	微好氧	—	有机酸	有机酸	O_2/NO_3^-	—
MV-1	弧菌	海水	兼性厌氧	HCO_3^-/CO_2	有机酸, 氨基酸	有机酸,氨基酸/ S^{2-},$S_2O_3^{2-}$	$S_2O_3^{2-}$, N_2O/O_2	CCB 固定 CO_2
MC-1	球菌	海水	微好氧	HCO_3^-/CO_2	乙酸	S^{2-}/$S_2O_3^{2-}$	O_2	rTCA 固定 CO_2
RS-1	弧菌	淡水	严格厌氧	—	有机酸	丙酮酸,苹果 酸,乙醇等	延胡索酸 /SO_4^{2-},$S_2O_3^-$	发酵

2.2　磁小体的种类及特征

2.2.1　磁小体的种类

磁小体是趋磁细菌体内合成的磁性颗粒，不同菌株合成的磁小体在结构、大小、成分、数量及排列方式上可能存在差异。磁小体成分相对单一，迄今为止研究人员只发现两种不同的成分，分别为 Fe_3O_4 和 Fe_3S_4。除了 Bazylinski 等人在 1995 年发现的一株趋磁细菌能够在胞内同时合成 Fe_3O_4 和 Fe_3S_4 磁小体外[4]，一种趋磁细菌只能合成一种成分的磁小体。到目前为止，在不同种类的趋磁细菌中观察到的磁小体的形态多样，有平截八面体、六面体、六棱柱、子弹状以及相对比较少见的泪滴状、薄片状磁小体。磁小体在趋磁细菌胞内通常以单条链或多条链状排列，但也有例外，例如多细胞趋磁细菌中的磁小体排列方式就比较复杂。磁小体通常在25～120nm，属于稳定的单磁畴晶体。

2.2.2　磁小体的物理、化学性质

常见的磁小体晶体有立方-八面体型、棱柱型和子弹型（图 2-4）。细菌合成的磁小体形态具有菌株特异性，培养条件变化对晶体形态产生的影响非常微小。尽管偶尔有报道称在趋磁细菌合成的磁小体中观察到尖晶石孪晶结构或是螺旋错位现象，但一般来说，与非生物合成磁小体相比较，生物合成的磁小体晶体结构几乎没有缺陷。绝大多数磁小体的延伸生长是沿晶体的［111］方向进行的，但是在一些延伸程度较大的晶体中也观察到沿［112］、［110］和［100］方向生长的情况。此外，由于趋磁细菌合成磁小体是一个受严格调控的过程，因此生物合成的磁小体粒径分布非常均匀，单个颗粒大小在 35～120nm。

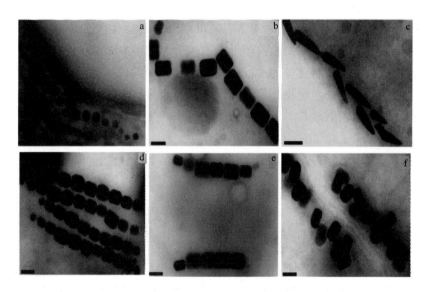

图 2-4　不同形态的磁小体[10]

以目前研究较多的 *Magnetospirillum* 属的菌株为例。它们合成的磁小体成分为 Fe_3O_4，晶体形状为等轴的［111］型八面体或［100］型立方体。Devouard 等人在大量观察 M. *magnetotacticum* 合成的磁小体后，发现它们的粒径分布范围很窄，绝大多数晶体直径集中在 30～45nm 范围内，且分布不对称，其形态系数（即长宽比）集中在 0.85 附近。与非生物合成的磁性颗粒比较，生物合成的磁性颗粒大小、形态均一。地磁学和显微观察结果显示，菌株 MSR-1 合成的磁小体平均颗粒

直径为 38nm±5nm，属于单磁畴颗粒，具有永磁性和较高的矫顽力。

2000 年，Thomas-Keprta 等人从矿物学特征的角度提出了生物合成磁性颗粒的 6 个特性：单畴颗粒和有限的形态各向异性、化学纯度高、晶体完美、链状排列、特殊晶体形态以及晶体有延伸取向。

尽管磁小体在磁学和矿物学方面与非生物合成的磁性颗粒有诸多区别，但生物合成磁小体最显著的特点还在于晶体表面包被的磷脂双分子层。早在 1980 年，Balkwill 等人就通过超薄切片的方法观察到 MS-1 中每个磁性颗粒外依次由宽 1.6nm 的电子疏松层，厚 1.4nm 的电子致密层所包围。Gorby 等人发现 SDS 和 Triton X-100 等去污剂可以破坏磁小体表面包裹的物质。冷冻蚀刻电镜观察结果显示包裹在磁小体表面的物质很可能存在磷脂双分子层结构。同时，在由于缺铁而不能正常合成磁小体的 MS-1 细胞中，他们在尚未成熟的磁小体周围观察到典型的磷脂双分子层结构。综合这些结果，他们提出磁小体表面有双层膜结构包被。实验证明有机膜上负离子的存在可以在一定程度上防止磁小体的团聚，保持其高分散性。纯化得到的磁小体在有生物膜存在时，相邻的两个磁小体间保持着大约 5nm 的距离，而处理掉磁小体膜后，磁小体会相互聚集堆积。

Gorby 和 Grunberg 等人分别对 MS-1 和 MSR-1 磁小体膜成分进行了分析，结果表明磁小体膜上的脂类与细胞内膜上脂类成分相似。MS-1 磁小体膜上的脂类主要由磷脂组成，占总脂肪含量的 62%，其主要成分为以磷脂酰乙醇胺和磷脂酰丝氨酸为主的磷脂，此外，糖脂、硫脂和卵磷脂占总脂肪含量的 30%，而剩余的 8% 是中性脂类和游离脂肪酸。

磁小体表面膜上除了有脂类成分，还存在大量的蛋白质。借助于早期的一维电泳到现在的蛋白质组学等手段，研究人员发现了多个特异性存在于磁小体膜上的蛋白质。这些磁小体膜上的特异蛋白不仅对揭示磁小体晶体合成机制有着重要的意义，而且在磁小体应用上也备受人们的关注。尤其是研究人员发现有些磁小体膜上的蛋白(例如 MamC，Mms16)与磁小体膜结合非常紧密，经过去污剂或是煮沸处理后依然保留在磁小体表面。这为磁小体修饰提供了一个新的途径，即通过分子生物学手段对磁小体表面蛋白进行改造，从而在磁小体表面展示特定蛋白或抗体。此外，研究表明磁小体膜表面暴露有大量氨基，含量可达到 52.37nmol/mg，这为通过交联方式在磁小体表面固定活性分子带来了很大的便利。

2.3　趋磁细菌的培养

2.3.1　人工培养趋磁细菌存在的问题

虽然已经发现很多类型的趋磁细菌，但大部分还停留在观察阶段。鉴于趋磁细菌对于氧气和营养要求苛刻，迄今为止发现的大部分菌株尚未培养成功，仅有少数趋磁细菌可以在实验室条件下进行人工培养。在趋磁细菌培养中普遍出现的问题是，尚未获得适宜其生长的营养基质和条件，导致尽管有些菌株可以进行纯培养，但细胞生长缓慢，生长水平及磁小体合成量较低。因此深入探讨各种不同来源的趋磁细菌的生理代谢规律，从而为人类控制它们的生长提供信息是非常有必要的。

2.3.2　趋磁细菌的深层培养

近年来，日本、德国、英国及我国学者在趋磁细菌的大量培养和磁小体的生物合成方面进行了大量研究。Blakemore 等首次建立了 MS-1 菌株的培养方法，即在一个较大的容器中装入培养基，控制气相氧浓度为 $0.6\%\sim1\%$，静置培养 $4\sim6$ 天。采用这样的方法培养，其湿菌体的收率仅为 $0.4g/L$。

Matsunaga 等建立了野生型菌株 *Magnetospirillum* sp. AMB-1 的分批补料培养方法和重组 *Magnetospirillum* sp. AMB-1(携带 pKML 质粒的菌株)生产荧光酶-磁小体复合物的方法。在 5L 发酵罐中，利用硝酸调节 pH(控制 pH 值为 6.75)，通过补料使培养液中琥珀酸浓度维持在 $6.3mmol/L$ 左右，通入氩气(Ar)，厌氧培养约 170h，野生型细胞为 2.2×10 cells/mL (细胞干重 $0.34g/L$)，磁小体产量为 $4.5mg/L$。在 10 L 发酵罐中采用 pH 泵补充营养物质($0.26mol/L$ 硝酸，$0.51mol/L$ 硝酸钠和 $0.53mol/L$ 琥珀酸)，控制 pH 值在 $6.73\sim6.80$，通入氩气建立厌氧条件，连续补充奎宁酸铁以便增加磁小体的产量，在控制发酵罐中硝酸钠浓度 $\leqslant1.4mmol/L$ 的情况下，最终重组细胞浓度为 1.8×10cells/mL，荧光酶-磁小体的产量为 $4.7mg/L$。当硝酸钠的浓度增加至 $2.4mmol/L$ 时，荧光酶-磁小体的产量为 $1.5mg/L$。说明磁小体的形成与硝酸钠的浓度密切相关。至此，该研究小组一直认为厌氧环境是磁小体合成的必需条件。可是他们随后又发现，微量的氧能增加细胞密度和磁小体的产量，并修改了以前使用的培养基，在其中加入 L-半胱氨酸、酵母粉和蛋白胨。发现 L-半胱氨酸能缩短延迟期。在通入氧浓度为 $2\%\sim8\%$ 的 Ar(通气量为 100mL/min)，控制转速为 100r/min，每 12h 补 1 次铁(每次 30mol/L 奎宁酸铁)至总量为 $2.25mmol/L$ 的情况下，经过 4 天的培养，最高细胞产量为 $0.58g/L$(干重)，磁小体的产量为 $14.8mg/L$ 培养液。Schüler 等研究了 MSR-1 菌株在限铁条件下的生长和细胞利用铁的动力，并建立了 MSR-1 菌株的深层培养方法。明确了 Fe^{2+} 渗入细胞是一个低速扩散的过程，几种 Fe 螯合剂(包括微生物的铁载体)的加入并不能提高铁转运的速度。细胞对 Fe^{3+} 的利用符合米氏动力学，K_m 为 3pmol/L，V_{max} 为 $0.86nmol/(min\cdot L\cdot mg)$。铁的摄入对一些呼吸链抑制剂如 2,4-二硝基苯酚(DNP)和 CCCP(carbonyl cyanide-*m*-chlorophenylhydra-zone)敏感。双吡啶(dipyridyl)抑制细胞生长和磁小体合成。胞外铁浓度为 $1\sim20$pmol/L 时，随浓度增加，细胞的生长和磁性明显增强；在 $20\sim100$pmol/L 随铁浓度增加细胞产量和磁性只有少量增加，说明环境中 20pmol/L 的铁对细胞来说已达到饱和；当铁浓度达到 200pmol/L 时，细胞生长受到抑制(这一结果没有排除辐射等其他因素对细胞生长影响)。在胞外铁浓度为 5pmol/L 时,其利用 Fe^{3+} 的速度是 Fe^{2+} 的 7 倍{利用 Fe^{2+} 和 Fe^{3+} 的速度分别为 0.06nmol/[min·mg(干重)]和 0.43nmol/[min·mg(干重)],利用 Fe^{3+} 的最高速度达 0.86nmol/[min·mg(干重)],远高于大肠杆菌 {0.05~0.09nmol/[min·mg(干重)]}的高亲和转运系统。磁小体的合成仅发生在非常窄的氧浓度范围内(2~7pmol/L,1%~3%的饱和度)。2008 年,Sun 等率先在 42L 自动发酵罐中培养 MSR-1 菌株获得成功,经 60h 的培养,磁小体生产效率达 41.7mg(干重)/L 培养液[11]。

2.3.3　趋磁细菌的半连续培养

2011 年,Zhang 等[12]在摸索均衡补料和低渗条件培养趋磁螺菌的规律后,于 7.5 L 和 42 L 自动发酵罐中培养趋磁螺菌 MSR-1 菌株,在只通入少量空气并严格控制溶氧的条件下,培养 40h 左右,采用分光光度计检测细胞密度可稳定在 30 (OD_{565})以上。通过实验证实,MSR-1 菌株对培养液中渗透压的忍耐能力仅为大肠杆菌的 1/5 左右,因此,培养基的浓度不能过高,必须控制在一个较低的渗透压范围内。在此基础上,成功实现了对 MSR-1 菌株在自动发酵罐中的半连续培养[12]。第一阶段和第二阶段磁小体产率分别为 168mg/(L·d)和 83mg/(L·d),是以往报道的 10 倍和 5 倍。该培养方法提高了趋磁螺菌细胞的生长水平,无需其他惰性气体的通入,用精密溶氧电极控制相对溶氧水平,在控制流加补料的前提下,保证了磁小体在短期内迅速合成。产率的提高和成本的下降,为磁小体批量生产及其广泛应用奠定了基础。该方法的建立,不仅为磁小体的批量生产奠定了基础,也为其他微好氧菌的大量培养提供了借鉴。

2.4　趋磁细菌细胞内磁小体合成机制

Grünberg 等[13]于 2001 年发现与磁小体合成相关的基因集中在基因组的一个区域,将这个区域称为磁小体岛[13],之后关于磁细菌的研究主要围绕磁小体岛上的基因进行。磁小体岛上的基因通常被定义为 *mam*-(magnetosome membrane)和 *mms*-(magnetic particle membrane-specific)类基因,它们编码了大多数磁小体膜蛋白。在不断获得的实验证据的基础上,研究者们曾先后提出了五个磁小体合成机制的模型[14~16],参考已有的模型及最新的研究进展,以两种趋磁螺菌 MSR-1 和 AMB-1 菌株的研究为例,杨靖等[17]绘制了图 2-5。

从图 2-5 中可以了解到这样的过程(以 MSR-1 菌株为例),分泌至细胞外膜的铁还原酶可以将环境中的三价铁转化为二价铁供细胞吸收,磁小体的生物合成可以大致分为四步:①细胞内膜的内陷,由 MamI、MamL、MamQ 和 MamB 四个保守的膜蛋白参与完成;②磁小体膜蛋白的定位,推测由 MamE 蛋白指导;③磁小体在细胞中的定位,包括骨架纤维的形成和磁小体膜的成链,由 MamK 和 MamJ 来协作完成；④磁铁矿的逐渐形成，涉及多个蛋白的共同作用，包括参与铁吸收和成晶的 Fer、FeoAB、Fur-like 和 MamO 等蛋白，与磁铁矿成熟密切相关的 MamA、Mms6 和 MamGFDC 等蛋白，与控制磁小体大小、数量及形态相关联的 MamY、Ftsz-like 和 MamPRST 等蛋白。目前，人们对趋磁细菌合成磁小体的机制研究尚在进行中。

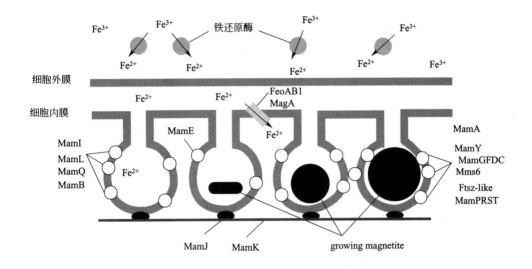

图 2-5　趋磁螺菌磁小体合成模型[17]

在研究趋磁细菌磁小体的合成机制的过程中，有人将磁小体视为一种细胞器，认为其不仅可用于研究被膜细胞器的演化及发展历程，同时趋磁细菌可作为一种模式生物，为探讨自然界磁铁矿的形成机制提供信息。学科交叉合作，在趋磁细菌磁小体合成机制的研究中尤为重要，将微生物学、分子生物学技术与物理学、化学、地矿学等技术相结合，是快速推进该研究的策略。目前，国内外学者不断地发现各种类型的趋磁细菌，也在不断地阐明多种基因的功能特点，相信对趋磁细菌这一特殊生理类型原核生物的深入研究，必将会逐步集结成多学科交叉合作研究的强大群体，为共同探讨自然界的生物矿化规律而努力。

2.5　纳米磁小体的纯化与质量检测

细菌磁小体的纯化步骤包括细胞破碎、磁小体回收及其纯化。在实现批量培养趋磁螺菌细胞的基础上，磁小体的应用研究有了保障。但由于这种材料以往没有相关质量标准，因此，建立纯化步骤、检测方法及其质量控制标准都是需要解决的问题。

2.5.1 趋磁细菌的细胞破碎方法

Li 等[18]探讨并合作完成了细胞破碎、纯化及质量检测指标的前期探讨。确定了趋磁螺菌磁小体纯化步骤。趋磁螺菌经过发酵罐培养后，离心收集菌体细胞，以 1g 菌泥比 10mL 缓冲溶液(10mmol/L PBS，pH 7.4)的比例悬浮细胞，用超声破碎仪或是高压均质机破碎细胞，从而释放磁小体。

超声波破碎仪适于小量细胞的破壁。超声波是物质介质中的一种弹性机械波，它既是一种波动形式，又是一种能量形式。其破碎机理可能与空化现象引起的冲击波和剪切力有关。超声波破碎细胞的工作条件为：功率 200W，工作 4s，间歇 6s，60～80 个循环，每次破碎 100mL 的菌液；3～4 次能够破壁完全。

超声波破碎细胞的操作简便，但其工作体积较小，不适用于大量磁小体的制备。与之相比，高压均质机的工作体积较大，且工作效率高，适合纯化大量磁小体时使用。高压均质机工作时的压力为 120～140MPa，每小时可破碎 1～2L 的细胞悬液。高压均质机中有一个或数个往复运动的柱塞，细胞悬液在柱塞作用下进入可调节压力大小的阀组中，经过特定宽度的限流缝隙(工作区)后，瞬间失压的物料以极高的流速(1000～1500m/s)喷出，碰撞在碰撞阀组件之一的冲击环上，产生三种效应：空穴效应、撞击效应、剪切效应。经过这三种效应处理过后，细胞碎片粒径均匀，破碎率可达 100%。

2.5.2 磁小体的纯化步骤及设备

经过高压均质机破壁后，利用磁性色谱分离系统分离磁小体和细胞碎片，同时伴随低功率的超声波击打。当上清液基本透亮后，使用磁铁吸附，弃去上清液，再悬浮于 PBS 缓冲液中，用超声波轻微击打(80W，工作 4s，间歇 6s，30～60 个循环)，磁铁吸附，重复此步骤，直至上清液透亮。用分光光度计测上清液的 OD_{280nm} 和 OD_{260nm}，利用公式蛋白含量(mg/mL) = (1.45 × OD_{280nm} − 0.74 × OD_{260nm})×样品稀释度，计算上清液中的蛋白含量。为了除去吸附在磁小体表面的残留蛋白，避免使用时产生免疫原性，可用蛋白酶 K 进行消化，消化温度 50℃，保温 1～3h，然后进行电洗脱去除残留核酸，洗脱电流是 100～400mA。最后用无菌去离子水洗涤三次，去除盐离子，经真空冷冻干燥，获得纯净磁小体。

整个纯化流程如图 2-6 所示[19]。

图 2-6 中①为磁性色谱装置。在一个空的超声波清洗器(内槽：168mm×90mm×63mm)中放入直径为 3mm 的不锈钢珠，填充的不锈钢珠厚度约为 20mm。加上盖子压紧不锈钢珠，然后放入电磁铁的两个极头中间，便制成磁性色谱装置。使用时将电磁铁通电产生磁性从而磁化铁珠，流入槽内的磁小体被吸附在铁珠上，而其他的破碎物流出。

图 2-6 中②为电洗脱装置，是根据核酸电泳改造的。在电泳槽下粘上磁铁，将磁小体缓慢倒入槽中，使其吸附于磁铁上。加入 pH 8～8.5 的 PB 缓冲液(1L：

KCl 0.2g，$Na_2HPO_4 \cdot 12H_2O$ 2.9g，KH_2PO_4 0.24g)以便于核酸的洗脱。洗脱电流为 100～400mA，电流越大洗脱效率越高，但同时会大量产热对磁小体表面蛋白有一定损伤，因此要保持洗脱在低温状态下进行。用双向蠕动泵泵入低温的缓冲液，同时泵出被洗脱掉的核酸及蛋白质碎片，不仅可以维持低温的电洗脱环境，同时由于槽内缓冲液处于流动状态可以增加洗脱效率。

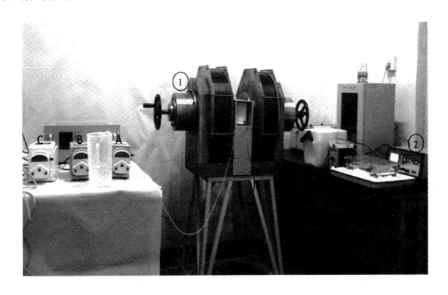

图 2-6　磁小体纯化装置[19]

　　经过高压均质机破碎后的细胞悬浮液通过蠕动泵 A(流速：10mL/min)泵入在电磁铁两极头间的超声波槽中，蠕动泵 C 泵出废液，流出的废液经磁铁吸附几乎不含磁性物质。所有的细胞悬浮液经过第一遍磁性色谱分离后，向槽中泵入 PBS 缓冲液，以除去未吸附的杂质。再泵入 6 倍不锈钢珠体积的含 4mol/L 尿素的 PBS 缓冲液。取出超声波清洗器，用含尿素的 PBS 缓冲液浸没，通电进行超声，使吸附的磁小体与铁珠分离，用蠕动泵泵出含磁小体的液体。接下来的磁性色谱分离过程，用泵 A 和泵 B 分别泵入含磁小体的液体和 PBS 缓冲液，流速比是 2：3，泵 C 排出废液，结束后取出超声波清洗器，用 PBS 缓冲液超声清洗铁珠，获得含磁小体的液体。如此重复 2～3 次，含磁小体的液体用磁铁吸附后上清液基本澄清。最后 1～2 次，以 3min 为一个循环，含磁小体的液体以 20mL/min 的速度走 1.5min，停 1.5min，PBS 缓冲液以 30mL/min 的速度走 2.5min，剩下 0.5min 以 80mL/min 的全速冲洗，最大限度地除去杂质。此过程中伴随着超声波轻微击打含磁小体的液体。该方法不仅可以根据磁小体的用途随时调整洗脱次数，还可采用蛋白酶适当去除磁小体表面的一些蛋白。这种方法虽然有效地减少了实验室条件下磁小体纯化所需的时间，但仍然不适用于更大规模的纯化过程，尚需继续探讨可进行工业化规模制备磁小体的有效途径。

2.5.3　纳米磁小体的质量标准

磁小体的规模化生产，必须有严格的质量标准，探讨磁小体的质量标准和检测手段，保证每批次磁小体的质量能稳定在同一个水平，对于生产是非常重要的。期望找到某一检测方法，不仅能有效地评价磁小体质量，又简便适用。以下几种方法虽然可以评价磁小体的不同性质，但一般都需要复杂的设备。有人认为，傅里叶变换红外光谱分析，是一种比较简便的检测手段[19]。这里对几种方法做一简要介绍。

（1）TEM 检测

透射电子显微镜（transmission electronic microscopy，TEM）是直接观察纳米颗粒的有效工具，通过直观的察看可得知颗粒的形貌，并能评估其平均直径及其粒度分布情况。

图 2-7 是磁小体的 TEM 观察结果及其粒径分布图。可见磁小体为呈球形或类球形颗粒，可以看到质膜。随机测量了 100 个磁小体的近似直径，估算出磁小体的粒径约为 43nm，主要集中在 30～55nm。

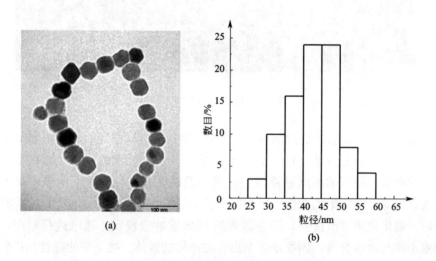

图 2-7　磁小体的透射电子显微镜照片（a）及粒径分布（b）[19]

（2）X 射线衍射检测

图 2-8 为纯净磁小体的 X 射线衍射图（X-ray diffraction，XRD），图中最强的谱线分别对应 PDF 卡中 Fe_3O_4 的最强线以及所对应晶面，说明其主要成分是 Fe_3O_4。

通过软件计算，磁小体的晶粒平均约为 35nm，与电镜直接观察的结果存在一定偏差。这是由于两种测量方法的对象不同，电镜观察计算所得粒径包括 Fe_3O_4 颗粒及其表面膜结构，并且是人为测定的近似直径；而 X 射线衍射得到的是 Fe_3O_4

晶粒的大小，不包含膜的厚度，计算方法也不一样。谢乐公式计算的晶粒尺寸是所有晶粒在某个晶面方向厚度的平均值，结果会小于电镜直接观察得到的数值。

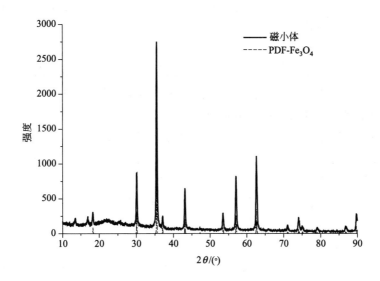

图 2-8　磁小体的 XRD 图[19]

（3）傅里叶变换红外光谱（Fourier transform infrared spectroscopy，FT-IR）检测

通过对粒子红外光谱的分析，可以获得其化学结构信息，见图 2-9。*M. gryphiswaldense* MSR-1 菌株的磁小体膜含有的磷脂和脂肪酸与亚细胞器外膜组分类似，主要为磷脂酰乙醇胺和磷脂酰甘油。同时膜上含有伯氨基（—NH_2）（N—H 伸展键在红外光谱的 $3300cm^{-1}$ 左右，伯氨基为两个相邻的小而尖的峰），

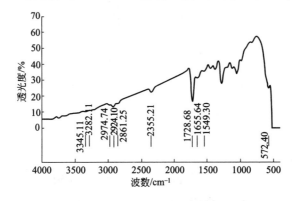

图 2-9　磁小体的傅里叶变换红外光谱图[18,19]

使其可通过交联剂与其他的生物活性分子进行共价连接，从而作为一种磁导向载体在其他领域得到应用。2975cm^{-1}、2926cm^{-1}、2861cm^{-1}处存在甲基、亚甲基基团，即C—H键，羰基(C=O键)在1700cm^{-1}左右，1656cm^{-1}、1549cm^{-1}处代表的是酰胺键，可见磁小体的膜是存在的。不同批次纯化后的磁小体FT-IR图基本一致。572cm^{-1}处是Fe—O键。

（4）粒度及zeta电位

有效粒径是基于DSL原理对纳米颗粒粒径进行计算所得值。图2-10是在光强加权状态下水溶液中磁小体的粒径分布图。由图可见，光强加权状态下显示的磁小体粒径分布是多分散模式(more sophisticated of the size distribution，MSD)，明显大于电镜观察的结果，这是因为基于DSL原理计算的有效粒径是在光强加权状态下进行的，倾向于计算大颗粒的有效粒径，颗粒如果有团聚，计算出来的值就会大于直接观察到的结果。

如果颗粒表面有很多负的或正的电荷，它们会相互排斥从而达到整个体系的稳定；如果颗粒表面有很少负的或正的电荷，它们会相互吸引，整个体系不稳定。一般来说，zeta电位绝对值愈高，颗粒的分散体系愈稳定，水相中颗粒分散稳定性的分界线一般认为在+30mV或-30mV，如果所有颗粒表面都带有高于+30mV或低于-30mV的zeta电位，则该分散体系比较稳定。

磁小体的zeta电位在不同的溶液中的值不尽相同，HEPES缓冲液中为-30.1mV，水溶液中为-32.3mV，体系比较稳定。

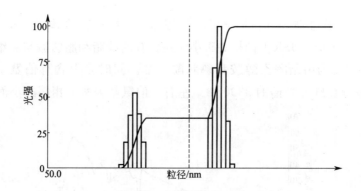

图2-10　光强加权状态下磁小体的粒径分布[19]

（5）室温磁滞回线测定

图2-11(a) 和 (b) 分别为 M. *gryphiswaldense* MSR-1 全细胞和纯化的磁小体在室温下测量的磁滞回线。磁滞回线在40mT左右闭合，显示了低场(<200mT)饱和的粗腰形状特征，即单磁畴颗粒磁滞回线的特征，印证了磁小体的磁畴状态。

然而，二者的磁滞参数差异明显。全细胞样品的 B_c（矫顽力），B_{cr}（剩磁矫顽力），M_r/M_s（M_r 为饱和剩磁强度，M_s 为饱和磁化强度），B_{cr}/B_c 分别为 19.0mT，25.2mT，0.43，1.33［图 2-11(a)］。比较而言，纯化磁小体样品的 B_c、B_{cr}、M_r/M_s 显著降低，而 B_{cr}/B_c 升高，其值分别为 4.7mT、7.7mT、0.19 和 1.64［图 2-11(b)］。这些结果与趋磁细菌 *M. magneticum* AMB-1 的研究结果吻合。

与全细胞相比，纯化的磁小体样品中磁小体链的坍塌聚集促使颗粒间和链间的静磁相互作用增加，从而导致其常温磁学性质显著变化，如 B_{cr} 降低，B_{cr}/B_c 增加。但相对于化学合成的无膜包被的磁颗粒，磁小体颗粒间的静磁相互作用明显偏低。这是由于磁小体膜的存在大大降低了磁小体颗粒的静磁相互作用，这种弱静磁相互作用有利于磁小体在溶液中均匀分散。

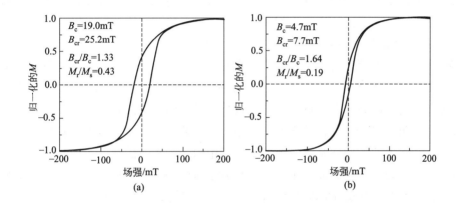

图 2-11　MSR-1 全细胞（a）和纯化磁小体（b）室温磁滞回线[19]

尽管磁小体很多表征可以借鉴其他纳米颗粒的检测方法，但由于其具有外膜，并非由纯净金属粒子构成，因此需要建立有针对性的检测指标。对磁小体的质量检测应包括两个方面，纯净磁小体自身质量及磁小体复合物的特征。

通过几种表征的检测发现，傅里叶变换红外光谱仪的检测方便、稳定，可作为快速检测磁小体质量的标准之一，应用于批量纯化过程。在批量纯化过程中，适时采用傅里叶变换红外光谱检测只需 2～3min 即可获得结果。目前已建立了纯净磁小体的标准图谱。实验证明，新鲜的纯净磁小体悬液与经过冷冻干燥后重新悬浮在相同溶液中的磁小体特征吸收峰吻合，不同批次纯化的磁小体，经傅里叶变换红外光谱检测的主要特征峰也可达一致。

作为核酸、蛋白等活性物质的载体的磁小体在应用过程中通常首先需要进行一些修饰，而对修饰后磁小体的检测应需根据不同目的进行表征。zeta 电位是颗粒分散稳定性的一个重要表征，当所有颗粒表面都带有高于＋30mV 或低于－30mV 的 zeta 电位，则该分散体系比较稳定。因此，在构建磁小体与其他分子偶联的复合物时，还应保证其粒径与 zeta 电位的适度，需要采用相关纳米粒度仪及 zeta 电位仪来获得必要的参数。实验证明，磁小体在纯水中相对稳定，但也会有少量团聚，克服团聚是需要解决的问题之一。

2.6　纳米磁小体的应用基础研究

由于磁小体从细菌细胞中纯化，如果应用至体内，需要证明其生物安全性。目前磁小体最有效的灭菌方法已经建立，采用^{60}Co，15kGy 的剂量，可以达到良好的灭菌效果。为长期保存纯净磁小体，最好将存放磁小体的容器充入一定量氮气后封闭保存，实验证明，将磁小体冷冻干燥并灭菌后，在这种保存状态下可稳定保存 2 年以上。使用前用缓冲液重新悬浮磁小体，外膜仍然完整，其连接抗体或药物的性质和效率不变。有关磁小体的生物相容性及其相关应用已有一些报道。

2.6.1　磁小体的生物相容性

磁小体是由低等生物合成的，具有潜在的生物相容性。但磁小体本身有磷脂膜包被且膜上含有多种蛋白，因而具有一定的安全隐患。此外，磁小体属于纳米颗粒，可能具有一般纳米颗粒特有的纳米毒性。具有纳米级的磁性粒子在体内很难被溶解并释放出铁离子，其化学毒性常常是可以忽略不计的。纳米磁性颗粒的毒性主要来自物理因素，如堵塞脉管系统，结垢于组织表面等。因此，对磁小体的生物相容性的考察主要从两个方面着手，一个是磁小体作为纳米颗粒所导致的组织堵塞和梗死，另一个是考察磁小体的免疫毒性。检测纯净磁小体的生物相容性，是将其作为药物载体应用于疾病或肿瘤治疗的前提，至关重要。

将磁小体经舌下静脉注射后在大鼠体内的分布具有靶向性：①对大鼠注射前后粪便和尿液中铁含量及各自排铁量进行检测，处理鼠未出现排泄磁小体导致排铁量增多的现象；②取注射后大鼠尿液和粪便匀浆液分别用磁铁吸附未发现尿液和粪便中有磁小体；③取大鼠心、肝、脾、肺、肾、脑和大肠等主要脏器进行组织切片观察，普通光学显微镜观察发现注射磁小体鼠肺脏和肝脏内有疑是磁小体的褐色颗粒聚集物，电镜切片检查，仅在肝脏肝细胞内发现有磁小体的聚集。该结果表明磁小体在动物体内可以从静脉到心脏再被输送到身体各处。

最近，Tang 等利用纯净磁小体进行了 100 余只昆明白小鼠和裸鼠的生物安全性检测[20]。于注射磁小体 30 天后再处死供试小鼠，将各脏器进行病理及电镜超薄切片检查。实验证明：≤48.2mg/kg 的磁小体虽然会引起小鼠机体产生阶段性轻微病理变化，但不会破坏机体的修复功能；注射磁小体 30 天后，还发现磁小体在体内有降解的迹象。

由图 2-12 电镜超薄切片检查结果表明，磁小体经尾静脉注射到小鼠体内后，其分布具有靶向性，仅在小鼠的肝脏、脾脏和肺脏中见磁小体聚集，且磁小体在注射后 30 天内未被完全代谢、降解。磁小体聚集于细胞内，周围可见大量吞饮泡，并与溶酶体结合；注射后 30 天肝脏内磁小体晶形不规则、粒径减小，可能细胞通过溶酶体酶的水解作用将其逐步降解。

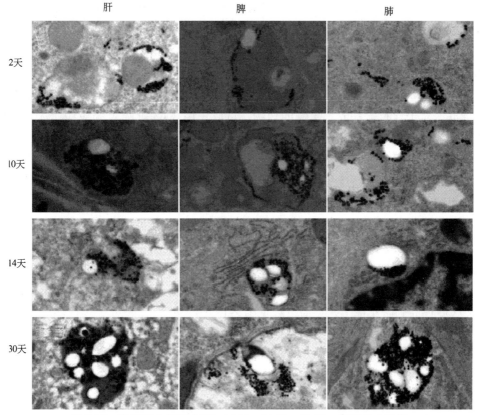

图 2-12　注射磁小体后 2 天、10 天、14 天、30 天，昆明白小鼠肝、
脾、肺超薄切片的电镜照片（放大倍数 ×30000）[22]

此外，采用 MTT 法和细胞计数法测定磁小体对不同细胞的毒性，并通过流式细胞仪测定磁小体对细胞大小和 DNA 含量的影响以评估磁小体导致细胞凋亡的可能性。

Li 等的 MTT 实验结果显示，高浓度的磁小体（1.3mg/mL）对小鼠成纤维细胞的生长没有影响[18]。此后孙建波等测定了纯净磁小体对肝癌细胞（H22）、白血病细胞（HL60）和乳腺癌细胞（EMT-6）的毒性，结果表明纯净磁小体在所给剂量范围内既不会抑制细胞增殖也没有刺激细胞增殖的作用。对细胞大小和细胞内 DNA 含量，没有任何影响，并未发现磁小体引起细胞凋亡的现象[22]。由此可以说明，纯净磁小体对细胞毒性很低。

2.6.2　磁小体与肿瘤治疗

磁小体可以作为药物载体。其连接的药物可以是蛋白类药物、核酸类药物、放射性核素和化疗药物四大类。

　　磁小体外膜带有大量的伯氨基，因而可将带氨基的药物分子通过双功能试剂装载到磁小体膜上，无需对磁小体或是药物分子进行修饰改造。常见的抗肿瘤抗生素大都含有氨基，如阿霉素、表阿霉素、柔红霉素、依达比星、吡柔比星等阿霉素结构类似物，只含一个氨基；而丝裂霉素、平阳霉素、培洛霉素等则含有多个氨基。戊二醛为同型双功能试剂，与伯氨基反应条件温和，可在 $4 \sim 40℃$ 范围内，pH $6.0 \sim 8.0$ 的缓冲液中进行，且反应不可逆，因此戊二醛被广泛用于蛋白之间氨基的连接，磁小体也可以与含羧基药物分子直接偶联。

　　间接偶联策略是先分别对磁小体和/或药物进行修饰，最终实现药物与磁小体的偶联。对于含有巯基或二硫键的药物，可以先用 3-(2-吡啶二巯基)丙酸-N-羟基琥珀酰亚胺酯 [N-succinimidyl 3-(2-pyridyldithio) propionate，SPDP] 对磁小体进行修饰，然后用二硫苏糖醇(dithiothreitol，DTT)将磁小体上连接的 SPDP 还原，再与药物直接混合，通过二硫键的交换将其偶联到磁小体上，磁小体载抗体可采用这种策略。Poly-Glu(PLGA)是多羧基化合物，仅有一个氨基，在此氨基上引入吡啶二硫键后形成 PLGA-3-(2-吡啶二硫基)-丙酰基 [PLGA-3-(2-pyridyldithio) propionyl，PLGA-PDP]，然后在 EDC 的作用下与含氨基的小分子药物如阿霉素(adriamycin，DOX)反应形成 PDP-PLGA-(DOX)$_n$。磁小体用 SPDP 修饰后再经 DTT 还原去掉吡啶二硫键成巯基，便可与 PDP-PLGA-(DOX)$_n$ 反应，将 PLGA-(DOX)$_n$ 偶联到磁小体上，反应过程见图 2-13。

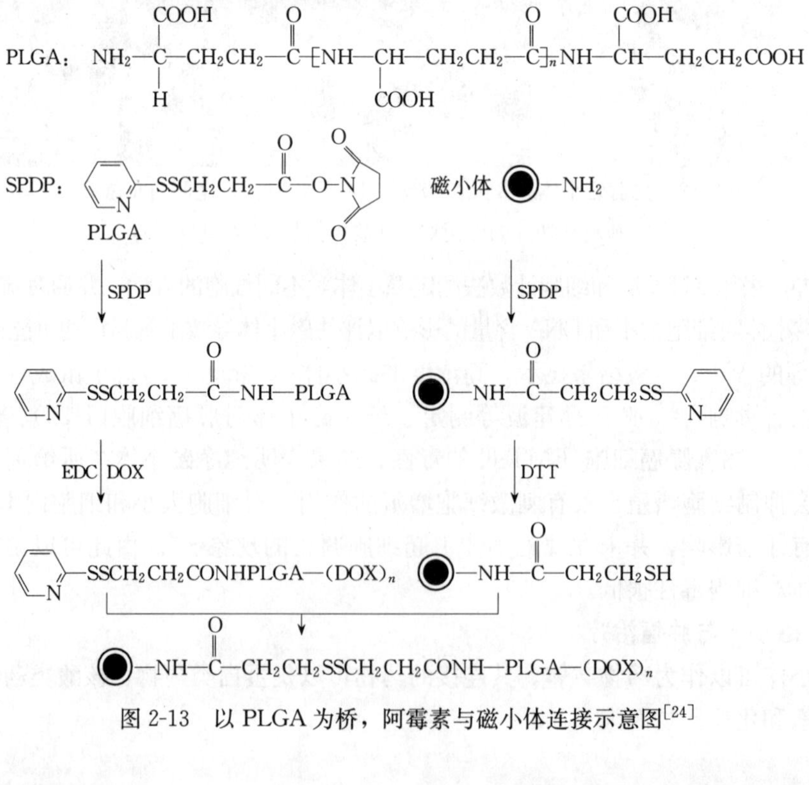

图 2-13　以 PLGA 为桥，阿霉素与磁小体连接示意图[24]

此外，还有一些与上述策略完全不同的间接的偶联方式可将药物装载到磁小体上。例如，可以通过基因工程的手段将特定的蛋白药物分子或是蛋白标签片段表达在磁小体膜上，再通过免疫反应将抗体类药物装载到磁小体上，还可通过在磁小体形成过程中，在培养基中加入放射性核素从而将其整合到磁小体上。另可将磁小体用阳离子硅烷类分子进行修饰，使其表面带有大量的阳离子，从而可以吸附核酸类药物等。

Sun 等尝试采用磁小体与阿霉素连接后的复合物进行抗癌实验证明，该复合物具有缓释功能，不仅在靶部位可有效抑制肿瘤，同时药物针对性强，局部释放，不会对心脏造成伤害[23]。

2.6.3　磁小体与基因传递

磁小体可作为一种新型的高效低毒的基因载体系统，将其应用到体外的基因转染和体内的基因传递中，这对动物、植物的改良具有重要意义。Li 等探讨了几种 DNA 与磁小体的连接方法，发现多聚赖氨酸（poly-lysine，PLL）法和聚乙烯亚胺（polyethyleneimines，PEI）法比较适用于构建磁小体-DNA 复合物[24]。

在 24 孔板中，每孔接种 4×10^5 个 BHK-21 细胞，培养 24h 后，用 BMPs-PEI/DNA 复合物进行转染，以绿色荧光蛋白质粒 EGFP-N$_2$ 为材料。BMPs-PEI 载体系统在体外可以很好地转染细胞，其转染效率要高于其他方法，且细胞存活率高（图2-14）。

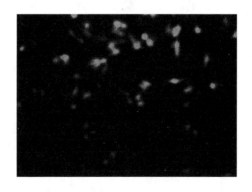

图 2-14　用 BMPs-PEI/DNA 复合物转染 BHK-21 细胞[24]

将转染后的 BHK-21 细胞进行超薄电镜切片，用电子显微镜观察 BMPs-PEI/DNA 复合物在体外转染细胞后 BMPs 的情况，观察它是否进入了细胞以及在细胞中的分布情况。可以肯定，BMPs 随着 BMPs-PEI 载体系统一起进入细胞，BMPs主要集中在细胞核的周围，推测它具备进入细胞核的能力。

最近的报道表明[25,26]，磁小体携带核酸后可用于基因治疗，且效果良好，但还需要进行更深入的研究。

2.6.4　磁小体与病原物检测

在病原物检测工作中，常用的思路是构建磁小体-抗体复合物，利用抗体对目的病原物特异性结合的特征使复合物特异性地捕获、分离或检测目标物，称为磁性免疫分离（immunomagnetic separation，IMS）。在构建磁小体-抗体复合物的过程中，对其修饰的方法也是借助于磁小体表面存在的各类基团。

1999 年，Matsunaga 以 Protein A 代替昂贵的双功能偶联剂，与抗体结合。Protein A 是金黄色葡萄球菌（*Staphylococcus aureus*）细胞壁中的一种蛋白，与免疫球蛋白具有很强的亲和力。研究发现，Mms13 在磁小体膜上的表达量高并且结合牢固，成为融合表达外源蛋白的膜蛋白中的新秀。比较发现，磁小体通过融合表达 Protein A 偶联抗体的效率比化学试剂偶联的效率高 2 倍。

在利用磁小体抗体复合物进行的免疫检测中，被检测物既有完整的细胞，如单核细胞、大肠杆菌等。也有可溶性分子，如过敏原、环境污染物、激素、外源雌激

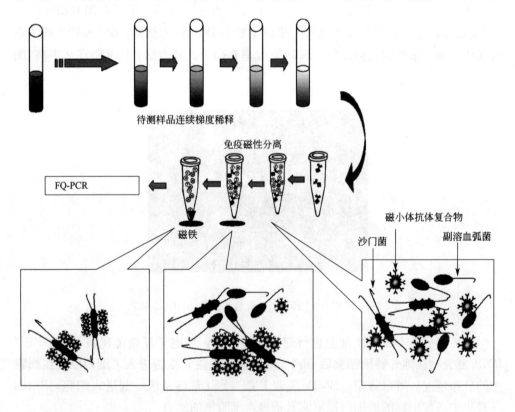

图 2-15　磁小体抗体复合物免疫磁性分离沙门菌[27]

素、胰岛素及各种蛋白抗原等。

采用磁小体抗体复合物的免疫检测一般分为两种情况：其一是先用磁小体抗体复合物对痕量目标物进行免疫磁性捕获，再结合适当的检测方法，实现对目标物的检测；其二是将磁小体抗体复合物与抗原结合，使抗原具有磁性，再检测磁性的强度，以确定抗原的含量或浓度。由于磁性强度的检测误差较大，因此多数学者采用前者。

Li 等构建了磁小体-多抗复合物，用于检测食品中的沙门菌（*Salmonella*）[27]，其过程如图 2-15 所示。以沙门菌作为检测的目标菌株，以副溶血弧菌（*Vibrio parahaemolyticus*）作为干扰菌株，人工污染 6 种常见食品（鸡蛋、果汁、饼干、猪肉、菠菜、牛奶）。将污染的样品经过梯度稀释后，用磁小体-抗体复合物特异性地捕获其中的沙门菌，经磁场收集，以实时荧光定量 PCR（FQ-PCR）检测捕获菌株的数量。实验发现，磁小体-抗体复合物能够特异性地捕获样品中已知的沙门菌，其检测灵敏度为 60cfu/mL。这一方法无需进行预先增菌实验，用时仅 3～4h，而目前市售最好的检测试剂盒，如 Dynabeads 检测限为100cfu/mL，检测用时为 24h。可见磁小体-多抗法的检测速度高于目前普遍使用的方法。

2.7 小结与展望

磁小体作为生物合成的纳米磁性颗粒，与人工纳米磁性颗粒相比具有成分单一、粒径分布范围窄、质膜包被等优点，已经被广泛用于体外免疫检测的应用研究。目前证实了磁小体具有较好的生物相容性，磁小体有望作为纳米药物载体用于体内疾病的靶向治疗等实际应用中。对于磁小体的研究涉及微生物生理、材料学、纳米技术、化学化工、毒理学、病理学、细胞生物学、免疫学等诸多领域，学科间跨度大，涉及问题广泛，尚存在诸多问题需进一步探讨。

（1）探讨工业发酵罐上培养 MSR-1 的策略，进一步提高磁小体产量

工业生产与实验室水平培养在策略上有很大差别，因此，若将 MSR-1 用于工业化生产磁小体，需将其菌株的培养方式由实验室水平转换为工业水平，需要根据工业发酵罐及设备、条件等因素，对实验室水平的培养方式进行调整以适应工业化的生产。

（2）磁小体的分散性有待提高

磁小体单磁畴、顺磁性的特点使其具有较强的磁性，容易互相吸引而聚集成团。在制备磁小体复合物的过程中，若磁小体大量聚集，则无法体现磁小体作为纳米材料而具有的比表面积大的特点，势必会大大降低磁小体的连接效

果；另一方面，磁小体在聚集状态和分散状态下，由于团聚颗粒与单个磁小体的粒径有差别，也会由于网状内皮系统的识别和摄取作用，而影响其体内分布的效果。因此，可以考虑利用物理学效应，如提高磁小体表面电荷数以增加静电斥力或利用分散剂的 pH、离子数、黏度等性质，改善磁小体的分散性。

（3）进一步阐明磁小体的生物安全性

磁小体用于体内是需要慎重考虑的问题，必须经过大量实验对其生物安全性进行评价。已有的实验数据能够初步证明磁小体具有较好的生物相容性，但还需大量、准确的数据对磁小体的生物相容性给予更全面的评价，如载药磁小体经修饰载药后，其表面性质有可能发生改变并影响体内分布，有必要对此问题加以探讨；体内巨噬细胞种类很多且分布广泛，磁小体进入体内后有可能被各种巨噬细胞识别并摄取，需要探讨磁小体对不同种类巨噬细胞的体内、体外刺激作用；还有必要用磁小体对实验动物的长期毒性加以观察。

（4）探讨对磁小体的修饰策略

现有的实验数据表明磁小体具有一定的抗原性，不但会激活巨噬细胞发挥先天性免疫作用，还会进一步引起机体免疫应答，诱发机体对其的清除作用。因此，有必要对磁小体进行修饰，改变体内免疫系统对其的识别和清除作用，如 PEG 是一种中性、无毒的高分子聚合物且具良好的生物相容性，也是极少数经 FDA 批准的能够用于体内注射药用的合成聚合物之一。PEG 不具免疫原性，能够掩蔽被修饰物的抗原决定簇，并使其在体内的免疫原性和抗原性降低，因此，可以延长被修饰物在体内的存留时间，充分发挥其体内生物学活性，可尝试用于磁小体的修饰并通过动物和细胞实验，对修饰后磁小体的抗原性进行评价。

（5）探讨磁小体在体内使用方式和剂量

电镜超薄切片观察磁小体在细胞内有降解迹象，提示其在作为载体的同时，经机体清除作用降解后，还可为机体提供铁元素补给，因此，磁小体可用于体内铁源储备，长期为机体提供铁元素。实验证实，低于 $48mg/kg$ 剂量的磁小体不会引起机体器官产生严重病变，该剂量水平可为后续磁小体的体内使用剂量提供参考。为尽量降低磁小体对机体产生的剂量效应，可采取分段注射方式，以降低每次磁小体在体内使用剂量，避免高剂量磁小体对机体产生的不良效应。还可将载药磁小体与微创手术结合使用，以局部给药并以外加磁场固定的方式，达到靶向治疗效果。在制备磁小体载药复合物时，应尽量提高载药量，以便在保证药效的同时尽可能降低磁小体的用量，减少其对机体的不良效应。

（李颖、张维佳、孙建波、陈彦平，中国农业大学）

参考文献

[1]　Bellini, S. On a unique behavior of freshwater bacteria. *Chinese J. Oceanol. Limnol.*, **2009**, 27 (1): 3-5.

[2]　Bellini, S. Further studies on "magnetosensitive bacteria. *Chinese Journal of Oceanology and Limnology*, **2009**, 27(1): 6-12.

[3]　Blakemore, R., Magnetotactic bacteria. *Science*, **1975**, 190 (4212): 377-379.

[4]　Bazylinski, D. A., Frankel, R. B., Heywood, B. R. *et al.*, Controlled biomineralization of magnetite (Fe_3O_4) and greigite (Fe_3S_4) in a magnetotactic bacterium. *Appl. Environ. Microbiol.*, **1995**, 61(9): 3232-3239.

[5]　Dirk Schüler, Formation of Magnetosomes in Magnetotactic Bacteria. *J. Molec. Microbiol. Biotechnol.*, **1999**, 1(1): 79-86

[6]　Meghan E. Byrne, D. A. B., Jean-Luc Guerquin-Kern, *et al.* *Desulfovibrio magneticus* RS-1 contains an iron- and phosphorus-rich organelle distinct from its bullet-shaped magnetosomes. *PNAS*, **2011**, 107 (27): 12263-12268

[7]　Lefèvre C T, Abreu F, Lins U, *et al.* Non magnetotactic multicellular prokaryotes from low-saline, nonmarine aquatic environments and their unusual negative phototactic behavior. *Appl. Environ. Microbiol.*, **2010**, 76 (10): 3220-3227.

[8]　Zhou K, Zhang W Y, Zhang K Y, *et al.* A novel genus of multicellular magnetotactic prokaryotes from the Yellow Sea. *Environ. Microbiol.*, **2012**, 14: 405-413.

[9]　Kailing Zhu, Hongmiao Pan, Jinhua Li, *et al.*, Isolation and characterization of a marine magnetotactic spirillum axenic culture QH-2 from an intertidal zone of the China Sea *Res. Microbiol.*, **2010**, 161(4): 276-283.

[10]　Mann, S, Sparks, N H C, Frankel, R B. *et al.* Magnetic iron-sulphur crystals from a magnetotactic microorganism. *Nature*, **1990**, 343: 258-261.

[11]　Sun J, Zhao F, Tang T, *et al.*, High-yield growth and magnetosome formation by *Magnetospirillum gryphiswaldense* MSR-1 in an oxygen-controlled fermentor supplied solely with air. *Appl. Microbiol. Biotechnol.*, **2008**, 79: 389-397.

[12]　Zhang Y, Zhang X, Jiang W, *et al.* Semi-continuous culture of Magnetospirillum gryphiswaldense MSR-1 cells in an auto-fermentor by nutrient-balanced and isosmotic feeding strategies. *Appl. Environ.*, **2011**, 77(17): 5851-5856.

[13]　Grünberg K, Wawer C, Tebo B M, *et al.* A large gene cluster encoding several magnetosome proteins is conserved in different species of magnetotactic bacteria. *Appl. Environ. Microbiol.*, **2001**, 67: 4573-4582.

[14]　Komeili A, Li Z, Newman D K, *et al.* Magnetosomes are cell membrane invaginations organized by the actin-like protein MamK. *Science*, **2006**, 311: 242-245.

[15]　Scheffel A, GruskaM, Faivre D, *et al.* An acidic protein aligns magnetosomes along a filamentous structure in magnetotactic bacteria. *Nature*, **2006**, 440: 110-114.

[16]　Komeili A, Molecular mechanisms of compartmentalization and biomineralization in magnetotactic bacteria. *FEMS Microbiol Rev.*, **2012**, 36: 232-255

[17]　杨靖, 张同伟, 黄修良等. 趋磁细菌磁小体合成机制研究进展. 微生物学通报, **2011**, 38(8): 1262-1269

[18]　Li X, Jiang W, Sun J, *et al.* Purified and sterilized magnetosomes from *Magnetospirillum gryphiswaldense* MSR-1 were not toxic to mouse fibroblasts *in vitro*. *Lett. Appl. Microbiol.*, **2007**, 45(1): 75-81.

[19]　陈彦平, 郭芳芳, 姜伟 等. 趋磁螺菌纳米磁小体的特征及标准化检测体系. 东南大学学报(医学版), **2011**, 30 (1): 47-51.

[20]　Tang T, Zhang L F, Gao R, *et al.* Fluorescence imaging and targeted distribution of bacterial magnetic particles in nude mice. *Appl. Microbiol. Biotechnol.*, 2012, 94 (2): 495-503.

[21]　Sun J, Tang T, Duan J, *et al.* Biocompatibility of bacterial magnetosomes: Acute toxicity, immunotoxicity and cytotoxicity. *Nanotoxicology*, **2010**, 4(3): 271-283.

[22]　Sun J B, Duan J H, DaiS L, *et al.* Preparation and anti-tumor efficiency evaluation of doxorubicin-loaded bacterial magnetosomes: magnetic nanoparticles as drug carriers isolated from *Magnetospirillum gryphiswaldense*. *Biotech-nol. Bioeng.*, **2008**, 101 (6): 1313-1320.

[23]　Sun J, Duan J, Da S, *et al.* In Vitro and in Vivo Antitumor Effects of Doxorubicin Loaded with Bacterial Magne-

tosomes (DBMs) on H22 Cells: the Magnetic Bio-Nanoparticles as Drug Carriers. *Cancer Lett.*, 2007, 258: 109-117.

[24] Li X, Wang B, Li J H, *et al*. Bacterial magnetic particles (BMPs)-PEI as a novel and efficient non-viral gene delivery system. *J. Gene Med.*, **2007**, 9(8): 679-690.

[25] Tang Y S, Wang D, Zhou C, *et al*. Bacteria magnetic particles as novel efficient gene vaccine delivery system. *Gene Ther.*, **2012**, 19 (12): 1187-1195.

[26] Han L, Zhang A L, Wang H J, *et al*. Tat-BMPs-PAMAM conjugates enhance therapeutic effect of small interference RNA on U251 Glioma cells in vitro and in vivo. *Human Gene Ther.*, **2010**, 21: 417-426.

[27] Li A H, Zhang H Y, Zhang X, *et al*. Rapid separation and immunoassay for low levels of Salmonella in foods using magnetosome (BMP)-antibody complex and FQ-PCR. *Sep. Sci.*, **2010**, 33: 3437-3443.

第3章 磁性纳米材料的仿生合成

除了物理方法以及第1章中提到的多种化学方法可以制备磁性纳米材料外，在自然界中存在着广泛的生物矿化现象，如在第2章已谈及的趋磁细菌（一类沿地磁场磁力线方向游动的细菌），就能通过基因和蛋白控制在细胞内生成多呈链状排列单畴磁性纳米矿物（磁小体）。生物控制矿化（biologically controlled mineralization）是指生物通过严格的生物化学过程控制，在体内结晶生成无机矿物的过程，生成的矿物晶体由于在成分和形貌上受基因的严格调控，因此具有粒度小且均一、化学纯度和结晶程度高、晶形特殊等特点[1~3]。自然界中还有另一类生物矿化是生物诱导矿化（biologically induced mineralization），是指微生物体通过改造和调节生物周围微环境的物理化学条件在生物体外发生矿物沉淀。诱导矿化生成的磁性矿物一般多为粒度不均一、更细小（约10nm）、晶形不规则的超顺磁性颗粒[4~6]。已有研究表明，目前由控制和诱导生物矿化作用生成的铁质矿物有70多种[5,7,8]。无疑，生物矿化研究为磁性纳米材料的合成提供了新思路和新途径。生物仿生合成是指在理解生物矿化机理的基础上，模仿生物矿化中无机物在有机物调制下形成过程的无机材料合成。仿生过程往往具有高效、有序、自动化等特点，其所得到的材料称为仿生材料。随着分子生物学研究的发展，生物仿生合成磁性纳米材料已展现出其作为新型绿色材料制备途径的诱人前景。

铁蛋白（ferritin）是生物体内的重要储铁蛋白。铁蛋白具有典型的核壳结构，从结构上可分为外部的笼状蛋白壳和内部的铁核。铁蛋白分布广泛，广泛分布于生物（动物、植物、微生物）体内。铁蛋白不仅是蛋白质大分子在体内矿化的典范，而且为超顺磁性（superparamagnetism，SP）纳米颗粒的制备及其磁学性质理论研究提供了重要的新材料。特别是，铁蛋白仿生矿化合成的SP磁性纳米材料具有粒度和形状均一、单分散性、亲水性、具有天然蛋白质包裹等独特优点，因此，在纳米材料和生物医学领域具有巨大的应用前景。本章首先系统地介绍铁蛋白的结构与功能、铁蛋白的生物矿化机理，接下来阐述铁蛋白仿生矿化研究新进展及其应用等。

3.1 铁蛋白的结构与生物功能

3.1.1 铁蛋白壳的构象与功能

典型的铁蛋白外壳是由24个结构相似的蛋白亚基自组装形成的。蛋白壳外直径约为12nm，内部空腔直径为7~8nm（即铁核的最大直径）。哺乳动物铁蛋白由

H(heavy)和 L(light)两种亚基组成,而植物和微生物体内的铁蛋白仅有 H 型一种亚基。H 和 L 两种亚基的分子量大约为 21kD 和 19kD。不同动物组织来源的铁蛋白,其 H 与 L 亚基的比值有差异。含 L 亚基比例高的铁蛋白储铁量相对高(>1500个铁原子),主要存在于肝脏和脾脏等器官中;而含 H 亚基比例高的铁蛋白储铁量相对低(<1000 个铁原子),主要存在于心脏和脑组织中[9]。

铁蛋白的 H 亚基和 L 亚基可以任何比例自组装形成 24 聚体(从 $H_{24}L_0$ 至 H_0L_{24})。研究发现,不同种哺乳动物之间 H 亚基氨基酸序列有约 90% 的同源性,L 亚基氨基酸序列有约 85% 的同源性;同种动物的 H 亚基和 L 亚基之间仅有 54% 的保守性。但是 H 和 L 亚基的二级结构十分保守相似。每个亚基都折叠成由 A、B、C、D 四个螺旋所组成的螺旋束,另外在末端有一个 E 螺旋与螺旋束呈 60° 的夹角,即每个亚基由 4 个长螺旋、1 个短螺旋以及 1 个松散的环组成(图 3-1)。铁蛋白的三级结构在所有生物体内都高度保守。24 个蛋白亚基自组装形成呈 432 点对称的笼形结构,四相对称轴和三相对称轴横穿蛋白外壳,分别形成 8 个三相通道和 6 个四相通道(图 3-1)[10~12]。

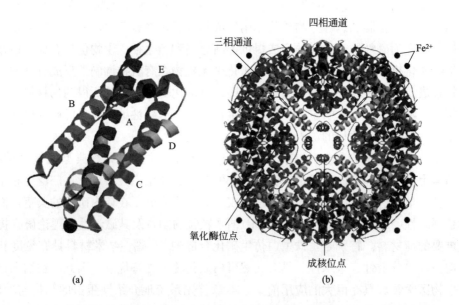

(a)　　　　　　　　　　　　　　　　(b)

图 3-1　人 H 亚基铁蛋白的二级结构(a)和三级结构(b)示意图

(a)中二级结构包括 A、B、C、D 四个螺旋所组成的螺旋束,末端有一个 E 螺旋与螺旋束呈 60° 的夹角。(b)中三维笼形结构显示三相通道、四相通道、氧化酶位点和成核位点。

[图片节选自 RCSB 蛋白数据库(PDB)http://www.rcsb.org/pdb/explore/images.do? structureId=1FHA]

H 和 L 亚基在生物矿化过程中发挥的功能不同。H 亚基上存在一个保守的 Fe^{2+} 的氧化酶位点,这个氧化酶位点由 Glu-27,Glu-61,Glu-62,His-65,Glu-

107 和 Glu-141 几个保守的氨基酸所组成，可以迅速将 Fe^{2+} 氧化成 Fe^{3+}[12]。哺乳动物的 H 和 L 亚基位于空腔内表面的氨基酸序列不同，但有各自的成核位点。H 亚基铁蛋白成核位点可能由位于内表面的几个谷氨酸残基（Glu-61，Glu-64，Glu-67）构成。L 亚基的假定成核位点比 H 亚基更为复杂。对马脾铁蛋白 L 亚基的晶体结构分析表明，Glu-53，Glu-56，Glu-57，Glu-60 可能参与 L 亚基铁蛋白的成核，L 亚基比 H 亚基铁蛋白成核效率更高[13,14]。

3.1.2　铁蛋白核的成分与精细结构

天然铁蛋白核主要成分为超反铁磁性的水铁矿（$5Fe_2O_3 \cdot 9H_2O$，又称水合氧化铁），同时含有少量的无机磷酸盐。与铁蛋白壳的高度保守三维结构不同，铁蛋白核从无定形到不同结晶程度的晶体都有。X 射线衍射和透射电镜电子衍射以及穆斯堡尔谱分析表明：铁蛋白核的结构、结晶度、尺寸、成分和磁学性质都与铁蛋白的生物来源相关，但铁蛋白铁核的矿物相成分都为水铁矿[10]。不同铁蛋白内核的含铁量也不尽相同，从含几个铁原子到 4500 个铁原子都有。通常情况下，天然铁蛋白的水铁矿核的结晶度较差，推测每个三价铁原子周围可能围绕着 6 个氧原子[15]。这种结晶差的水铁矿核可能更利于今后铁源的再循环利用。

过去的研究认为铁蛋白只含有水铁矿内核，但是最近 Quintana 等人利用高分辨率透射电子显微镜和纳米电子衍射，对正常人体大脑中的铁蛋白与患有神经退化性疾病（阿尔茨海默病和进行性核上性麻痹）病人大脑内的铁蛋白进行了晶体结构比较研究，结果发现正常人脑内的铁蛋白核结构主要由水铁矿组成，但是神经退化性疾病病人脑内的铁蛋白含有大量类似于方铁矿（wüstite）或磁铁矿的铁核。这项研究预示着铁蛋白可能与神经退化性疾病病人脑内磁铁矿增多有关[16]。

铁蛋白核中的磷酸盐含量存在着差异。马脾铁蛋白核的磷铁比（P：Fe）约为 1：10，而豌豆铁蛋白核的 P：Fe 约为 1：2.8。磷酸盐的含量可能是影响铁核结晶度的一个重要因素：磷酸盐含量越高，水铁矿内核的结晶度越低。磷酸盐可能结合在正在生长的铁核表面，在铁蛋白摄铁形成铁核过程中，部分磷酸盐进入铁核内，导致核的结晶度降低[10,17,18]。

3.1.3　铁蛋白在生物体内的分布与功能

铁蛋白可动态地调节体内铁和氧的代谢，及时消除生物体内二价铁离子（Fe^{2+}）的毒性，参与和维持铁的代谢平衡。在生命体铁的代谢过程中，细胞内游离的过量的 Fe^{2+} 会与其他超氧化物、过氧化物反应，产生活性自由基，这些自由基可引起磷脂、DNA 或其他生物大分子的过氧化、断裂或降解，造成机体的永久性损伤。铁蛋白可以通过蛋白质本身固有的铁氧化酶作用，将细胞内多余的 Fe^{2+} 在蛋白壳空腔内控制矿化合成三价铁的无机矿物——水铁矿，从而避免了 Fe^{2+} 的毒性，提高细胞的抗氧化应激能力；同时，铁是生命活动所必需的营养元素，铁蛋白的铁核也为细胞提供了可再利用的铁源[10,19,20]。由于铁蛋白具有重要的储铁和解毒功能，它们在生物体和生物体器官中普遍存在。铁蛋白主要位于机体的肝脏、脾脏及骨髓等器官的细胞溶质中，正常血液中的铁蛋白含量很低，主要由 L 亚基铁蛋白构成。哺乳动物的脑脊液、滑液中也发现有铁蛋白。

最新研究发现，除了在细胞溶质内，在哺乳动物的线粒体和细胞核内、植物以及昆虫的分泌液中都发现铁蛋白，昆虫或蠕虫会分泌铁蛋白到蛋黄液或分泌颗粒里面。因此，铁蛋白还具有保护细胞核内的遗传物质核酸以及线粒体免受铁毒性和氧化损伤的更多功能[21]。此外，对于铁缺乏性贫血或铁过剩疾病的诊断来说，血清铁蛋白的含量是一个重要的临床指标[22]。而且当机体处于炎症、感染、组织损伤、肿瘤等情况时，血清铁蛋白的含量就会增高，表明血清铁蛋白可能与免疫和疾病有着紧密的关系，也可能与机体的铁代谢平衡密切相关[23,24]。

3.2　铁蛋白的生物矿化机理

关于铁蛋白核的矿化机制研究已有很长历史，但生物体内游离的 Fe^{2+} 是如何由铁蛋白壳介导进入其内部空腔，进而矿化生成水铁矿内核的问题目前仍不是很清楚。普遍认为，铁蛋白内核的生物矿化过程基本分为三个过程：①铁蛋白壳介导的 Fe^{2+} 进入；②铁蛋白壳上氧化酶位点与铁的催化；③铁蛋白壳控制下的铁核结晶。

3.2.1　铁蛋白壳介导的 Fe^{2+} 的进入

哺乳动物铁蛋白壳上的三相通道是亲水性通道，由 6 个酸性氨基酸组成（3 个 Asp-131 和 3 个 Glu-134），Asp-131 和 Glu-134 在所有的哺乳动物铁蛋白中都保守存在。该通道是金属阳离子进入蛋白壳内重要的通路。研究发现，Fe^{2+}、Cd^{2+} 或 Ca^{2+} 等金属离子与脊椎动物和植物铁蛋白的三相亲水通道内高度保守的天冬氨酸和谷氨酸等酸性氨基酸残基紧密结合。进一步将这几个保守氨基酸突变后发现金属离子基本不能进入铁蛋白空腔[25]。

铁蛋白亲水通道朝向蛋白壳外呈负电势，而游离的 Fe^{2+} 带有正电荷，就形成一个强的电势梯度，介导 Fe^{2+} 进入蛋白空腔内（图 3-2）。理论计算表明，一旦 Fe^{2+} 进入亲水通道后，就会有静电吸引这些离子直接到达铁氧化酶位点。这样，Fe^{2+} 就被高效地转运到达铁蛋白壳内，实现有效地与体外反应的竞争[26]，为下一步铁核的形成提供条件。

3.2.2　铁蛋白壳上氧化酶位点与铁催化

如上所述，哺乳动物铁蛋白的 H 亚基上存在铁氧化酶催化位点，催化位点以近似相同的亲和力结合两个亚铁离子。一旦催化位点上有两个 Fe^{2+}，氧分子就会迅速结合到有两个 Fe^{2+} 的催化中心，经氧化反应产生三价铁 μ 过氧中间体，随后降解生成 H_2O_2 和 μ-氧桥的三价铁二聚体[μ-oxo-bridged Fe(III)dimers]。铁反应动力学研究发现，在 $2Fe^{2+}/O_2$ 的计量情况下，来自 Fe^{2+} 的两个电子传递给在同

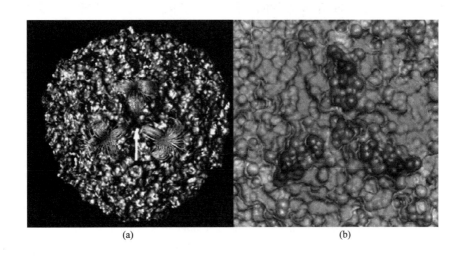

图 3-2　铁蛋白三相对称轴上的亲水通道示意图

(a)亲水通道上静电势梯度；(b)亲水通道上呈嵌合体的电荷分布[26]

一位点上的 O_2 分子，在最初几个毫秒里，就生成三价铁 μ-过氧中间体。在 $30\sim$ $60s$ 内，进一步生成 μ-氧桥的三价铁二聚体，同时产生 H_2O_2[13,27]。铁蛋白铁氧化酶中心的矿化过程可以概括为：

$$protein + 2Fe^{2+} + O_2 + 3H_2O \longrightarrow protein\text{-}[Fe_2O(OH)_2]^{2+} + H_2O_2 + 2H^+$$

一般水解反应后，三价铁二聚体从铁氧化酶中心转移到成核位点，氧化酶中心空出，需要经过一定时间后才能再结合亚铁离子进行下一轮催化反应。

3.2.3　铁蛋白壳控制铁核的结晶

Fe^{2+} 被氧化生成 μ 氧桥的三价铁二聚体后，就会从铁氧化酶中心迁移到一簇负电荷酸性氨基酸附近，这些氨基酸被认为可能是铁蛋白的成核位点。铁蛋白的成核可能具有三种机制[28,29]：

① 依赖于铁氧化酶的成核机制，三价铁二聚体在成核位点分解、再成簇形成 $FeO(OH)$ 的矿物核，这个反应过程在铁蛋白铁核形成整个过程中都存在；

$$protein\text{-}[Fe_2O(OH)_2]_2 + H_2O \longrightarrow protein + FeOOH(核) + H^+$$

② 矿物表面反应机制，当 $FeO(OH)$ 大于 100 个铁原子时，后面的 Fe^{2+} 就直接在形成的铁核表面进行氧化和沉积，铁核继续增大；

③ H_2O_2 反应机制，铁氧化位点催化形成的 H_2O_2 能够与 Fe^{2+} 反应形成 $FeO(OH)$ 的矿物核；

$$2Fe^{2+} + H_2O_2 + 2H_2O \longrightarrow 2FeOOH(核) + 4H^+$$

铁蛋白的 L 亚基上并不存在类似 H 亚基的铁氧化酶位点。但是在 pH 值为 7.0 的条件下，单纯的 L 亚基同聚体铁蛋白也可以矿化生成水铁矿内核，但是其矿化速度极其缓慢；在低 pH 值 5.5 的条件下，不能矿化生成水铁矿核[30]。但是，H/L 的异聚体在低 pH 值的条件下可以矿化成核，这表明 H 亚基的铁氧化酶位点在铁离子的氧化中起到了关键作用。对两种同聚体铁蛋白的体外重构铁核实验对比发现，含 L 亚基多的铁蛋白产生的铁核速度慢，但是平均粒度大，结晶度和原子排列有序性高。上述研究表明：在铁蛋白的整个矿化过程中，H、L 亚基发挥着协同作用，共同控制铁蛋白的整个生物矿化过程。

3.3　反铁磁性铁蛋白核的重构与应用

超顺磁(SP)颗粒具有独特的理化性质。以铁蛋白为生物纳米反应器(nano reactor)的 SP 磁性纳米材料的制备和应用是近年来最受关注的研究热点之一。

铁蛋白的蛋白壳能够耐高温(可达 85℃)，在 pH 4～10 的环境都能稳定存在。当通过一定的还原反应去除铁蛋白的水铁矿内核后(详见后面讨论)，形成的空壳铁蛋白仍保留其自组装高级笼形结构。实验发现，去铁的空壳铁蛋白仍具有氧化铁离子和形成铁核的能力。因此，空壳铁蛋白可作为一类新型生物纳米反应器。通过铁蛋白核的重构实验，不仅可以揭示铁蛋白在生物体内的控制矿化机理，而且更为重要的是，可以作为仿生合成的模板用来合成各种具有单分散性、水溶性、尺寸均一、粒度分布窄和生物相容性好等新型纳米材料，这些纳米材料在磁学基础研究、生物-医学和材料学领域具有大的应用潜力。

3.3.1　铁蛋白的去核与核的重构

铁蛋白核的重构，首先需要去除其内部原有的天然水铁矿核。通常在无氧的酸性条件下，使用巯基乙酸等还原剂，可以将铁核还原分解去除，从而形成去铁的空壳铁蛋白[31]。

去铁的空壳铁蛋白核的重构为认识生物体内铁蛋白生物矿化机制提供了途径。针对这个重要科学问题，近年来，我们摸索出了利用结构完整、活性高的空壳铁蛋白作为模板，以氧气或双氧水作为氧化剂，通过硫酸亚铁或硫酸亚铁铵盐提供 Fe^{2+}，重构铁蛋白水铁矿核的合成路线，并探索了不同温度等条件下合成的重构铁蛋白的差异。通过透射电镜和低温磁学测量研究发现，重构铁蛋白的水铁矿核的形状近球形、粒度均一、分散性好(图 3-3)。随着合成温度的升高，铁蛋白水铁矿内核的结晶程度逐渐增高，内核获得磁化的能力增强。

对照实验发现在没有铁蛋白存在的条件下，会形成纤铁矿(lepidocrocite)或者针铁矿(goethite)，这些结果说明了铁蛋白对内核的矿物相具有很强的调控作用[32]。

3.3.2　超反铁磁性重构铁蛋白的磁学性质

反铁磁性指由于晶体内部相邻子晶格中的电子自旋反向平行排列，两个子晶格

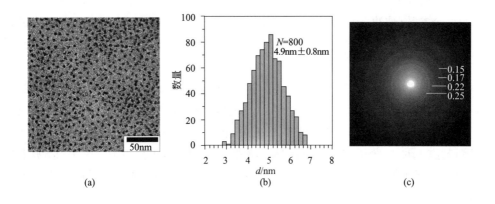

图 3-3 42℃合成的、进铁量为 1500 个铁原子的重构铁蛋白

(a)重构铁蛋白的透射电镜照片；(b)粒度分布图；(c)电子衍射花样

中自发磁化强度大小相同，方向相反，因此净磁矩为零。它们在尼尔温度(T_N, Néel temperature)以上时转变为顺磁性。超反铁磁性(superantiferromagnetism)是 1961 年尼尔提出的有限尺寸效应，由于粒径小，表面未互补电子数的增多，在强的交换耦合作用下，颗粒的表面各向异性能增强，出现超反铁磁性，净磁矩不为零（一种弱磁性），表现为在高场中磁化率和磁化强度的非线性依赖特征。超反铁磁性的首次实验证实就是利用铁蛋白获得的（见图 3-4）。

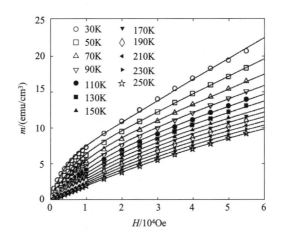

图 3-4 马脾铁蛋白在一系列不同温度下测量的等温剩磁获得曲线

总磁化强度(m)主要由斜交反铁磁矩和表面未互补磁矩两部分组成，横轴为外加磁场强度

图 3-4 中磁化强度主要来自两方面贡献：一是由于相邻两个反铁磁性晶格斜交所产生的磁矩，与外加磁场线性依赖；二是由于颗粒表面存在未互补的自旋磁矩，

$\mu_s(N_s)^x$，μ_s 指每个原子的磁矩，N_s 指颗粒表面的原子数目，x 为范围从 1/3 到 2/3 的一个参数(取决于未互补自旋在晶格间的分布)[33]。值得指出，未互补磁矩并不遵循朗之万定律[34~36]。在 $T<T_N$ 时，呈现超反铁磁性；当 $T\geqslant T_N$ 时，为顺磁性特征。

我们研究了不同温度和加铁量的条件下合成重构铁蛋白的磁学性质。重构铁蛋白具有和天然铁蛋白类似的磁学性质[37]。透射电镜结果表明铁蛋白内核为近似球形、粒度均一、分散性好的水铁矿。在 Wohlfarth-Cisowski 磁相互作用检验中，其等温剩磁（IRM）获得曲线和直流场退磁曲线(DCD)的相交点 $R=0.5$，表明重构铁蛋白颗粒间无静磁相互作用，成为研究反铁磁性纳米颗粒磁学性质的非常理想的材料(图 3-5)。

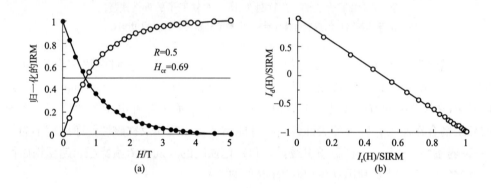

图 3-5　重构铁蛋白样品的磁相互作用检验

(a)Wohlfarth-Cisowski 检测；(b)Henkel 检测

直流场磁化率能够反映磁性纳米颗粒磁畴状态随温度的变化趋势。在降温过程中，由于热能扰动逐渐减弱，内核颗粒获得的感应磁化强度增大。铁蛋白在零场冷却(ZFC)处理后的升温过程中，峰尖所对应的温度(10K)与铁蛋白的平均阻挡温度(T_b)相对应[图 3-6(a)]。而在有场冷却(FC)中样品通过 T_b 的过程中，在外场作用下，样品获得磁化强度迅速升高(相当于热剩磁性质)。其升温过程中在 T_b 温度解阻，剩磁强度快速降低。ZFC 曲线和 FC 曲线在大约 12K 附近重合，对应着最大阻挡温度。在 12K 之上，呈现超顺磁(SP)特征。低温下磁滞回线表明，在 4T 强磁场附近才闭合，在 5T 磁滞回线仍没有出现饱和[图 3-6(b)]。证明重构铁蛋白水铁矿核为矫顽力很高的磁性矿物。磁滞回线呈现细腰形结构，可能是由于不同粒度(SP 和 SD)颗粒的混合造成的[38]。这和直流场磁化率曲线反映的 SP、SD 两种磁畴状态的混合结果一致。

水铁矿在自然界广泛分布，作为一个前体，能转变成其他磁性矿物如磁铁矿(Fe_3O_4)、赤铁矿(α-Fe_2O_3)、针铁矿[α-FeO(OH)]、纤铁矿[γ-FeO(OH)]等。它

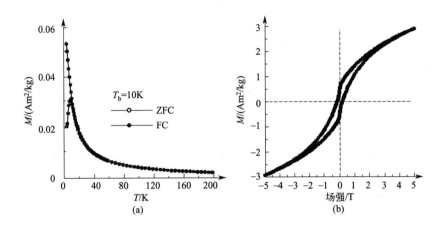

图 3-6　重构铁蛋白在低温 5K 下的 5mT 直流场磁化率（a）
和磁滞回线（b），磁滞回线未经过顺磁校正[32]

的存在和转变蕴含着非常丰富的环境信息。例如，如果在土壤中发现大量水铁矿的存在，表明当时的成土环境是湿润和寒冷的，如果转变成大量的针铁矿和赤铁矿，表明环境已经变得温暖和干燥[8]。然而，由于水铁矿是一种无定形的矿物，普通化学合成难以合成粒径均一、成分单一的水铁矿，因而对它的结构和磁学性质研究并不深入。由于铁蛋白可以高度控制其重构铁核的成分、形状和粒度，为水铁矿的矿物学和磁学性质研究提供了一种模式材料。

3.3.3　反铁磁性铁蛋白在环境催化领域的应用

环境废气中含有大量的 SO_2，它们主要来自工厂或发电厂等矿物燃料的燃烧，自然界的火山喷发等也会产生 SO_2。而 SO_2 的过量释放又会促使酸雨的产生，进而对环境和农业生产带来破坏，因此是环境治理的重要对象。目前利用重构的反铁磁性铁蛋白具有的特殊吸收催化活性，可以对环境废气中的 SO_2 进行很强的吸收催化作用，将其转化为无毒的其他化合物。其机理可能是 SO_2 与纳米铁蛋白表面水或羟基基团反应，从而将 SO_2 主要变为无毒的 SO_3^{2-} 或 SO_4^{2-}。

研究进一步发现，仿生合成的反铁磁性水铁矿颗粒在对 SO_2 废气的吸收催化上显示出显著的尺寸依赖性。铁蛋白仿生合成的 6nm 的水铁矿颗粒，结晶度更高，比其他 3nm 的颗粒吸收催化速度快，形成的 SO_3^{2-} 产量高[39]。

3.4　亚铁磁性铁蛋白的仿生合成及应用

3.4.1　亚铁磁性铁蛋白的仿生合成

通过仿生合成可以将超反铁磁性（弱）水铁矿内核转化为亚铁磁性（强）的磁铁矿

内核。即以空壳铁蛋白作为纳米反应器,在严格控制实验条件下仿生合成具有强磁性磁铁矿内核的核壳型生物大分子复合体(下文简称为磁性铁蛋白)。Meldrum 等人首次利用空壳马脾铁蛋白在一定的 O_2 浓度条件下合成了磁性铁蛋白。该研究表明,通过铁蛋白壳的调控,有效地保证了纳米磁铁矿在蛋白内腔形成,并控制了磁铁矿核的粒度和形状[40,41]。此后,Wong 等人对磁性铁蛋白的合成工艺又进行了改进,他们利用 Me_3NO 这种氧化剂代替了过去以 O_2 为氧化剂,使得整个反应更加具有可控性[42]。但是如何保持仿生合成中铁蛋白模板的高活性和完整结构是一直没有突破的瓶颈问题。由于铁蛋白在合成磁性铁蛋白时需要经历强还原剂的去核步骤才能得到空壳铁蛋白,可能是受到强还原剂的作用,蛋白壳易受损或塌陷,导致有些铁原子未能完全进入到蛋白壳内,而是吸附到蛋白壳的表面,因而产生聚集[42,43]。近年来,随着生物工程技术的快速发展,为磁性铁蛋白的合成带来了新的思路。美国 Douglas 小组利用基因工程重组表达的人 H 亚基铁蛋白和 RGD 融合的人 H 亚基铁蛋白作为仿生合成的生物纳米反应器,成功地合成了人 H 亚基磁性铁蛋白。由于基因工程重组表达获得的人 H 亚基铁蛋白本身就是含铁原子数极少的空壳铁蛋白,因此不仅省略了烦琐易使蛋白活性损伤的还原去核步骤,而且使得反应速率加快,充分保证了蛋白短时间处于高温反应环境,保持了良好的反应催化活性[44,45]。

近年来,我们通过对铁蛋白的生物矿化机理研究和大量实验摸索,在改进前人仿生合成方法的基础上,自主成功合成出人 H 亚基磁性铁蛋白[46]。仿生合成的磁性铁蛋白具有单分散性的磁铁矿内核,每个磁铁矿内核外面包裹完整的蛋白壳,粒度小于 10nm,是典型的 SP 纳米磁铁矿颗粒(图 3-7),磁性铁蛋白核的粒径可以随着铁原子量的改变而可控。相比需要强碱、表面活性剂以及高温高压等剧烈反应条件和烦琐、高成本的合成后修饰的物理化学合成来说,铁蛋白仿生合成充分利用了蛋白质大分子的矿化功能,合成条件温和,产物易修饰。这一进展为今后拓展磁性纳米材料合成新途径及开拓其生物医学应用打下了坚实的基础。

3.4.2　亚铁磁性铁蛋白的磁学性质

在正常情况下,单磁畴(SD)磁铁矿颗粒由于各向异性能形成的高能垒远大于热能,而难以实现瞬间的磁化方向反转。各向异性能与颗粒体积相关。当磁铁矿颗粒减小到一定尺寸时(一般小于 20～30nm),由于热能的扰动可以达到与各向异性能相当,单个颗粒可以瞬间按照外场方向磁化,而出现饱和磁化,这种状态的磁铁矿为超顺磁(SP)磁铁矿[47,48]。超顺磁磁铁矿在本质上仍然为单畴(SD),它们之间没有严格的界限,依赖于温度和观测频率,超顺磁和单畴状态之间可以相互转化。与 SD 磁铁矿相比,SP 磁铁矿具有磁化率高和不携带剩磁的特点。尼尔理论[49]是定量描述 SD 颗粒磁学性质的基石,对于无磁相互作用的磁性颗粒来说,其弛豫过程服从 Néel-Arrhenius 等式。

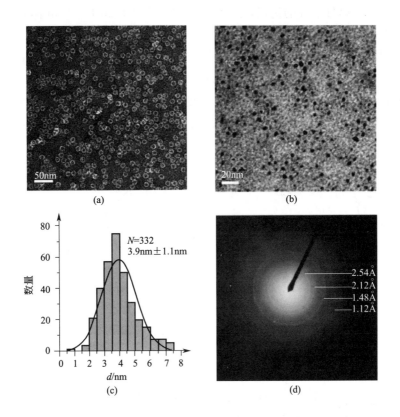

图 3-7　人 H 亚基磁性铁蛋白的透射电镜分析图

(a)透射电镜负染照片；(b)未负染的透射电镜照片；

(c)铁核的粒径分布柱状图；(d)选区电子衍射花样照片

$$\tau = 1/f_0 \exp[E_a/(kT)] \qquad (3\text{-}1)$$

式中，τ 是弛豫时间；f_0 是尼尔前指数频率因子；E_a 是磁颗粒的平均有效能垒；k 是玻尔兹曼常数；T 是观测温度。

磁铁矿的磁学性质极易受到磁相互作用的影响。目前 SD/SP 磁铁矿的基本磁学性质大多来自理论模拟计算。无磁相互作用、粒径均一、形状一致的磁铁矿样品在自然界和实验室化学合成都难以获得。因此，一些基本磁学参数(如尼尔前指数频率因子 f_0 等)一直在不断的修订中。Moskowitz 等人最初用马脾铁蛋白体外仿生合成的磁性铁蛋白开展了详细的低温磁学研究，通过磁学实验测量数据，计算获得了磁性纳米颗粒的重要磁学参数尼尔前指数频率因子 $f_0 \approx 10^9$ Hz。该研究清楚地显示磁性铁蛋白是一个很好的超顺磁研究模型，但是由于他们所测量的磁性铁蛋白存在一定的聚集和磁相互作用，以及形状和粒度不均一等缺点，所以该实验所得到的参数具有局限性[43]。为了解决这一问题，最近我们利用仿生合成的人 H 亚基磁性铁蛋白具有良好单分散性的优点，对平均核粒径为 3.9nm±1.1nm 的人 H 亚基磁性铁蛋白进行了系统的低温磁学研究[46]。Wohlfarth-Cisowski 检测图（图 3-8）清楚地显示，IRM 获得曲线和 DCD 曲线的相交点 $R=0.5$ [50,51]，在 Henkel 图上呈现很好的线性，表明磁性铁蛋白颗粒间无磁相互作用。IRM 曲线在 $200\sim300$mT 开始接近饱和，剩磁矫顽力 $B_{cr}=35.5$mT，电镜分析和磁学测量都表明磁性铁蛋白的成分为亚铁磁性的磁铁矿，因此是理想的超顺磁纳米磁性颗粒研究模型。

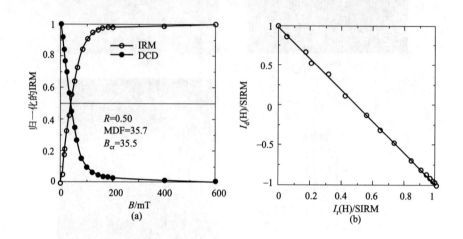

图 3-8　人 H 亚基磁性铁蛋白的磁相互作用检验

(a)5K 的 Wohlfarth-Cisowski 检测图，$R=0.5$；(b)Henkel 图，
空心圆圈代表所测量的数据，直线是无磁相互作用的磁性纳米颗粒的理论曲线

　　人 H 亚基磁性铁蛋白的不同频率下的交流（AC）磁化率数据表明（图 3-9），其实部磁化（χ'）在 50K 以下具有明显的频率依赖性，磁化率随着频率的增高而减小，这是 SP 磁颗粒的一个典型特征。在 $30\sim1400$Hz 频率范围内，χ' 最大值所对应的温度 T_{max} 位于 $10\sim12$K，且随着频率增加而增加。而虚部磁化率 χ'' 最大值所对应的温度并没有明显的频率依赖性。按照 Néel-Arrhenius 等式，将从实部磁化率所获得的 T_{max} 的倒数（$1/T_{max}$）与测量弛豫时间的自然对数（$\ln\tau$）作图即可得到 Néel-Arrhenius 图，测量数据呈现很好的线性关系[图 3-9(b)]。因此通过直线拟合可计算出 $E_a=3.9\times10^{-21}$J，$f_0=(9.2\pm7.9)\times10^{10}$Hz。对于单轴各向异性的磁性颗粒，$E_a=K_{eff}V$，根据透射电镜对颗粒粒度的测量结果，从而计算出该粒径纳米磁铁矿的 K_{eff} 为 1.2×10^5J/m^3。这些磁学参数的确定，不仅对理论磁学研究具有重要意义，而且对将来该磁性纳米材料在核磁共振显影和磁分离、磁热疗等生物医学中的应用具有十分重要的参考价值。

3.4.3　亚铁磁性铁蛋白在动脉粥样硬化 MRI 诊断中的应用

　　亚铁磁性铁蛋白是一个优良的磁共振造影剂。Bulte 等对最初用马脾铁蛋白合

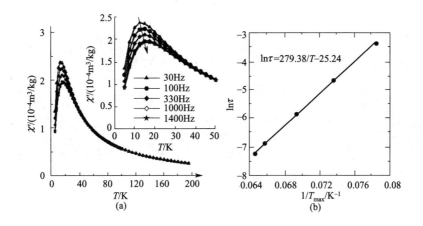

图 3-9　(a)人 H 亚基磁性铁蛋白的 AC 磁化率(χ')曲线；(b)Néel-Arrhenius 图，
x 轴为最大磁化率对应的阻挡温度的倒数，y 轴对应的是 $\ln\tau$，
实线是 Néel-Arrhenius 方程的拟合曲线

成的磁性铁蛋白(平均粒径约 7nm)进行了弛豫效能测试，发现磁性铁蛋白拥有很高的横向弛豫率(transverse relaxitivity，$R_2 = 1/T_2$)，其值高达 175L/(mmol·s)，其横向弛豫率和纵向弛豫率(longitudinal relaxitivity，$R_1 = 1/T_1$)的比值 R_2/R_1 是同等粒径商品化的纳米磁性颗粒 AMI-227 的将近 10 倍[52]。最近，Uchida 等对合成人 H 亚基磁性铁蛋白进行了详细的弛豫效能测试，测得平均粒径为 5.9nm 的人 H 亚基磁性铁蛋白的 R_2 值为 93L/(mmol·s)，R_1 值为 8.4L/(mmol·s)，其 R_2/R_1 值与商品化的 Ferumoxtran-10 相当，体外与鼠巨噬细胞孵育后，发现能大量吞入人 H 亚基磁性铁蛋白，因此磁性铁蛋白可用于巨噬细胞磁共振成像造影[45]。我们确定出合成的平均粒径为 4.6nm 的人 H 亚基磁性铁蛋白的 R_2 值为 54L/(mmol·s)。

　　动脉粥样硬化是引起死亡的主要疾病之一。动脉粥样硬化的发病机制非常复杂。近些年来，越来越多的证据支持炎症在动脉粥样硬化中起关键作用。炎症反应贯穿于动脉粥样硬化的起始、病变进展以及并发症的全过程，因此，如果可以对血管内的炎症进行可视观察，将有助于临床医生确诊动脉粥样硬化，检测动脉粥样硬化的生物活性，从而可以进行危险性评价[53]。当前临床上的动脉粥样硬化造影技术可以观察到血管狭窄，但是对血管内发生的生物过程提供的信息极其有限。当前正在发展的分子/细胞影像技术为动脉粥样硬化的病理学研究提供了可能性。Terashima 等利用静脉注射人 H 亚基磁性铁蛋白对患有动脉粥样硬化模型小鼠进行磁共振成像诊断。相比注射前的病灶区域，注射了人 H 亚基磁性铁蛋白的小鼠个体，在 24h 和 48h 进行 MRI 检测发现，病灶区域的信号强度都发生明显下降(图3-10)。这一研究表明人 H 亚基磁性铁蛋白可以作为血管巨噬细胞造影剂，未来有可能对临床病人体内的血管炎症成功实现高灵敏度造影。

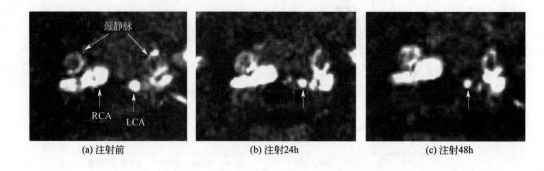

(a) 注射前　　　　　　　　　(b) 注射24h　　　　　　　　　(c) 注射48h

图 3-10　注射人 H 亚基磁性铁蛋白的小鼠颈动脉的体内核磁共振成像图[54]

在注射人 H 亚基磁性铁蛋白(造影剂)之前，相比未结扎的右颈动脉，左颈动脉明显变小。注射人 H
亚基磁性铁蛋白(造影剂)24h 和 48h 后，左颈动脉的同轴信号强度发生明显下降，而右颈动脉没有变化

3.4.4　亚铁磁性铁蛋白在肿瘤早期 MRI 诊断中的潜在应用

肿瘤的早期诊断对于临床医生治疗肿瘤患者至关重要。近年来磁共振成像(MRI)领域发展起来的肿瘤分子靶向显影为癌症的早期无损伤诊断提供了可能。通过将细小超顺磁氧化铁颗粒(USPIO，粒径小于 30nm)连接相应的靶向配体，可以与肿瘤部位的标志物进行特异性结合实现靶向分子显影，特异性地增强肿瘤部位的磁共振成像灵敏度。因此肿瘤靶向性的超顺磁氧化铁颗粒造影剂研究是国际上的热点。

肿瘤细胞广泛存在着人 H 亚基铁蛋白受体，Fargion 等人用人白血病癌细胞 K562 细胞系对人 H 亚基铁蛋白、L 亚基铁蛋白以及它们的混合体进行了结合实验研究，结果表明 K562 细胞只能特异性地结合人 H 亚基铁蛋白，而不结合人 L 亚基铁蛋白。结合人 H 亚基铁蛋白的结合常数 K_a 高达 3×10^8 L/mol，每个细胞可结合高达 20000 个 H 亚基铁蛋白分子。同样，另外一株人白血病癌细胞 HL-60 以及小细胞肺癌细胞 NCI-417 也同样只对人 H 亚基铁蛋白有特异性的结合[55]。Moss 等对高度增殖的肿瘤细胞和正常细胞上的人 H 亚基铁蛋白特异性受体进行了研究，发现肿瘤细胞上高度表达人 H 亚基铁蛋白特异性受体，而正常细胞几乎检测不到这种受体的表达[56,57]。

最近，我们对合成的亚铁磁性人 H 亚基铁蛋白进行了初期的体外多种肿瘤细胞的结合实验，结果证明我们合成的人 H 亚基磁性铁蛋白具有肿瘤靶向性，即在不需要任何修饰的情况下，就能特异性地结合肿瘤细胞，并且这种靶向识别具有广谱性。进一步通过在裸鼠人肿瘤模型的体内实验研究发现，人 H 亚基磁性铁蛋白能够有效地富集在肿瘤内，导致 $T2^*$ 加权磁共振信号强度的显著性改变，成功实现了乳腺癌小肿瘤的成像。

3.5 其他金属纳米材料的铁蛋白仿生合成与应用

目前空壳铁蛋白除了可仿生合成水铁矿和磁铁矿等磁性铁核外，还被广泛地应用到更多非铁纳米材料的仿生合成中。例如，利用空壳铁蛋白已成功地仿生合成出 Mn_3O_4[58]，$CoOOH$ 和 Co_3O_4[59,60]，$Cr(OH)_3$ 和 $Ni(OH)_3$[61]，$CdSe$[62]，Pd[63]，Ag[64] 和 $CoPt$[65] 等纳米材料。最近，我国学者也利用马脾铁蛋白仿生合成出铂纳米内核，该材料粒径小于 2nm、尺度均一、分散性和稳定性良好，且过氧化氢酶（CAT）和辣根过氧化物酶（HRP）的活性。在生物医学和环境科学等领域都具有良好的应用前景[66]。此外，还仿生合成了各种成对纳米金簇（Au-Ft）。与单一金簇相比，该材料不仅保留了贵金属金固有的光致发光特性，而且表现出可变的荧光发射光谱、显著的荧光增强特性以及最大发射波长的红移。初步研究发现其具有高度的生物相容性和低细胞毒性，可作为荧光探针用于近红外荧光成像。该研究提供了一种在低毒和具有生物活性的纳米结构中合成贵金属成像剂的理想方法[67]。

3.6 以其他笼形蛋白为模板的磁性纳米材料的仿生合成及应用

除了铁蛋白外，生物体内还有一些类似空壳铁蛋白结构的其他蛋白质，它们也具有仿生合成限制尺寸无机矿物的模板功能。这类蛋白质的共同特点都是由一定数量的蛋白亚基自组装形成具有限制尺寸内腔的笼状结构，内腔尺寸范围为 5～

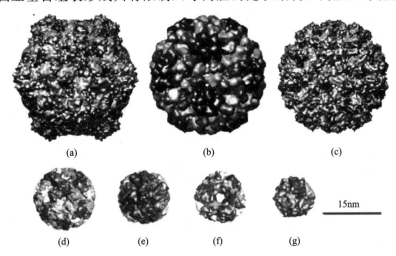

图 3-11 笼形蛋白库(a)豇豆花叶病毒(31nm，60 个亚基)；(b)黄瓜花叶病毒
(29nm，180 个亚基)；(c)豇豆褪绿斑驳病毒(28nm，180 个亚基)；(d)2,4-二氧四氢蝶啶
合酶(15nm，63 个亚基)；(e)铁蛋白(12nm，24 个亚基)；(f)小热激蛋白(12nm，24 个亚基)；
(g)DNA 结合蛋白(9.5nm，12 个亚基)

100nm。这类纳米反应器蛋白笼包括：伴侣蛋白、DNA 结合蛋白、病毒及病毒样颗粒（VLP）。典型的蛋白笼呈现近球形，具有简单的对称结构包括四面体、八面体和十二面体（见图 3-11）。每个蛋白笼都有三个界面，这些界面具有的特性是材料学和生物医学研究的热点。最为重要的是内部空腔可以作为仿生合成的纳米反应器，生成具有特定尺寸和形状一致的无机矿物；而蛋白外表面则可以通过基因工程进行融合表达修饰以及化学修饰偶联靶向性分子，来实现生物体内的靶向定位。这类蛋白模板库可为纳米材料的仿生合成提供不同尺寸的模板，满足不同尺寸要求的无机纳米材料的合成[68]。合成的纳米材料在磁学、磁共振成像造影剂、基因治疗、药物传递、细胞分选以及催化等多方面都具有重要的应用前景。

3.7　小结与展望

以铁蛋白为代表的生物大分子仿生合成，其基本原理是基于蛋白生物大分子自组装形成特定的笼形结构，这种结构为磁性纳米材料的仿生合成提供了最佳的天然生物纳米反应器。磁性铁蛋白具备粒径和形状均一、单分散性以及有蛋白壳包裹等特性。蛋白壳包裹的磁性纳米材料具有三个界面（外界面、蛋白亚基间界面和内界面）可进行基因工程融合表达修饰或化学修饰，为多功能性磁性纳米材料的合成提供了可能。然而，利用生物大分子的仿生合成条件往往需要得到严格控制，才能最大限度地发挥蛋白壳的功能，从而为磁性纳米材料的规模化制备带来了一定的困难。因此，如何利用生物大分子进行磁性纳米材料的规模化可控制备仍是需要解决的难题。生物大分子仿生合成材料由于具有天然的蛋白壳包裹、有高生物相容性、低毒性，不仅为磁学研究提供了理想的模式材料，而且在生物医学应用如磁共振成像造影剂、靶向治疗和肿瘤磁热疗等方面具有十分重要的潜在应用价值，值得深入研究。

（曹长乾、田兰香、蔡垚、潘永信，中科院地质与地球物理研究所）

参考文献

[1] Lowenstam H A. Minerals formed by organisms. *Science*, **1981**, 211：1126-1131.

[2] Dove, P M, De Yoreo J J, Weiner S(Eds).*Biomineralization. Reviews in Mineralogy and Geochemistry*. Washington：Mineralogical Society of America and the Geochemical Society, **2003**.

[3] 潘永信,邓成龙,刘青松等. 趋磁细菌磁小体的生物矿化作用和磁学性质研究进展. *科学通报*, **2004**,49 (24)：2505-2510.

[4] Lovley, D R. Microbial Fe(Ⅲ)reduction in subsurface environments. *FEMS Microbiol. Rev.* , **1997**, 20：305-313.

[5] Evans M E, Heller F. *Environmental magnetism：principles and applications of enviromagnetics*. San Diego：Academic Press, **2003**.

[6] 贾蓉芬, 彭先芝, 高梅影等. 趋磁细菌——生物地球化学作用的范例. *第四纪研究*, **2003**, 23(5)：

537-545.

[7] Kirschvink J L, Jones D S, MacFadden B J. Magnetite biomineralization and magnetoreception in organisms: a new biomagnetism. *Plenum Publishing Corporationi*, **1985**.

[8] Jambor J L, Dutrizac J E. Occurrence and constitution of natural and synthetic ferrihydrite, a widespread iron oxyhydroxide. *Chem. Rev.* , **1998**, 98: 2549-2585.

[9] Arosio P, Adelman T G, Drysdale J W. On ferritin heterogeneity: Further evidence for heteropolymers. *J. Biol. Chem.* , **1978**, 253: 4451-4458.

[10] Harrison P M, Arosio P. The ferritins: molecular properties, iron storage function and cellular regulation. *Biochim. Biophys. Acta*, **1996**, 1275: 161-203.

[11] Hempstead P D, Hudson A J, Artymiuk P J, *et al*. Direct observation of the iron binding sites in a ferritin. *FEBS Lett.* **1994**, 350: 258-262.

[12] Lawson D M, Artymiuk P J, Yewdall S J, *et al*. Solving the structure of human H-ferritin by genetically engineering intermolecular crystal contacts. *Nature*, **1991**, 349: 541-544.

[13] Chasteen N D, Harrison P M. Mineralization in Ferritin: An Efficient Means of Iron Storage. *J. Struct. Biol.* , **1999**, 126: 182-194.

[14] Crichton R R, Herbas A, Chavez-Alba O, *et al*. Identification of catalytic residues involved in iron uptake by L-chain ferritins. *JBIC*, **1996**, 1: 567-574.

[15] Michel F M, Ehm L, Antao S M, *et al*. The Structure of Ferrihydrite, a Nanocrystalline Material. *Science*, **2007**, 316: 1726-1729.

[16] Quintana C, Cowley J M, Marhic C. Electron nanodiffraction and high-resolution electron microscopy studies of the structure and composition of physiological and pathological ferritin. *J. Struct. Biol.* , **2004**, 147: 166-178.

[17] Treffry A, Harrison P M, Cleton M I, *et al*. A Note on the Composition and Properties of Ferritin Iron Cores. *J. Inorg. Biochem.* , **1987**, 31(1): 1-6.

[18] Wade V J, Treffry A, Laulhere J P, *et al*. Structure and Composition of Ferritin Cores from Pea Seed(Pisum-Sativum). *Biochim. Biophys. Acta.* , **1993**, 1161(1): 91-96.

[19] Liu X, Theil E C. Ferritins: Dynamic management of biological iron and oxygen chemistry. *Accounts Chem. Res.* , **2005**, 38(3): 167-175.

[20] Orino K, Lehman L, Tsuji Y, *et al*. Ferritin and the response to oxidative stress. *Biochem. J.* , **2001**, 357: 241-247.

[21] Arosio P, Ingrassia R, Cavadini P. Ferritins: A family of molecules for iron storage, antioxidation and more. *Biochim. Biophys. Acta*, **2009**, 1790: 589-599.

[22] Wish J B. Assessing Iron Status: Beyond Serum Ferritin and Transferrin Saturation. *Clin. J. Am. Soc. Nephrol.* , **2006**, 1: S4-S8.

[23] Riley R D, Heney D, Jones D R, *et al*. A systematic review of molecular and biological tumor markers in neuroblastoma. *Clin. Cancer Res.* , **2004**, 10(1): 4-12.

[24] Wang W, Knovich M A, Coffman L G, *et al*. Serum ferritin: Past, present and future. *BBA-Gene Subjects*, **2010**, 1800: 760-769.

[25] Levi S, Santambrogio P, Corsi B, *et al*. Evidence that residues exposed on the three-fold channels have active roles in the mechanism of ferritin iron incorporation. *Biochem. J.* , **1996**, 317: 467-473.

[26] Douglas T, Ripoll D R. Calculated Electrostatic gradients in recombinant human H-chain ferritin. *Protein Sci.* , **1998**, 7: 1083-1091.

[27] Yang X, Chen-Barrett Y, Arosio P, *et al*. Reaction paths of iron oxidation and hydrolysis in horse spleen and recombinant human ferritins. *Biochemistry*, **1998**, 37(27): 9743-9750.

[28] Bou-Abdallah F. The iron redox and hydrolysis chemistry of the ferritins. *Biochim. Biophys. Acta.* , **2010**, 1800: 719-731.

[29] Zhao G, Bou-Abdallah F, Arosio P, *et al*. Multiple pathways for mineral core formation in mammalian apoferritin. The role of hydrogen peroxide. *Biochemistry*, **2003**, 42(10): 3142-3150.

[30] Levi S, Yewdall S J, Harrison P M, *et al*. Evidence that H-and L-chains have co-operative roles in the iron-uptake mechanism of human ferritin. *Biochem. J.* , **1992**, 288: 591-596.

[31] St Pierre T G, Chan P, Bauchspiess K R, et al. Synthesis, structure and magnetic properties of ferritin cores with varying composition and degrees of structural order: Models for iron oxide deposits in iron-overload diseases. Coord. Chem. Rev., 1996, 151: 125-143.

[32] Tian L, Cao C, Pan Y. The influence of reaction temperature on biomineralization of ferrihydrite cores in human H-ferritin. BioMetals, 2012, 25: 193-202.

[33] Gilles C, Bonville P, Rakoto H, et al. Magnetic hysteresis and superantiferromagnetism in ferritin nanoparticles. J. Magn. Magn. Mater., 2002, 241(2-3): 430-440.

[34] Gilles C, Bonville P, Wong K K W, et al. Non-Langevin behaviour of the uncompensated magnetization in nanoparticles of artificial ferritin. Eur. Phys. J. B, 2000, 17(3): 417-427.

[35] Madsen D E, Mørup S, Hansen M F. On the interpretation of magnetization data for antiferromagnetic nanoparticles. J. Magn. Magn. Mater, 2006, 305: 95-99.

[36] Mørup S, Madsen D E, Frandsen C, et al. Experimental and theoretical studies of nanoparticles of antiferromagnetic materials. J. Phys-Condes. Matter, 2007, 19: 213202(31pp).

[37] 田兰香, 曹长乾, 刘青松等. 马脾铁蛋白磁性纳米颗粒的低温磁学性质研究. 科学通报, 2010, 55 (23): 2312-2320.

[38] Tauxe L, Mullender T A T, Pick T. Potbellies, wasp-waists, and superparamagnetism in magnetic hysteresis. J. Geophys. Res., 1996, 101(B1): 571-583.

[39] Liu G, Debnath S, Paul K W, et al. Characterization and Surface Reactivity of Ferrihydrite Nanoparticles Assembled in Ferritin. Langmuir, 2006, 22: 9313-9321.

[40] Meldrum F C, Wade V J, Nimmo D L, et al. Synthesis of inorganic nanophase materials in supramolecular protein cages. Nature, 1991, 349(21): 684-687.

[41] Meldrum F C, Heywood B R, Mann S. Magnetoferritin: in vitro synthesis of a novel magnetic protein. Science, 1992, 257: 522-523.

[42] Wong K K W, Douglas T, Gider S, et al. Biomimetic synthesis and characterization of magnetic proteins (magnetoferritin). Chem. Mater., 1998, 10: 279-285.

[43] Moskowitz B M, Frankel R B, Walton S A, et al. Determination of the preexponential frequency factor for superparamagnetic maghemite particles in magnetoferritin. J. Geophys. Res., 1997, 102(B10): 22671-22680.

[44] Uchida M, Flenniken M L, Allen M, et al. Targeting of cancer cells with ferrimagnetic ferritin cage nanoparticles. J. Am. Chem. Soc., 2006, 128: 16626-16633.

[45] Uchida M, Terashima M, Cunningham C H, et al. A human ferritin iron oxide nano-composite Magnetic Resonance Contrast Agent. Magn. Reson. Med., 2008, 60: 1073-1081.

[46] Cao C, Tian L, Liu Q, et al. Magnetic characterization of non-interacting, randomly oriented, nanometer-scale ferrimagnetic particles. J. Geophys. Res., 2010, 115, B07103, doi: 10. 1029/2009JB006855.

[47] Bedanta S, Kleemann W. Supermagnetism. J. Phys. D-Appl. Phys., 2009, 42: 013001.

[48] Dunlop D J, Özdemir Ö. Rock Magnetism: Fundamentals and Frontiers. Cambridge: Cambridge University Press, 1997.

[49] Néel L. Influence Des Fluctuations Thermiques Sur Laimantation De Grains Ferromagnetiques Tres Fins. Comptes Rendus Hebdomadaires Des Seances De L Academie Des Sciences, 1949, 228(8): 664-666.

[50] Wohlfarth E P. Relations between different modes of acquisition of the remanent magnetization of ferromagnetic particles. J. Appl. Phys., 1958, 29: 595.

[51] Cisowski S. Interacting vs. non-interacting single domain behavior in natural and synthetic samples. Phys. Earth Planet. Inter, 1981, 26: 56-62.

[52] Bulte J W, Douglas T, Mann S, et al. Magnetoferritin: Biomineralization as a novel molecular approach in the design of iron-oxide-based magnetic resonance contrast agents. Investigative radiology, 1994, 29: S214-216.

[53] Demyanets S, Huber K, Wojta J. Inflammation and the cardiovascular system. Eur. Surg, 2011, 43(2): 78-89.

[54] Terashima M, Uchida M, Kosuge H, et al. Human ferritin cages for imaging vascular macrophages. Biomaterials, 2011, 32(5): 1430-1437.

[55] Fargion S, Fracanzani A L, Brando B, et al. Specific Binding-Sites for H-Ferritin on Human-Lymphocytes-Modu-

lation during Cellular Proliferation and Potential Implication in Cell-Growth Control. *Blood*, **1991**, 78 (4):
1056-1061.

[56] Moss D, Powell L W, Halliday J W, *et al*. Functional roles of the ferritin receptors of human liver, hepatoma,
lymphoid and erythroid cells. *J. Inorg. Biochem.*, **1992**, 47: 219-227.

[57] Kedar V, Moss D, Halliday J, *et al*. Molecular cloning of a partial cDNA of a novel gene in iron metabolism.
Biochem. Biophys. Res. Commun, **1996**, 228(3): 683-689.

[58] Meldrum F C, Douglas T, Levi S, *et al*. Reconstitution of Manganese Oxide Cores in Horse Spleen and Recombi-
nant Ferritins. *J. Inorg. Biochem.*, **1995**, 58: 59-68.

[59] Douglas T, Stark V T. Nanophase cobalt oxyhydroxide mineral synthesized within the protein cage of ferritin. *Ino-
rg. Chem.*, **2000**, 39(8): 1828-1830.

[60] Tsukamoto R, Iwahori K, Muraoka M, *et al*. Synthesis of Co_3O_4 Nanoparticles Using the Cage-Shaped Protein,
Apoferritin. *Bull. Chem. Soc. Jpn.*, **2005**, 78: 2075-2081.

[61] Okuda M, Iwahori K, Yamashita I, *et al*. Fabrication of nickel and chromium nanoparticles using the protein cage
of apoferritin. *Biotechnol. Bioeng.*, **2003**, 84(2): 187-194.

[62] Yamashita I, Hayashi J, Hara M. Bio-template synthesis of uniform CdSe nanoparticles using cage-shaped protein,
apoferritin. *Chem. Lett.*, **2004**, 33(9): 1158-1159.

[63] Ueno T, Suzuki M, Goto T, *et al*. Size-selective olefin hydrogenation by a Pd nanocluster provided in an apo-fer -
ritin cage. *Angew. Chem.*, *Int. Edit.*, **2004**, 43(19): 2527-2530.

[64] Kramer R M, Li C, Carter D C, *et al*. Engineered protein cages for nanomaterial synthesis. *J. Am. Chem. Soc.*,
2004, 126(41): 13282-13286.

[65] Barnaby Warne, Eric L. Mayes. Production Of CoPt Alloy Grains Within Protein Templates. *MRS Proceedings*,
2002, 735, C11. 48 doi: 10. 1557/PROC-735-C11. 48.

[66] Fan J, Yin J-J, Ning B, *et al*. Direct evidence for catalase and peroxidase activities of ferritineplatinum nanoparti-
cles. *Biomaterials*, **2011**, 32: 1611-1618.

[67] Sun C, Yang H, Yuan Y, *et al*. Controlling Assembly of Paired Gold Clusters within Apoferritin Nanoreactor for
in Vivo Kidney Targeting and Biomedical Imaging. *J. Am. Chem. Soc.*, **2011**, 133: 8617-8624.

[68] Allen M A. *Protein cage architectures as a nano-platform for material synthesis and metal binding. Montana*:
Mon-tana State University, **2006**.

第4章 磁性纳米材料的宏量制备与质量控制

4.1 引言

磁性纳米材料(主要是颗粒材料,如 Fe_3O_4、$\gamma\text{-}Fe_2O_3$ 纳米颗粒)因其丰富的磁学特性和良好的生物相容性,在磁共振成像对比剂、磁靶向药物载体、细胞与生物分子分离、生物传感与检测以及磁感应肿瘤热疗等生物医学领域有广泛的应用[1]。如著名的戴诺免疫磁珠(Dynabeads®)已经能够广泛用于生物分离与纯化。纳米氧化铁磁性液体作为 MRI 造影剂已经进入临床应用阶段,包括美国 Advanced Magnetic 公司及德国 Schering 公司等已经开发出十几种产品并部分通过批准上市。德国 MagForce 公司已经将纳米氧化铁磁性液体(Nanotherm®)用于临床神经胶质瘤的磁感应肿瘤热疗。所有这些面向生物医学的应用,磁性纳米材料高性能(如磁感应性强、影像对比增强效果好、交流磁热效应高等)、稳定(化学、分散及磁稳定性)和一致性(量产时的批间一致性)至关重要,这主要取决于制备方法的改进和优化,尤其要加强宏量制备技术和工艺的研发,其中质量控制和标准的研制尤为重要(图4-1)。

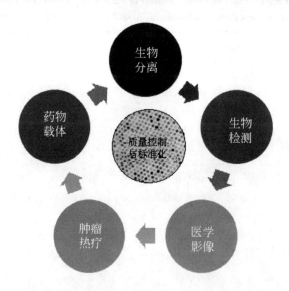

图 4-1 磁性纳米颗粒的生物医学应用,质量控制和标准化是核心

建立科学、完备的磁性纳米材料质量标准体系可以确保材料的质量安全,质量控制环节的要点就在于质量体系标准化的建立,而标准化的建立是一个复杂的系统

工程，需要对材料制备的各个环节进行控制，确定哪些是影响质量的关键技术。纳米技术的标准化是跟随纳米技术的产业化而来的，世界各国都逐渐认识到了纳米标准的重要性，纷纷建立相应的研究机构来制定相应的纳米标准，抢占纳米市场的先机。纳米材料标准化将会对纳米材料产业化发展起到技术支撑作用，对于提高我国纳米产品、产业的国际竞争力以及规范纳米产品的市场秩序具有重要意义。纳米技术是目前我国在高新技术领域为数不多的与西方发达国家站在同一起跑线的领域，尤其是在纳米材料领域，我国研究起步较早，被认为是唯一在起步阶段即取得领先地位的高新技术领域。目前国际上有关纳米材料的技术标准、检测标准及标准物质还很少，很多处在研究阶段，这为我国纳米标准研制工作提供了契机，同时也提出了挑战。

4.2　生物医用磁性纳米材料的宏量制备技术

4.2.1　磁共振成像造影剂的制备技术

1976 年 Lauterbur 等首次提出核磁共振成像(MRI)技术，随后该技术即在医学影像学中得到广泛应用和发展，并最终得以应用于临床[2]。与传统的影像学方法［X 射线、CT (computed tomography)、PET (positron emission tomography)］相比，MRI 具有空间分辨率高、软组织对比度明显、无电离辐射损害、可进行功能成像等优点。但 MRI 也有其相应的缺点，如灵敏度较低。MRI 造影剂(MRI contrast agent)通过缩短弛豫时间、增加弛豫速率，提升了成像的对比度，进而达到提高 MRI 诊断的敏感性的目的。因此，合适、高效的造影剂的开发是磁共振成像发展亟待解决的一个问题。

MRI 造影剂按其磁响应特性主要分为顺磁性、铁磁性和超顺磁性三类[3]。顺磁性造影剂主要是指含钆的配位化合物，也有 Mn^{2+} 或 Dy^{3+} 的金属配合物；铁磁性造影剂是指大尺寸的磁性颗粒，而超顺磁性造影剂则指尺寸在其临界尺寸以下(约几十纳米)的具有超顺磁性的颗粒。其中，由于特异性较差、弛豫效能低等缺点，顺磁性和铁磁性造影剂在医学影像中的应用受到了一定限制，所以使用超顺磁造影剂来提高 MRI 造影效果已成为医学以及纳米技术领域研究的一个热点。

纳米技术的快速发展使得纳米材料在生物医学的各个领域均得到了长足的发展，包括细胞分离、生物检测、疾病诊断及治疗等[4,5]。具有超顺磁性的纳米颗粒在磁共振成像中表现出明显增强的造影效果。同时，通过一些表面修饰方法，在这些无机纳米颗粒表面修饰上具有靶向功能的生物分子还可以改善以往造影剂存在的特异性差的问题。超顺磁性氧化铁纳米颗粒因其良好的生物相容性以及表面可修饰性，成为生物医学中具有重大应用价值并已取得众多进展的纳米材料之一。因此目前处于市售和临床研究阶段的 MRI 超顺磁造影剂主要是超顺磁性氧化铁纳米颗粒。

国外已有多家公司在进行磁性氧化铁纳米颗粒造影剂的研制，并已有多种产品上市。根据其尺寸大小不同，这些造影剂可分别用于胃肠、肝、淋巴等的造影（表4-1）。

表 4-1　市售或临床研究中的纳米氧化铁磁共振造影剂

名　称	公　司	应　用	弛豫率×1.5T/(mmol·L⁻¹)⁻¹·s⁻¹	表面修饰	水动力尺寸/nm
ferumoxides AMI-25(ref 592) Endorem/Feridex	Guerbet, Advanced Magnetics	肝脏造影 细胞标记	$r_1=10.1$ $r_2=120$	葡聚糖 T10	120～180
ferumoxtran-10 AMI-227(ref 593) BMS-180549 Sinerem/Combidex	Guerbet, Advanced Magnetics	淋巴结造影 巨噬细胞造影 血池造影 细胞标记	$r_1=9.9$ $r_2=65$	葡聚糖 T10,T1	15-30
ferumoxytol Code 7228(ref 592)	Advanced Magnetics	巨噬细胞造影 血池造影 细胞标记	$r_1=15$ $r_2=89$	羧甲基-葡聚糖	30
ferumoxsil AMI-121(ref 359) Lumirem/Gastromark	Guerbet, Advanced Magnetics	口腔胃肠道造影		硅	300
ferucarbotran SHU-555A(ref 594) Resovist	Schering	肝脏造影 细胞标记	$r_1=9.7$ $r_2=189$	羧基化葡聚糖	60
SHU-555C(ref 595) Supravist	Schering	血池造影 细胞标记	$r_1=10.7$ $r_2=38$	羧基化葡聚糖	21
feruglose NC10050(refs 377,407) Clariscan	GE Healthcare (已停产)	血池造影		聚乙二醇修饰的淀粉	20
ferristane Abdoscan	GE Healthcare	口腔胃肠道造影		磺化苯乙烯-二乙烯苯共聚物	3500
VSOP-C184(ref 280)	Ferropharm	血池造影 细胞标记	$r_1=14$ $r_2=33.4$	柠檬酸	7

以下就国内外知名的一些氧化铁造影剂及其制备工艺做一简要介绍：

AMI-25 是一种超顺磁性氧化铁（superparamagnetic iron oxide，SPIO）[6]，由美国 Advanced Magnetic 公司生产，并于 1996 年获"美国食品药物管理局"（US Food and Drug Administration，FDA）批准，1999 年进入中国销售，商品名为菲力磁（Feridex）。颗粒直径为 50～100nm，平均直径 80nm，核心氧化铁晶体的直径为 20nm，血浆半衰期为双相性的（10/90min），是用于肝部造影的静脉注射剂。从化学成分上来讲，菲力磁是一种非化学计量的四氧化三铁，平均分子式为 $FeO_{1.44}$，每毫升的菲力磁包含 11.2mg 的铁和 61.3mg 的甘露醇以及 5.6～9.1mg 的右旋糖酐和 0.25～0.53mg 的柠檬酸。

菲力磁的制备工艺大致遵从了共沉淀法合成氧化铁纳米颗粒的思路。首先将二价铁盐和三价铁盐以及碱(如 NaOH、氨水等)混合，金属铁盐与碱一旦混合，就形成超顺磁金属氧化物沉淀，再将这一初产物进行超声分散和进一步氧化，即得到最终产物。作为反应物的两种不同价态铁盐的配比可以在 1∶4 和 4∶1 之间变化。提高反应物浓度以及快速改变 pH 都有利于小尺寸超顺磁颗粒的形成。超声可在室温或是较高温度(100℃)下进行。超声在此处起到了两方面的作用：第一，使纳米颗粒的团聚体分散开来，改善纳米颗粒的均一性，从而提高其在 MRI 中的造影效果；第二，使全部或大部分的二价铁氧化成三价铁。超声可以使用连续超声振荡仪，也可以使用超声探头。这样得到的纳米颗粒在中性的生理环境下并不稳定，因此还需要对其进行表面修饰。将超声分散过的超顺磁性氧化铁纳米颗粒溶液在中性的多羧酸缓冲体系中(pH=6~8.3 最佳)透析，得到的稳定磁流体就可用于体内应用。缓冲液可以是柠檬酸盐，也可以是其他的多羧酸盐，例如酒石酸盐、琥珀酸盐等。值得注意的是，透析前要先离心去除大的团聚体。

纳米颗粒表面还可以用聚合物包被，聚合物的包被可通过两个途径实现。第一种是在铁盐溶液混合的同时(还未发生沉淀)将聚合物加入，这样，在纳米颗粒的生成过程中，聚合物直接吸附在纳米颗粒上。反应结束后，多余的聚合物通过透析去除。第二种是在用超声分散和氧化纳米颗粒的过程中加入聚合物，使得在超声过程中，聚合物结合到纳米颗粒上。同样，反应结束后，多余的聚合物通过透析作用去除。纳米颗粒的硅烷化就是通过上述的第二种方法实现的。这一过程可分为两步，首先，将三甲氧基硅烷与纳米颗粒混合，在超声作用下，三甲氧基硅烷发生水解，然后在脱水作用下，表面羟基与纳米颗粒表面上的铁原子共价结合。其中，脱水作用最为关键，它是在润湿剂的存在下进行的。沸点为 290℃ 的丙三醇就是一种有效的润湿剂。同时，丙三醇的存在还可以防止颗粒之间的聚集和交联(其他硅烷化方法存在的问题)。最后，通过离心去除一些大的团聚体，而未结合到纳米颗粒上的硅烷通过水解作用去除。

德国先灵(Schering AG)公司生产的 SHU555A，表面为右旋糖酐包被，尺寸为 60nm[2]。然而，以上这些超顺磁性造影剂尺寸一般较大，其应用局限于肝、脾等器官。

之后 Advanced Magnetic 公司又研发了 AMI-227(Combidex)，它是一种超小超顺磁性氧化铁(ultrasmall superparamagnetic iron oxides)纳米颗粒，并于 2005 年 3 月获美国食品药物管理局批准。其磁核为 4~6nm 的氧化铁颗粒，外层为右旋糖酐包被，总直径为 17~20nm，血浆半衰期远比 AMI-25(Feridex)长，主要分布于淋巴管和骨髓，故可用作血池对比剂，也可作为淋巴结对比剂[7,8]。其制备工艺中的一个关键点是右旋糖酐的处理。首先将右旋糖酐溶解在水中，然后向其中加入硼氢化钠，混合搅拌 24h 后用盐酸将 pH 值调节到 7.1。经超滤、冻干处理后得到还原后的右旋糖酐，然后再以此为材料对纳米颗粒进行表面修饰。表面包被右旋糖酐一方面降低了纳米材料的毒性，另一方面增加了造影剂的 pH 稳定性。

　　以上提到的超顺磁性氧化铁造影剂依旧缺乏特异性，它们只针对网状内皮系统丰富的器官和组织，可能导致成像组织或器官与周围组织差异不大。而受体介导的超顺磁性造影剂（receptor mediated MRI contrast agent）可以解决这一特异性问题[9]。超顺磁氧化铁颗粒表面结合上一定的配体后，通过配体与细胞表面受体的特异性相互作用，纳米颗粒在特定的器官或组织处被细胞识别并吞噬进去。这样极大提高了造影剂的利用率以及成像的对比度。对于这种受体介导的造影剂，其靶点、被细胞摄取的量以及最终得到的图像的明暗程度，都受到细胞表面相应受体的量的影响。通过造影，还可以得到细胞新陈代谢的状态和健康状况。因此，受体介导的超顺磁造影剂可以提供受测组织或器官最直接的信息，例如功能状态等，整体上优化了磁共振成像技术。

　　配体可以是通过化学方法合成得到的一些耐生理条件的材料，也可以是一些天然的生物分子或是稍做修饰后得到的衍生物。氧化铁纳米颗粒配体修饰的方法主要有物理吸附、化学偶联、生物偶联三类。物理吸附是指配体分子与氧化铁纳米颗粒通过范德华力结合在一起，由于这种分子间相互作用力较弱，导致最终形成的产物不稳定。这种修饰方法可以在纳米颗粒合成的同时进行，因此操作简单；化学偶联使用化学偶联剂（如常用的 EDC-NHS），在配体分子与纳米颗粒之间形成强的共价键；而生物偶联则是指利用生物活性分子（如生物素-亲和素）进行的偶联。化学偶联与生物偶联一般都需要比较严格的反应条件，操作较复杂。

　　目前已有的 MRI 超顺磁造影剂成品都是通过共沉淀法制得的。而磁性纳米材料的制备方法并不限于这一种，其他的方法如微乳液法、高温热解法等可以得到性能更优异的磁性纳米颗粒。利用这些方法合成出来的磁性纳米颗粒进行 MRI 造影也已有很多研究，但是都还未商品化。

4.2.2　磁感应肿瘤热疗发热剂的制备技术

　　热疗是肿瘤治疗的一种重要手段。将瘤区加热到 41～46℃ 以上治疗恶性肿瘤的方法称为热疗[10,11]。加热到 56℃ 以上使恶性肿瘤组织坏死、凝固的方法称为热消融或热切除。41～46℃ 的高温可影响生物膜功能和状态，激活溶酶体活性，抑制 DNA、RNA 及蛋白质合成，增加休克蛋白合成，从而达到杀死肿瘤细胞的作用[12～14]。

　　磁感应肿瘤热疗因其具有微创、靶向效应等优点，已成为恶性肿瘤治疗的研究热点。所谓磁感应热疗[15]就是在肿瘤病灶部位引入磁性介质，磁性介质在外加交变磁场的作用下温度升高到 41℃ 以上而杀死周围肿瘤细胞。

　　1979 年 Gordon 等[16]提出了磁流体热疗或细胞内热疗的观点，即采用磁流体作为热疗的加热介质。德国的柏林洪堡大学医学院的 Jordan 研究组[17]从 1993 年起就进行磁流体热疗的研究。他们认为将磁流体注入到靶（病灶或组织）部位中，由于细胞的吞噬和融合作用，磁性颗粒会进入到细胞中，而且随着细胞的分裂，母细胞内的磁性颗粒会进入子细胞，再将靶置于功率足够高的交变磁场中，随着细胞内部的磁性颗粒的产热，靶细胞会因局部的热效应而死亡，从而达到治疗效果。在这一领域，Jordan 的研究组进行了一系列的工作，包括细胞内热疗的细胞学实验和对小鼠肿瘤模型进行的磁性液体热疗的动物实验。

20 世纪 90 年代中期 Mitsumori 等[18]将磁热疗与动脉栓塞疗法结合，提出了所谓的动脉栓塞热疗的疗法。他们将磁流体经兔肾动脉灌注，不仅可以栓塞肾动脉，同时施加的磁场使肾区产生高温。

对于磁流体热疗而言，先进的磁性加热介质——磁流体是其关键技术之一。作为加热介质的磁流体必须具备良好的能量吸收性能。

细胞往往存在一种热耐受现象[19,20]，指的是一种由热和其他一些细胞毒性剂诱导的对热的非遗传抗热现象，是热疗的一个不利因素。为了克服肿瘤细胞的热耐受，在临床治疗的时候肿瘤内部必须维持在 42℃以上的温度至少 60min，才能够完全杀死肿瘤细胞[19]。所以，为了尽量降低磁流体的使用剂量并减少肿瘤内部温度升到 42℃所需的时间，必须尽量选择在外加的合适交变磁场下获得迅速升温的磁性纳米材料作为磁流体热疗的材料。

共沉淀法是一种比较常用的纳米磁流体制备方法。顾宁等[21]用湿化学共沉淀方法制备了肿瘤磁热疗用氧化铁磁性纳米发热剂。反应在 50L 高速搅拌反应釜中进行，将质量分数为 2.5%氨水溶液加入到搅拌条件下的 $FeCl_3$ 和 $FeSO_4$ 混合溶液中，直至 pH＝9 时停止加入氨水，继续搅拌 1h 后停止反应，整个反应过程通氮气进行保护。此步骤中，可通过控制 $FeCl_3$ 和 $FeSO_4$ 的比例来控制得到的 Fe_3O_4 纳米颗粒的尺寸，随着减小 Fe^{3+}/Fe^{2+} 比例，从 1.8 到 1.3，颗粒尺寸增加；另外，随着增加反应体系的体积，得到的 Fe_3O_4 纳米颗粒的尺寸增加。综合调节这两个因素，可控制得到的 Fe_3O_4 纳米颗粒尺寸在 8～40nm 范围内可调。由于 Fe_3O_4 容易被氧化，在制备过程中可以采用空气氧化法在酸性条件下将 Fe_3O_4 氧化成 γ-Fe_2O_3。化学反应式如下：

$$Fe^{2+}+2Fe^{3+}+8OH^- \longrightarrow Fe_3O_4+4H_2O$$

$$Fe_3O_4+2H^+ \longrightarrow \gamma\text{-}Fe_2O_3+Fe^{2+}+H_2O$$

朱宏等[22]水热法制备了高磁滞生热能力的肿瘤磁热疗用氧化铁磁粉。他们所制备的氧化铁磁粉磁滞生热能力高，可达 50～2000W/gFe，可以广泛用于肿瘤磁热疗。以粒径为 5～10nm 的氧化铁磁粉制备为例，其制备过程如下：将 0.6mol/L 的硫酸亚铁水溶液加热至 60～80℃并加入浓度 2.4mol/L 的氢氧化钠水溶液使混合溶液的 pH 值调至 6.4，在快速搅拌下通入氧气制得氧化铁沉淀物，经 1h 反应后过滤得沉淀产物，然后将沉淀产物经过去离子水洗涤、过滤、真空干燥等工艺制成粒径为 5～10nm、化学成分中铁含量为 69.0%～72.4%、氧含量为 27.6%～

31.0％、磁滞生热能力达 $700\sim2000W/g$ Fe 的肿瘤热疗用氧化铁磁粉。运用相似的制备方法，还可以制备得到粒径为 $50\sim100nm$ 和 $10\sim100\mu m$ 的肿瘤磁热疗用氧化铁磁粉。

高温裂解法也是一种常用的磁性纳米颗粒的制备方法。一般而言，相对于共沉淀法，用高温裂解法制备得到的磁性纳米颗粒在交变磁场的作用下有着更高的发热效率，磁性纳米颗粒的单分散性也更为优越。而锰、锌、钴等金属离子的掺杂可进一步提高其发热效率。

韩国的 Jang 等[23]用高温裂解法制备了掺杂型磁流体。他们采用辛醚为溶剂高温分解乙酰丙酮铁，通过调节氯化锌和氯化锰的掺杂比例，制备出了均匀稳定的掺杂型铁氧体磁性纳米颗粒，并能够进行放大制备。以锰锌铁氧体磁性纳米颗粒的放大制备为例，将 3.6g 氯化锌，4.8g 氯化锰和 42.4g 乙酰丙酮铁加入到溶剂中，再加入适量的表面活性剂（油酸和油胺）。将反应物升温至 300℃，恒温反应 1h 后移去热源。待反应物温度降至室温后往其中加入乙醇，磁分离去上清后将沉淀溶解于甲苯中。如此，可以得到 9.8g 锰锌铁氧体磁性纳米颗粒。

最近，Jang 等[24]通过软磁材料和硬磁材料的交换耦合进一步提高了磁性纳米颗粒在交变磁场作用下的发热效率。Jang 等通过研究发现只有磁性纳米颗粒的磁晶各向异性能常数（以下简称 K 值）处于一定范围时磁性纳米颗粒才能获得最好的发热效率。由于 K 值是金属铁氧体磁性纳米颗粒的一个内在的材料属性，调整 K 值无疑是极度困难的。Jang 等以 $CoFe_2O_4$ 等为硬磁材料，以 Fe_3O_4、$MnFe_2O_4$ 等为软磁材料，用改进的种子生长法制备了软磁-硬磁（或硬磁-软磁）核壳结构的磁性纳米颗粒，通过软、硬磁材料在其界面处的交换耦合，使得磁性纳米颗粒的 K 值表现为可调。这种核壳结构的磁性纳米颗粒具有非常优越的发热效率，在频率为 500kHz、场强为 37.3kA/m 的交变磁场的作用下，其 SLP 值可以到达 $2000\sim4000W/g$。他们将这种核壳结构的磁性纳米颗粒用于小鼠的肿瘤热疗，取得了良好的治疗效果。见图 4-2。

产业化方面，德国的 Magforce® 纳米技术公司[25]建立了第一个 NanoTherm 脑肿瘤治疗中心。他们所使用的磁性纳米颗粒直径为 15nm，表面修饰有氨基硅烷涂层，产品名为 NanoTherm®。同时，他们还发展了相应的治疗用交变磁场发生设备（NanoActivator™）和热疗计划（NanoPlan®）。见图 4-3。

4.2.3　生物分选用磁性微球的制备技术

磁性微球（magnetic microspheres，MMS），或者叫磁性微珠（magnetic beads，MB），是指通过适当的制备方法使有机高分子与无机磁性颗粒结合形成具有一定磁性及特殊结构的复合材料，是近年发展起来并广泛应用于磁性材料、生物医药及生物工程等领域的一种新型功能性试剂。其主要以具有高磁响应性的中心磁核和亲和性的壳层两部分组成。其中中心磁核的主要成分为铁、钴、镍金属或其氧化物，

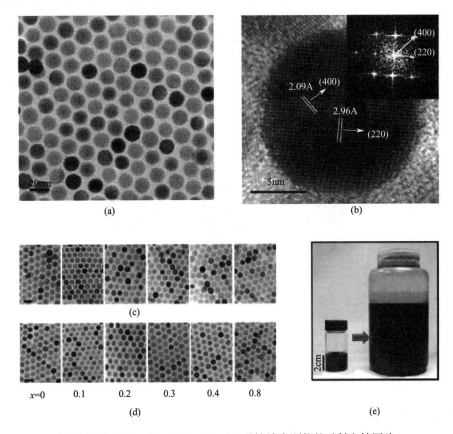

图 4-2　(a)15nm$(Zn_{0.4}Fe_{0.6})Fe_2O_4$ 磁性纳米颗粒的透射电镜图片；

(b)15nm$(Zn_{0.4}Fe_{0.6})Fe_2O_4$ 磁性纳米颗粒的高分辨透射电镜图片；

(c、d) 15nm$(Zn_xMn_{1-x})Fe_2O_4$ (c)和$(Zn_xFe_{1-x})Fe_2O_4$ (d)

磁性纳米颗粒的透射电镜图片；(e)图片显示 15nm

$(Zn_{0.4}Fe_{0.6})Fe_2O_4$ 磁性纳米颗粒的产量可以达到 10g

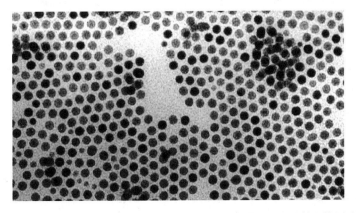

图 4-3　Magforce 公司生产的 10～15nm 的磁性纳米颗粒透射电镜图片

尤以 Fe_3O_4 居多。而外壳层主要由纤维素、白蛋白、明胶和各种聚糖等天然高分子以及聚苯乙烯及其共聚物、聚丙烯酸和聚丙烯酸酯及其共聚物、聚酰胺类、聚苯胺等合成高分子材料组成。

　　磁性复合微球的结构有三种，如图 4-4 所示。图中 1 以无机颗粒(如金属铁、钴及金属氧化物,四氧化三铁,二氧化钛等)为核,高分子材料为壳层；2 以高分子材料为核,无机颗粒为壳层；3 为夹心的三明治结构,即外层、内层均为高分子材料,中间夹层为无机磁性颗粒。

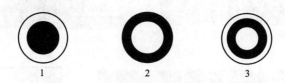

图 4-4　磁性复合微球的结构

　　由于磁性微球自身兼具高分子微球和磁性颗粒的众多特性,故无外加磁场时在溶液中分散均匀、稳定,而加外磁场则可简单快速分离,可以通过共聚,表面改性赋予其表面多种反应性功能基团,因此为实现免疫学分析分离以及靶向给药提供了可能。由于磁性微球具有成本低廉,材质优良以及生物相容性高等诸多优点,其在生物医学领域的应用范围已日渐广泛。

　　磁性复合微球的制备方法很多。传统的制备方法主要有共混包埋法、共沉淀法及单体聚合法等。

　　共混包埋法是制备磁性聚合物微球最早时常用的一类方法,多用于天然高分子。它是将磁性颗粒均匀地分散于高分子材料溶液中,采用雾化、絮凝、沉积、蒸发等手段,通过范德华力、氢键、配位键或共价键等作用,使溶解的高分子链缠绕在磁性纳米颗粒表面形成高分子包覆的磁性微球。在包埋的过程中,可以用交联剂交联高分子壳层等来增加微球的稳定性。采用共混包埋法制备磁性微球一般是核-壳型或者是混合型的结构。包埋法制备磁性微球的优点是所需条件简单,易于进行,表面本身含有各种活性功能基团,可直接偶联所需配基。但缺点是制备的磁性微球大小难以控制,粒度分布宽,形状不规则,不同微球磁性物质的含量相差很大,而且壳层中易混有杂质,因此用于免疫测定和细胞分离时受到很大的限制。包埋法根据具体情况又分为乳化-加热固化法、乳化-化学交联法、冷冻凝聚法和复乳-溶剂挥发法等。Bahar 等[26]通过共混包埋法将分散在油相中的磁性 Fe_3O_4 颗粒悬浮油液倒入水相,经搅拌后在室温下蒸发出油相溶剂,制得带有反应性醛基的磁性聚苯乙烯微球。安小宁等[27]用壳聚糖包埋磁粉制备出高磁性的壳聚糖微球,并进一步研究了包埋磁粉使用的壳聚糖与磁粉用量的比例对磁性壳聚糖微粒磁性的影响。结果表明，磁性壳聚糖微粒的磁性与壳聚糖的用量成反比。

化学共沉淀法是磁性颗粒在生成的同时就与高分子材料一起混合被包裹成核壳型微球的方法。即先将高分子物质溶解，然后将铁离子和亚铁离子在碱性条件下分散于高分子溶液中，进行氧化沉淀或共沉淀反应，这样高分子吸附在磁粒晶体表面，并进一步通过乳化复合技术、透析、干燥等手段形成高分子磁性微球。其中，高分子可降低磁性颗粒的表面自由能，阻止小磁颗粒间的相互聚集。共沉淀法的优点是制备方法简单，避免了制取磁流体或均匀分散磁颗粒的相关处理，制得的磁性微球粒径较小，比表面积大。缺点是磁性微球大小不均匀、磁响应性较差，操作时需要较强的外加磁场。国内孙敏莉等[28]利用此法合成平均粒径在 200nm 左右的DEAE-葡聚糖磁性微球，DEAE-葡聚糖对磁性纳米颗粒实现了良好的包覆且微球的形貌较好。国外 Lee 等[29]通过在聚乙烯醇(PVA)的水溶液中溶解铁盐和亚铁盐，然后用共沉淀法，形成稳定分散的 PVA 包裹的磁性纳米颗粒。

单体聚合法是先将磁性颗粒、单体、引发剂、稳定剂等混合液通过均化器分散均匀，再在一定条件下将单体在磁性颗粒表面进行聚合反应。单体聚合法成功的关键在于确保单体的聚合反应在磁性纳米颗粒表面顺利进行。对于亲水性磁性颗粒，亲水性单体容易在磁性颗粒表面进行聚合，而对于亲油性单体，则需要选择亲油性磁性颗粒。迄今为止，单体聚合法合成磁性微球的方法主要有悬浮聚合、分散聚合、乳液聚合等。

悬浮聚合法是在磁性纳米颗粒、悬浮稳定剂和表面活性剂存在的条件下，依靠引发剂的作用使一种或几种单体在磁性颗粒表面发生均聚或共聚，将磁性颗粒包裹在聚合产物中。朱以华等[30]用悬浮聚合法进行含氧化铁纳米颗粒的丙烯酸甲酯-苯乙烯和甲基丙烯酸环氧丙酯-苯乙烯的共聚，合成了一种表面羧基化和表面环氧基化磁性微球。这种磁性微球由于表面功能基团非常活泼，可以不需连接剂活化而直接与生物配基偶联。

由于采用悬浮聚合制备高分子磁性微球存在粒径分布较宽、磁含量较低等问题，所以其发展受到很大限制，目前人们较多采用的是乳液聚合法和分散聚合法。例如：Khng 等[31]采用一步无皂乳液聚合法，在磁流体存在的条件下，合成出表面含羧基、平均粒径为 30nm 左右的磁性复合微球。丁小斌等[32]采用分散聚合法，在醇/水体系和 Fe_3O_4 磁流体存在的情况下，通过苯乙烯(St)与 N-异丙基丙烯酰胺(NIPAM)共聚，合成出 Fe_3O_4/P(St-NIPAM)热敏性磁性微球。该微球在水溶液中具有明显的热敏性，有望在生物大分子分离中应用。

单体聚合法的优点是制得的高分子微球磁响应性强，形状较规则，大部分呈球状，且粒度分布较均匀，但缺点是其粒径较大，疏水性单体聚合生成的磁性微球表面一般不含功能活性基团，需要通过表面化学改性才能带上活性基团。单体聚合法是目前文献报道最多的功能性磁性微球的传统制备方法，除此之外，还有界面沉积法、自组装法、生物合成法等其他方法。可以看出，这些方法仍存在一些不足，因此开发出一种制备工艺简单，合成出的微球磁含量均一，粒径小而均匀，表面活性基团丰富的制备方法，是该领域的研究重点。

目前国内外已有一些大型公司或企业开发设计了一系列用于生物分离化的功能性磁性微球，并已实现批量生产。例如，具有一定国际影响力的戴诺生物（Dynal Biotech）公司一直致力于生产销售高质量、高品质的磁珠。1979年，John Ugelstad教授和他的同事发明了一种生产粒径均一的多聚体微球技术。通过此项技术，他们生产出了直径在 $1.5\sim100\mu m$ 结构对称的多聚体微球。他们把这种采用复合超顺磁物质制成的小球命名为 Dynabeads®，并把它作为公司的标志性产品。这种 Dynabeads® 主要是由 γ-Fe_2O_3 和 Fe_3O_4 磁性材料合成的均一、超顺磁、单分散性多聚微球，每个微球体包被一层多聚材料，作为吸附和结合各种生物分子的载体。磁性微球形状和大小的均一性保证了其表面物理化学性质的一致。这种磁珠及相关产品，在组织分裂、微生物学、分子生物学和免疫学领域独树一帜，在生物分选等生物医学领域具有广泛的应用。不同尺寸的磁珠可用于不同层次的生物分离。一般来说，在细胞分离和细胞修饰过程中，标准尺度的磁珠是 $4.5\mu m$ 左右，可应用于各种样本（如全血、骨髓、白细胞层）的细胞分离。而 $2.8\mu m$ 的磁珠则通常用于分子水平上，如 DNA、RNA、蛋白质的分离等。戴诺生物生产的这种磁珠因具有操作简便、磁性强久及适合多种体积范围（$50\mu L\sim50mL$）的样品分离而供广大研究工作者选用。例如，戴诺生物公司研制的 M-280 链霉亲和素磁珠是统一规格、超顺磁性的聚苯乙烯磁珠，其表面被覆单层链霉亲和素，链霉亲和素以共价方式黏附。链霉亲和素偶联的磁珠作为固相基质，可简便快捷、有效地与许多生物素化复合物结合，如：小分子，肽类，蛋白，抗体，糖类，凝集素，寡核苷酸，DNA/RNA 等。该产品以悬浮液方式包装。此外，国内的深圳微纳有限公司开发的磁性微球具有多种结构，包括核-壳结构、夹心结构（如图 4-5 所示）等。这种微球具有粒径和形貌可控性，超顺磁性以及良好的生物相容性，因此特别适用于细胞分离、蛋白纯化、DNA 疾病诊断以及磁性催化等生物技术、医学工程以及催化等领域。

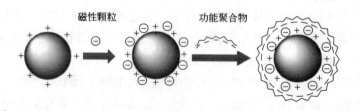

图 4-5　夹心结构的磁性微球

4.3　生物医用磁性纳米材料的质量控制

4.3.1　生物医用磁性纳米材料的关键纳米特性

　　磁性纳米材料有丰富的磁学特性，如超顺磁性、铁磁与亚铁磁特性、Néel 旋转或弛豫、Brownian 旋转或弛豫、磁滞效应、各向异性、磁偶极相互作用、交流磁热效应、磁场梯度中的运动特性等。生物医学应用依赖于这些特性，这些特性的强弱或大小又取决于纳米颗粒的化学计量组成与杂质、晶相与微结构、形状、尺寸及尺寸分布、表面修饰(修饰分子种类与功能基团、亲疏水性、水动力半径、表面电荷与等电点等)以及聚集状态(如线型聚集或簇状聚集)。例如，磁性氧化铁纳米颗粒随尺寸的减小，比饱和磁化强度降低，但是当尺寸减小到一个临界尺寸时，出现了超顺磁性，即在一定温度下，热能大于颗粒的各向异性能垒，使得纳米颗粒内部磁矩可以任意翻转，在外磁场作用下能够迅速取向，但当磁场关闭时，取向的磁矩又能迅速恢复到平衡的状态(即发生 Néel 弛豫)。这个超顺磁特性使得磁性纳米颗粒特别适合作为 MRI(磁共振成像)的造影剂，并且在超顺磁临界尺寸之内，随纳米颗粒尺寸的增加和比饱和磁化强度的增加，其 MRI 对比增强效果也增加。由于磁性纳米颗粒之间的磁偶极相互作用，纳米颗粒在溶液或生物介质中易发生聚集，这通常会导致 MRI 对比增强效果的增加，考虑到纳米颗粒在靶器官的累积以及进入细胞后在溶酶体中的聚集，可能会导致一种动态增强的效果，这有利于造影后的影像增强。又如，在交变磁场作用下，单畴磁性纳米颗粒内部磁矩克服各向异性能垒进行 Néel 弛豫产生热量，以及磁性纳米颗粒作为整体随交变磁场发生 Brownian 弛豫产生与介质的摩擦热，共同贡献交流磁热效应，其中贡献的大小取决于纳米颗粒的尺寸，当处于超顺磁或以下尺寸时，Néel 弛豫贡献是主要的，当介于超顺磁和单畴临界尺寸之间时，Brownian 弛豫贡献是主要的。当尺寸进一步增加到大于单畴临界尺寸时，则磁滞效应成为产热的主要贡献。形状和表面则分别通过形状各向异性和对表面的调控来影响纳米颗粒的磁化和弛豫特性。除了尺寸、形状、表面及聚集态等纳米特性的调控之外，材料组成和晶体结构更本质地决定纳米颗粒的磁性。例如，通过锰、锌对铁氧体的掺杂，可以本质地改变尖晶石晶格中金属元素的分布及自旋取向，能够大大提高比饱和磁化强度、MRI 弛豫率以及交流磁热效应。

　　对于锰、铁、钴、镍构成的氧化物或铁氧体纳米颗粒，因为这些元素同时又是可变价的 Fenton 元素，因此表现出氧化-还原和催化特性，如近年发现的 Fe_3O_4 纳米颗粒的类过氧化酶活性，其表现出高效的催化酶底物的能力，同时比天然酶更稳定、易于制备和具有低的成本，对发展新型多功能生物检测及环境污染检测和治理提供了有力的工具。例如，将特异性抗体偶联到磁性 Fe_3O_4 纳米颗粒，构建免疫纳米探针，可以同时实现靶分子的捕获、富集和检测。目前，一些研究已经发现这种类酶特性与纳米颗粒的元素组成和价态、尺寸、形状、表面电荷及修饰分子种类有密切关系。可见纳米颗粒模拟酶相对于天然酶还具有进行多参数的可修饰和裁剪的特性。

作为生物医学应用，磁性纳米颗粒的稳定性和生物相容性至关重要。稳定性包括化学稳定性、磁稳定性、分散稳定性及热稳定性等。例如，Fe_3O_4 纳米颗粒由于含有二价铁而容易发生氧化(化学不稳定性)，并进而导致磁性相应降低。分散稳定性则指作为胶体在溶液中能稳定分散，不发生聚集而沉淀。为了确保磁性纳米颗粒的稳定性，尺寸和表面修饰至关重要。尺寸增加，可以提高纳米颗粒的磁性，但是颗粒间的磁偶极相互作用随之增加，从而导致聚集发生。所以，实际应用中磁性纳米颗粒的尺寸控制常常需要折中，既要满足生物应用对磁性的要求，同时还要获得稳定的磁性液体，以方便操作或给药。表面修饰通过控制表面电荷和空间位阻层厚度，可以有效增加颗粒间排斥作用，保持颗粒在水、生理介质及血液中具有良好的稳定性。另外，表面修饰还为磁性纳米颗粒生物医学应用提供了功能性，如通过偶联抗体、核酸等生物分子实现靶向性，同时也使纳米颗粒变得更加生物相容。例如，通过 PEG(聚乙二醇)对磁性纳米颗粒进行修饰，并进一步偶联抗体，可以有效避免其在血液中发生二次调理作用，从而能躲避吞噬细胞的清除以实现长循环和主动靶向性。

综上，化学组成和晶体结构是决定纳米颗粒磁性的最本质的因素，可以选择氧化物、掺杂铁氧体、金属以及合金，通过组成及结构的调控可以有效获得高的性能，如高的比饱和磁化强度、弛豫率及交流磁热效应，但是某些材料受生物相容性的限制，所以需要综合考虑。尺寸及尺寸分布是另一个重要的参数，决定磁性强弱以及磁共振成像特性、肿瘤磁致热疗效果、磁场可操控特性等。表面分子修饰是解决纳米颗粒生物应用的桥梁，决定稳定性、生物相容性、表面二次吸附特性及靶向性。合适的尺寸和表面控制，如 USPIO，一种超小超顺磁氧化铁纳米颗粒，尺寸小于 40nm，表面采用 PEG 或葡聚糖进行修饰，可以有效实现血液中长循环和实现淋巴的靶向，而尺寸大于 40nm 的颗粒则容易首先被肝脾吞噬，可以实现肝的被动靶向。由于生理条件的复杂性，磁性纳米颗粒聚集往往是其存在的一个真实状态，如纳米颗粒在血液中输运时的聚集、纳米颗粒进入细胞后在溶酶体中的聚集等，这些聚集可能导致微血管栓塞，也可能直接影响 MRI 及磁感应热疗的效果，具有很大的复杂性与不确定性。聚集状态的控制依赖于纳米颗粒尺寸大小、表面的修饰、进入体内后的再吸附以及外磁场的应用等。稳定性和生物相容性对生物医学应用至关重要，常常要首先考虑。模拟酶特性和磁学特性依赖于上述的材料组成、晶体结构、尺寸、表面、聚集态等因素，直接决定应用的效果。对所有这些纳米特性来说，在追求高性能的同时，应根据具体应用进行合理取舍及平衡，以实现最安全和最有效的应用，如体外检测、诊断和治疗。为了实现纳米特性的最优化应用，发展先进的制备技术并进行严格的质量控制和标准研究是关键所在。

4.3.2　生物医用磁性纳米材料质量控制的环节与技术

基于磁性纳米材料特殊的物理化学性质，其在生物医学领域显示出巨大的应用潜力和应用价值，尤其是近年来在 MRI 造影剂、肿瘤热疗及靶向载抗癌药等方面的研究，使癌症诊治看到了新的希望；另外，在组织修复、免疫分析测定、细胞分离等方面也有潜在的应用。所有这些应用都要求纳米材料具有高的饱和磁化强度、同时尺寸小于 100nm、粒径分布窄，而且这些应用需要纳米材料具备合适的表面修饰——这些表面修饰为纳米材料提供了良好的生物相容性，有效地避免了其毒性，还能够实现特定靶向的目的[33]。由此可见，磁性纳米材料的质量是生物医学应用的关键，而质量控制是获得高质量磁性纳米材料的基础，决定着纳米材料能否作为生物医用材料应用于人体。发展优质磁性纳米材料，全面提高材料的质量和安全水平，可加快磁性材料临床使用的进程，尽早为人类健康做出贡献。

建立科学、完备的磁性纳米材料质量标准体系可以确保材料的质量安全，质量控制环节的要点就在于质量体系标准化的建立，而标准化的建立是一个复杂的系统工程，需要对材料制备的各个环节进行控制，确定哪些是影响质量的关键技术。关键技术是指对产品质量起决定作用的过程。对于每一个制备步骤，在质量策划的基础上，依据标准的要求，结合实际情况进行确定。比如：二价与三价铁盐的比例、碱的滴加速度、反应时间、反应温度等。

质量控制是一项对知识要求极高的工作。因为它需要的知识十分专业，既需要与质量控制相关的知识，同时还必须有统计学、数学方面的知识。因此，想要做好产品的质量控制工作，就必须深入了解质量控制的基本理论，把握世界质量控制的发展趋势，了解此产品的最新质量标准[34]。可将磁性纳米材料的制备分为四个环节，材料的质量控制则是对这四个环节中关键技术的控制。即：①起点原料控制；②过程操作控制；③标准执行控制；④误差范围控制。

本节主要在共沉淀法制备氧化铁磁性纳米颗粒质量控制基础上介绍生物医用磁性纳米材料质量控制的环节与技术。

共沉淀法制备氧化铁磁性纳米颗粒是经典的磁性材料制备方法，也是最简洁和有效的化学制备方法。共沉淀方法的最重要的优点是可以大批量地制备磁性纳米氧化铁材料[33]，即宏量制备。然而，在共沉淀过程中对于氧化铁纳米颗粒的尺寸控制是有限度的，因为在颗粒生长的过程中只有可以变动的因素才能够控制尺寸。铁盐共沉淀产生纳米颗粒的过程可分为两个阶段。如图 4-6 所示，首先是离子达到临界过饱和时短暂的大量成核

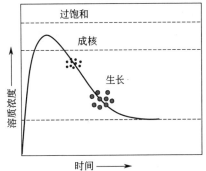

图 4-6　磁性纳米颗粒的
成核与生长过程

阶段，然后是在核的表面铁离子缓慢的生长阶段。如果要合成单分散的氧化铁纳米材料，必须在技术上控制使这两个阶段分开，必须在生长的过程中避免成核[35]。

通过调整溶液 pH、离子强度、温度、Fe^{2+}/Fe^{3+} 的比例以及调节铁盐的类型（如高氯酸铁盐、氯化铁盐、硫酸铁盐、硝酸铁盐），可以获得 2～17nm 粒径的氧化铁纳米颗粒[34]。Babes[36]研究组系统地研究了各种参数（中间体、Fe^{2+}/Fe^{3+} 比例、滴加速度、铁盐和四甲基氢氧化铵的浓度及温度和氧气的量）对氧化铁磁性纳米颗粒的性质和尺寸的影响。

（1）起点原料控制

起点控制的控制环节在原料，技术上来讲即是对原料进行各种检验，确保其质量。特别是对于磁性纳米氧化铁的宏量制备，原料是生产线上合成产品的基础，原料质量控制是产品质量的保证[34]。宏量制备所需原料量比较大，即使是同一个厂家提供的原料在不同批次也会有一定差别，这需要在投料前对其进行检查，根据需要制定相应的检测标准。如果宏量生产用作生物医用材料，试剂均要达到医用标准才可以投入使用。此外，原料的保质期、反应设备的清洁度等也是考察的重点。

（2）过程操作控制

设计和制备是影响宏量制备质量好坏的真正原因。设计是达到最终产品质量的启动点，决定质量的等级，制备则是在执行中实现质量的过程。很多质量问题在最终的产品检验过程中很难检验出来，因为制备过程中许多未知的因素可能带进异物。所以，过程操作的控制对质量达标至关重要。

费根鲍姆在 1961 年出版了"Total Quality Control"（《全面质量控制》）一书。在这本书中他阐述了与其他质量管理专家不同的质量管理的观念。譬如，费根鲍姆提出影响质量的因素可分为两大类：技术性的和人为的，人为的因素更为重要，重要的是控制源头质量[34]。宏量制备达到一定级别后可以考虑引入机械操作，机械操作在一定程度上保证了操作的规范，但是机械也存在机械污染，同时机械也需要人的操作，人就是最大的不确定因素。所以对操作人员的培训等也需要引起重视。低级别的制备过程更需要对操作人员的操作过程进行标准控制，因为这个过程人是执行者，也是最大的未知因素，操作不当会对产品质量产生不可挽回的影响。如与纳米相关药品的生产必须符合 GMP（good manufacturer practice），即：药品生产质量管理规范。

（3）标准执行控制

宏量制备存在批次的差别，为了使每个批次间的差别降到最低，对操作要建立一定的标准，并严格执行标准操作规程，不可随心所欲。如标准制定在一定时间内将碱加入到铁盐溶液中，则需要每次都按照这个速度滴加，否则得到的材料批次间不一致，影响其使用。因此，反应中对加料控制设备的使用是重要的，如蠕动泵的使用。再如在反应的过程中通氮气保护，则需要气体流量计控制氮气的流速，保证其一致性。

(4) 误差范围控制

原料的量取、人为操作的差别、仪器本身的校正值等均会引起产品批次内及批次间的误差，对于这个误差，只能将其控制在最小的范围内，而不可能完全消除。控制误差范围，首先在材料合成的设计上要将其降到最低，在源头上控制。此外，标准的严格执行，过程操作的统一均会在一定程度上降低误差。

另外，外界条件也会对整个操作系统产生一定的影响，产生误差。技术上保持生产环境的一致性即可降低环境误差。

4.3.3　生物医用磁性纳米材料的标准化研究

自 20 世纪 80 年代初发展起来的纳米材料，以其奇特的性能和广阔的应用前景，引起了众多领域科学工作者以及企业家的极大关注，同时也引起了一些国家政府的高度重视和支持。伴随着纳米材料研究和应用的盛行，一些问题也接踵而至，因此建立一个纳米材料的标准化体系显得尤为重要[37,38]。纳米标准问题不仅仅是中国纳米技术发展需要关注的焦点之一，更是世界纳米技术发展的一个重要研究课题。

一种材料的标准化涉及了材料制备过程的标准化，测量方法的标准化，以及最终材料本身的标准化。只有严格控制材料制备以及测量方法，才可能保证材料的标准化。标准化的材料可以申报成为标准物质。"国际通用计量学基本术语"中对标准物质进行了如下定义：

"标准物质是具有一种或多种足够均匀和很好确定了的特性值，用以校准设备、评价测量方法或给材料赋值的材料或物质。"

也就是说，界定标准物质的唯一手段是其所具有的某一或某几种特性值，而与材料的数量和形式无关。另一方面，标准物质实用性强，既可用于校准和检定测量仪器，评价测量方法的准确性，也可用于对测量过程进行质量评价等。标准物质的这些特点决定了其在多种领域中都具有重要的作用。无论是化工、冶金等基础工业领域，还是新材料、新能源等高新技术领域以及环境保护、医疗卫生等国民经济的重要领域，都需要相应的标准物质来保证测量结果的准确可靠。

虽然纳米技术才刚刚兴起，但其标准化研究已经引起许多国家和国际组织的极大兴趣。2002 年，美国国家技术标准研究院（NIST）正式启动"国家纳米计划（NNI）"。2004 年 7 月，又成立了纳米技术标准工作组（ANSI-NSP）。德国在纳米技术的长期规划中提出加强对制备方法、纳米尺度的检测与表征方面等研究项目的支持。欧盟各国制订了"尤里卡计划"，重点对纳米材料的表征方法进行研究。目前我国标准物质技术的发展在总体上与国际同步，在国家标准委的领导及科技部的大力支持下，我国已针对基础标准、纳米尺度的检测与表征以及纳米粉体材料等技术标准开展了全面系统的研究制定工作[39]，目前已启动的标准制修订项目有几十项。随着新材料研究的快速发展，现有的标准物质品种并不能满足需求，前瞻性地开展一些国际上还未涉及的纳米标准研究，领先占领部分研究领域及市场，对于我国在纳米科技领域取得先机具有关键的作用[40]。

磁性纳米材料在药物递送、肿瘤热疗、MRI 造影等方面的应用极大地推动了生物医学领域的进步，遗憾的是，磁性纳米材料发展到现在，其标准物质的研究却鲜有报道。国内东南大学于 2009 年着手研制纳米 γ-Fe_2O_3 弛豫率标准物质，目前已获批国家标准物质[GBW(E)130387]。以下就以此为例，对材料标准化研究做一简单介绍。

前面提到，标准化涉及到材料制备的标准化，测量方法的标准化以及材料本身的标准化。以纳米 γ-Fe_2O_3 弛豫率标准物质为例，材料制备的标准化主要是指制备过程中相关参数的精确控制，如反应物比例、反应时间、后处理方法及步骤。而作为测量方法的弛豫率的测量，其标准化主要是指测量前样品浓度的标准化，浓度的标准化可以通过浓度溯源及标准曲线的建立和使用得以控制。这两方面的标准化主要是制备工艺和测量方法上的控制，而要成为标准物质，材料本身的标准化程度还有待于一系列的验证。这一过程包括确定标准物质的特性量值，检验其稳定性和均匀性。

首先，特性量值的确定。特性量值是指所要研究的材料的物理特性、化学成分、工程参数等，它可以直接测得或间接得到，并在一定条件下能够高度稳定。对于磁性纳米材料，物理形态下的尺寸以及磁性都可以用来作为研制标准物质的特性量值。"纳米 γ-Fe_2O_3 弛豫率标准物质"以磁性纳米颗粒在 MRI 中的弛豫率作为特性量值。

其次，考察特性量值的稳定性。稳定性是指标准物质在规定的时间和环境条件下，其特性量值保持在规定范围内的能力。影响稳定性的因素可能来自材料本身、制备或储存过程，也可能来自外部条件的影响。纳米材料具有高的比表面积以及高的反应活性，只有当其分散在一定的介质中才能够稳定存在，因此其稳定性的考察就应该是在相应的条件下评价材料特性量值的稳定程度。例如"纳米 γ-Fe_2O_3 弛豫率标准物质"就是以水溶液的状态进行稳定性考察的，如果该体系能够长期保持稳定、不团聚，而且经 MRI 测量得到的弛豫率变化不大，就可以认为是稳定的。标准物质管理办法中明确规定，一级标准物质稳定性要大于一年，二级标准物质稳定性要大于半年。

再次，考察特性量值的均匀性。均匀性是指物质的一种或几种特性具有相同组分或相同结构的状态，它反映了标准物质特性的空间分布特征。也就是说，如果物质各部分的特性量值都没有差异或差异不大，那么该物质就这一特性而言是均匀的。物质各部分之间的特性量值是否存在差异，需要通过实验来确定。均匀性的检验一般使用方差分析法，通过组间方差和组内方差的比较来检验，如果二者的比值小于统计检验的临界值，则认为该物质是均匀的。如"纳米 γ-Fe_2O_3 弛豫率标准物质"的均匀性的检验是取 15 个样品，对每个样品测量三次，得到 15 组弛豫率数据，对每一组数据求平方和，得到组内平方和，将 15 组数据分别的平均值求出后求该 15 个数据的平方和，得到组间平方和，然后分别除以自由度得到组内方差与组间方差，进而通过统计检验的方法计算物质是否均匀。

　　围绕特性量值进行了一系列关于均匀性、稳定性的评价后，最终要进行的就是对标准物质的定值。定值是指对标准物质的特性量值进行赋值，定值应该具有溯源性，使得标准物质特性量值的量化能够与国家标准联系起来。例如"纳米 γ-Fe_2O_3 弛豫率标准物质"弛豫率这一特性量值与铁浓度相关，需溯源到被测样品的浓度，而被测样品浓度的确定是以标准曲线的建立为基础的，标准曲线又是基于国家铁浓度标准物质建立起来的。这一连续的比较链中的每一步都会产生不确定度，将各个步骤产生的不确定度综合起来就是溯源的不确定度，它表明了通往较高准确度水平或权威机构的这一连续通道的畅通情况。不确定度越小，溯源性就越好。

　　关于标准物质的定值方式，标准物质管理法规中明确规定有以下 4 种方式：

　　① 用高准确度的绝对或权威测量方法定值。绝对（或权威）测量方法的系统误差是可估计的，相对随机误差的水平可忽略不计。测量时，要求有两个或两个以上分析者独立地进行操作，并尽可能使用不同的实验装置，有条件的要进行量值比对。

　　② 用两种以上不同原理的已知准确度的可靠方法定值。研究不同原理的测量方法的精密度，对方法的系统误差进行估计，采取必要的手段对方法的准确度进行验证。

　　③ 多个实验室合作定值。参加合作的实验室应具有标准物质定值的必备条件，并有一定的技术权威性。每个实验室可以采用统一的测量方法，也可以选该实验室确认为最好的方法。合作实验室的数目或独立定值数应符合统计学的要求。定值负责单位必须对参加实验室进行质量控制和制定明确的指导原则。

　　④ 当已知有一种一级标准物质，欲研制类似的二级标准物质时，可使用一种高精密度方法将欲研制的二级标准物质与已知的一级标准物质直接比较的方式，而得到欲研制标准物质的量值。

　　纳米 γ-Fe_2O_3 弛豫率标准物质的定值选择的是多家医院联合定值的方式。定值的不确定度联合稳定性和均匀性的不确定度（稳定性和均匀性检验中给出）一起计入到总的不确定度中。

4.4　小结与展望

　　磁性纳米材料在生物医学领域应用最成功的典范是纳米氧化铁磁共振造影剂，

已有多种产品上市或处于临床研究之中，其制备方法都采用化学共沉淀法，主要是由于其简单易行、易于放大和低的成本，这是宏量制备和工业化生产的要求。但是这种制备方法也存在一些不足，如产品尺寸分布较宽、结晶度低，从而导致低的磁性及 MRI 弛豫率。因此进一步深入研究，在共沉淀反应中合理控制成核、生长、结晶及陈化过程以克服上述瓶颈是未来一个发展方向，也是一个很大的挑战。另外，通过表面修饰获得稳定和分散性良好的磁性纳米颗粒之后，再采用合适的方法进行尺寸分选也是一种选择，盐析和高梯度磁场分选的方法已经被建立，但是进一步的优化和放大处理量还存在困难。

采用高温裂解法制备磁性纳米颗粒值得关注，其在尺寸及单分散性控制，尤其是高性能磁性纳米颗粒制备上显示了突出的优势。但是苛刻的制备条件（如高温）和昂贵的原材料以及带来的环境污染可能制约其用于宏量制备。即便如此，其均一的尺寸和高的性能仍然吸引着众多的研究者，几十克级的制备已经见诸报道。寻找低成本、安全的铁前驱物及溶剂是需主要解决的问题，温度及升温速度的精确控制也是放大生产时面临的挑战。

由于材料在纳米尺度上的性质的复杂性和易变性，制备、后处理及保存条件的微小改变可能导致严重的纳米特性改变，因此宏量制备中的质量控制显得特别重要，尤其是纳米材料标准检测方法的建立和标准物质的研制成为重要的质控方法和指标。发展宏量制备技术并进行质量控制及标准研制，是磁性纳米材料生物医学应用的前提，也是目前亟需解决的，同时对规范纳米生物医学产业的发展、提高国际竞争力具有重要意义。

（张宇，东南大学）

参考文献

[1] Sophie Laurent, Delphine Forge, Marc Port, *et al*. Magnetic iron oxide nanoparticles: synthesis, stabilization, vectorization, physicochemical characterizations, and biological applications. *Chem. Rev.*, **2008**, *108*: 2064-2110.

[2] Ruirui Qiao, Mingyuan Gao. Superparamagnetic iron oxide nanoparticles: from preparations to in vivo MRI applications. *J. Mater. Chem.*, **2009**, 19: 6274-6293.

[3] 黄双, 吉民. 国内外造影剂的最新研究进展. 中国药学杂志, **2010**, 8(16): 1213-1217.

[4] 徐星星, 朱宏. 磁性纳米颗粒及其在生物医学领域中的应用. 磁性材料及器件, **2010**, 10: 7-11.

[5] Park Y I, Piao Y, Lee N, *et al*. Transformation of hydrophobic iron oxide nanoparticles to hydrophilic and biocompatible maghemite nanocrystals for use as highly efficient MRI contrast agent. *J. Mater. Chem.*, **2011**, 21: 11472-11477.

[6] Lodhia J, Mandarano G, Ferris N J, *et al*. Development and use of iron oxide nanoparticles (Part 1): Synthesis of iron oxide nanoparticles for MRI. *Biomed. Imaging Interv.*, **2010**, 6(12): 1-12.

[7] Gorman E V, Josephson L. Biologically degradable superparamagnetic materials for use in clinical applications. *United States Patent*, **1989**. Pat. No. 4, 827, 945.

[8] Lewis J M, Menz E T, Kenny F E, *et al*. Vascular magnetic imaging method and agent comprising biodegradeable superparamagnetic metal oxides. *United States Patent*, **1991**. Pat. No. 5, 055, 288.

[9] Menz E T, Rothenberg J M, Groman E V, *et al*. Receptor mediated endocytosis type diagnostic agents. *Euro Patent Appl.*, **1989**. Pub. No. 0670167A1.

[10] 彭楠，赵彼得. 临床肿瘤治疗. 北京：人民军医出版社，**2002**：3-5.

[11] Dewey W C. Arrhenius relationships from the molecule and cell to the clinic. *Int. J. Hyperthermia*, **1994**，10：457-483.

[12] Giovanela B. *Clinical Practice in Canner Treatment*. New York：Plenum Press, **1990**：95-101.

[13] Dikomey E, Frankze J. Effect of heat on induction and repair of DNA strand breaks in X-irradiated CHO cells. *Int. J. Radiat. Biol.*, **1992**, 61：221-234.

[14] Roti Roti J L, Kampinga H H, Malyapa R S, *et al*. Nuclear matrix as a target for hyperthermic killing of cancer cells. *Cell Stress Chaperones*, **1998**, 3：245-255.

[15] Moroz P, Jones S K and Gray BN. Status of hyperthermia in the treatment of advanced liver cancer. *J. Surg. Oncol.*, **2001**, 77：259-269.

[16] Gordon R T, Hines J R, Gordon D. Intracellular hyperthermia：A biophysical approach to cancer treatment via intracellular temperature and biophysical alteration. *Med. Hypothesis*, **1979**, 5：83.

[17] Jordan A, Wust P, Fakhling H, *et al*. Inductive heating of ferrimagnetic particles and magnetic fluids：Physical evaluation of their potential for hyperthermia. *Int. J. Hyperthermia*, **1993**, 9：51.

[18] Mitsumori M, Hiraoka M, Shibata T, *et al*. Development of intra-arterial hyperthermia using a dextran-magnetite complex. *Int. J. Hyperthermia*, **1994**, 10(7)：783-785.

[19] 李建人. 高热治疗肿瘤的临床应用. 国外医学肿瘤学分册, **1994**, 21(4)：219-233.

[20] 梁寒，郝希山. 热疗的生物学机制. 国外医学肿瘤学分册, **2001**, 28(6)：438-441.

[21] 顾宁，张宇，马明. 肿瘤磁致热疗用纳米发热剂的制备方法. 发明，ZL200510041048.8，**2008**.3.5.

[22] 朱宏. 高磁滞生热能力的肿瘤磁热疗用氧化铁磁粉及其制备方法. 发明. ZL200310106498.1，**2003**.12.3.

[23] Jang J T, Nah H, Lee J H, *et al*. Critical enhancements of MRI contrast and hyperthermic effects by dopant-controlled magnetic nanoparticles. *Angew. Chem.*, **2009**, 127：1234-1238.

[24] Jae-Hyun Lee, Jung-tak Jang, Jin-sil Choi, *et al*. Exchange-coupled magnetic nanoparticles for efficient heat induction. *Nature Nanotec.*, **2011**, 6：418-422.

[25] http：//www. magforce. de/english/products/nanotherm1. html

[26] Bahar T, Celibi S S. J. Immobilization of glucoamylase on magnetic poly(styrene)particles. *Appl. Polymer Sci.*, **1999**, 72：69-73.

[27] 安小宁，苏致兴. 高磁性壳聚糖微粒的制备与应用. 兰州大学学报，**2001**, 37：100-103.

[28] 孙敏莉，王强斌，张皓等. DEAE-磁性纳米粒子提纯质粒的研究. 上海第二医科大学学报, **2003**, 23：512-514.

[29] Lee J, Isobe T, Senna M. Preparation of ultrafine Fe_3O_4 particles by precipitation in the presence of PVA at high pH. *J. Coll. Inter Sci.*, **1996**, 177：490-494.

[30] 朱以华，王强斌，古宏晨等. 表面功能化磁性微球的制备及在核酸分离与固定化酶中的应用. 中国医学科学院学报，**2002**, 24：118-123.

[31] Khng H P, Cunliffe D, Davies S, *et al*. The synthesis of sub-micron magnetic particles and their use for preparative purification of proteins. *Biotechnol. Bioeng.*, **1998**, 60：419-424.

[32] 丁小斌，孙宗华，江英彦等. 热敏性高分子包裹的磁性微球的合成. 高分子学报，**1998**, 5：628-631.

[33] Sophie L, Delphine F, *et al*. Magnetic iron oxide nanoparticles：synthesis, stabilization, vectorization, physicochemical characterizations, and biological applications. *Chem. Rev.*, **2008**, 108：2064-2110.

[34] 周黎明. 质量控制技术. 广州：广州经济出版社，2003.

[35] 杨文胜，高明远，白玉白. 纳米材料与生物技术. 北京：化学工业出版社，**2005**.

[36] Babes L, Denizot B, *et al*. Synthesis of Iron Oxide Nanoparticles Used as MRI Contrast Agents：A Parametric Study. *J. Colloid Interf. Sci.*, **1999**, 212 (2)：474.

[37] 沈电洪，王孝平，任晓芬. 国际纳米技术标准化动态. 中国标准化, **2005**, 9：71-74.

[38] 姜山，张军，冯瑞华等. 国内外纳米技术标准化工作综述. 新材料产业, **2007**, 6：33-38.

[39] 全国纳米材料标准化联合工作组. 国内外纳米材料标准现状与我国开展纳米材料标准化工作综述. 中国标准化, **2005**, 11：1-6.

[40] 全国纳米材料标准化联合工作组. 开展纳米材料标准化的必要性和意义. 中国标准化, **2005**, 5：9-27.

第5章 磁性纳米材料与结构的高分辨电子束分析

高分辨率的表征手段对于纳米材料性质与结构的分析有着不可或缺的作用，也正是这些表征技术的产生与进步使得人类得以在纳米尺度进行材料合成、结构的研究以及针对纳米尺度的效应发展出各类应用，乃至推动着整个纳米材料学科的发展。在众多表征技术中，高分辨电子束分析技术是其中最为重要的技术之一，它利用电子束作为光源，以电磁场作为透镜，可以获得远高于光学表征器件的分辨率。

透射电子显微镜(transmission electron microscope)简称透射电镜(TEM)，其分辨率可达到 0.7nm，能够在原子和分子尺度直接观察材料的内部结构；能方便地研究材料内部的相组成和分布以及晶体中的位错、层错、晶界和空位团等缺陷，是研究材料微观组织结构最有力的工具；能同时进行材料晶体结构的电子衍射分析，并能够同时配置 X 射线能谱，电子能量损失谱等测定微区成分。经过 70 多年的发展，透射电子显微镜已经广泛应用在各个学科领域和技术部门。现在对于材料科学和工程，它已经成为联系材料性能和内在结构的一个重要桥梁。

根据光学理论预计电子显微镜的空间分辨率应当非常高，但电磁透镜的不完善性，使得电子显微镜的实际分辨率受到很大的限制。为了消除电磁透镜的像差，使分辨率提高到 0.1nm 的程度，又发展出了高分辨电子全息技术。与一般透射电子显微成像方法相比，电子全息术可以将出射电子波的振幅和相位都记录在电子全息图中，可以得到许多透射电子显微术无法获得的信息，特别是与材料的物理性能有比较密切联系的如内势场和磁场分布等。电子全息术作为一种全新的具有高空间分辨率的显微研究手段，在材料的显微结构研究中也已占有重要的地位。以下本书将详细介绍这两种高分辨电子束分析技术的原理、技术参数等，以及其对磁性纳米颗粒的表征应用，包括显微结构分析、电子能量损失谱学分析和电子全息分析等。

5.1 高分辨透射电镜成像与电子全息

5.1.1 透射电子显微镜的基本原理

1924 年德布罗意证明了快速离子的辐射，并发现了一种高速运动电子，在一定加速电压下，其波长为 0.05nm，为可见的绿光波长的十万分之一。又过了两年，布施 (Busch)[1~4] 提出用轴对称的电场和磁场聚焦电子线。在这两个构想基础上，1931—1933 年鲁斯卡(Ruska)[5~8] 等设计并制造了世界上第一台透射电子显微镜。

透射电镜的总体工作原理是：由电子枪发射出来的电子束，在真空通道中沿着镜体光轴穿越聚光镜，通过聚光镜会聚成一束尖细、明亮而又均匀的光斑，照射在样品室内的样品上；透过样品后的电子束携带有样品内部的结构信息，样品内致密处透过的电子量少，稀疏处透过的电子量多；经过物镜的会聚调焦和初级放大后，电子束进入下级的中间透镜和影镜进行综合放大成像，最终被放大了的电子影像投射在观察室内的荧光屏板上；荧光屏将电子影像转化为可见光影像以供使用者观察。在此基本原理的基础上，经过多年的发展，目前它已经成为兼有分析微相[9]、观察图像[10]、测定成分[11]、鉴定结构[12~14]四个功能相结合的仪器。

（1）电子波长与显微镜的分辨率

人的眼睛只能分辨 $1/60°$ 视角的物体[15]，相当于在明视距离下能分辨 0.1mm 的目标。光学显微镜通过透镜将视角扩大，其分辨本领可写成：

$$d = \frac{0.61\lambda}{n\sin\alpha} \tag{5-1}$$

式中，λ 为光波波长；n 为折射率；α 为孔径半角。上式表明分辨的最小距离与波长成正比。在光学显微镜可见光的波长条件下，最大的分辨极限只能达到 2000。随着材料科学的发展，人们对显微分析技术的要求不断提高，观察的对象也越来越细，于是波长更短，又能聚焦成像的光波一度成为材料科学界追求的目标，后来的 X 射线和 γ 射线波长较短，但因为难以聚焦无法满足应用需求。

1924 年，德布罗意(De Broglie)提出了实物粒子的波粒二象性理论[16]，把光的波粒二象性推广到了实物粒子。通过加速电子来缩短电子波的波长，而运动的粒子同时显示光波性，它的波长与运动速度 v 有如下关系：

$$\lambda = \frac{h}{mv} \tag{5-2}$$

式中，m 为电子的质量；h 为普朗克常数。加速电子的动能与电场之间的关系为：

$$\frac{1}{2}mv^2 = eU \tag{5-3}$$

由式(5-2)和式(5-3)可以得到加速电子的波长为：

$$\lambda = \frac{h}{\sqrt{2emU}} \tag{5-4}$$

如果考虑快速电子质量 m 的相对论修正：$m = \dfrac{m_0}{\sqrt{1-(v/c)^2}}$，可以得到经过相对论修正的加速电子的波长为：

$$\lambda = \frac{h}{\sqrt{2em_0\left(1+\dfrac{eU}{2m_0c^2}\right)}} \tag{5-5}$$

若加速电压为 $U=200\mathrm{kV}$，由式(5-5)可算出 $\lambda=0.025\mathrm{nm}$，约为可见光波长的十万分之一。电子显微镜就是利用高速电子非常短的波长来提高分辨率的。

100 多年前，阿贝（Abbe）首先研究了光学显微镜的成像过程（即阿贝成像原理)[17,18]，从物体空间频率信息的分解与合成的角度，认为透镜成像可以分成两步，首先是平行光束遭到物的散射作用而分裂成为各级衍射谱，透射波中蕴含了样品的空间频率信息，在透镜的后焦面上按不同的空间频率形成一系列衍射斑点，即由物变换到衍射谱的过程；其次，各衍射谱经过干涉重新在像面上会聚成诸像点，即由衍射谱重新变换到物(像是放大了的物)的过程。以上原理完全适用于电子显微镜的成像过程。电子波受到样品的周期势场的散射，在物镜后焦面形成的电子衍射花样即为样品的周期势场的傅里叶变换，在物镜像面形成的像则可以看作是后焦面上的电子衍射花样的傅里叶变换。透射电子显微镜中像的形成也可以理解为一个光学透镜(物镜)的成像，得到简化的光路图如图 5-1 所示。

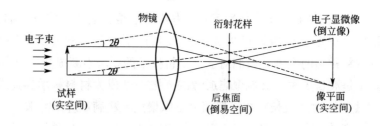

图 5-1　透射电子显微镜光路示意图

在光路图中有三个重要的面，试样所在的面通常称为物面，它总位于棱镜的上方；后焦面，平行光入射在后焦面上会聚；像面，包含试样像的面，位于棱镜的下方。

(2) 透射电子显微镜的基本构造

透射电子显微镜是以电子束作为光线，用电磁透镜聚焦成像，电子穿透样品，获得透射电子信息的电子光学仪器，主要由电子光学系统、真空系统、供电控制系统及附加仪器系统四大部分组成。电子光学系统通常称为镜筒，它自上而下可以分为三部分[19~21]：照明部分(电子枪，加速管，双聚光镜，聚光镜光栏)，成像部分(样品室，物镜，中间镜，投影镜，物镜光栏，选区光栏以及样品台)和观察记录部分(观察室，荧光屏，照相室)。图 5-2 中(a)是电子光学系统的结构示意图。从光路布局看，电镜类似光学显微镜，为简明起见经常把电磁透镜示意地画成光学透镜[22]。由电子枪发出并经加速电场加速的电子经过双聚光镜得到近于平行光轴的电子束，通过样品后进入物镜，在其后焦面上形成衍射图，在其像面上形成第一个电子像。如果中间镜的物面是物的像面，中间镜将物镜的像放大，成像在中间镜的像面上。同理，中间镜的像面是投影镜的物面，投影镜将中间镜的像继续放大，成像在投影镜的像面，即荧光屏上，形成最终像（b）。如果中间镜的物面与物镜的后焦面重合，其他不变，则物体在物镜后焦面上形成的电子衍射图将放大成像到荧光屏上。

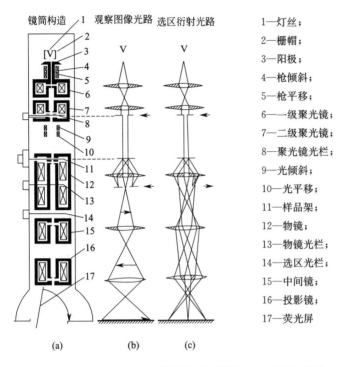

镜筒构造　　观察图像光路　选区衍射光路

1—灯丝；

2—栅帽；

3—阳极；

4—枪倾斜；

5—枪平移；

6——级聚光镜；

7—二级聚光镜；

8—聚光镜光栏；

9—光倾斜；

10—光平移；

11—样品架；

12—物镜；

13—物镜光栏；

14—选区光栏；

15—中间镜；

16—投影镜；

17—荧光屏

(a)　　　(b)　　　(c)

图 5-2　投射电子显微镜真空系统示意图

电子显微镜绝不仅仅是光学显微镜的高倍化或者高倍的放大镜，高能电子与样品的作用要比光学显微镜的情况复杂得多，所能给出的信息也丰富得多[23~26]。透射电镜的分析方法很多[27~30]，常规方法主要有：电子衍射（包括选区电子衍射，微束电子衍射，会聚束电子衍射等），高分辨电子显微术，衍衬成像（明场，暗场，弱束暗场等）等。此外，还有电子能量损失谱，X 射线能谱，洛伦兹电子显微术，电子全息，高角环形暗场像等。在本章中我们将就其中最具特色的电子全息技术加以详细介绍。

5.1.2　高分辨电子全息的原理

从电子枪发出的电子束具有很短的波长（加速电压为 100kV 时电子波长 0.0037nm），因此，根据光学理论预计电子显微镜的空间分辨率应当非常高。但由于电磁透镜的不完善性，使得电子显微镜的实际分辨率受到很大的限制。为了消除电磁透镜的像差，使分辨率提高到 0.1nm 的程度，可在原子分辨的水平研究物质结构，盖柏（D. Gabor）在 1948 年提出了相干衍射的概念——全息成像的原理[31]。用这种方法可以显示电子波函数的相位和振幅，以便消除电磁透镜传递函数引起的电子波函数畸变。全息术是利用物体所产生的菲涅尔衍射与相干本底叠加而形成的干涉，所得到的全息图并不像物体，但它包含了重现物体所必需的全部信息——振幅和相位。用与形成全息图相同的光束照射全息图就可重现物体的像。全息术成像需分两步完成：

① 受照射物体发出的散射波与参考波形成的相干本底发生干涉，并记录在底片上，获得全息图。

② 用一束单色光沿平行于参考波的方向照射全息图，重现物体的像。

全息术是利用衍射现象获得物体的像的方法，并不需要用透镜成像，因此与传统的透镜成像过程完全不同。在全息术中用来照明物体和产生的相干本底的光出自同一光源，如果物体尺度比较大，则用来做照明光的相干长度也应该足够大才行。光源不满足该条件，会严重影响全息图的质量，甚至得不到全息图。由电子光学成像理论可知，电子显微像的衬度正比于出射电子波振幅的平方，与电子波的相位几乎无关。高分辨电子显微像则利用沿某一角度的散射电子束与透射电子束的相位差来产生衬度。由于是样品同一点产生的散射电子束之间干涉形成的衬度，所以是出射电子波相位和振幅共同作用的结果。因此，高分辨像的衬度与出射电子波相位分布的关系十分复杂，给出的相位分布信息很差。利用电子全息术则可以将出射电子波函数的相位和振幅全部记录下来[32]，通过对电子全息像的重构可以将出射电子波函数的相位和振幅分离开，分别得到完全的相位衬度和振幅衬度像。由于受电子枪相干性的制约，在场发射电子枪问世前，电子全息术在电子显微分析中几乎没有任何实际应用。近十几年来，随着商业化场发射枪电子显微镜的出现，电子全息术在材料研究中得到了广泛应用。许多有关晶体陶瓷界面、薄膜和纳米材料的磁学和电学性能研究工作表明电子全息术具有一些独特的优点。

（1）离轴全息术的原理

全息像[33~35]可通过两种几何光路获得，一种是参考波和受照射物体发出的散射波沿着相同的光轴方向传播，并在像平面上发生干涉，称为同轴全息，另一种是受照射物体发出的散射波沿光轴方向传播，而参考波的传播方向与光轴有一个夹角，称为离轴全息。电子全息术主要利用离轴全息的方式来实现，其几何光路如图5-3所示，由场发射电子枪发出的电子波分成两束，一束在真空中传播，另一束则穿透样

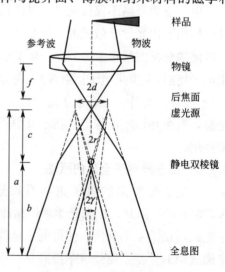

图 5-3　电子全息几何光路

品传播。配置一个可作 180°取向调整的静电双棱镜使样品下表面的出射电子波与真空中的参考电子波相互偏转而会聚，其重叠部分发生干涉，在像平面上形成全息干涉图像。静电双棱镜是一个二氧化硅细丝，表面蒸镀了一层金，它与一个直流电源相连。电源的电压调节范围一般为 0～500V，且极性可反转。在二氧化硅细丝的两侧各有一片接地的金属板，使二氧化硅细丝与金属板之间形成静电场。当偏压为 U 时，围绕二氧化硅细丝的电势分布为：

$$U(r) = \frac{\ln(r/r_2)}{\ln(r_1/r_2)}U \tag{5-6}$$

r_1 和 r_2 分别是二氧化硅细丝的半径及二氧化硅细丝中心至极板的距离。电子束通过该电场时，受静电场力的作用被吸引向二氧化硅细丝的方向偏转。偏转的角度为：

$$\theta = \frac{\pi e U}{2E\ln(r_1/r_2)} \tag{5-7}$$

e 是一个电子的电量，E 是一个电子的动能。该式表明电子束的偏转角度与入射位置无关，只与所加的偏压和静电双棱镜的几何尺寸有关。二氧化硅丝应尽可能细，使发生相干涉的电子束不被它挡住。一般要求二氧化硅丝的直径小于 $1\mu m$[36]。目前通用的二氧化硅丝的直径约为 $0.1\mu m$。

　　静电双棱镜可安装在样品与成像透镜之间，也可放在成像透镜之后。当静电双棱镜处于样品与物镜之间时，来自较大样品区域的电子波都可以参与相干衍射，获得的电子全息图涉及的样品区域也就大，可对样品进行大范围的研究，这种光路适合获得高放大倍数的全息图。当静电双棱镜处于物镜之后，参与相干衍射的电子波来自相对较小的样品区域，适合获得较低倍数的全息图。加在静电双棱镜上电场的极性依赖于它与虚光源的相对位置。当静电双棱镜位于虚光源以下时，它对地应为正电压。当静电双棱镜位于虚光源以上时，它对应为负电压。虚光源的位置可通过改变物镜的励磁电流来调节。

　　尽管静电双棱镜位于样品与物镜之间比位于物镜之后有分析样品区域大的优点，但由于物镜上、下极靴的间距很小，约为几个毫米，因此作为电镜附件的静电双棱镜无法安装在样品与物镜之间。如果增加物镜上、下极靴的间距，将降低电镜的空间分辨率。除了专门为电子全息设计的物镜，静电双棱镜都是安装在物镜以下的。当前常用的场发射枪电子显微镜如 Philips-CM200、Hitach-H200F 和 JEOL-2010F 等均是在物镜的像平面处安装静电双棱镜，已成为电子全息实验的标准装置[37]。

　　在离轴全息术中，按成像方式的不同，全息图可分为多种形式，其中常见的有菲涅尔全息图、傅里叶全息图和像面全息图。当物波以菲涅尔衍射方式与参考波相干涉时，得到的全息图称为菲涅尔全息图。当像平面上物波和参考波的曲率相同时得到的全息图称为傅里叶全息图。傅里叶全息图可以在物平面上提供极高分辨率的像。在光学信息处理和使用光学滤波的特征识别领域中，傅里叶全息图有着重要的作用。由于电子束穿透样品传播的过程不同于菲涅尔衍射，同样在真空中传播的电子波可看成是平面波，穿透样品传播的电子波由于受样品势场的调制，其波振面偏离平面波，所以，菲涅尔全息和傅里叶全息对电子全息不适合。当物波与参考波通过透镜后，在其像面相干涉时，得到所谓的像面全息图。像面全息图对物波和参考波的波振面和衍射方式没有要求，物波和参考波可以分别是球面波、平面波或其他波型，并且全息图具有一定的放大倍数。

（2）菲涅尔衍射

电子束经过静电双棱镜时会产生菲涅尔衍射条纹，主要出现在电子全息干涉像的边缘。菲涅尔衍射条纹的方向与静电双棱镜平行，因此也与干涉条纹平行，但其宽度比干涉条纹的间距大许多，以调制的方式与干涉条纹共存。菲涅尔衍射的存在可导致干涉条纹的相位和振幅的畸变。菲涅尔衍射对干涉条纹的最大相位调制是 $\dfrac{\sqrt{b(a+b)}}{2\pi x\sqrt{ka}}$，其中 k 是电子波波矢的模，x 是垂直于静电双棱镜边缘的观察平面位置，$x=0$ 对应于静电双棱镜边缘的几何投影位置。为了减小或消除菲涅尔衍射对电子全息干涉图的影响，应在静电双棱镜上加高偏压，得到尽可能宽的电子全息干涉图，使最强的菲涅尔衍射条纹处于静电双棱镜边缘的几何投影位置之外，利用电子全息干涉图的中心部分进行重构可消除菲涅尔衍射的影响。

（3）电子全息像的特征

在离轴电子全息光路中，物波和参考波相对于电磁透镜的光轴是对称分布的，静电双棱镜起到使物波和参考波发生完全类似于双狭缝衍射的功能，所以离轴电子全息图由物波和参考波产生的干涉条纹组成。干涉条纹的方向与二氧化硅丝的方向一致。由双狭缝衍射可知，干涉条纹的间距与电子束的偏转角度成反比，偏转角越大，条纹间距越小。图 5-4 是用 Philips-CM200 型场发射枪电镜拍摄的离轴电子全息像，它由平行的干涉条纹构成，与双狭缝衍射得到的干涉条纹非常相似。在该图的左侧看到的一些很宽的条纹与干涉条纹调制在一起，它们是菲涅尔衍射条纹。物波和参考波经过静电双棱镜后除了发生双狭缝衍射，还发生菲涅尔衍射，因此在电子全息像中也可观察到菲涅尔衍射条纹。由于菲涅尔衍射条纹的方向亦与静电双棱镜平行，也就与全息干涉

图 5-4　静电双棱镜偏压为 150V 时获得的电子全息像

条纹取向一致。从静电双棱镜在像平面投影的边缘向内菲涅尔衍射的级次逐渐升高，强度减弱，这可由图 5-4 的左侧边缘向内部菲涅尔衍射条纹逐渐变窄，最后消失得到证实。如果像平面与样品的距离足够远，物波和参考波可近似作为平面波处理，它们到达像平面时具有相同的曲率。这时电子全息图的特征与傅里叶全息图基本一致。干涉图和干涉条纹的方向由静电双棱镜的取向决定，发生干涉的区域大小及干涉条纹的间距与加在静电双棱镜上的偏压成正比。

在光学全息术中，样品使入射光发生漫散射而形成物波，从样品上每一点发出的散射波覆盖了整个全息图，因此样品上每一点与全息像的整个表面相对应。用全息像的任一部分进行重构都能得到整个样品的像。在电子全息术中物波是透射波，电子束的衍射角度很小，约为 2°，漫散的程度很有限，由样品上一点发出的衍射波只局限在非常小的范围，不能覆盖整个全息像，这时可以认为干涉条纹与样品之间存在一一对应关系。用电子全息像的一部分进行像的重构时，只能得到样品上与之对应部分的像，而不是全部样品的像。这是电子全息像与光学全息像的重要区别[38]。

（4）电子全息实验技术

用电子全息术研究材料的显微结构时得到的电子全息像中，包括物波和参考波的干涉条纹和样品的明场像或高分辨像，其质量由干涉条纹的可见度和像的清晰度决定。干涉条纹的可见度与静电双棱镜的偏压和电子束的照明条件有关。像的清晰度则与物镜聚焦条件有关。因此电子全息实验中既需要考虑干涉条纹的可见度与分辨率，又要顾及明场像的分辨率和最佳聚焦。所以建议在电子全息实验中采用如下操作步骤[39]：

① 先用与高分辨像相同的方法在期望的放大倍数下得到高分辨像，然后回到低放大倍数，约为几千倍。

② 将静电双棱镜放入到电子光路中，接通电源并将偏压升至需要值，这时在荧光屏看到的静电双棱镜为一条亮带。

③ 调整静电双棱镜的取向使它与样品的边缘平行，且位于荧光屏的中心。

④ 用聚光镜消像散器改变照明电子束的形状，使其成为椭圆形，长、短的比值约为 10~20，长轴方向垂直于静电双棱镜。

⑤ 逐渐提高至原先获得高分辨像时的放大倍数，用电荷耦合数字图像扫描仪或图像增强器在监视器屏幕上观察全息图，并用聚光镜聚焦旋钮适当调整照明束的亮度，使屏幕上出现清晰的干涉条纹。

⑥ 移动样品进入视场，使样品的边缘处于全息干涉像中心附近。

⑦ 用与记录高分辨像相同的方式将电子全息像记录下来。

如果在开始设定的静电双棱镜偏压下得不到清晰的干涉条纹，则需要适当降低静电双棱镜的偏压，这时干涉条纹的间距增大，清晰度得到改善。增大干涉条纹的间距虽然可以有效地增加条纹的衬度，但却降低了电子全息图的分辨率，因此，在保证干涉条纹有满意的衬度的前提下，应使加在静电双棱镜的偏压尽可能高，以便使电子全息图有比较高的分辨率。

电子全息实验对样品的要求比较苛刻，因为全息干涉图的宽度与加在其上的电压成正比，当静电双棱镜的偏压为 200V 时，电子全息图的宽度仅为 50nm 左右，干涉条纹的间距约为 0.1nm。如果安装有洛伦兹透镜，电子全息图的宽度则可达到 1μm。由于电子全息像的宽度较窄，因此要求样品边缘应尽可能没有非晶层，以保证要观测的样品区域能进入到电子全息图中。为了使物波保持相当的强度，样品要尽可能薄，且厚度要均匀，以免物波的相位发生急剧振荡。

由于电子全息光路特点和静电双棱镜的几何尺度及偏压限制使得电子全息像的宽度非常有限，限制了可研究的样品尺寸。如果需要观测的样品区域超过了电子全息图的宽度，可采用拍摄多次干涉图的方法。由第一幅全息图中解出的物波相位作为下一幅图中参考波的相位，依次类推。将这些全息图合并起来，可得到大视场的电子全息图。与透镜光栏的情况相似，静电双棱镜使用一段时间后，二氧化硅丝的表面会被污染，而且污染物很难用真空热蒸发的办法清除，污染物将严重影响全息像的质量。实验中应调节静电双棱镜的位置，使被污染的部分排除在视场之外。为了得到高的空间分辨率，应尽可能地选择大的电子束偏转角度，但前提条件是干涉条纹要有足够的强度，以保证重构全息像的质量。

（5）影响获得全息图像质量的重要因素

① 场发射电子枪　获得电子全息像的最基本条件是需要一个相干的电子源。实际上，电子显微镜所使用的电子枪不是一个完全空间或时间相干的电子源。但是只要其相干性可产生一定衬度和强度的干涉图，使得在较短的时间内利用底片、图像记录板或慢扫描数字图像记录仪能将干涉图记录下来，就可以从事电子全息实验工作。干涉图的记录时间短可以避免样品漂移或电子束不稳定对图像质量的影响。冷场发射电子枪由于发射电子的区域小，具有很高的空间和时间相干性。但枪体需要相当高的真空，同时在电子枪的工作过程中由于空气分子的扩散并吸附在灯丝的端部，使电子枪的束流密度下降，因此冷场发射电子枪的束流密度是不稳定的。热场发射电子枪由于发射电子的区域相对冷场发射电子枪的情况要大些，所以空间和时间相干性也要差些。但枪体的真空不需要太高，且总的束流密度比冷场发射电子枪的要高，稳定性也比较好。假设干涉条纹的衬度为 μ，相干的束流密度由下式给出：

$$I = -B_0 \frac{\ln\mu}{k^2} \tag{5-8}$$

式中，B_0 是电子源的亮度，k 是电子波的波矢量。对于给定的衬度 μ，由于冷场发射电子枪发射电子的区域小，相干的束流密度 I 高，记录干涉像所需的时间短。因此，用冷场发射电子枪比热场发射电子枪容易得到高质量的电子全息像。

② 照明电子束　一般情况下，物波引起干涉条纹的畸变很小，干涉条纹基本上与静电双棱镜平行。这时只需要照明电子束在垂直于静电双棱镜的方向具有很好的相干性。通过调节聚光镜的像散可得到长轴垂直于静电双棱镜的椭圆形照明电子束，使得沿椭圆形照明电子束长轴保持最高的相干性和亮度，观察区域有最大的照明电子束流。干涉条纹的衬度 C 可定义为：

$$C = \frac{I_{max} - I_{min}}{I_{max} + I_{min}} \tag{5-9}$$

I_{max} 和 I_{min} 分别是条纹亮度的极大和极小值。椭圆形照明电子束长轴偏离垂直于静电双棱镜的方向时，将使干涉条纹的衬度下降。尽管场发射电子枪在较大的电子束会聚角情况下也具有好的相干性，但是用小束斑、小的聚光镜光栏和平行照明电子束可使其空间相干性达到极大值，因此得到高衬度的干涉条纹。

③ 样品　由于电子全息干涉像是通过样品的物波与真空中的参考波相干而成，要得到较清晰的干涉条纹，物波应有与参考波相近或可比的振幅，因此样品应尽可能薄，厚度应均匀。干涉像的宽度受静电双棱镜的直径和所加的偏压限制，一般仅为几十至几百纳米。所以要研究的区域应尽可能地靠近样品的边缘，且样品的边缘还必须平直。由于镜筒中残留的有机物分子在电子束的照射下会发生分解，在样品上沉积一薄层非晶碳，污染样品。非晶态的碳污染层使物波发生一个数值为 $V_0 t$ 的相位移，V_0 和 t 分别是碳污染层的平均内势和厚度。样品上的碳污染层一般可用等离子清洗的办法去除。通常在很多样品的表面存在很薄的一层氧化物，它的作用与碳污染层相同，使通过样品的物波产生一个附加相位移。所以在进行电子全息实验前应用离子薄化仪对样品做低电压(2～3kV)、低角度(几度)、小离子束流(几纳安)和短时间(1～2min)的轰击。如果可能的话，最好用解理的方法制备楔形电镜样品，如砷化镓半导体等，既可以避免氧化，又可以精确测定样品的厚度。

(6) 光学记录

当用光学照相的方法记录电子全息像时，在照相底片上两条亮条纹分开的距离等于 $\lambda/2\theta$，θ 是参考波相对于光轴的倾转角。电子枪加速电压为 100kV 时，电子波长是 0.0037nm，如果 $\theta = 2°$ 时，则有 $\lambda/2\theta = 10^{-8}$mm。放大倍数为 10^6 时，底片上每毫米记录的条纹数是 100 个。常用的乳胶分辨率可达到每毫米 3000 条线。如果放大倍数低于 3×10^4，对相同的波长和倾转角，干涉条纹的间距小于底片乳胶的分辨率，不能被记录下来。当关闭物镜电流，电镜处于洛伦兹成像模式时，电镜的放大倍数将低于 10^4，这时候应降低静电双棱镜的电压，减小电子束的倾转角 θ，增大干涉条纹的间距，使其大于乳胶的分辨率，才能将电子全息图记录在底片上。干涉条纹间距的增大则导致了电子全息图空间分辨率的降低。电子全息像的拍照过程与高分辨像一样，应注意避免电、机械不稳定以及样品漂移造成的图像模糊。

（7）电子全息术的应用

电子全息术作为一种新的成像方法与一般透射电子显微成像方法相比具有一些独特的优点。由于出射电子波的振幅和相位都记录在电子全息图中，可以得到许多透射电子显微术无法获得的信息，特别是与材料的物理性能有比较密切联系的出射电子波的相位信息。因此电子全息术作为一种全新的电子显微学方法越来越受到重视，在材料的显微结构研究中已占有重要的地位。

材料的内势场分布是决定其力学、热学和电子输运性能的重要因素[40]。如果入射电子波受到样品静电场吸引力的作用，样品下表面出射电子波的相位将比真空中沿同一方向传播的参考电子波的相位超前。如果受到样品静电场排斥力的作用，出射电子波的相位将落后于真空中参考电子波的相位。材料内应力场使原子间距变化，同时也就改变了样品的静电场分布。入射电子波穿过磁性材料时会受到洛伦兹力的作用，改变出射电子波的相位。通过对出射电子波相位的测量可获得有关材料内势场、应力场、磁场等信息，因此电子全息术是一种针对材料内势场和磁场分布的有效、高空间分辨率的显微研究手段。

5.2　磁性纳米颗粒的显微结构分析

5.2.1　金属填充碳纳米管的制备

（1）金属填充碳纳米管的化学气相沉积法

金属填充碳纳米管可以通过化学气相沉积（CVD）制备，而填充金属的形状可控、物相可调。能量损失谱、高分辨成像与微衍射等分析表明：碳管内部填充物完全转变为体心立方的单质铁，铁纳米线与碳管具有一定的取向关系。电子显微学研究支持底部生长机制，通过在化学气相沉积过程中控制铁/碳管纳米复合材料的几何形状与结晶程度，可以有效地改变其电磁性能。

传统的碳管填充金属元素及其化合物的工艺过程复杂，包括：氧化开口、浸泡润湿以及后序处理等。Ajayan 和 Iijima 等[41~43]研究了"热蒸发-填充"过程：把铅或铋蒸发到碳管表面，在空气中加热退火。熔融状态的铅从开口部位进入碳管，填充物为 Pb、Pb_3O_4、Bi。由于碳管顶端的封口部位有非六元环缺陷的存在，相对于活性较弱的管壁上的碳而言，空气中的氧很容易与这些活性位置的碳反应而产生开口的碳管。

Dujardin 等[44]用类似的方法填充了 Cs、S、Se。湿化学法的填充效率高，但受到填充物必须具有低的表面张力（<180mN/m）这一条件制约。Ugrate 等[45]在4nm 直径的碳管中填充了 $AgNO_3$/Ag 纳米粒子或纳米线，但在 1~2nm 直径的碳管中没有成功填充。这是由于碳管直径变小导致液-固相之间表面张力上升。在电弧法或热解二茂铁等制备碳管的过程中可以产生一些内部填充有金属纳米颗粒或纳

米线的管状物，但产率低、重复性差。

在一维纳米管中限制铁磁性材料对其磁滞回线所包容的最大磁能积、剩磁及矫顽力等磁参数的影响较大。对于铁填充物，管壁的多层石墨可以起到很好的抗氧化保护作用。这对于纳米材料应用于磁存储类介质具有积极意义。

C_{60} 作为碳源，同时以二茂铁为催化剂制备填充铁线的碳纳米管定向列阵。其填充效率高达 20%～30%，避免了 H、N、O 等杂质元素的混入。与其他烃类碳氢化合物相比，C_{60} 的熔点较高，为 1180℃，在纳米管中减少了缺陷的数量。EELS 结果为：284eV 处的 C-K 边表明石墨化程度较高；708eV 处的 Fe-L 边证实了铁的存在。沿管直径方向的成分分析表明铁元素确实在碳管内部存在。

Fe/CNT 复合材料的矫顽力为 430～1070 Oe，高于 Ni、Co 纳米线的矫顽力。矫顽力与温度关系测试结果表明：随温度升高，矫顽力线性下降。Fe/CNT 复合材料呈现明显的各向异性，沿管轴向、径向的测试结果相差 100 Oe 左右。沿管轴向或垂直轴向加磁场时，退磁化因子为零或 2π。小尺寸、各向异性与单畴效应是矫顽力增加的主要原因。经过长达几个月的跟踪测试，磁参数没有变弱，证明了碳管的抗氧化保护作用。

应用"二级模板"技术填充镍纳米线于聚苯胺为原料制备的碳纳米管中。在氧化铝模板中生长碳管阵列，然后电沉积金属镍进入纳米管内部。磁滞回线和矫顽力的测试结果如图 5-5 所示，表现出 0°、90° 不同方向的磁晶各向异性。这个结果的意义在于纳米级尺度的铁磁材料限制在一维模板中会加强自身的磁晶各向异性场，为应用到磁纳米器件提供了实验基础。

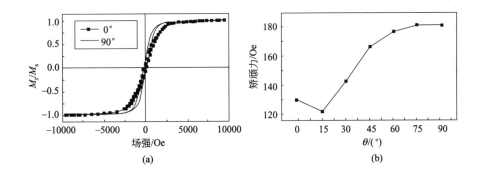

图 5-5　镍/碳纳米管复合材料的磁滞回线（a）和矫顽力（b）测试结果

（2）碳管填充铁纳米结构的 CVD 方法

与以上方法类似，利用化学气相沉积向碳管中填充铁同样是一种可以获得碳管填充铁复合纳米结构的有效方法，以下本章将详细讲述该方法的制备过程，同时以该制备过程得到的碳管填充铁纳米结构为样品示例，对利用高分辨电子束对样品的分析过程进行讲解。

首先按照溶胶-凝胶法配制氧化铝-氧化硅二元载体材料[46~48]。把 1.8g γ-氧化铝(比表面积＞200cm²/g)加入 20mL 无水乙醇中、搅拌 5min；在悬浊液中加入 0.01mol 正硅酸乙酯，继续搅拌 5min 后加入 20mL 蒸馏水与 2 滴氢氟酸。待其充分水解后，干燥成白色粉末、研磨。

在 70mL 水中加入 1.2g $Fe_2(SO_4)_3 \cdot 5H_2O$ 与 1.9g 载体，使溶液中铁、铝、硅原子比为 1∶3.8∶6.5。在氮气氛下挥发溶剂，并再次研磨。把催化剂/载体粉末置于一陶瓷舟中(体积:100mm×10mm×5mm)，并把陶瓷舟放在石英管中部位置。在氩气氛下(200sccm)按照 25℃/min 的加热速度升温至 750℃，保温 0.5h 以分解硫酸铁成为氧化铁。温度达到 930℃后，以 1000sccm 的流速供给甲烷，同时停开氩气，持续 18min。

处理到此阶段，而后在氩气保护下冷却至室温标记为 A 类型样品。另一种处理方式为：持续 18min 1000sccm 的甲烷后，在 36min 内降温至 900℃，在此段范围内降低甲烷流量至 200sccm，以防止催化剂中毒。而后样品以 350℃/min、0.5℃/min 两种速度冷却到室温，分别标记为 B、C 类型样品。

A、B 和 C 三种样品分别在 2mol/L 盐酸或浓 NaOH 溶液中 80℃下回流 6h 以去除氧化物载体和残存在碳管外部的催化剂。

把样品在无水乙醇中超声分散 3min，静置 1min 后用吸管取一滴上层液体滴在镀有非晶碳支撑膜的铜网上。高分辨电子显微分析和电子能量损失谱在 Philips CM200 场发射枪透射电子显微镜上完成。

5.2.2　金属填充碳纳米管的分析

(1) 铁/碳纳米管复合结构的电子显微学分析

甲烷在铁/氧化硅-氧化铝催化作用下分别裂解 0.3h 与 0.9h 的产物如图 5-6(a)与(b)所示。从图 5-6 可见，几乎所有的碳纳米胶囊与纳米管被纳米颗粒或纳米线填充。从样品的统计分布来看，平均填充效率约为 10%~15%。比较图 5-6(a)与(b)，当裂解时间从 0.3h 延长到 0.9h，产物的几何形状由零维变为一维。碳管内部的填充物长约 160~1000nm，碳管自顶部向下完全被填充、未留下空隙。这说明金属进入碳管内部时很可能是以"准液态"形式。

图 5-7 为样品 B 中一内部填充长度为 2.85μm 纳米线的碳管低倍透射电镜形貌及选区衍射花样。其选区电子衍射结果为一弥散的非晶斑，表明碳管内部填充物为非晶态。

图 5-8 所示为另一直径略小的碳管经电子束辐照 5s 后的电子显微形貌及三幅微衍射图样。微衍射所用电子束斑直径为 1.4nm(束斑大小＝7~8)。微衍射的区域分别为填充物相变过程中产生的"板条"区域和"非板条"的基体区域。金属纳米线不同的位置所对应的晶体结构类型乃至结晶状态存在很大区别。

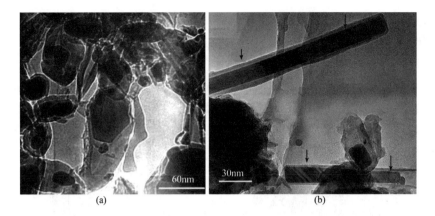

图 5-6 填充铁的碳纳米胶囊(a)与纳米管(b)的低倍形貌

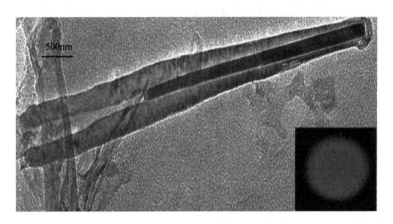

图 5-7 样品 B 中填充 2.85μm 纳米线的碳管低倍形貌及其选区电子衍射花样

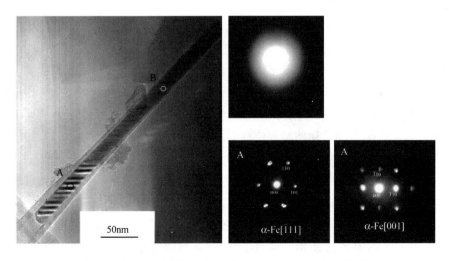

图 5-8 铁纳米线/碳管的低倍透射电镜像及 A、B 两种区域的微衍射花样

　　填充物初始为非晶态，经透射电镜中电子束辐照 5s 后出现间隔的板条图案，衬度明暗交替。命名为 A 区与 B 区，分别进行微区电子衍射。结果标定：A 区电子衍射特征为 α-Fe 的 [−111] 与 [001] 带轴；B 区为非晶态。在高能电子束斑（200keV）辐照下，催化剂的相变过程在体积固定的碳管内部发生。由晶体结构类型的差异带来的应力很难释放到弹性模量较高的碳管内部或碳管外部，因此容易出现如图 5-8 所示的缺陷或不完整区域。此种"板条"状相变机制也可以从其他铁/碳管样品中得到证实，如图 5-9 所示。

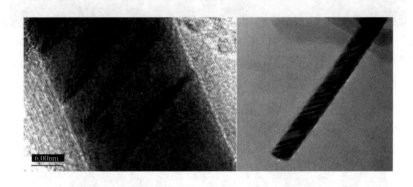

图 5-9　填充铁纳米线的碳管在相变过程中的"板条"状形貌特征

　　对图 5-9 所示的"板条"区域进行微衍射（束斑大小＝9）分析，结果如图 5-10 所示，由 4 套衍射斑点共同套构组成。所示的微衍射结果表明填充物为体心立方的 α-Fe。四套衍射斑点的带轴分别为 α-Fe 的 [139]，[483]，[231] 和 [124]。微衍射成相所用电子束斑直径小于 1.2nm，因此几个高指数取向的 α-Fe 颗粒参与衍射是完全可能的。

　　由此分析可知，限制在碳管空腔内的 α-Fe 纳米线在电子束照射下发生的相变过程经过了"多晶"形态这一中间步骤。

　　继续辐照碳管至 20s 时，填充物结晶化过程完成。碳管内金属纳米线完全转变为 α-Fe，其高分辨电子显微像如图 5-11 所示。(110) 晶面取向比较一致，说明取向各异的颗粒又一次经历旋转等方式调整自身的取向。这一点对于下面解释一维磁性纳米线中"准磁畴"的运动如畴壁位移与磁畴旋转具有一定意义。

　　铁纳米线与碳管轴线方向的夹角大约为 75°～80°，[110] 晶向为 α-Fe 的易磁化方向，垂直图中所示的 (110) 晶面。因此内部铁纳米线的易磁化方向与碳管轴线方向基本一致，说明在与碳管轴线方向平行的磁场中具有较高的磁化率。

　　我们注意到在该制备的样品中出现较多的 α-Fe 与碳管轴线的取向关系均在 60°～80° 左右，如图 5-12 所示。这可能与 α-Fe 与碳管之间的浸润关系有关。由于碳管与铁之间的取向关系而带来的磁性质变化与改善将在下节内容中得到验证。

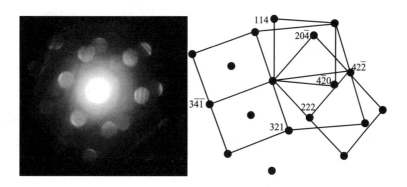

电子显微镜(CM200-FEG)工作参数								相机常数		$L=470\text{mm}$
								波长		$\lambda=0.254\text{nm}$
模式编号	模式类型	R_1 /mm	R_2 /mm	ϕ_{real}	ϕ_{card}	d_{measure} d_1	d_2	$(h_1 k_1 l_1)$	$(h_2 k_2 l_2)$	[uvw] 区域
1	矩形	15.5	21.0	90	90	0.770	0.568	321	3,−4,−1	139
2	平行四边形	17.8	18.5	85	84	0.681	0.649	114	4,2,0	483
3	平行四边形	14.5	18.5	83	83	0.820	0.650	222	2,0,−4	231
4	平行四边形	15.5	23.8	78	78	0.770	0.501	321	4,2,−2	124
结论	四种模式都表明填充物为 α-Fe.									

图 5-10　"板条"区域的微衍射花样与标定结果

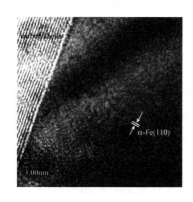

图 5-11　铁/碳管在电子束辐照
20s 后的高分辨像

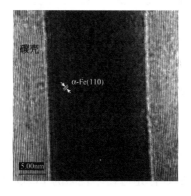

图 5-12　碳管与铁纳米线取向关系

　　碳管内部填充物完全转变为 α-Fe，0.202nm 的面间距对应 α-Fe 的(110)晶面；外部 0.334nm 的面间距为石墨(002)面。两者夹角约 80°。我们接下来应用电子能量损失谱技术分析了填充物的成分，结果如图 5-13 所示。

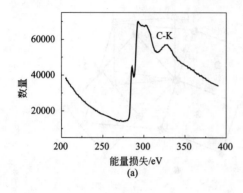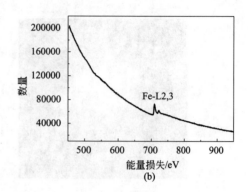

图 5-13　铁纳米线/碳管的电子能量损失谱分析结果

(a)碳的 K-edge；(b)铁的 $L_{2,3}$-edge

由于碳和铁的能量损失峰分别在 284eV、708eV 附近，因此我们分别在 200～400eV 和 450～900eV 能量区间采集样品的信号，电子束远离样品的正带轴。

EELS 结果证实所分析区域包含碳、铁两种元素。708eV 和 721eV 分别对应铁的 L_2、L_3 电离边，283.4eV 对应碳的 K 吸收边。从碳 π^* 峰尖锐的外形来分析，碳管的石墨化程度比较充分。氧元素的 K-edge 531eV 处没有峰值出现，从而排除了氧化铁的存在。在化学反应过程中，甲烷气体分解产生大量的游离碳。这是一种还原能力很强的固体还原剂，因此产物中出现氧化物，如氧化铁的可能性很小。

对铁/碳管的元素分布分析结果如图 5-14 所示。其中，(a)为 TEM 低倍形貌；(b)～(d)分别为用碳、铁、氧三种元素成像的结果。从(a)的元素分布图可见，填充物外层为碳元素，内部为铁元素，没有氧元素。综合以上分析可以判定，内部填充物为 α-Fe，而不是氧化铁。α-Fe 中有 0.02％的碳元素存在，并不是绝对意义上的纯铁，因此才有可能出现非晶相。在合成过程中涉及到的化学反应主要有：

$$2Fe_2(SO_4)_3(s) \longrightarrow 2Fe_2O_3(s) + 6SO_2(g) + 3O_2(g)$$

$$Fe_2O_3(s) + CH_4 \longrightarrow 2Fe(s) + CO(g) + 2H_2O(g)$$

750℃焙烧过程中，$Fe_2(SO_4)_3$ 首先分解为 Fe_2O_3 与小分子气体。甲烷进入石英管后，首先与载体表面的 Fe_2O_3 发生氧化还原反应生成铁，同时放出一氧化碳等气体。铁不仅是促进碳管生长的催化剂，而且是填充物的来源。

从工艺参数角度来分析，本书采用的方法与文献 [49，50] 报道的技术路线有三点主要区别：①反应物中 Fe∶Al 的摩尔比是文献中的 4 倍，这提供了充分的铁源用以填充；②两段分解制度，足够短的热解时间使产物来不及沿轴线方向择优生长、足够长的热解时间使产物有更多的时间沿轴线方向充分生长；③不同的冷却速度产生不同的结晶形态，主要由 350℃/min 和 0.5℃/min 两种速度来实现。反应

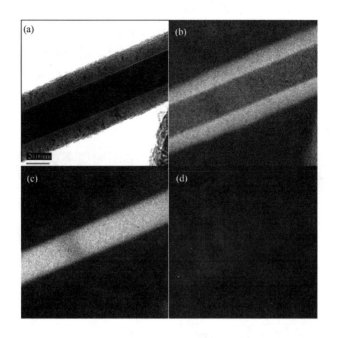

图 5-14　碳管的低倍形貌以及用碳、铁、氧三种元素分别作出的元素分布图

物中过量的铁源与两段裂解方法是铁纳米线能进入碳管的根本原因。

冷却速度对碳管内部铁的结晶形态具有较大影响，图 5-15 所示为 350℃/min 和 0.5℃/min 两种速度所得产物的 XRD 分析结果。两种样品都保留了在 $2\theta = 26°$ 左右的石墨(002)面的衍射峰。可以看出，冷却快慢可以直接控制产物为非晶态或为结晶良好的 α-Fe。

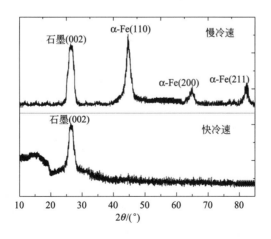

图 5-15　快、慢冷速(350℃/min 和 0.5℃/min)样品的 XRD 分析结果

（2）铁/碳纳米管复合结构的生长机理

下面简要讨论一下填充机理，即究竟是先生成碳管、铁再进入碳管，还是填充与生长同时发生？图 5-16 从生长模式角度作为例证。适量的铁（载体 Al 与铁的摩尔比大于 10∶1）在 CVD 过程中按照"气-液-固"模型催化生长碳管，而过量的铁（载体 Al 与铁的摩尔比小于 5∶1）则不仅能够作为催化剂使用，而且可以作为填充碳管空腔的原料。

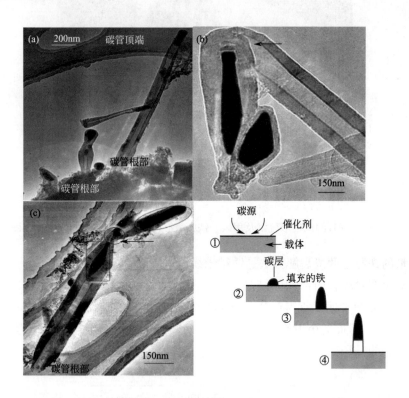

图 5-16　碳管填充过程 TEM 低倍形貌与示意图

铁究竟是以液态，还是固态进入纳米管尚无定论。但从铁纳米线与碳管内壁没有因填充留下空隙来分析，至少铁是以"准液态"形态进入纳米管，浸润和毛细作用是金属填充碳管的主要机理。图 5-16（a）支持"底部生长"机制，碳管根部与催化剂相连。封闭的顶端有填充物。这与传统的"气-液-固"生长模型一致：氧化铁催化剂附着在氧化铝-氧化硅载体表面，依托载体的纳米级孔洞分布。甲烷裂解提供的碳源从催化剂侧面和底面进入金属催化剂形成固溶体，其浓度过饱和时，在催化剂颗粒另一侧表面析出生长碳管。碳管为中空结构，在催化剂表面形成"吸管式"负压，金属催化剂就有可能进入碳管内部。

图 5-16（b）与（c）说明碳管生长与填充同时发生，否则最顶端填充物质难以通过

图中箭头所示的"瓶颈"部位。如(c)所示，椭圆范围内的颗粒应该最先进入碳管；矩形区域的催化剂其次，最后由箭头指示的"瓶颈"位置通过少量催化剂，形成图中所示的特殊结构。

(3) 铁/碳纳米管复合结构的微波吸收性能

填充物多为过渡族磁性金属材料，碳管为高电导率的介电材料。两者复合在一起可以作为电磁类功能材料使用，尤其在吸收电磁波，即微波屏蔽方面[29~33]。传统的铁氧体等吸波材料重量大，不耐环境腐蚀。本书的铁/碳管复合材料利用了外层碳管的抗氧化保护作用，起到了防止内部 α-Fe 被空气氧化的作用，保持其优良的磁特性。吸收剂对电磁波能量的损耗主要取决于其介电常数和磁导率的虚部以及阻抗匹配，单位体积介质吸收电磁波的能量具体可以用下式表达：

$$\wp = \frac{g}{2} \times \frac{1}{4\pi}(\varepsilon_0 \varepsilon''|E| + \mu_0 \mu''|H|^2)$$

式中，ε_0 为真空介电常数；ε'' 为介质的复数介电常数虚部；μ_0 为真空磁导率；μ'' 为介质的复数磁导率虚部；E、H 分别为电磁场的电场分量与磁场分量。

铁/纳米碳管复合材料分为：①没有填充物的空碳管；②填充了非晶催化剂颗粒与结晶催化剂颗粒的纳米胶囊；③填充了非晶催化剂纳米线与结晶催化剂纳米线的纳米碳管，分别标记为 A、B、C、D、E 五种样品。把样品分别与环氧树脂混合，聚酰胺为固化剂，制成涂层型复合材料，测试在 2~18GHz 的反射衰减、复数磁导率与复数介电常数，结果如图 5-17~图 5-19 所示。

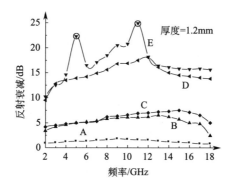

图 5-17　铁/碳复合材料在 2~18GHz 反射衰减

与以上电磁参数测试结果相对应的不同形状、结晶形态填充物的纳米碳管复合材料的低倍透射电子形貌像如图 5-20 所示。

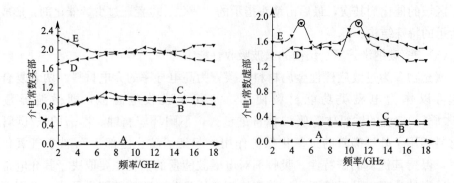

图 5-18　铁/碳复合材料在 2～18GHz 复数磁导率实部与虚部测试结果

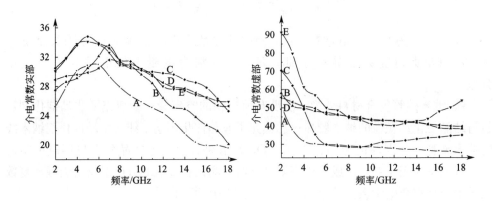

图 5-19　铁/碳复合材料在 2～18GHz 复数介电常数实部与虚部测试结果

　　下面结合以上几种不同几何形状、填充不同结晶形态的催化剂纳米碳管的 TEM 表征、电磁参数测试结果做综合分析。材料本征结构方面：碳管与胶囊均为多壁材料，内部分为三种情况，即中空、填充未结晶或结晶化不完全的催化剂、填充 α-Fe 的纳米颗粒或纳米线。由以上组合必然决定着材料不同的电磁参数。有损耗介质中电磁波的反射衰减可以写为：

$$反射衰减(\mathrm{dB})=20\lg\left|\frac{z_{\mathrm{in}}-1}{z_{\mathrm{in}}+1}\right|$$

其中归一化输入波阻抗 $z_{\mathrm{in}}=\sqrt{\dfrac{\mu_{\mathrm{r}}}{\varepsilon_{\mathrm{r}}}}\tan\left(j\dfrac{2\pi}{c}\sqrt{\mu_{\mathrm{r}}\varepsilon_{\mathrm{r}}}fd\right)$。$c$ 为电磁波在自由空间中的传播速度；f 为微波频率；d 为涂层厚度（本书中为 1.2mm）。根据 Maxwell 方程组：

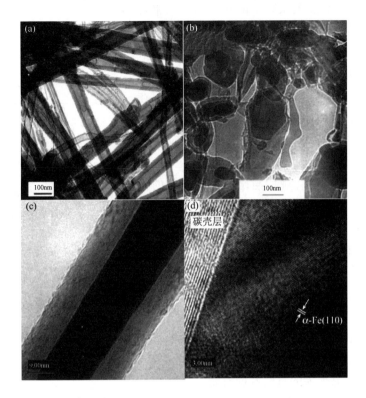

图 5-20　纳米碳管复合材料的低倍透射电子形貌像

$$\begin{cases} \nabla \times E = -\dfrac{(\partial B)}{(\partial t)} \\[2mm] \nabla \times H = \dfrac{(\partial D)}{(\partial t)} + J \\[2mm] \nabla \cdot D = \rho \\[2mm] \nabla \cdot B = 0 \end{cases}$$

　　微波在具有一定介电常数、磁导率的媒质中传播过程如图 5-21 所示。由于趋肤效应，作为衬底的纯铁或纯铝的反射衰减为零。

　　在 2～18GHz 频段，纯碳管的反射衰减小于 2dB。碳纳米胶囊或纳米管填充了铁催化剂后，即使为非晶态或结晶不充分状态，其反射衰减也增大到 5dB 左右。填充物完全结晶化后，即 B、C 样品分别转变为 D 与 E 样品，反射衰减几乎增加了 10dB。在 5GHz 与 11GHz 分别出现两个极大值，即强的共振吸收峰。

　　复数介电常数虚部主要代表在电磁场电场分量作用下电偶极子振荡的滞后，几乎所有样品的介电损耗角正切 $\tan(\delta_E) = (\varepsilon'/\varepsilon'')$ 都超过 1.0，预示着较好的介电损耗机制。介电常数随测试频率的变化趋势与常规碳纤维材料或文献报道[31]类似，显示德拜弛豫特征：$\varepsilon \propto 1/(1-i\omega\tau_R)$。其中 τ_R 为弛豫时间，取决于碳管的电导率。碳管内部的铁催化剂未影响复合材料的介电常数整体变化趋势。但铁的存在增大了碳管介电常数的实部与虚部的数值，这主要是由于铁的电导率高于碳管，趋肤效应更加显著。

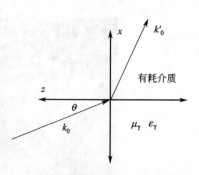

图 5-21　波矢方向为 k_0 的电磁波在有耗介质中传播示意图

但介电常数的变化规律与微波反射衰减的变化趋势不同，说明材料的反射衰减另有来源，并不以介电损耗为主。

各样品磁导率的变化趋势与其相应的反射衰减变化趋势基本吻合。磁导率实部代表在外磁场作用下被磁化材料中有多少磁矩产生。虚部主要反映对能量的损耗与对外场相位的滞后。碳管内部填充非晶催化剂时，磁导率实部在 1.3 左右，虚部为 0.3 左右。这是由于非晶材料的长程无序结构所致。

填充材料结晶化后，磁导率实部上升为 2.0 左右，虚部增大到 1.8 左右。α-Fe 纳米线被外层碳管保护而不被氧化，因而其高磁导率、高损耗特性也得以维系。α-Fe 容易出现阻尼很大的自然共振机制。

纳米铁局限在碳纳米胶囊或碳纳米管中，受到局部的环境影响与限制，等效于这个"纳米铁"受到一种有效的磁晶各向异性场作用（焓）。其特点是：

① 因为纳米铁尺寸很小，且比表面积大，界面、表面原子比例大。"环境力"作用强度大，所以，振动能 $\omega_0 \propto \gamma \cdot$ 焓很高（从厘米波到毫米波）。②"环境力"作用尺度在纳米级。作用在纳米尺度上形状不同（颗粒/线）的材料的电场分量与磁场分量也有所不同。所以，磁导率虚部就有两个极大值，而介电常数没有。③非晶铁或铁合金的电阻率大，化学稳定性好；α-Fe 电阻率小，化学稳定性弱于非晶铁或铁合金。α-Fe 主要是能够与碳管中的碳原子的悬挂键结合，造成焓特别大，故有弛豫型磁谱表现。而非晶铁或铁合金很稳定，焓很弱，性质类似纯铁，在微波领域的响应不大。磁导率增加主要来源于磁畴自然共振与畴壁位移。

零维的纳米颗粒可以认为是一个磁单畴，而一维纳米线可以看作多个单畴串联，因此畴壁作用更强。同时 HREM 中 α-Fe 的 [001] 晶带轴为易磁化方向，这对磁导率增大也有一定贡献。

采用多步裂解技术合成了填充铁纳米颗粒、纳米线的碳纳米胶囊、纳米管复合结构。其几何形状、结晶形态可以通过改变热裂解时间、冷却速度加以控制[51~54]。运用各类电子显微学技术，如高分辨、能量损失谱、微衍射等，系统地分析了填充碳管的复合材料的结构。生长机理分析表明碳管生长与填充同时发生，

TEM证据支持底部生长机制。通过在化学气相沉积过程中控制铁/碳管纳米复合材料的几何形状与结晶程度可以有效地改变其电磁性能。

5.3　磁性纳米颗粒的电子能量损失谱学分析

5.3.1　电子能量损失谱的作用原理

电子能量损失谱(electron energy loss spectroscopy,EELS)是通过探测透射电子在穿透样品过程中所损失能量的特征谱图来研究材料的元素组成、化学成键和电子结构的微分析技术。通过分析入射电子与样品发生非弹性散射后的电子能量分布,可以了解材料内部化学键的特性、样品中的原子对应的电子结构、材料的介电常数等。EELS可分为低能损失和高能损失两部分。低能损失部分出现在能量损失小于50eV的区域,主要来源于等离子激发和外壳层电子的带内带间跃迁,反映了材料的电学和光学性质;而高能损失部分则反映内壳层电子的激发,在谱线平滑背底上突起的电离边(ionization edge)对应的能量损失值近似等于相应原子壳层的电子结合能,电离边的精细结构则反映出未占据态的态密度。

5.3.2　磁性纳米颗粒的能量损失谱分析

（1）碳管包覆磁性颗粒的介绍

以碳纳米管和被包裹的金属元素或化合物所组成的纳米复合材料为例,来讨论电子能量损失谱在分析化合物的磁学性质、电学性质等方面的研究。

磁性纳米颗粒填充于碳管类化合物在自旋极化运输、磁阻随机存取记忆体、纳米电子器件和磁性纳米复合材料上,都有着潜在的应用。含碳层与其结合的金属之间的耦合引起了人们极大的兴趣。Trasobare[63]研究了含氮的碳纳米管合成参数对其结构的影响,发现催化剂的类型会受N和C结合方式影响。基于自旋极化密度泛函理论或从头算(ab initio)方法,由于存在束缚作用,纳米管内的铁原子磁化减弱,并获得一个$3d^8 4s^0$价电子组态,相比较而言,纳米管中铁$3d^7 4s^1$组态不占优势。其他情况下,通过将其他元素填充在半导体碳纳米管中,将它改造成为金属导体。利用X射线吸收谱,Yueh[64]展示了碳纳米管和铁粒子之间的电子杂化,发现它受碳纳米管的平均直径的影响。但我们知道X射线吸收测量是基于碳纳米管群的散射,而不是集中在一个碳纳米管上。

此外,由于C_3N_4具有高硬度[55],人们在将氮掺入碳纳米管壁中做了很多尝试。目前,CN_x纳米管中含N最高的范围是$x=0.02\sim0.09$。碳纳米管中N的存在改变了纳米管的电子行为。同样可以预测,CN_x纳米管不论其螺旋形如何,都应显示金属导电性。目前已用扫描隧道显微镜测量证实:由于费米能级附近存在很强的传输电子态,所研究的CN_x纳米管都有金属性质。这些特征归功于类吡啶氮的存在,并且可用紧束缚或从头计算来加以证明。

利用高分辨透射电子显微镜(HRTEM)，扫描透射电子显微镜 (STEM)和电子能量损失谱(EELS)，人们对铁填充氮化碳(Fe/CN$_x$)纳米管和铁填充碳(Fe/C)纳米管的结构、成分和电子态之间的差异进行了研究。结果发现，两种碳纳米管不仅形貌不同，而且 Fe 的 3d 电子态也是不同的。对于铁被包覆在 CN$_x$ 纳米管中的 Fe/CN$_x$，在铁和管壁的界面中，人们发现 C 的 2p 态和 Fe 的 3d 态的电子杂化，而在 Fe/C 纳米管中却不存在此类现象。Fe/CN$_x$ 和 Fe/C 纳米复合材料都可用于高性能的雷达吸收材料(RAMS)。此外，铁填充的 CN$_x$ 或 C 纳米管纳米复合材料可能作为那些有较高工作温度的分子电子设备的原料。

(2) Fe/CN$_x$ 纳米管和 Fe/C 纳米管的制备和检测

Fe/CN$_x$ 纳米管和 Fe/C 纳米管可以通过化学气相沉积法来制备。简单地说，在硅衬底上，用四乙基酸乙酯和氯化铁制备含有铁催化剂的薄膜，然后将其放置在一个水平石英管中心。在氢/氩气混合气体中该炉升温到 900℃[56]。用于 Fe/C 纳米管和 Fe/CN$_x$ 纳米管的前驱体分别是二茂铁/二甲苯和二茂铁/乙腈溶液。以 1 次/6min 的速率将前驱体注入石英管，每次注射的体积约 5mL。注射七次后，将样品在氩气氛围下冷却到室温。制得样品后，用 JEM-20000VF 来表征，把工作电压调至 200keV，场发射枪在超高真空(腔室基本压力 $<1×10^{-7}$ Pa)下，对样品进行 EELS 分析。在线扫描工作模式下，探针直径小于 0.5nm。记录空间连续的 EELS 谱和相应的高角环形暗场(HAADF)图像。空间连续的 EELS 谱要求时间 600ms，间隔 2nm。通过测量满宽带和零损失峰半峰值，得出 EELS 的能量分辨率为 0.7eV。以 0.5eV/通道记录谱图，可以同时获得 C-K 边和铁 L$_{2,3}$ 边，并得到高精度的峰位置。用数字显微图像软件包来完成频谱的采集和加工[57~59]。

(3)Fe/CN 结构的分析

图 5-22 是生成的铁粒子填充的碳纳米管的低倍 SEM 图像。Fe/CN$_x$ 样品的形貌与此相似。纳米管的平均长度超过 10μm，直径约 40~50nm。

图 5-23(a)和(b)分别是所制备的 Fe/CN$_x$ 纳米管和 Fe/C 纳米管典型的低倍 TEM 图像。其高分辨透射电子显微镜图像分别如图(c)和(b)中插图所示。(b)中插图的左边显示了与晶格间距为 0.34nm 的多层碳纳米管。相应的 α-Fe(110)晶面的晶格条纹间距为 0.202nm，晶面与纳米管轴呈 45°角。用 1.8nm 电子探针，选取图(c)中被包裹着的 Fe，沿 α-Fe[011] 带轴得到微观衍射图，可以看到 α-Fe 颗粒 [100] 方向是沿着所制备 CN$_x$ 纳米管轴的方向的。

从图(a)和(b)中可以看出，两种纳米管具有不同的形貌。(b)中插图显示的是铁填充碳纳米管壁，其基本是平直、光滑的。然而，(c)中包裹着铁的氮化碳纳米褶皱相当多，外壁由约 10nm 长短的不规则石墨分枝或片组成。从(a)中看出该纳米管被一些与壁连接的纳米带分隔开来[60~63]，其中包裹着一个铁粒子。制备的 CN$_x$ 纳米管，不含铁的部分直径在 20~30nm，而含铁的部分直径变大，在 40~

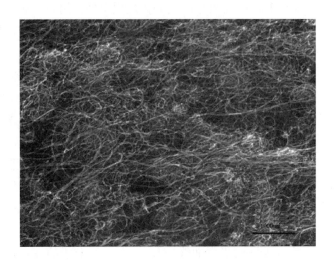

图 5-22　生成的铁粒子填充的碳纳米管的低倍 SEM 图像

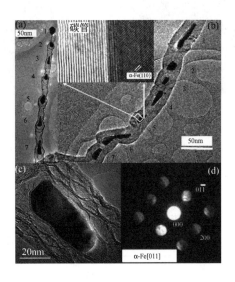

图 5-23　低倍的 TEM 图像

(a)填充了 7 个粒子的碳氮纳米管；(b)填充了 7 个粒子的碳纳米管，
(b)中插图是所标记区域的 HRTEM；(c)包覆一个粒子 Fe/CN$_x$
纳米管中高倍放大图；(d)为(c)所示粒子的微观衍射图

50nm。形貌的不同说明了生长机理的不同。Trasobares[65]提出了 CN$_x$ 纳米管的生长机制，由于形貌相似，我们认为其提出的机理是可以接受的。他认为在含碳层形成数层之后，由于内部的壁累积应力的产生，金属颗粒被挤出石墨鞘并快速迁移到管顶端。液滴形铁颗粒的存在表明它们在催化过程中处在熔融状态，并被内部的壁塑性。间隔的快速形成抑制了铁颗粒向管的顶部迁移。尽管铁颗粒同样被束缚在内部，我们却没有发现间隔结构。

为了进一步确认 CN_x 纳米管的元素分布，我们做了它的元素分布图（见图 5-24）。(a)中由于铁原子的原子质量比碳原子的高，它们对入射电子束的散射更强烈，因此有金属的区域更亮一些。(b)为沿着碳纳米管径向方向的碳、氮和铁信号的强度分布。(c)～(e)分别是 C、Fe、N 的元素分布图，明显看出纳米管壁由 C 和 N 元素，铁粒子填充在纳米管的中心。但是应该指出的是，由元素分布图看出 C 和 N 似乎没有沿碳纳米管的管壁均匀分布。比较(c)与(e)可以发现，N 浓度比 C 浓度小得多，这可由(b)中的 C 和 Fe 的强度剖面图所证实。该剖面图是由管中强度的平均值得到的。用 20 像素的宽度来平滑曲线，并获得一个平均的结果。由于 N 含量很少，我们得不到 N 的平滑曲线分布。由于 Fe 粒子的存在，C 元素的强度

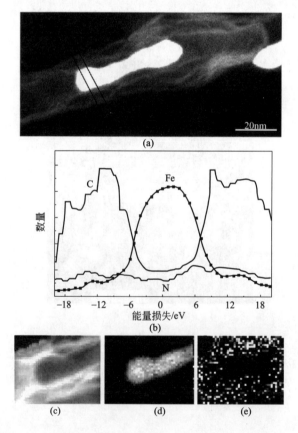

图 5-24　(a)填充金属颗粒的碳氮纳米管的 z 衬度 STEM 相；
(b)沿着碳纳米管径向方向的碳、氮和铁信号的强度分布；
(c～e)分别为所示纳米管的 C、Fe、N 的元素分布图

分布在管中心最低，管壁最高。至于纳米管的几何形态，在壁的每一边强度峰都有一个"低谷"。比较 CN_x 纳米管中 C 的强度和 CNT 中 C 的强度[图 5-24(e)]，我们找不到这样的"低谷"。因此，"低谷"的存在是由于 N 的存在。应当指出的是，两个"低谷"是不对称的，这可能是由管表面纳米带的无序分布所导致的。

　　图 5-25 中(a)和(b)是铁填充碳和铁填充氮化碳的 z 衬度 STEM 相。HAADF 图像的强度与 $z\alpha$(z 为原子序数，α 约为 1.7)成正比。(c)是两种类型纳米管的 EELS 谱，STEM 探针沿图(a)及(b)中的线所标记的管轴向方向扫描。(c)上面的曲线表明，Fe/C 纳米管中的铁是由约 708eV 的铁 L_3 和 721eV 左右的 L_3 边占主导。这就破坏了 2p 态向 $2p_{1/2}$ 和 $2p_{3/2}$ 能级的简并[即由偶极选择规则($\Delta l = +/-1$)所决定的过渡进程]，对自旋轨道耦合而言[65~69]，其精细结构可以解释。从 Fe/C 纳米管中沿着铁粒子扫描线得到的铁 $L_{2,3}$ 边，几乎没有差异。如(c)图中最低的曲线看出，不像 Fe/C 纳米管，Fe/CN_x 纳米管的近边能量损失谱结构(ELNES)存在核层的转变。与理论上金属中心(708eV)电离能量相比，在铁与壳界面所得的测量值下降约 1.8eV。这意味着，当 STEM 探针在铁和管壳的界面时，Fe 的 L_3 起始位置还原到 708eV。并且已经得到证实，在传统的原子物理图像中，铁原子与负原子(氧原子或被负电环境包围的原子)结合总是表现出能量下移。

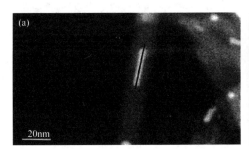
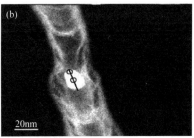
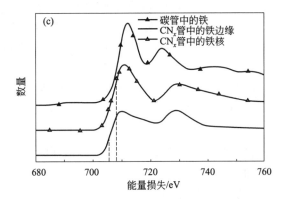

图 5-25　(a)铁填充碳纳米管 z 衬度 STEM 相；(b)铁填充氮化碳纳米管 z 衬度 STEM 相；
(c)Fe/C 纳米管及 Fe/CN_x 纳米管 1~3 位置的 EELS

图 5-26(a)和(b)是图 5-25(a)中的 Fe/C 纳米管能量损失谱检测。284.5eV 和 301eV 处的尖峰是碳 π^* 和 σ^* 峰，而铁的 $L_{2,3}$ 谱由独立的 L_3 和 L_2 边构成。沿扫描线的不同位置，C_K 峰和铁的 $L_{2,3}$ 峰无论是强度还是电离激发能量都没有变化。

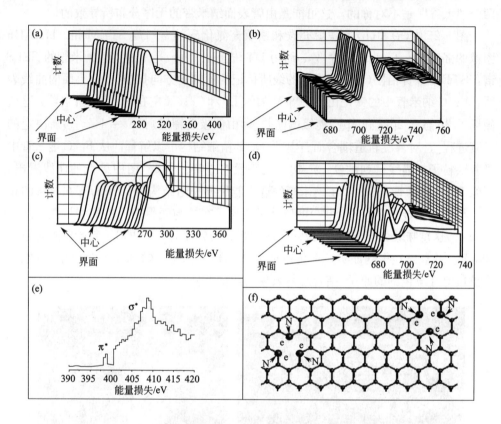

图 5-26　STEM 探针沿着碳纳米管轴向移动搜集的 C_K 能量区域的 EELS 谱(a)，
Fe $L_{2,3}$ 能谱(b)。STEM 探针沿着碳氮纳米管轴向移动搜集的 C_K
EELS 谱(c)、Fe $L_{2,3}$ 能谱(d)。包裹铁粒子的 Fe/CN$_x$ 纳米管的
N-K 边获得的精细结构(e)。含吡啶类氮原子的石墨层的分子模型(f)

图 5-26 中(c)和(d)是从(b)中标记的 Fe/C 纳米管收集到的谱。要合理解释 Fe $L_{2,3}$ 边，每个小区线强度按照高能量密度(780eV)值标准化。对比从 Fe/C 纳米管获得的谱，Fe 的 $L_{2,3}$ 边和 C 的 K 边峰强度对 STEM 探针的位置有着密切的关联[70,71]。(c)和(d)中展示了 Fe 的 $L_{2,3}$ 边和 C 的 K 边强度的关系。探针从边缘移动到中心些的位置时，C 的信号强度降低了约 56%，而同时铁的信号强度增加约 53%。值得注意的是，C_K 的最大强度和 Fe $L_{2,3}$ 的最小强度都位于金属边界。

对沿管轴方向 HAADF 图像中对比强度剖面图的仔细测量，厚度的影响可以忽略。进行傅里叶对数卷积以消除多重散射的影响，因此可能由金属不规则的几何形状造成的厚度误差可以忽略。

　　能量损失峰整体的强度与非占据态密度约成正比[72~74]，$\rho u(E)$是由初始核 |2p>
态到最后的电离态|3d>态跃迁所得到，损失峰的强度可以由$\rho u(E)$和原子跃迁矩阵
得到，其中 q 和 r 分别表示动量变化和位矢。因此，在铁内部区域比在铁边界区域
的非占据的 Fe 3d 态大一些，同时，C 2p 态非占据变少。

　　在这种情况下，褶皱的 CN_x 壳向被包裹的铁粒子中传输电子。这表明在 Fe/
CN_x 纳米管内部确实有电子从 C 2p 态向 Fe 3d 态跃迁，但在 Fe/C 纳米管中没有
明显的电子转移。随价电子数的增加，原子核壳层电子更有效地屏蔽核内的电子。
因此，一个核电子逃逸将需要较少的能量，这样就解释了 EELS 中观察到的边缘能
量红移现象。

　　因此，碳氮纳米管内铁的核心 2p 电子被激发到 3d 空态需要的能量阈值比碳纳
米管内的铁少，这使其有了较低的临界电离能量值。

　　图 5-26(e)所示 N-K 边单 π* 峰，确定我们的 Fe/CN_x 系统中氮原子与碳原子有
一个"吡啶型"双结合，而此前已发现双分裂的 π* 峰。π* 峰的分裂是由于有两种
氮键类型的不同而造成的。两个分裂的 π* 峰的第二边表明在石墨层中结合良好的
三键氮原子取代了 C，而另外一个代表了"吡啶类型"。研究结果表明，我们样品
体系中的铁原子可能在某种程度上抑制了高度协调的氮原子。如图 5-26(f)所示，
每个氮原子用典型的"吡啶型"键至少保留一个额外的电子。基于 Hartree-Fock
理论[75]，经有效哈密顿(VEH)从头计算，证实注入的氮原子产生了额外的单电子
对和平面外结合。为了保证 Fe/CN_x 体系的电中性，额外电子沿着从铁边界到铁中
心的方向，被包覆的金属以及扩散对占据 Fe 3d 的空带。之前，在填充铁的碳纳米
管中观察到一个类似的 EELS 边的能量转移，然而我们的氮掺杂使能量转移更加复
杂。因此，电子杂化效应在界面比在中心更加明显，并且界面保留的数目比在中心
的少。

　　Fe/CN_x 和 Fe/C 样品的反射损耗曲线如图 5-27 所示。包覆膜的反射损耗与输
入阻抗、光速、微波频率、包覆厚度有关。将 Fe/C 和 Fe/CN_x 样品被分别分散到
环氧树脂中，纳米管和树脂质量比为 1：5。然后，将样品涂到铝基体(180mm×
180mm)上，厚度为 2mm。用 HP8510C 矢量网络分析仪在 2~18GHz 的频段测量
反射损耗。Fe/C 和 Fe/CN_x 样品在 2~18GHz 都有强的微波吸收特性。两个样品
的反射损耗超过 10dB(比空心碳纳米管好)。Fe/C 样品中的反射损失比 Fe/CN_x 样
品中的大，尤其是在高频率范围(>10GHz)。原因是 N 的掺杂增加碳壳甚至是整
个复合材料的电导率。Fe/CN_x 复合材料中壳的影响比 Fe/C 复合材料明显。按上
述公式[76]Fe/CN_x 样品反射损耗比 Fe/C 样品少。

　　总之，用包括 HRTEM、电子能量损失谱(EELS)和高角度环形暗场
(HAADF)STEM 在内的先进的显微方法，在线扫描和谱成像的模式下，我们对

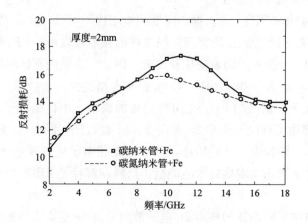

图 5-27　在 2~18GHz 频段铁粒子填充的碳纳米管的微波吸收

铁填充氮化碳(Fe/CN_x)纳米管和铁填充碳(Fe/C)纳米管进行系统的研究[76~80]。我们的 SEM 和 TEM 观测证实两种纳米管的产量都很高。由透射电子显微镜上的微观衍射技术确定了填充的金属是 α-Fe。两种纳米管的形貌差异巨大，我们猜测，是由于氮的存在所导致。大部分氮原子以"吡啶类"结合的方式进入石墨网络，并证实它们有纳米级缺陷和褶皱结构。

人们还对 Fe/C 纳米管之间结构和组成进行了研究[81~84]。结果发现，由于与氮的结合，Fe/CN_x 纳米管比 Fe/C 纳米管褶皱多。通过比较 Fe/CN_x 纳米管和 Fe/C 纳米管中 Fe 的 $L_{2,3}$ 能量损失谱，研究了 Fe/CN_x 纳米管和 Fe/C 纳米管铁和管壁间界面的电子态。Fe/CN_x 纳米管管壁和铁的边界上，从掺杂的类吡啶的氮产生的额外电子可能跃迁到铁空的 3d 轨道上，因此导致 Fe 的 $L_{2,3}$ 边的强度束缚和 C 的 K 边的强度增大。然而，Fe/C 纳米管中不存在这种效应。在 2~18GHz 频段对 Fe/CN_x 和 Fe/C 复合材料的微波吸收性能进行了研究。

通过比较 Fe/C 和 Fe/CN_x 中 Fe $L_{2,3}$ 能量损失近边带结构（ELNES）白线的位置，发现 Fe/CN_x 中 Fe $L_{2,3}$ 边向低能量方向移动[85]。能量损失峰整体强度的具体分析显示，在 C 2p 和 Fe 3d 态之间发生电子杂化，而包覆铁的碳纳米管中没有这种杂化，杂化是由其掺杂的"吡啶类"的氮所引起的。

5.4　磁性纳米颗粒的电子全息分析

下面以铁铂合金的磁性纳米颗粒为例，来说明电子全息分析在材料的分析上的重要应用。

（1）磁性纳米颗粒的制备

铁铂合金具有较高的单轴磁晶各向异性（$K = 7 \times 10^6 \text{J/m}^3$）及好的化学稳定性，它们有潜力应用于高性能的永磁材料及超高密度磁记录材料。近年来，铁铂纳米材料引起了人们极大的兴趣。开始合成铁铂纳米颗粒的工作主要是用湿法化学，如化学液相法、种子诱导生长法和电化学沉积。例如，Sun 和 Dai[86~89]报道了在油酸-油胺环境下，通过对乙酰丙酮铂的还原和对羰基铁的分解来合成单分散的 FePt 纳米颗粒。FePt 纳米管在氧化铝模板上建立。

另一方面，由于磁性纳米结构的磁性特征很大程度上依赖于其形状和尺寸，对磁性纳米结构的形状和尺寸的控制也变得重要，因此，人们都探索形貌可控的磁性纳米结构的构造方法。对各种材料（包括磁性材料）形貌控制的制备以及制备其纳米结构的方法中，电子束诱导沉积（EBID）是最有前景的方法之一。EBID 有许多优势，包括基板的选择极其灵活，在纳米尺度上容易实现三维结构并有极好的结构分辨率。这里采用 EBID 来制作一维磁性铁铂合金纳米棒。FePt 纳米管的剩余磁通量密度 B_r 由离轴电子全息定量估算出来。

通过 EBID，在场发射枪扫描电镜（JEOL JSM-7800UHV）的腔室内，在钼的边缘生成直立的纳米棒。JEOL JSM-7800UHV 为 30kV，制造沉积的束电流为 $8 \times 10^{-10} \text{A}$。通过内径为 0.2mm 的喷嘴将五羰基铁 [Fe(CO)$_5$] 和环戊二烯基铂（Ⅳ）三甲基 [(CH$_3$)$_3$(C$_2$O$_5$)Pt] 前驱体按一定计量比导入 SEM 腔室中[90]。为满足 FePt 相的计量比，将两种气体比例认定为 1∶1。电镜室内的压力控制在 $1.2 \times 10^{-4} \text{Pa}$。由电脑控制的扫描发生器将束流扫描速率控制为固定值 3nm/s。之后，在 UHV-SEM 腔室内，真空压力为 $2 \times 10^{-4} \text{Pa}$，600℃时退火，这样沉积的纳米棒为结晶化的。从 90°范围不同的方向对纳米棒的三维形貌进行观察，发现纳米棒的横截面是一个长短轴的比例为 5∶1 的椭圆形。线宽直接由扫描电镜和透射电镜照片获得，厚度由对之后提到的由离轴电子全息获得的振幅图像进行重构而获得。我们用 JEOL JSM-7800UHV 场发射枪 TEM 在 300kV 电压下，进行了一系列的测试，包括高分辨透射电子显微分析（HRTEM）、电子衍射、电子全息和 X 射线能量色散谱分析。用 Gatan Ultrascan 的 CCD 相机获得的电子全息图像像素为 1024×1024。

（2）磁性纳米颗粒的显微分析

图 5-28(a)是低倍 TEM 图，可以看到由 EBID 在钼的边缘垂直形成了一列纳米棒。纳米棒的线宽均匀，在 26nm 左右；长度约 360nm 左右。线宽和长度可通过改变电子束电流和沉积束扫描速率来精确控制。纳米棒的成分由 EDS 分析。用 EDS 分析了纳米棒不同区域，表明铁和铂的成分比例约为 1∶1，且均匀分散在纳米棒里。这也许得益于电子束扫描速率的均匀性。图 5-28(b)是从一个纳米棒上获得的典型的 EDS 谱，从谱中得出，纳米棒中有铁、铂、碳元素。分析认为铁、铂、碳元素是由沉积在基板上的五羰基铁 [Fe(CO)$_5$] 和环戊二烯基铂（Ⅳ）三甲基

[(CH₃)₃(C₂O₅)Pt] 分解所得到的[91]。应当指出，铂和铁元素是占主要比例的，相对而言碳元素是相当少的，可以忽略。这意味着电子束通过切断 Fe-(CO)₅，C—H，C—C，Pt—CH₃ 键，来分解前驱体分子，非易失性金属沿着束扫描线沉积，从而形成纳米棒。大部分的气态有机配体被抽出。

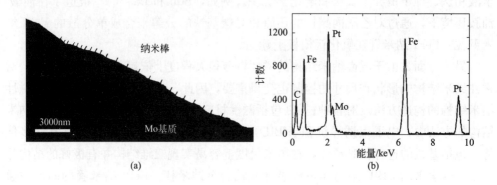

图 5-28　纳米棒的形貌和成分
(a)在钼的边缘生长的纳米棒的 TEM 图；(b)纳米管典型的 EDS 谱

图 5-29(a)是一个 600℃下退火 2h 形成的纳米棒的明场透射电子显微像。可以看到 FePt 纳米棒由一串金属纳米颗粒构成，这些纳米颗粒被含碳的鞘薄膜包裹。可以推测，外面的含碳的鞘对粒子链形成一维纳米棒及保护内部的金属粒子不受氧化腐蚀都有作用。

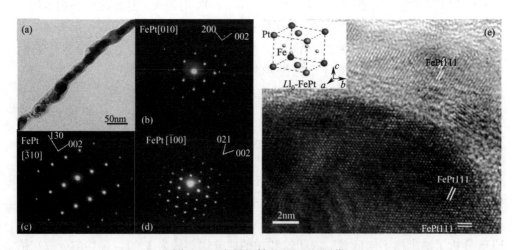

图 5-29　电子衍射和 HREM 图像
(a)单个纳米棒的低倍 TEM 图；棒的电子衍射沿着(b)[010]、(c)[310]、(d)[100] 带轴；
(e)是这个纳米棒沿着 [100] 带轴方向的高分辨透射电子显微镜图像，插图是 L1₀-FePt 的一个原子模型

　　图 5-29(b)～(d)是用 10nm 的电子探针, 在纳米棒的不同区域上得到的微观衍射图。图 5-29(b)～(d)结果与晶格常数为 $a=3.85\text{Å}$ 和 $c=3.17\text{Å}$ 的四方的 $L1_0$-FePt 结构相符, 可以确定其带轴方向分别是 $[010]$、$[\bar{3}10]$ 和 $[\bar{1}00]$。图 5-29(e)是这个纳米棒的高分辨透射电子显微镜图像, 插图是 $L1_0$-FePt 的一个原子模型。能够发现, 两个最大晶格的间距为 0.22nm, 且以 69.5°角相交。这些晶格对应四方的 $L1_0$-FePt 晶体(JCPDS 43-1359)的 $(1\bar{1}1)$ 和 (111) 晶面。综合 TEM 实验的分析, 可推断出这个纳米棒由 $L1_0$-FePt 纳米颗粒构成。

　　用离轴电子全息的方法测量单一纳米棒的剩余磁通量密度 B_r[92]。当电子束通过磁场, 入射电子波与 FePt 纳米棒产生的磁场之间产生相互作用, 对出射电子波引入了相位变化。当电子束通过纳米棒后, 离轴电子全息能提供其相位变化的信息。

　　图 5-30(a)和(b)分别是 FePt 纳米棒的低倍 TEM 图像及电子全息图。(c)是放大 4 倍的对电子全息图的相位图的重构, 相邻等相位线之间的相位差为 π/2。纳米棒外分布明确证实了纳米棒的铁磁性质。这个纳米棒中的磁化方向平行于轴向。(c)中黑色方框标记的是这个区域中的相位轮廓, 由此可以计算通过纳米棒的相位变化值。(d)是平均了十个以上(以提高计数统计)垂直于扫描线的像元所得的相移值。

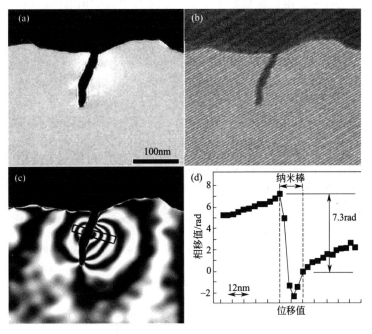

图 5-30　钼基板上一个 FePt 纳米棒的低倍 TEM 图像(a); 此纳米棒的立轴电子全息(b);
垂直于纳米棒方向的相位剖面图(c); 方框所标纳米棒区域的相位分布(d)

从图 5-30(d)中计算可得相移值为 7.3rad。由相移值计算 FePt 纳米棒剩余磁通量密度 B_r 的过程如下。首先，我们从离轴电子全息中计算出纳米棒的厚度为 152nm（规范化厚度可从 t/λ_i 近似得到）。如图 5-29(a)纳米棒线宽 26nm。因此，将纳米棒假设成为椭圆形的几何形状，可计算其横截面面积 $S=(\pi ab)/4=(\pi\times 26\times152\times10^{-18})/4=3.11\times10^{-15}(m^2)$。

其次，由纳米棒内部磁场引起的相移可以由 $\Delta\varphi=2\pi(e/h)BS$ 描述，其中 e 是电量(1.6×10^{-19})，h 是普朗克常数($6.62\times10^{-34}J/s$)，B 是纳米棒内部磁通量密度，S 为截面积。所以，4.1×10^{-15}Wb 的磁通量引起 2π 弧度的相移。由图 5-30(d)可得电子波通过纳米棒后，相移值为 7.3rad，可计算得相应的磁通量是 4.76×10^{-15}Wb 的。因此，计算得剩余磁通密度 B_r 大约为 1.53T。这个值比通过 EBID 用类似的方法合成的含铁纳米棒和 α-Fe 的值大两到三倍。

我们在超高真空扫描电子显微镜中，用电子束诱导沉积（EBID）的方法制造了 $L1_0$-FePt 纳米棒[93]，整齐排列的、有铁磁性的 FePt 纳米棒。将 $[Fe(CO)_5]$ 和 $[(CH_3)_3(C_2O_5)Pt]$ 的混合气体通入腔室内进行沉积。通过这种有热处理的双气沉积技术[94,95]获得了 FePt 晶体纳米棒，并有 EDS，通过选区电子衍射和高分辨透射电子术来对其进行表征。这种制备方法扩展用于其他金属元素也较为容易。此外，由离轴电子全息确定所制备纳米棒的剩余磁通量密度 B_r 大约为 1.53T，表明材料有强的铁磁特征。由此可见电子全息的重要性以及应用的广泛性！

（车仁超，复旦大学）

参考文献

[1] Grobert N, Hsu W K, Zhu Y Q, *et al*. Enhanced magnetic coercivities in Fe nanowires, *Appl. Phys. Lett.*, **1998**, 75：3363-3365.

[2] Dujardin E, Ebbesen T W, Hiura H, *et al*. Capillarity and wetting of carbon nanotubes. *Science*, **1994**, 265：1850-1852.

[3] Okuyama F, Hayashi T, Fujimoto Y. Formation of carbon nanotubes and their filling with metallic fibers on ion-emitting field anodes. *Appl. Phys.*, **1998**, 84(3)：1626-1631.

[4] Ruoff R S, Lorents D C, Chan B, *et al*. Single crystal metals encapsulated in carbon nanoparticles. *Science.*, **1993**, 259：346-348.

[5] Rao C N R, Sen R, Satishkumar B C, *et al*. Large aligned-nanotube bundles from ferrocene pyrolysis. *Chem. Soc.*, *Chem. Commun.*, **1998**, 15：1525-1526.

[6] Setlur A A, Lauerhaas J M, Dai J Y, *et al*. A method for synthesizing large quantities of carbon nanoparticle and encapsulated copper nanowires., *Appl. Phys. Lett.*, **1996**, 69(3)：345-347.

[7] Kiang C H. Electron irradiation induced dimensional change in bismuth filled carbon nanotubes. *Carbon*, **2000**, 38：1699-1701.

[8] Guerret-Piécourt C, Bouer Y Le, Loiseau A, *et al*. Relation between metal electronic structure and morphology of metal compounds inside carbon nanotubes. *Nature*, **1994**, 372：761-765.

[9] Ajayan P M, Colliex C, Lambert J M, *et al*. Growth of manganese filled carbon nanofibers in the vapor phase, *Phys. Rev. Lett.*, **1994**, 72：1722-1725.

[10] Liu S W, Zhu J J, Mastai Y, et al. Preparation and characteristics of carbon nanotubes filled with cobalt. *Chem. Mater.*,

2000, 12(8)：2205-2211.

[11] Chen Y K, Green M L H, Tsang S C. Synthesis of carbon nanotubes filled with long continuous crystals of molybdenum oxides. *Chem. Commun.*, **1996**: 2489-2490.

[12] Banhart F, Grobert N, Terrones M, Charlier J C, *et al.* Metal atoms in carbon nanotubes and related nanoparticles. *Int. J. Modern Phys.*, **2001**, 15: 4037.

[13] Ugarte D, Chatelain A, Deheer W A. Nanocapillarity and chemistry in carbon nanotubes. *Science.*, **1996**, 274 (5294)：1897-1899.

[14] Terrones M, Grobert N, Zhang J P, *et al.* Preparation of aligned carbon nanotubes catalysed by laser-etched cobalt thin films, *Chem. Phys. Lett.*, **1998**, 285: 299-305.

[15] Lee R S, Kim H, Fisher J E, *et al.* Conductivity enhancement in single-walled carbon nanotube bundles doped with K and Br. *Nature*, **1997**, 388: 255-257.

[16] Okuyama F, Hayashi T, Fujimoto Y. Formation of carbon nanotubes and their filling with metallic fibers on ion-emitting field anodes. *Appl. Phys.*, **1998**, 84: 1626-1631.

[17] Cassell M A, J. A. Raymakers J A, Kong J,*et al.* Large scale CVD synthesis of single-walled carbon nanotubes. *Phys. Chem. B.*, **1999**, 103(31): 6484-6492.

[18] Matsumoto K, Gotoh Y, Maeda T, *et al.* Room-temperature single-electron memory made by pulse-mode atomic force microscopy nano oxidation process on atomically flat α-alumina substrate. *Appl. Phys. Lett.*, **2000**, 76: 239-241.

[19] Tsai M H, Sun S C, Chiu H T, *et al.* Metalorganic chemical vapor deposition of tungsten nitride for advanced metallization. *Appl. Phys. Lett.*, **1996**, 68: 1412-1414.

[20] Zhang X X, Wei H L, Zhang Z Q, *et al.* Anisotropic magnetocaloric effect in nanostructured magnetic clusters. *Phys. Rev. Lett.*, **2001**, 87: 157203-157206.

[21] Venugopal R, Sundaravel B, Cheung W Y, *et al.* Magnetic properties of nanoclusters formed by implantation of Fe into Ge using a metal-vapor vacuum arc ion source, *Phys. Rev. B.*, **2001**, 65: 14418-14425.

[22] Zhao Z, Wang H, Wang B, *et al.* Size-dependent magnetic properties of Ni/C_{60} granular films. *Phys. Rev. B.*, **2002**, 65: 235413-235413-4.

[23] Ugarte D, Chatelain A, de Heer W A. Nanocapillarity and chemistry in carbon nanotubes. *Science.*, **1996**, 274 (5294)：1897-1899.

[24] Govindaraj A, Satishkumar B C, Nath M, *et al.* Metal nanowires and intercalated metal layers in single-walled carbon nanotube bundles. *Chem. Mater.*, **2000**, 12(1): 202-205.

[25] Grobert N, Hsu W K, Zhu Y Q, *et al.* Enhanced magnetic coercivities in Fe nanowires. *Appl. Phys. Lett.*, **1999**, 75: 3363-3365.

[26] Guerret-Plecourt C, Bouar Y Le, Loiseau A, *et al.* Relation between metal electronic structure and morphology of metal compounds inside carbon nanotubes. *Nature*, **1994**, 372: 761-765.

[27] Okuyama F, Hayashi T, Fujimoto Y. Formation of carbon nanotubes and their filling with metallic fibers on ion-emitting field anodes. *Appl. Phys.*, **1998**, 84: 1626-1631.

[28] Ajayan P M, Colliex C, Lambert J M, *et al.* Growth of manganese filled carbon nanofibers in the vapor phase, *Phys. Rev. Lett.*, **1994**, 2(11): 1722-1725.

[29] Chen Y K, Green M L H, Tsang S C. Synthesis of carbon nanotubes filled with long continuous crystals of molybdenum oxides, *Chem. Commun.*, **1996**: 2489-2490.

[30] A Lopez Davalos, A Zanette. Fundamentals of electromagnetism: vacuum electrodynamics, media, and relativity. Springer press, **1999**.

[31] Surig C, Hempel K A, Bonnenberg D. Formation and microwave absorption of barium and strontium ferrite prepared by sol-gel technique. *Appl. Phys. Lett.*, **1993**, 63: 2836-2838.

[32] Singh P, Babbar V K, Razdan A, *et al.* Complex permittivity, permeability, and X-band microwave absorption of CaCoTi ferrite composites. *Appl. Phys.*, **2000**, 87: 4362-4366.

[33] Kim S S, Jo S B, Gueon K I, Choi K K, *et al.* Complex permeability and permittivity and microwave absorption of ferrite-rubber composite at X-band frequencies. *IEEE Transactions on Magn*etics., **1991**, 27: 5462-5464.

[34] Cao H, Tie C, Xu Z. Array of nickel nanowires enveloped in polyaniline nanotubules and its magnetic behavior, *Appl. Phys. Lett.*, **2001**, 78: 1592-1594.

[35] Che R C, Duan X F, Chen Q, *et al*. Microwave absorption enhancement and complex permittivity and permeability of Fe encapsulated within carbon nanotubes. *Adv. Mater.*, **2004**, 16: 401-405.

[36] Che R C, Peng L M, Wang M S. Electron side-emission from corrugated CNx nanotubes. *Appl. Phys. Lett.*, **2004**, 85: 4753-4755.

[37] Che R C, Bai N, Peng L M. Structure and growth of monoclinic Mo2S3 nanorods. *Appl. Phys. Lett.*, **2003**, 83: 3561-3563.

[38] Che R C, Zhi C Y, Liang C Y, *et al*. Fabrication and microwave absorption of carbon nanotubes/CoFe2O4 spinel nanocomposite, *Appl. Phys. Lett.*, **2006**, 88: 033105-033105-3.

[39] Che R C, Peng L M, Zhou W Z. Synthesis and characterization of crystalline microporous cobalt phosphite nanowires. *Appl. Phys. Lett.*, **2005**, 87: 173122-173122-3.

[40] Che R C, Takeguchi M, Shimojo M, *et al*. Fabrication and electron holography characterization of FePt alloy nanorods, *Appl. Phys. Lett.*, **2005**, 87: 223109-223109-3.

[41] Che R C, Peng L M, Chen Q, Duan X F, Gu Z N. Fe2O3 particles encapsulated inside aligned CNx nanotubes. *Appl. Phys. Lett.*, **2003**, 82: 3319-3321.

[42] Che R C, Xiao R J, Liang C Y, *et al*. Electron energy-loss spectroscopy and ab initio electronic structure of the LaOFeP superconductor、*Phys. Rev. B.*, **2008**, 77: 184518-184518-8.

[43] Che R C, *Liang C Y*, *Shi H L*, et al. Electron energy-loss spectroscopy characterization and microwave ab-sorption of iron-filled carbon-nitrogen nanotubes. *Nanotechnology*, **2007**, 18: 355705.

[44] Che R C, Wang L, Chen Z, Liang C Y, *et al*. Superconductivity in (La1−xCex)(O0.9F0.1)FeAs and (La1−xPbx) OFeAs. *EPL.*, **2008**, 83: 66005.

[45] Che R, Peng L M, Chen Q, *et al*. Controlled synthesis and phase transformation of ferrous nanowires inside carbon nanotubes. *Chem. Phys. Lett.*, **2003**, 375: 59-64.

[46] Williams D B. Carter C B. *Transmission electron microscopy*. New York: Plenum Press, **1996**.

[47] Gabor D. A New Microscopic Principle, *Nature*, **1948**, 161: 777-778.

[48] Spence J C H. Practical high-resolution transmission electron microscope techniques, 20th Annual Conf., **1986**.

[49] Tonomura A. Electron-holographic interference microscopy. *Adv. Phys.*, **1992**, 41: 59-103.

[50] Möllenstedt G, Düker H Z. Beobachtungen and messungen an biprisma-interferenzen mit elektronenwellen. *Physik.*, **1956**, 145: 377-397.

[51] Cowley J M. Twenty forms of electron holography. *Ultramicroscopy*, **1992**, 41: 335-348.

[52] Bakker H, Bleeke A, Mul P. Design and performance of an ultra-high-resolution 300 kV microscope. *Ultramicroscopy*, **1996**, 64: 17-34.

[53] Joy D C, Zhang Y S, Zhang X, *et al*. Practical aspects of electron holography. *Ultramicroscopy*, **1993**, 51: 1-14.

[54] Rau W D, Lichte H. *High resolution off-axis electron holography*. New York: Plenum Press, Volkl E, Allard L F and Joy D C(Eds), **1999**: 201-229.

[55] Midgley P A. An introduction to off-axis electron holography. *Micron*, **2001**, 32: 167-184.

[56] Matteucci G, Missiroti G F, *et al*. Electron holography of long-range electrostatic fields. *Adv. Imaging Elec. Phys.*, **1998**, 99: 171-240.

[57] Buhl R. Interferenzmikroskopie mit elektronenwellen. *Zeitschrift für Physik A Hadrons and Nuclei*, **1959**, 155: 395-412.

[58] 肖体桥, 陈建文, 张映箕等. 电子全息的数字重现及其在微电磁场测量中的应用. 电子显微学报, **1999**, 18: 554-561.

[59] Hecht E, Zajac A. New York: Optics [M], Addison-Wesley, **1974**.

[60] Missiroli G F, Pozzi G, *et al*. Electron interferometry and interference electron microscopy. *Phys. E: Sci. Instrum.*, **1981**, 14: 649-671.

[61] Lichte H. Electron holography: optimum position of the biprism in the electron microscope. *Ultramicroscopy*, **1996**, 64: 79-86.

[62] Völkl E, Allard L F, Datye A, *et al*. Advanced electron holography: a new algorithm for image processing and a standardized quality test for the FEG electron microscope. *Ultramicroscopy*, **1995**, 58: 97-103.

[63] Lichte H. Parameters for high-resolution electron holography. *Ultramicroscopy*, **1993**, 51: 15-20.

[64] Frost B G, Völkl E, Allard L F. An improved mode of operation of a transmission electron microscope for wide field off-axis holography. *Ultramicroscop*, **1996**, 63: 15-20.

[65] Mankos M, Scheinfein M R, Cowley J R. Electron Holography and Lorentz Microscopy of Magnetic Materials, *Adv. Imaging Electron Phys*. , **1996**, 98: 323-426.

[66] Ade G. Adv. Imaging Electron Physics [M], Willey, **1994**, 1.

[67] Cowley J M, Spence J C H. Introduction to electron holography [M]. *Kluwer Academic*, **1999**: 17.

[68] DeRuijter W J. Imaging properties and applications of slow-scan charge-coupled device cameras suitable for electron microscopy. *Micron*, **1995**, 26: 247-275.

[69] Lehmann M, Lichte H. Electron Holography [M], **1995**.

[70] Meyer R R, Kirkland A. The effects of electron and photon scattering on signal and noise transfer properties of scintillators in CCD cameras used for electron detection, *Ultramicroscopy*, **1998**, 75: 23-33.

[71] Ade G, Lauer R. Digital phase determination and amplification techniques in electron off-axisholography. *Optik*, **1992**, 91: 5-10.

[72] De Ruijter W J, Weiss J K. Detection limits in quantitative off-axis electron holography. *UltraMicroscopy*, **993**, 50: 269-283.

[73] Ishizuka K. Optimized sampling schemes for off-axis holography. *Ultramicroscopy*, **1993**, 52: 1-5.

[74] Hiller T M, Midgley P A, Saunders M, Ge Yi, Schwarazacher W. Comment on "flux quantization in magnetic nanowires imaged by electron holography". *Phys. Rev. Lett*. , **1996**, 77: 977.

[75] Landau L D, Lifsitz E M. *Quantum mechanics* [*M*]. Pergamon Press, **1965**: 152.

[76] Lin X, Dravid, Vinayak P. Mapping the potential of graphite nanotubes with electron holography. *Appl. Phys. Lett*. , **1996**, 69: 1014-1016.

[77] Li J, McCartney M R, Dunin-Borkowski R E, Smith D J. Determination of mean inner potential of germanium using off-axis electron holography. *Acta Cryst*. , **1999**, 55: 652-658.

[78] Gajdardziska-Josifovska M, McCartney M R, De Ruijter W J, Smith D J, Weiss J K, Zuo J M. Accurate measurements of mean inner potential of crystal wedges using digital electron holograms, *Ultramicroscopy*, **1993**, 50: 285-299.

[79] Ravikumar V, Rodringues R P, Dravid V P. Direct imaging of spatially varying potential and charge across internal interfaces in solids. *Phys. Rev. Lett*. , **1995**, 75: 4063-4066.

[80] 王岩国, 张泽, 阎光辉. 利用电子全息术测量掺锰钛酸锶双晶界面的势场分布. *电子显微学报*, **2001**, 20: 121-126.

[81] Tanji T, Urata K, Ishizuka K, Ru Q, Tonomura A. Observation of atomic surface potential by electron holography. *Ultramicroscopy*, **1993**, 49: 259-264.

[82] Ravikumar V, Rodrigues R P, Dravid V P. An investigation of acceptor-doped grain boundaries in $SrTiO_3$. *J. Phys. D, Appl. Phys*. , **1996**, 29: 1799.

[83] Browning N D, Buban J P, Moltaji H O. The influence of atomic structure on the formation of electrical barriers at grain boundaries in $SrTiO_3$. *Appl. Phys. Lett*. , **1999**, 74: 2638-2640.

[84] Capiluppi C, Migliori A, Pozzi G. Interpretation of holographic contour maps of reverse biased pn junctions, *Microsc. Microanal. Microst*. , **1995**, 6: 645.

[85] Cherns D, Jiao C G. Electron holography studies of the charge on dislocations in GaN, *Phys. Rev. Lett*. , **2001**. 87: 205504-205504-4.

[86] Hirayama T, Ru Q, Tanji T, Tonomura A. Observation of magnetic-domain states of barium ferrite particles by electron holography, *Appl. Phys. Lett*. , **1993**, 63: 418-420.

[87] M R McCartney, Yimei Zhu. Induction mapping of $Nd_2Fe_{14}B$ magnetic domains by electron holography, *Appl. Phys. Lett*. , **1998**, 72: 1380.

[88] Wang Y C, Chou T M, Libera M, Kelly T F. Transmission electron holography of silicon nanospheres with surface

oxide layers, *Appl. Phys. Lett.*, **1997**, 70: 1296-1298.

[89]　Weiss J K, De Ruijter W J, Gajdardziska-Josifovska M, McCartney M R, Smith D J. Applications of electron holography to the study of interfaces, *Ultramicroscopy*, **1993**, 50: 301-303.

[90]　Tonomura A. Applications of electron holography, *Rev. Modern Phys.*, **1987**, 59: 639-669.

[91]　Orchowski A, Litche H. High-resolution electron holography of non-periodic structures at the example of a $\Sigma = 13$ grain boundary in gold, *Ultramicroscopy.*, **1996**, 64: 199-209.

[92]　Kawasaki T, Tonomura A. Direct observation of InP projected potential using high-resolution electron holography, *Phys. Rev. Lett.*, **1992**, 69: 293-296.

[93]　Ishizuka K, Tanji T, Ohno T, Murayama Y. Aberration correction using off-axis holography. *Ultramicroscopy*, **1994**, 55: 199.

[94]　Lichte H. Electron holography approaching atomic resolution. *Ultramicroscopy*, **1986**, 20: 293-304.

[95]　Rau W D, Schwander P, Ourmazd A. Two dimensional mapping of junctions by electron holography. *Solid State Pheno*, **1998**, (63-64): 525-528.

第6章 磁性纳米材料的表面修饰及其对生物膜的作用

磁性纳米材料具有独特的磁学性质，在磁共振成像造影剂、药物载体、生物标记及热疗等生物医用领域具有广泛的应用前景。近年来，随着纳米技术的发展，人们通过对磁性纳米材料的尺寸、形貌、磁学和表面化学的精确调控，不仅可以改进纳米氧化铁的磁性，而且还可以控制其在生物体内的行为[1,2]。作为生物医用材料，纳米颗粒的表面直接与血液和器官接触，因此其表面性质非常重要。为了满足各种生物医学应用需求，往往需对纳米颗粒进行表面修饰和调控，使纳米颗粒在生理环境下具有足够的胶体稳定性，并且能够进一步与其他的功能材料，如药物分子、DNA、抗体及细胞等结合[3]，实现纳米颗粒的功能化。

细胞膜使细胞具有一个相对稳定的内部环境，同时在细胞与外部环境进行物质运输、能量转换和信息传递的过程中起着决定性作用。细胞内通过各种膜或膜网等结构将不同的细胞器分隔开，使细胞内能够同时进行多种化学反应而不会互相干扰，保证了细胞生命活动高效、有序进行，因此研究磁性纳米材料对细胞膜的作用具有重要的生物学意义。

需要说明的是，关于细胞膜方面的研究，一般也包括仿细胞膜（人工脂膜），这里用生物膜来统称之。

6.1 磁性纳米材料的表面修饰

6.1.1 纳米材料表面修饰的一般方法

纳米颗粒表面修饰通常有两种途径，一种是"一锅"（one-pot）法：指在合成纳米颗粒过程中，以修饰分子作为稳定剂，在合成纳米颗粒的同时，将修饰分子包覆在颗粒表面。一些商品化的葡聚糖修饰的氧化铁纳米颗粒如 ferumodextran，就是采用一锅反应途径，以葡聚糖为稳定剂，采用共沉淀法制备的。另一种是在合成纳米颗粒后，再利用物理作用力或化学键将配体修饰到已经制备好的纳米颗粒表面。

对于在有机相制备的纳米颗粒表面通常包覆疏水性稳定剂，如高温裂解法制备的氧化铁纳米颗粒，这种方法制备的纳米颗粒只能溶于有机溶剂，因此需要通过表面修饰，向其表面引入亲水性分子或基团，从而使纳米颗粒在水体系中能够稳定分散和进一步功能化。对于这类纳米颗粒，配体加入法是常用的物理修饰方法，在这种方法中，新引入的配体通过疏水力作用吸附在原有疏水配体外层，形成配体双分子层（图 6-1

路径 **A**)。新引入的配体分子须具有双亲性，其疏水端与纳米颗粒表面疏水分子发生作用形成双分子层；而亲水端外置于纳米颗粒表面，赋予纳米颗粒亲水性及为进一步功能化提供活性基团。这种方法中，新加入的配体只与纳米颗粒表面的有机稳定剂作用，而与无机纳米核不产生直接作用，因此该方法对不同材料的无机纳米颗粒具有普适性。

　　配体交换法是利用化学键修饰纳米颗粒的常用方法。在这种方法中，配体分子通过交换纳米颗粒表面原有的稳定剂分子，通过结合基团共价连接到纳米颗粒表面（图 6-1 路径 **B**）。用于配体交换的化合物通常具有双端基官能团，其中一个官能团 E 与纳米颗粒表面以化学键的方式结合，将配体连接到纳米颗粒上。一般而言，结合基团 E 需与纳米颗粒表面具有高亲和力，以保证纳米颗粒在生理环境和体内循环过程中保持稳定。不同的结合基团与各类无机纳米颗粒亲和力不同，例如：巯基与金属亲和力较强，因此常用巯基或二巯基化合物来修饰金属纳米颗粒；羧基、磷酸基、邻苯二酚基团、硅烷基等与氧化物亲和力较强，是常用的氧化物纳米颗粒结合基团。配体分子的另一个端官能团 F 位于颗粒表面，决定该颗粒的表面性质及进一步功能化。在该方法中，有机配体通过牢固的化学键连接在纳米颗粒表面，因此相对于物理法而言，用该方法修饰的纳米颗粒在生理环境中更加稳定。

　　对于表面不具有疏水性稳定剂的纳米颗粒，配体还可以通过与纳米颗粒表面原有官能团的共价或静电作用连接到颗粒表面（图 6-1 路径 **C**），或直接连接到未包覆的纳米材料表面。

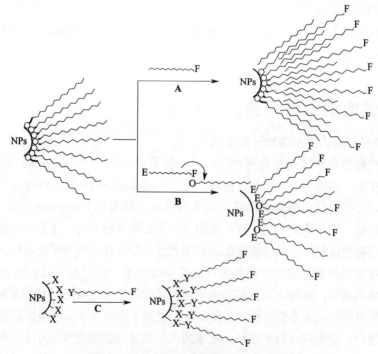

图 6-1　纳米氧化铁表面修饰方法示意图

6.1.2　氧化铁纳米颗粒的若干种表面修饰

（1）聚合物修饰氧化铁纳米颗粒

① 双亲性聚合物　双亲性聚合物是配体加入法修饰氧化铁纳米颗粒常用的化合物。Pellegrino 等人利用商品化的聚合物 poly(maleic anhydride alt-1-teradecene)(PMA)发展了一种通用的制备水溶性纳米粒子的方法(图 6-2)[4]。PMA 的烃链插入纳米粒子表面的疏水单分子层，形成表面具有酸酐的胶束状结构。经双六甲基三胺交联，酸酐与氨基反应生成酰胺和羧基负离子，通过静电排斥作用将纳米粒子稳定分散在水中。这种方法适用于 $CoPt_3$，Au，CdSe/ZnS 和 Fe_2O_3 纳米粒子的表面修饰。Labhasetwar 等人将双亲性嵌段聚合物 Pluronic F127 包覆到油酸修饰的氧化铁纳米粒子表面[5]，制备的氧化铁纳米粒子可以作为药物载体负载抗癌药物紫杉醇和阿霉素。实验鼠体内磁共振成像(MRI)研究表明，利用这种方法制备的氧化铁纳米粒子在体内的血液循环半衰期为 31.2min，明显长于商品化的氧化铁纳米粒子 Feridex IV(6.4min)。磷脂也可以通过与油酸烃链间的疏水力作用包覆到氧化铁纳米粒子表面[6~8]，Platt 等人利用含有聚乙二醇(PEG)链的磷脂化合物与油酸包覆的氧化铁纳米颗粒作用，制备了 PEG 修饰的氧化铁纳米粒子[6]，通过改变 PEG链末端的官能团，可以将羧酸、氨基、生物素、马来酰亚胺和叶酸等官能团或功能

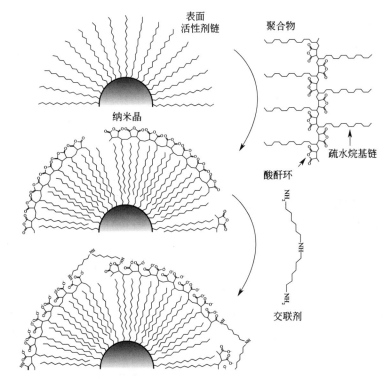

图 6-2　PMA 包覆纳米粒子的结构和制备途径[4]

性生物分子连接到颗粒表面。此外，脂肪醇[9]也可以通过类似的方法来修饰氧化铁纳米粒子。结构多样的磷脂和双亲性聚合物都可以通过商品化的途径得到，为修饰氧化铁纳米粒子提供了简便的途径。

②聚乙二醇及其衍生物　聚乙二醇(PEG)具有良好的生物相容性、水溶性和抗蛋白非特异性吸附能力，是最常用的修饰氧化铁纳米颗粒的聚合物之一。通过PEG修饰氧化铁纳米颗粒，能够使其在生理环境下具有良好的稳定性，有效降低网状内皮系统(RES)的非特异性摄取，延长纳米颗粒的血液循环时间。氧化铁纳米颗粒表面配体的稳定性对其性质非常重要，因为在体内严苛的生理条件下，纳米颗粒表面配体易被剥离，引起纳米颗粒的聚集和性质变化，因此，通过稳定的化学键将PEG连接到氧化铁纳米颗粒表面的研究备受关注。

邻苯二酚基团对氧化铁纳米颗粒表面具有高亲和性，利用邻苯二酚基团作为结合基团，多巴胺衍生化的PEG分子与氧化铁纳米颗粒表面包覆的油酸可以进行配体交换反应，将PEG共价修饰到纳米颗粒表面[10,11]。修饰后的氧化铁纳米颗粒在含10%胎牛血清的PBS中具有良好的稳定性，并且可以有效抵御巨噬细胞(RAW264.7)的吞噬。Kohler等人制备了两端分别具有三氟乙酯和硅烷基团的双功能化PEG分子，以硅烷为结合基团，通过配体交换反应，将三氟乙酯PEG修饰到氧化铁纳米颗粒表面[12]。三氟乙酯基团作为稳定的酰胺化反应离去基团，使纳米颗粒可以进一步与分子中具有羧基或氨基的靶向分子如叶酸结合。

配体稳定性和配体的结合基团与纳米颗粒的亲和力有关。Amstad等人制备了8种不同结构的邻苯二酚PEG衍生物(图6-3)[13]，研究表明，结合基团与氧化铁纳米颗粒的亲和力越大，则连接到纳米颗粒表面的PEG密度越高，纳米颗粒越稳定。在这些衍生物中，5-硝基取代的邻苯二酚衍生物[PEG(5)-nitroDOPA，PEG(5)-nitrodopamine]与氧化铁纳米颗粒的亲和力最强，修饰后的颗粒在水溶液中非常稳定，反复加热到90℃也不会引起明显的颗粒聚集和粒径改变。PEG(5)-mimosine和PEG(5)-DOPA对氧化铁纳米颗粒具有中等强度的亲和力，修饰后的纳米颗粒水溶液只能在60℃以下保持稳定。而其他的邻苯二酚衍生物由于与氧化铁表面亲和力较弱，修饰后的纳米颗粒加热到室温以上即会发生团聚。

通过一锅反应途径也能够得到PEG修饰的氧化铁纳米颗粒。Hu等人以α,ω-二羧基PEG为稳定剂，热分解法一锅制备了羧基PEG修饰的氧化铁纳米颗粒[14]。然后利用表面羧基作为活性基团，通过酰胺化反应将肿瘤靶向抗体rch 24 mAb共价连接到氧化铁纳米颗粒表面，得到能够体内外特异性识别癌胚抗原过表达人结肠腺癌细胞(LS180)的氧化铁纳米探针。通过一锅反应和化学修饰两种途径修饰的氧化铁纳米颗粒性质有所不同。例如，Lee等人分别采用一锅法和修饰已制备的氧化铁纳米颗粒的方法，制备了共聚物poly(TMSMAγ-PEGMA)修饰的氧化铁纳米颗粒[15]。该共聚物分子中同时具有硅烷基团和 PEG，以硅烷基为结合基团，包覆到氧化铁纳米颗粒上，在其表面形成 PEG 层，达到抗巨噬细胞吞噬的目的。研究表明，相对于一锅法制备的 poly(TMSMAγ-PEGMA)修饰的氧化铁纳米颗粒而言，利用聚合物修饰已制备颗粒的方法得到的氧化铁纳米颗粒磁性较高，水合半径较小，磁共振肿瘤成像效果较好。

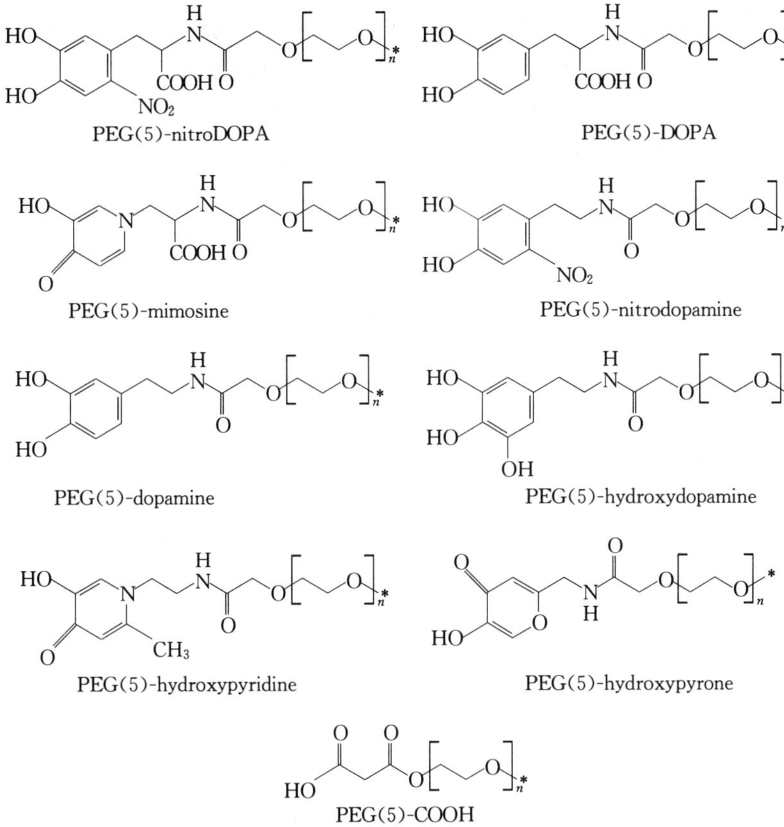

PEG(5)-nitroDOPA

PEG(5)-DOPA

PEG(5)-mimosine

PEG(5)-nitrodopamine

PEG(5)-dopamine

PEG(5)-hydroxydopamine

PEG(5)-hydroxypyridine

PEG(5)-hydroxypyrone

PEG(5)-COOH

图 6-3　不同结构的邻苯二酚型衍生物[13]

③ 聚丙烯酸(酰胺)类聚合物　聚丙烯酸能够通过多个羧基对纳米氧化铁表面的螯合作用，稳定地包覆在氧化铁纳米颗粒表面。经过聚丙烯酸修饰，可以增加颗粒在水溶液中的稳定性和生物相容性。由于体积较大，聚丙烯酸与氧化铁纳米颗粒表面油酸配体的交换反应一般在高温下进行。在 320℃下，聚丙烯酸与三氧化二铁纳米粒子表面油酸配体交换[16]，通过羧基螯合在氧化铁纳米颗粒表面，并向表面引入大量的游离羧基，羧基负离子能够将氧化铁纳米颗粒稳定分散在水溶液中，因此该纳米颗粒在中性或弱碱性水溶液中具有良好的稳定性。同时，表面羧基还可以作为活性基团，进一步结合功能性分子，实现氧化铁纳米颗粒的功能化[17]。

聚 N-异丙基丙烯酰胺(PNIPAm)是一种温敏聚合物，其水溶液的最低临界溶解温度为32℃左右。利用此特性，Lai 等人一锅法制备了 PNIPAm 包覆的氧化铁纳米颗粒[18]，该颗粒具有磁响应性和温敏性，最低溶解温度为31℃，被用于靶向分子的分离。

④ 多糖聚合物　葡聚糖是一种具有良好生物相容性和生物可降解的天然聚合物。利用葡聚糖包覆氧化铁纳米颗粒，可增加其胶体稳定性和血液循环时间[19]。并且葡聚糖包覆的氧化铁纳米颗粒(Ferridex®)是目前唯一 FDA 批准的氧化铁磁共振造影剂。研究表明，作为磁共振造影剂，该纳米颗粒的粒径是决定其血液循环时间的一个重要因素。直径小于20nm 的颗粒具有长血液循环时间[20]，而直径较大的颗粒(50~150nm)在血液循环中会迅速地被 RES 器官(如肝、脾)清除[21]，因此葡聚糖包覆的氧化铁纳米颗粒被用于靶向巨噬细胞的磁共振成像研究[22]。

壳聚糖是一种天然阳离子多糖，具有良好的生物相容性、生物可降解性、抗菌性和高黏附性(对细胞膜产生高亲和性)。壳聚糖和淀粉包覆的氧化铁纳米颗粒可用作肿瘤热疗的热种[23]，研究表明，相较于淀粉包覆的氧化铁纳米颗粒而言，壳聚糖包覆的氧化铁纳米颗粒在交变磁场下能够产生较高的温度变化(23℃)。

⑤ 聚丙烯亚胺　聚丙烯亚胺(PEI)是一种广泛用于负载和转染 DNA 的阳离子聚合物。利用 PEI 对氧化铁纳米颗粒表面进行修饰，可制备磁性基因载体。并且，将 PEI 糖基化能够降低 PEI 毒性，提高纳米体系生物相容性。例如，Kievit 等人制备了聚丙烯亚胺壳聚糖共聚物[24]，利用该共聚物共价修饰的氧化铁纳米颗粒基本没有细胞毒性，能够通过物理作用、静电作用和氢键三种作用力负载 DNA，并将 DNA 有效地输送到小鼠肿瘤组织中，有望成为一种安全高效的基因载体材料。

(2) 有机小分子修饰氧化铁纳米颗粒

① 二巯基丁二酸　利用小分子修饰氧化铁纳米颗粒，可以得到具有较小水合粒径的氧化铁纳米颗粒。2,3-二巯基丁二酸(DMSA)能够通过分子中两个羧基与氧化铁纳米颗粒的螯合作用，修饰到氧化铁纳米颗粒表面，并且，表面巯基能够通过氧化反应与游离的 DMSA 分子生成二硫键，在氧化铁纳米粒子表面形成稳定的 DMSA 多层交联结构，使氧化铁纳米粒子在水中具有良好的分散性和稳定性[25]。

② 小分子硅烷偶联剂　硅烷基团是一种常用的氧化铁纳米颗粒的结合基团。硅烷偶联剂通常具有双官能团，其中一端通常是烷氧硅烷基或卤代硅烷基，该基团水解形成硅烷醇基团，然后通过与纳米颗粒表面羟基的缩合反应生成 Si-O-Fe 键，修饰到纳米颗粒表面。Kohler 等人利用甲氧基硅烷与氧化铁纳米颗粒表面羟基反应，将 3-氨基丙基三甲氧基硅烷(APS)自组装到共沉淀法制备的氧化铁纳米颗粒表面，然后通过纳米颗粒表面氨基的酰胺化反应，共价连接抗癌药物甲氨蝶呤(methotrexate)，得到氧化铁-甲氨蝶呤纳米靶向载药体系[26]。甲氨蝶呤可以特异性识别叶酸受体，因此，修饰后的氧化铁纳米颗粒对叶酸受体高表达的 MCF-7 和 Hela 细胞具有特异性靶向作用。Chen 等人利用具有不同官能团(NH_2-，PEG-和-

COOH)的硅烷交换纳米 Fe_3O_4 表面的油酸配体，将这些官能团成功地引入氧化铁纳米粒子表面，制备了表面具有不同电荷性质的氧化铁纳米颗粒[27]。

（3）无机二氧化硅修饰氧化铁纳米颗粒

通过在氧化铁纳米颗粒表面修饰二氧化硅(SiO_2)，不仅可以有效阻止氧化铁纳米颗粒在生理和体内环境中的降解与聚集，使纳米颗粒具有亲水性，并且很容易地通过硅烷偶联剂修饰(magnetic functional)和功能化。此外，SiO_2 包覆层还能够阻止氧化铁纳米核与修饰分子直接接触，产生不利的相互作用。例如：将染料分子直接连接到氧化铁纳米颗粒表面常会导致荧光部分或全部猝灭，而将氧化铁纳米颗粒表面修饰上 SiO_2 壳层后，再将染料分子连接到 SiO_2 表面，即可以避免荧光猝灭[28]。

Stöber 法和溶胶-凝胶法是常用的二氧化硅包覆氧化铁纳米颗粒的方法[29~32]。Stöber 方法利用四乙氧基硅烷(TEOS)的水解和缩合反应形成 SiO_2 壳。例如，Bumb 等人利用该方法制备了 2nm 厚 SiO_2 包覆的氧化铁纳米颗粒[33]。将 TEOS 的乙醇溶液与共沉淀法制备的氧化铁纳米颗粒水溶液混合，以三乙胺作为催化剂，将 SiO_2 包覆在氧化铁纳米颗粒表面。通过调节氨浓度和 TEOS 与水的比例可以改变 SiO_2 厚度。溶胶-凝胶法也是一种基于 TEOS 水解的制备均匀 SiO_2 壳层的常用方法。通过调节溶胶-凝胶前体的浓度，可以控制氧化铁纳米颗粒表面二氧化硅的厚度。

6.1.3　其他磁性纳米颗粒表面的分子修饰

（1）金属掺杂氧化铁纳米颗粒的表面分子修饰

金属掺杂的氧化铁纳米颗粒的表面修饰方法与氧化铁纳米颗粒相似。Yang 等人[34]采用一锅反应的途径，以四乙二醇作为溶剂和稳定剂，通过高温热解乙酰丙酮铁和乙酰丙酮锰混合物，制备了四乙二醇修饰的单分散 $MnFe_2O_4$ 纳米颗粒。该纳米颗粒具有良好的生物相容性和胶体稳定性，经尾静脉注射入小鼠模型后，主要富集在肝组织，可以作为磁共振肝造影剂。

化学法是修饰磁性纳米颗粒的重要方法。Liong 等人[35]制备了羧基化聚乙烯醇(CMPVA)修饰的 $MnFe_2O_4$ 纳米颗粒。首先，利用四甲基氢氧化铵作为相转移催化剂，将热分解法制备的油酸/油胺包覆的 $MnFe_2O_4$ 纳米颗粒由有机相转到水相，形成四甲基氢氧化铵双离子层稳定的 $MnFe_2O_4$ 纳米颗粒，然后向其水溶液中加入 CMPVA，通过羧基作为结合基团，将 CMPVA 包覆到纳米颗粒表面。该纳米颗粒在水溶液中具有高度的稳定性和较高的横向弛豫率，不被细胞非特异性摄取，标记 HER2/*neu* 单克隆抗体后，能够特异性识别 HER2/*neu* 过表达的 SK-BR-3 细胞。Giria 等人[36]以氢氧化铵和四甲基氢氧化铵为碱，利用共沉淀法制备了 Mn 和 Co 掺杂的氧化铁纳米颗粒 $Fe_{1-x}B_xFe_2O_4$($x=0$，-1；B$=$Mn，Co)，并利用羧基作为结合基团，将十二烷酸修饰到该纳米颗粒表面，游离的十二烷酸再通过疏水力作用，与纳米颗粒表面的十二烷酸形成双分子层，得到脂肪酸修饰的水溶性磁性纳米颗粒。细胞实验表明，该方法制备的钴掺杂磁性纳米颗粒($CoFe_2O_4$)细胞毒性较高，而锰掺杂磁性纳米颗粒（$MnFe_2O_4$，$Fe_{0.6}Mn_{0.4}Fe_2O_4$）具有与氧化铁纳米颗粒相当的良好生物相容性，有生物医学应用前景。酰基羟胺[37]、磷酸化合物[37]、聚丙烯酸[38]作为配体共价修饰 $CoFe_2O_4$ 纳米颗粒和 DMSA 共价修饰 $(Zn_xMn_{1-x})Fe_2O_4$ 和 $(Zn_xFe_{1-x})Fe_2O_4$ 纳米颗粒[39]也有报道。

Lim 等人利用疏水力作用修饰的氧化铁锰纳米颗粒。他们利用芘基聚乙二醇（Py-PEG）包覆 $MnFe_2O_4$ 纳米颗粒制备了 UV 荧光/磁共振双模影像探针[40]。芘基-乙二醇分子中疏水的芘基与 $MnFe_2O_4$ 纳米颗粒表面烃链通过疏水力相互作用形成纳米乳液，并将 $MnFe_2O_4$ 包覆在纳米乳液中。此外，双亲性聚合物聚乙二醇-十二烷酸（PEG-DC）通过疏水力作用连接到油溶性 $MnFe_2O_4$ 纳米颗粒表面，得到表面具有 PEG 的水溶性 $MnFe_2O_4$ 纳米颗粒[41]。

（2）金属复合磁性纳米颗粒的表面分子修饰

金属复合纳米颗粒因金属不同，其表面修饰配体也不同。FePt 纳米颗粒表面 Pt 与巯基具有较强的亲和力，因此，巯基化合物常被用作配体修饰 FePt 纳米颗粒。Xu 等人[42]以巯基作为结合基团，通过巯基修饰的氨基三乙酸与 FePt 表面疏水配体的交换反应，制备了氨基三乙酸功能化的 FePt 纳米颗粒。该颗粒能够通过氨基三乙酸螯合镍离子来识别具有 6 个连续组氨酸残基的蛋白。Hong 等人[43]制备了巯基和多巴胺修饰的 PEG，利用巯基和多巴胺分别与纳米颗粒表面的铂和铁结合，得到 PEG 修饰的 FePt 纳米颗粒。并且，该颗粒表面的巯基 PEG 能够被其他含巯基配体交换，通过交换反应，得到表面不同电荷性质的 FePt 纳米颗粒。利用类似的方法，Latham 等人[44]利用端基为三氟乙酯基的 PEG 硫醇修饰 FePt 和 Au 纳米颗粒，修饰后的颗粒具有良好水溶性并能够进一步功能化。

Dong 等人[45]利用一锅反应的途径制备了明胶包覆的 FeCo 纳米球。首先利用明胶分子中羧基的螯合作用，对共沉淀法原位制备的 FeCo 纳米颗粒进行修饰，然后在高温（220℃）下，该纳米体系自组装成 100nm 左右明胶包覆的石榴状纳米球。通过明胶修饰，该纳米颗粒不仅具有良好的生物相容性和水溶液稳定性，而且在 PBS 缓冲液中具有高 DNA 负载容量。Seo 等人[46]利用磷脂-PEG（PL-PEG）分子与石墨的疏水力作用，制备了 PL-PEG 修饰的 FeCo-石墨核壳结构的纳米颗粒，通过表面修饰 PEG，该纳米颗粒能够稳定分散在水体系中。并且，该纳米颗粒还能够通过疏水相互作用力负载抗肿瘤药物阿霉素[47]，得到具有磁共振成像、近红外热疗和载药多功能纳米体系。

6.2　磁性纳米颗粒相关制剂

6.2.1　磁性纳米颗粒制剂的研究进展

（1）磁性纳米颗粒制剂的研究现状

① **磁性脂质体**(magnetic liposomes，MLP)[48,49]　磁性脂质体由磁性内核、药物和普通脂质体组成，通常可分为普通 MLP、热敏型 MLP 和长循环 MLP。后两者为新型 MLP，具有较好的靶向性、稳定性和包封率，其中磁性材料主要起导向和定位作用。MLP 的磁性内核粒径应为 10～20nm，最多不超过 100nm，这是由于粒径 1～3μm 以下的 MLP 能保持一定斥力而不沉降，不聚积，不堵塞毛细血管，并能均匀分布扩散至靶区，在移除外磁场后，MLP 也能停留于靶区。然而，在制备和储存过程中，MLP 中的磁性内核容易相互聚集，或者渗漏到脂质体膜外，影响制剂的稳定性。

② **磁性微球**(magnetic microspheres，MMS)[50]　磁性微球是用适宜的高分子载体材料包被磁性物质制成的球形或类球形微球，粒径一般为一至几十微米不等。微球结构通常为核-壳式，载体为壳，中心包被磁核以及药物，药物可控地释放于靶部位。MMS 是较早发展起来的磁性药物载体之一，1978 年，Widders 等首先研制出磁性人血清白蛋白微球，他们分别以磁流体和阿霉素为磁性材料和药物，制备得到粒径为 1μm 的磁性微球，开创了借助磁场来局部定位的非口服给药研究的先河。紧随其后的 Mosbach 于 1979 年制备了磁性淀粉微球[51]。自 20 世纪 80 年代以来，MMS 逐渐兴起并得到了迅速发展，已经在固定酶、靶向药物、细胞分离以及核酸分离等领域得到大量而深入的应用。然而，MMS 粒径太大易堵塞血管；粒子大小不均匀易导致载药率和磁场捕获率不同；通过静电与载体结合的药物在传输过程中缺乏控制，易解离；非生物降解性高分子材料等带来的安全性问题仍有待解决。

③ **磁性纳米粒**(magnetic nanoparticles，MNPs)[52～54]　磁性纳米粒与 MMS 类似，都是用高分子材料包被适宜的磁性内核而制得。MNPs 的粒径小于 MMS，一般为十到几百纳米，其结构也和 MMS 一样，都是核-壳式。由于粒径较小，因此除了具有一般的 MTDDS 的优点外，还兼具以下优点：载药量更大，可偶联的药物更多；不易被 RES 清除；在体系中不易沉淀；可在亚细胞水平释放，因而靶向性更强。同时，因为粒径小于 25nm 的 MNPs 具有超顺磁性，这使其具有以下性质：a. 超向聚集性，可引起血管栓塞，用于肿瘤的栓塞治疗；b. 电磁吸收性，可吸收外磁场的电磁能量产生热能，使靶区温度升高，从而杀伤肿瘤细胞，而对正常组织细胞无影响。

(2) 磁性纳米颗粒制剂的研究展望

① **静脉注射**　磁性纳米粒用于静脉给药途径的基本要求是：无毒，无免疫原性，粒径小于毛细血管的直径。纳米粒进入血液中，调理过程激活 RES 系统。巡回的单核吞噬细胞(单核细胞)吞噬纳米粒。纳米粒进入肝脏、脾脏和骨髓，在其降解前，被脏器中的固定细胞(肝中的 Kupffer 细胞)捕获。由于其生物降解性和粒径较小，Kupffer 细胞溶酶体中的纳米粒有可能被外排入胆汁，通过粪便排出体内。

其他纳米粒经肾脏过滤，通过尿排泄。总之，小粒径的纳米粒通过肾脏快速排泄，大粒径被肝、脾和骨髓摄取[55]。大粒径的纳米粒被吞噬细胞(巨噬细胞或树突状细胞)吞噬，而小粒径的被内吞细胞(B 和 T 淋巴细胞)吞噬。最终，可降解性磁性纳米粒的降解产物可被任何细胞通过胞饮作用摄取。

　　按照 Neuberger 的观点，小于 $4\mu m$ 的磁性纳米粒被 RES 细胞吞噬，主要在肝脏(60%～90%)和脾脏(3%～10%)。粒径大于 200nm 的粒子通常被脾脏截留，其截留尺寸大于 250nm，而大于 100nm 的粒子被肝细胞吞噬。总之，粒径越大，体内半衰期越短。另一方面，在治疗肝脏疾病时如癌症或利什曼原虫，结核病，Kupffer 细胞吞噬纳米粒时起到被动靶向作用。同时也值得关注，细胞吞噬会消亡大量患者自身的防御细胞。

　　② 皮下或瘤内给药　　水溶性小分子快速通过毛细血管壁，进入循环系统。而局部注射的纳米粒渗入注射部位的细胞间隙，逐渐被淋巴毛细管吸收。因此，皮下或局部给药的纳米粒可用于淋巴靶向，如用于治疗淋巴肿瘤。由于该方法无法用于靶向性治疗转移性肿瘤，这导致临床上很少采用皮下给药。在此条件下，磁性非必需，但却可将纳米粒固定于给药部位，从而起到热疗作用。一般条件下，皮下注射达到局部淋巴靶向的载体粒径需小于 60nm。另一个限制性因素是实体瘤内细胞增殖过快引起瘤内压增大。

　　③ 口服给药　　有研究将包裹有机壳的磁性纳米粒作为口服药物传输体系的载体。大部分的磁性纳米粒都用于胃肠道的核磁共振造影剂。多肽和蛋白的口服给药面临的主要问题是在胃酸中降解，吸收利用度低，肝脏首过效应，给药剂量大。Feng 等描述了载化学治疗药的纳米粒在胃肠道中的途径：粒径大于 $5\mu m$ 可通过淋巴吸收，大于 500nm，粒子可经内吞作用跨上皮细胞膜，粒径小于 50nm 可通过小肠上皮细胞的细胞间隙被动扩散。

6.2.2　磁性纳米颗粒制剂的体内外要求

　　(1) 磁性纳米颗粒制剂的制备工艺及质量标准

　　1) 磁性纳米颗粒制剂的制备工艺

　　常用包埋法(包括加热固化法和加交联剂固化法)或单凝聚冻缩法等制备磁性微球；机械分散法、逆相蒸发法等制备磁性脂质体；单体聚合法、共沉淀法等制备磁性毫微粒。

　　① 包埋法　　包埋法是将磁性粒子分散于高分子溶液中，通过雾化、絮凝、沉积、蒸发等手段得到磁性高分子微球。Gupta 等[55]将磁性粒子与牛血清蛋白和棉籽油进行超声处理，然后加热至 105～150℃，得到外包牛血清蛋白的磁性微球。利用类似的方法，可制得 cellulose-Fe_3O_4、nylon-Fe_3O_4、polyamide-Fe_3O_4、poly-acrylamide-Fe_3O_4 等磁性微球。徐慧显等利用葡聚糖制得葡聚糖磁性毫微粒，该微粒具有较好的单分散性。董聿生等[56]采用反相悬浮包埋技术合成了 50～300 目的

多分散性磁性葡聚糖微球（MDMS）。Josephson 则利用含羟基的硅烷聚合物与表面含羟基的磁性粒子进行加热脱水，得到硅烷化的磁性微球。

一般来说，包埋法得到的磁性微球的磁性粒子与高分子之间的结合，主要是通过范德华力、氢键、磁粒表面的金属离子与高分子链的螯合作用以及磁性粒子表面功能基团与高分子壳层功能基团形成的共价键。利用包埋法制备磁性微球，方法简单，但得到的粒子粒径分布宽，形状不规则，粒径不易控制，壳层中难免混杂一些诸如乳化剂之类的杂质，因而用于免疫测定、细胞分离等领域会受到很大的限制。

② 单体聚合法　单体聚合法是在磁性粒子和单体存在下，加入引发剂、稳定剂等进行聚合反应，得到内部包有磁性微粒的高分子微粒。迄今为止，单体聚合法合成磁性微粒的方法主要有：悬浮聚合、分散聚合、乳液聚合（包括无皂乳液聚合、种子聚合）和辐射聚合等[57,58]。单体聚合法成功的关键在于确保单体的聚合反应在磁性粒子表面顺利进行。一般而言，磁性粒子为亲水性，对于亲水性单体如戊二醛，单体易接近磁性粒子，聚合容易在磁性粒子表面进行，而对于大多数疏水性单体如苯乙烯、甲基丙烯酸甲酯等，聚合反应则难以在磁粒表面顺利进行。适当改进悬浮聚合的有机相组成，或对磁性粒子进行表面处理，可使单体在磁粒表面顺利聚合。

③ 化学沉淀法　化学沉淀法是把沉淀剂加入到金属盐溶液中进行沉淀处理，将不溶性的氢氧化物、水合氧化物从溶液中析出，洗去溶剂和溶液中的阴离子，经脱水得到所需的化合物的方法。虽然用沉淀法制备纳米粒子有不少问题如水洗、过滤等需要解决，但因其工艺简单，所得颗粒性能良好，具有独特的优点，是目前制备磁性纳米氧化铁的常用方法。共沉淀法制备磁性纳米 Fe_3O_4，主要是在碱性条件下共沉淀 Fe^{2+} 和 Fe^{3+} 离子混合物。其基本反应原理如下。

$$Fe^{2+} + 2Fe^{3+} + 8OH^- \longrightarrow Fe_3O_4 + 4H_2O$$

共沉淀的原理虽然简单，但实际制备中存在许多复杂的中间反应。溶液的浓度、反应时间、熟化温度、Fe^{2+}/Fe^{3+} 的比值、pH 值、洗涤方式等，均对磁性纳米氧化铁的粒径、形态、结构及性能有很大影响。因此必须严格选择和控制反应过程中的诸条件，方能获得理想的磁性纳米氧化铁。Babes 等[59]研究了共沉淀合成过程中各种因素的影响，包括铁离子的浓度和摩尔比，最后他指出随着 Fe^{2+}/Fe^{3+} 的下降，合成的纳米粒子的直径变小，制备磁性纳米氧化铁最合适的摩尔比在 0.4～0.6。

为了得到单分散性和不同粒径的磁性纳米氧化铁，通常会在共沉淀法制备过程中加入有机化合物作为稳定剂，例如用含 0.1% 的羧基的聚乙烯醇（PVA）作为反应的稳定剂，磁性纳米氧化铁形成了链形的簇状沉淀，结果表明选择合适的表面修饰物是得到稳定磁性纳米氧化铁的重要条件。

新制备的磁性纳米 Fe_3O_4 不稳定，容易被氧化成为磁性纳米 Fe_2O_3，反应式如下。

$$Fe_3O_4 + 2H^+ \longrightarrow \gamma\text{-}Fe_2O_3 + Fe^{2+} + H_2O$$

所以，在酸性条件下把磁性纳米 Fe_3O_4 氧化成稳定的磁性纳米 $\gamma\text{-}Fe_2O_3$，可以有效解决磁性纳米 Fe_3O_4 的稳定性问题。通常可以在酸性条件下加入氧化性的硝酸铁或者通入空气，我们主要是采用后者进行氧化[60]。

共沉淀法制备磁性纳米 Fe_3O_4，具有设备简单，反应条件温和，工艺简洁等优点，但影响纳米粒子粒径和磁学性能的因素较多，必须严格控制，否则会出现团聚现象，影响磁性纳米氧化铁的磁学性能。

2) 磁性纳米颗粒制剂的质量要求

① 表面电荷　纳米粒的表面电荷会影响其与体内物质（如调理素等）的静电作用力，故对纳米粒子进行表面修饰时，一般选用非离子型表面活性剂。由于体内的因素较为复杂，应用经典胶体科学中的扩散双电层理论很难描述纳米粒与体内物质的吸引与排斥。较一致的看法是，负电荷表面往往使纳米粒相对于正电荷或中性表面在体内更易被清除，而中性表面最适合用于延长纳米粒在体内的循环时间。

② 粒径　纳米粒的粒径是决定药物载体输送系统亚微粒体内过程的重要因素之一。在构建体内长循环纳米粒时，较好的粒径范围为 $50\sim200\mathrm{nm}$。粒径大小与靶向有关，大于 $5\mu\mathrm{m}$ 的粒子可被肺的毛细血管床捕获，小粒子被 RES 吞噬，小于 $150\mathrm{nm}$ 的纳米粒靶向骨髓，小于 $250\mathrm{nm}$ 的纳米粒靶向体循环，大于 $250\mathrm{nm}$ 的纳米粒靶向脾。由于载药纳米粒的黏附性及小的粒径，既有利于局部用药时滞留性的增加，也有利于药物与肠壁的接触时间与接触面积，从而提高药物口服吸收的生物利用度。

③ 表面修饰　以往的研究多集中于非生物降解的纳米粒，近年则关注于可生物降解纳米粒的表面修饰。在纳米粒中加入磁性物质，通过外加磁场将其导向靶位，对于浅部位病灶或外加磁场容易触及的部位具有一定的可行性。

(2) 磁性纳米颗粒制剂的药动、药效和安全性要求

1) 磁性纳米颗粒制剂的药动学要求

目前对载药磁性纳米粒的药代动力学研究也有许多相关报道，并建立了一些药代动力学模型，为合理指导磁性纳米粒临床应用提供科学的依据，对提高药物疗效和安全性有重要意义。

① 载药磁性纳米粒的分布与靶向性　理想的药物分布应该是，目的药物选择性地、集中地分布到需要发挥疗效的作用部位，并在必要时间内维持一定浓度，尽量少向无关部位分布，即具有靶向性。纳米粒由于其粒度小，易穿过各种生理屏障而达到特定部位。它们容易被肝、脾、肺、骨髓等网状内皮系统的巨噬细胞吞噬，被动地靶向于此类器官中，其中肝富集最多。若病变部位不在此类器官，则被动靶向是不利的。要使纳米粒能靶向于特定部位，可以对纳米粒进行表面修饰，改变其

带电性，或连接上特异性配体与靶细胞结合，使其主动靶向于靶部位，也可以用物理靶向法，即通过温度或外加磁场导向。磁性纳米粒结合了表面修饰的主动靶向和磁场靶向，对于特异性部位有很好的靶向性。常用的磁性纳米粒体内靶向分布试验用放射性标记法，将放射性同位素结合到磁性纳米粒上，再结合显像技术如 ECT 显像仪，可以观察到纳米粒子的分布情况。也有报道采用 X 射线血管造影术、核磁共振成像、核磁共振谱等方法[61]考查载药磁性纳米粒在癌症靶向中的特征，发现结合磁场的磁性纳米粒对肿瘤组织具有良好的靶向性能，而在其他无关组织中分布则较少。

② 载药磁性纳米粒的吸收　磁性纳米粒的常用给药方式是静脉或动脉注射，纳米粒可以经血液迅速分布全身，但具体给药方式还由治疗目的决定。

③ 载药磁性纳米粒的药物缓释性及药物稳定性　多数情况下，药物与纳米粒结合时，一部分包封于粒子高分子材料层的内部，另一部分吸附于表面；也有的情况是将药物键合于高分子材料表面。药物在经血液运载过程中，由于高分子材料的保护，可大大降低药物与血液中成分反应的机会，从而起到保护药物活性的作用。进入体内后，随着高分子材料的降解，装载的药物逐步释放，达到了一定缓释的效果。Alexiou 等[62]将米托蒽醌磁性纳米粒用于靶向治疗癌症，模拟体内生理条件（温度 37℃，pH＝4），在离子洗出缓冲液中进行释药，并用紫外分光光度法进行测定，药物从 20min 开始释出并在 50min 左右达到完全释放，具有一定的缓释效果，而药物的用量也减至常规用量的 50％。Li 等[63]用聚乙烯二醇聚羟基乙酸酯制备磁性纳米粒，作为牛血清蛋白(BSA)的载体，经静脉注射后，BSA 开始快速释放，然后缓释，其半衰期由 13.6min 延至 4.5h，在体内的分布情况也很理想。

2) 磁性纳米颗粒制剂的药效学要求

① 在外磁场的作用下有良好的靶向性　Gupta 等[64]将鼠尾分为三段：T1 尾根部（即从尾根至远端 3cm）为注药部位、T2 尾中部（即从 T1 至远端 4cm）是靶部位、T3 尾尖部（即其余尾部）为靶后部位。用 0.4mg/kg 的阿霉素磁蛋白微球悬液沿 T 形穿刺导管注入 T1 鼠尾腹侧动脉内，实验组的 T2 处置 8000GHz 磁场 30min。48h 后动物处死，应用高分子液相色谱仪(HPLC)测定不同组织药物浓度，结果显示实验组 T2 部位的药物最大浓度增高 16 倍，药物暴露(drug exposure，即所观察组织的平均时间药物浓度)增加 6 倍。进一步研究发现与靶组织毗邻的 T3 部位药物暴露明显减少，说明这种靶向性是非常精确的。这对靶部位是巨大器官中的一少部分的恶性肿瘤来说非常重要。国内于耀宇[65]，王平康等[66]分别通过动物实验证明磁导向下磁性药物微球在脑、肝脏可以实现定位分布，实验侧脏器的药物浓度明显高于对照侧和其余脏器。

② 缓释作用　Widder 等[67]报告磁导向下磁性药物微球注入体内后，大多数不进入全身循环，因为它们体积小(平均 1μm)可以进入血管外组织间隙，故移去

磁场后仍有高浓度微球滞留于靶组织，这些微球可以作为药物的"仓库"缓慢释放药物，较长时间维持靶组织的高浓度。其缓释作用与微球的直径、制取微球加热固化时的温度、所载药的含量及载体（白蛋白）的投料等有关，前已阐明。故制取大小合适的微球、提高固化温度、控制所载药量、增加白蛋白投料可以相应延长药物作用时间。张脘清等[68]在体外观察用化学交联法制备的磁性甲氨蝶呤蛋白微球的缓释作用，其在 9g/L NaCl 及 RPMI21640 培养液中 6h 仅有 30.5％药物释放到介质中，24h 释药量约 60％，48h 接近 78％。另外，磁性药物微球可抑制网状内皮系统巨噬细胞的吞噬作用，也可以相应延长作用时间。

3）磁性纳米颗粒制剂的安全性要求

从安全角度考虑，进入体内的药物载体经体内代谢，最终都要能排出体外或能生物降解被机体吸收。磁性纳米粒作为药物载体，其安全性尤为重要。磁核、高分子载体材料以及用于靶向的磁场性质都可能对安全性有影响。有报道表明[69,70]，以极性溶剂为基质的表面带电的离子性磁流体一般都有生理毒性，比如柠檬酸基、酒石酸基、离子性表面的磁流体，在对鼠进行细胞、组织安全试验时显示出了很大的毒性，不具生物相容性，因而磁流体在用作药物载体之前要进行严格的安全性测试。磁核的安全性与其材料有关，铁氧化物具有生物安全性，且能定期地排出体外，但目前其排出机制仍不是很清楚。镍、钴等磁性材料则具有一定的生理毒性，所以在生物医药应用中一般选用铁氧化物磁核。至于外包的高分子材料，要求其在体内可降解，并对机体无毒害。在应用磁场进行靶向时，磁场性质也将影响用药效果及生物安全性，需注意的因素有：磁场的安全标准，磁场梯度，磁场作用时间及时间间隔等。

6.3　磁性纳米材料对生物膜的作用

6.3.1　生物膜简介

作为生命活动和生命形态结构的基本单位，细胞已被人们所密切关注，而细胞膜又是细胞的必需组成部分。生物膜通常包括质膜和细胞内膜。质膜，也叫外周膜，它将细胞中的生命物质与外界环境分隔开，维持细胞特有的微环境。同时，质膜又起到了细胞与外界环境以及细胞与细胞之间的信号传递、物质交换和能量传导的作用，从而使细胞成为一个相对独立的生命体的同时，也与外界环境成为一个有机的整体。细胞内膜是在生物进化的过程中出现的一个重要阶段。在某些原核生物中，质膜的部分区域向内延伸，形成质膜体，具备某些特殊的功能；而在真核细胞中，内膜更发达，它们能将细胞分隔为若干独立的空间，行使各自独有的功能，使细胞的各种生理活动有序进行。

随着分子生物学、细胞生物学等多个学科的发展，人们逐步发现细胞膜除了作为物理屏障的作用以外，还影响细胞的多种生理活动，对细胞的生存、生长、增殖和分化都具有十分重要的意义。此外，生物膜与生命科学中许多研究热点都具有密切的关系，如细胞的识别、免疫、代谢调控、能量转换、神经传导以及肿瘤发生等都与生物膜有关。因此，正确认识生物膜的基本成分、结构与功能不仅对揭示生命活动的原理有重要意义，更对解决医学、农业及工业上的实际问题起到了重要的指导作用。

（1）生物膜类别与基本成分

生物膜的所有组成成分有规则地排列以维持其双亲结构，即两侧亲水（极性）表面中间夹着疏水（非极性）的核心。单位生物膜的厚度为 5～8nm，其三种基本组分是：脂类、蛋白质和糖（以糖脂或糖蛋白的形式存在）。

脂类分子在极性溶液中的主要结构形式是双分子层结构。这种双分子层对小的非极性分子（如甘油、尿素、水、氧和二氧化碳等）和一些体积较小的不带电的极性分子是自由通透的；但对于那些带电的离子以及较大的分子（如葡萄糖、氨基酸、核苷酸等）来说，脂类双分子层是不通透的，这些分子必须依靠膜中存在的特定蛋白的帮助，才能从膜的一侧转运到另一侧。因而，脂类双分子层一方面为膜提供了一个结构基础和膜上蛋白质合适的微环境，另一方面它们本身也参与了很多膜的功能。

所有生物膜（除髓鞘以外）的主要成分是磷脂，它占据了膜脂总质量的 50% 以上。糖脂和胆固醇通常富集在哺乳动物细胞的质膜上。在植物的细胞膜上的甾醇主要为豆甾醇（stigmasterol）和谷甾醇（sitosterol），而糖脂主要分布在叶绿体膜上。

膜脂在生物膜中的分布具有不对称性（asymmetry），这种性质对于生物膜的结构和功能是非常重要的，可以表现在很多方面：首先，双层膜的横向不对称性，即内外两个片层的组成不对称；其次，脂双层侧向分布的不对称性，即在二维平面内膜组分的分布是不均一的；再次，还可表现在不同细胞器中脂类组成是不同的。

而膜蛋白具有其特有的生理功能：选择性离子通透；能量转换；响应细胞膜一侧的信号，并将其传递到膜的另一侧；形成可溶性代谢物的跨膜转运系统；通过与细胞骨架中的非膜结合大分子以及胞外基质的相互作用来调节细胞的形态结构。

膜蛋白可以分为两类：膜外周蛋白（peripheral protein），即通过改变 pH 或离子强度而从膜上去除，而脂双层的基本结构不被破坏；膜整合蛋白（integral protein），跨越或插入膜，只有通过去污剂把膜溶解才能从膜上除去。近年来，一种不从属于以上连接的膜蛋白被人们发现。这类蛋白通过与膜脂的共价连接而锚定在膜上，目前被单独分成一类：脂锚定蛋白（lipid-anchored protein）。这类蛋白的肽链位于膜的外周，但通过改变环境的 pH 值或离子强度并不能将其从膜上去除。但它与膜脂的连接又可被酶解，从而在不破坏膜的情况下将蛋白释放。

膜糖通常以短的寡糖链形式存在，与蛋白质或脂分子共价结合形成糖蛋白或糖脂。糖脂与磷脂有几乎完全相同的结构形式，如糖脂也是兼性分子，疏水部分也由两条碳氢链组成，但糖脂的亲水部分是由一系列单糖残基组成的。通常，真核细胞的内膜系统中不含有糖脂，糖脂主要集中在质膜上。而糖蛋白也主要分布在质膜上，其寡糖链完全位于胞外空间中。糖蛋白上的糖基化主要发生在天冬酰胺(N-连接)，另外是在丝氨酸和苏氨酸(O-连接)残基上，而且经常几个位点同时发生糖基化。

(2) 生物膜结构与功能简要

细胞中不同的膜结构具有其特定的功能，但生物膜的基本结构都是相似的。生物膜是由脂类(lipid)和蛋白质以非共价键相互作用结合而共同形成的二维流动体系。在膜中，脂类分子呈连续的双分子层(bilayer)排列，而蛋白质分子则以各种形式结合在脂类双分子层表面或镶嵌其中。生物膜具有双亲性(amphipathic nature)，即所有的膜结构都是内部疏水(非极性)、外部亲水(极性)。生物膜的基本结构是与其功能密不可分的，这种生物膜组成的特异性也决定了其功能的特异性。

生物膜的主要功能可以归纳为以下几类：

① 分隔细胞内部的物理屏障。生物膜控制细胞内部被分隔的一个个"小室"内的成分和特定的物理化学性质，保证生物化学反应有序、高效地进行。

② 提供加工平台。生物膜为细胞进行蛋白质和其他生物大分子的合成、加工和修饰提供了平台，同时也为细胞对其进行分选与运输提供了载体。

③ 具备选择通透性。生物膜通过控制各"小室"间的离子与分子的跨膜运转来维持细胞中特定的微环境。

④ 信号传导。细胞外存在很多信号分子，如激素、神经递质、神经肽、细胞因子等，生物膜以及膜受体在对细胞正常生理活动和基因表达的精确调控中发挥重要作用。

⑤ 细胞间相互作用。细胞之间的相互识别，建立胞间连接，细胞的相互融合以及胞浆的移动，都与生物膜直接相关。

⑥ 能量转换。虽然 ATP 也可在可溶性酶系统中合成，但大多数是产生在一些特定的膜上，线粒体内膜、类囊体膜以及细菌、蓝绿藻等原核细胞的质膜。

6.3.2 影响纳米材料对生物膜作用的主要因素

影响纳米材料对生物膜作用的因素很多，大致可分为：纳米材料自身的物理化学性质、纳米材料所处的微环境以及外界调控能量[71,72]。

(1) 纳米材料自身的物理化学性质

① 尺寸 尺寸是影响纳米材料对生物膜作用的一个重要因素。对于同种纳米材料，尺寸越小，其表面能越高，可能更容易引起细胞的氧化应激反应。如在细胞膜表面吸附的过程中，纳米材料可能会氧化膜重要组分磷脂分子[73]和蛋白质[74]。此外，不同尺寸的纳米材料跨膜输运方式往往存在差异。通过内吞机制过膜是被普遍接受的纳米材料跨膜的方式，尺寸的差异导致内吞机制及吞噬量均存在差

异[75,76]。对于小尺寸纳米材料，亦存在通过被动扩散的过膜方式[77~79]。

② 形状　形状可对纳米材料与生物膜作用起调控作用。一些实验研究表明[80,81]，纳米材料能否启动巨噬细胞的吞噬行为，不仅取决于材料的整体形状，也取决于材料在膜上附着处的几何结构。杨恺等[82]利用计算机模拟的方法研究了不同形状的纳米材料跨磷脂分子双层的物理过程，研究表明，材料的形状各向异性及过膜时的取向直接影响材料与磷脂分子双层的相互作用，材料的过膜能力取决于材料与磷脂分子双层的接触面积。

③ 表面　经修饰或未经修饰的纳米材料具有丰富的表面性质，是影响纳米材料对生物膜作用的又一重要因素。纳米材料表面的亲疏水性、电荷密度、修饰分子的性质以及纳米材料构建的具有特定表面形貌的纳米结构均可调控纳米材料与生物膜的作用。

亲疏水性质是推动细胞诸多分子活动正常进行的重要因素，脂质分子组装成膜，蛋白质与脂质分子相互作用等活动都有亲疏水作用的参与[83]。疏水纳米材料与细胞膜作用时，能嵌入到细胞膜的疏水区。材料嵌入膜后亦可改变细胞膜的黏弹性、表面张力等性质，进而影响膜蛋白等膜组分的功能及组分间的相互作用[84,85]。

表面电荷是带电纳米材料的一个重要性质。带电纳米材料对生物膜的扰动具有普遍的意义，扰动的程度与材料表面的电性、电荷密度及电荷空间分布相关[86,87]。

在纳米材料表面修饰特定的分子可改变材料的表面性质，进而改变纳米材料对生物膜的渗透性、靶向性等。材料表面修饰的分子种类及在表面的分布方式均会造成纳米材料对生物膜的差异性作用[87]。

由纳米材料形成的具有一定表面形貌的纳米结构对生物膜作用的影响亦存在差异。如基于硅纳米线阵列形成的纳米拓扑结构极大地减少了血小板细胞的吸附，并弱化了该过程对温度的依赖性，从而提高了材料的血液相容性[88]。

（2）纳米材料所处的微环境

① 水分子　水是生命之源，它对于生物分子的结构与功能都起着不可或缺的作用。处于纳米-生物界面（nano-bio interface）的水分子可表现出一种与体态水分子差异很大的行为，如室温下水出现有序结构，导致纳米尺度下水的疏水行为，进而影响纳米材料对生物膜的作用[89,90]。

② 温度　温度的变化会引起脂质分子的相变，温度的降低可能会使细胞膜从流相变为胶相，膜的弯曲模量会变大，因此细胞对颗粒的胞吞能力降低；相反，温度升高会增加细胞膜的流动性，加剧细胞膜的振荡行为，相应的胞吞能力可能增强。温度对纳米材料与生物膜间的作用具有调节作用。

③ pH　溶液 pH 可能会影响生物膜的弹性、纳米材料表面分子的柔性以及蛋白质的结构，进而影响纳米材料与生物膜的作用[1]。正是基于溶液 pH 对生物分子性质的影响，促使人们开发 pH 响应的药物输运系统，以提高药物输运效率。

④ 离子浓度　溶液中的 Na^+、K^+、Ca^{2+}、Mg^{2+}、Cl^- 等及其浓度变化会影响纳米材料与生物膜的性质（如脂质分子的有序度），进而影响纳米材料对生物膜的作用。如研究表明 Ca^{2+} 对膜弹性的影响更大，离子浓度及溶液 pH 共同改变膜的表面电荷密度和德拜长度，进而影响细胞膜的性质[91]。

⑤ 有机物　溶液中往往存在多种蛋白、两性分子、聚电解质、聚合物等，且易于吸附于纳米材料表面，改变纳米材料的尺寸、表面性质等，进而影响纳米材料对生物膜的作用。

（3）外界调控能量

① 磁场　外加磁场除可以调节细胞行为外，还可调节纳米材料对生物膜的作用。如磁场可提高纳米材料的转染效率：Kamau 等人[92]以聚乙烯包被超顺磁性纳米粒子为例，研究了永磁场和脉冲磁场对颗粒转染效率的影响。研究发现，与不加磁场的对照组相比，磁场的存在使得磁性颗粒的转染效率提高 40 倍以上。磁场可提高纳米材料活化膜上的离子通道：Hughes 等人[93]利用磁驱动的方法调节纳米颗粒与细胞膜的作用强度，借此控制特定的细胞膜运动过程，改变细胞膜结构的力学性能，从而活化膜上响应的离子通道。此外，磁场还可升温纳米材料以杀死癌细胞[94]，该技术得到了较好的发展。

② 超声场　超声作为一种机械能量形式，可改变生物膜的分子结构，增加细胞膜的通透性。超声的作用可使部分水分子渗入磷脂膜的疏水区进而形成瞬时的亲水性空洞[95]，该效应使得超声场具有良好的生物医学应用价值；此外，超声场还可改变膜表面张力或膜电位以促使膜上离子通道的开放[96]，使得细胞膜的通透性发生改变。

超声辅助纳米药物载体的跨膜运输的优势在于它是非侵入性的，从而避免了对机体产生创伤。尽管研究中还存在着诸多问题，但对超声辅助纳米颗粒对细胞膜作用的机理研究，有助于推进人类利用超声波在传递基因治疗药物、靶向化疗和大分子药物方面的应用。

③ 电场　外加稳定电场或交变电场可通过影响脂质分子带电基团的电偶极排布，进而影响跨膜电势、侧向张力、扩散系数等膜的性质[97]。瞬时电脉冲可实现通过电穿孔的方式在细胞膜上形成瞬时水孔以改变膜的通透性。电场除通过对膜性质的影响调节纳米药物载体的跨膜输运效率外，还可以直接调控纳米材料或生物分子的输运。如修鹏等人[98]利用纳米管外的电荷操控纳米管内的水滴，从而达到操控水滴内生物分子位置的目的。这种操控的物理机制是，该水滴中的水分子虽然不带净电荷，但在外置电荷的诱导下可以形成有序的取向，从而可以造成很强的水-电荷相互作用，克服管壁对液滴定向运动的阻挡。

6.3.3　磁性纳米材料对生物膜的作用

磁性纳米材料对生物膜的作用体现在对生物膜结构和性质的影响上。生物膜主要是由脂质分子以及上面的生物大分子(蛋白质)构成，吸附在生物膜上的纳米材料会使脂质分子发生重组，因此可能会导致生物膜的厚度、有序度等发生变化。例如，某些纳米材料及其聚集体可能在生物膜上形成孔洞，这些孔洞的存在对细胞的活性具有一定的影响，在研究纳米材料的细胞毒性方面具有一定意义。吸附在膜上的纳米材料还可以引起膜的曲率变化，造成膜的弯曲，形成吞噬小泡，在细胞内外以及细胞内不同膜系统之间进行物质传递，从而影响到许多细胞活动。生物膜是由磷脂分子通过不同的有序排列与组合方式形成的各种形状的聚集体，既有液体的特征能流动，又有固体的特征保持一定程度的有序结构。在生理条件下，磷脂大多呈液晶态而表现出流动性，膜蛋白也能在膜上侧向移动，发挥着正常的功能。某些纳米材料可能导致磷脂膜的相行为发生改变，会对生物膜的流动性产生影响[99]，比如，正电性的颗粒导致磷脂膜的流相变化，负电性的颗粒导致磷脂膜的胶相变化[100]。

目前，纳米材料对生物膜作用的研究主要集中在膜上的吸附、跨膜转运及其对细胞功能的影响，其中对胞吞作用研究较多。细胞膜具有一定的渗透性，只允许一些小分子直接通过，氧气、二氧化碳、水和一些小尺寸非极性分子可以在浓度梯度作用下在膜两侧自由扩散，小分子如离子和氨基酸等主要是通过膜上的泵蛋白和离子通道这种主动运输方式穿过生物膜[101]，而纳米尺度的生物大分子主要是通过胞吞作用进入细胞[102]。

(1) 磁性纳米材料进入细胞的方式[103]

纳米材料进入细胞主要是通过胞吞作用进行的(见图 6-4)。胞吞作用是一种主动运输方式，细胞将外界的颗粒或分子用质膜包裹并脱离，形成小囊泡。纳米材料的胞吞过程是能量依赖性的，大致可以分为以下几种途径：

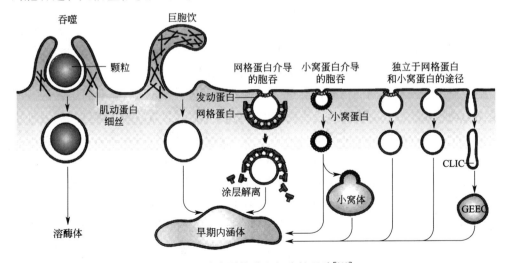

图 6-4　纳米颗粒进入细胞的通路[103]

① 胞噬作用　为具有吞噬能力的细胞所特有的(如单核细胞、巨噬细胞和嗜中性白细胞)，细胞膜将粒径大于 750nm 的颗粒卷入细胞内形成吞噬体[104,105]。

② 胞饮作用　尺寸在几到几百纳米之间的小颗粒主要是通过胞饮和巨胞饮作用进入细胞，几乎所有细胞都具有这种能力。

③ 网格蛋白(clathrin)介导的胞吞作用　具有能量依赖性，是纳米颗粒进入细胞的主要途径。颗粒主要储存在内吞小泡里面(粒径通常小于 100nm)，并融合成早期内涵体(early endosome)[106]。被胞吞的物质必须含有特异性位点与膜表面受体结合，因此这种胞吞方式也称为受体介导的胞吞作用[107]。

④ 小窝蛋白(caveolae)介导的胞吞作用　小窝体是细胞膜上特定的直径在50～80nm 的细瓶颈状的膜功能筏，富含胆固醇、鞘磷脂和鞘糖脂，形成一个膜区域，并以小窝蛋白为特征[108]。对于内皮细胞，小窝蛋白介导的胞吞作用是纳米材料进入细胞的主要方式[109]。

磁性纳米材料具体选取哪种内化方式与生物膜相互作用，与其尺寸、形状、表面性质和作用环境有关。

(2) 磁性纳米材料在细胞内转移途径[110]

大部分纳米材料主要是通过胞吞作用进入细胞，而纳米材料进入细胞后下一个重要的问题就是它们在细胞内的分布与转移途径，这将直接影响到这些材料的细胞毒性与医用功能的发挥。通常，进入细胞后，这些纳米材料通过内涵体和/或溶酶体囊泡进行转移，这些囊泡中含有水解酶能够降解内化的纳米材料[111]。

磁性纳米颗粒胞吞后在细胞内的运输途径与其胞吞方式密切相关。①通过网格蛋白介导的胞吞作用而进入细胞内部的物质会很快进入早期内涵体中，如图 6-5 所示，在早起内涵体中，pH 值会从中性降到 6 左右，配体与受体分离，富含受体的膜片段从内涵体上脱落并回到细胞膜上，晚期内涵体相互融合，直到 pH 值降低到 5 时，早期内涵体演变为溶酶体(lysosomes)，被胞吞物质在溶酶体里降解。②巨胞饮作用摄入物质后，会形成名为巨胞饮体(macropinosome)的大体积囊泡，除了少数部分返回细胞膜表面外，也全部进入溶酶体中降解。③通过凹陷蛋白受体介导的胞吞作用进入细胞内的物质，会进入一种称为凹陷体(caveosome)的小囊泡。凹陷体运动较为缓慢，其中物质进入内质网、内涵体、溶酶体、高尔基体，或者外排到细胞表面都有可能，目前还没有确切定论。④既非网格蛋白介导又非凹陷蛋白介导的胞吞作用，物质后续胞内运输机制目前还不是很清楚。

实际上，研究纳米材料在细胞内的降解对于安全的功能性纳米材料的设计非常重要。例如，磁性氧化铁纳米颗粒会在内涵体和溶酶体中降解，释放出铁离子，导致细胞之内铁离子浓度升高。三价铁离子释放产生的活性物质会极大地损害细胞的功能[112]。另外，探索促进被胞吞物质从内涵体中逃逸的方法，将有助于提高被输送生物活性物质的效率。具有载药等特殊性质的多功能纳米材料内化进入细胞早期

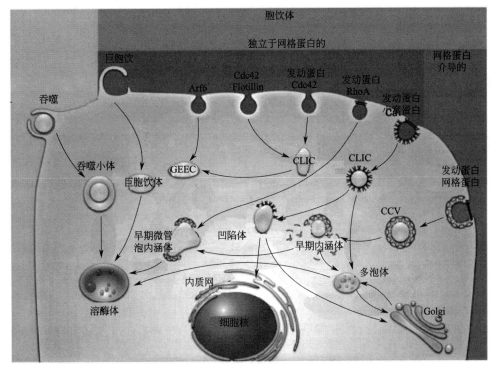

图 6-5　不同胞内运输途径示意图[110]

内涵体，与溶酶体融合后会导致所携带药物降解或者其他功能的损伤，对于磁性纳米颗粒介导的癌症诊断与治疗，需要对纳米材料进行修饰，使其从内涵体中"逃脱"[113]。

另一个有趣的问题就是纳米材料是否能够跨过核膜进入细胞核内。目前，还没有发现未被修饰的纳米材料可以进入细胞核。有研究者发现，利用促黄体生成素释放激素(LHRH)对磁性纳米颗粒进行修饰，可以使磁性纳米颗粒进入细胞核中，了解磁性纳米颗粒与亚细胞结构的相互作用对于 DNA 传递与实现基因治疗具有重要意义[114]。

6.4　小结与展望

作为生物医用材料，磁性纳米颗粒表面性质非常重要。通过表面修饰能够改善磁性纳米颗粒表面亲疏水性质和体内行为，此外，还能够向纳米颗粒表面引入官能团，为其进一步功能化提供条件；磁性脂质体、磁性微球和磁性纳米粒等磁性纳米颗粒相关制剂的研究，可以使磁性纳米颗粒具有体内靶向性及缓释功能，从而更好地应用于生物医学领域；磁性纳米颗粒通过胞噬、胞饮、网格蛋白介导的胞吞和小窝蛋白依赖的胞吞作用通过细胞膜进入细胞，并在细胞内进一步转移并降解。

（柳东芳、熊非、林旭波、柏婷婷、顾宁、东南大学）

参考文献

[1] Tartaj P, Morales M D, Veintemillas-Verdaguer S, et al. The preparation of magnetic nanoparticles for applications in biomedicine. J. Phys. D: Appl. Phys., 2003, 36: R182-R197.

[2] Gupta A K, Gupta M. Synthesis and surface engineering of iron oxide nanoparticles for biomedical applications. Biomaterials, 2005, 26: 3995-4021.

[3] Frullano L, Meade T J. Multimodal MRI contrast agents. J. Bio. Inorg. Chem., 2007, 12: 939-949.

[4] Pellegrino T, Manna L, Kudera S, et al. Hydrophobic nanocrystals coated with an amphiphilic polymer shell: a general route to water soluble nanocrystals. Nano Lett., 2004, 4: 703-707.

[5] Jain T K, Foy S P, Erokwub B, et al. Magnetic resonance imaging of multifunctional pluronic stabilized iron-oxide nanoparticles in tumor-bearing mice. Biomaterials, 2009, 30: 6748-6756.

[6] Platt M, Muthukrishnan G, Hancock W O, et al. Millimeter scale alignment of magnetic nanoparticle functionalized microtubules in magnetic fields. J. Am. Chem. Soc., 2005, 127: 15686-15687.

[7] Grancharov S G, Zeng H, Sun S, et al. A bio-functionalization of monodisperse magnetic nanoparticles and their use as biomolecular labels in a magnetic tunnel junction based sensor. J. Phys. Chem. B, 2005, 109: 13030-13035.

[8] Latham A H, Tarpara A P, Williams M E. Magnetic field switching of nanoparticles between orthogonal microfluidic channels. Anal. Chem., 2007, 79: 5746-5752.

[9] Robinson D B, Persson H H J, Zeng H, et al. Nanoparticles and their hybridization to DNA-functionalized surfaces. Langmuir, 2005, 21: 3096-3103.

[10] Gu H W, Xu K M, Yang Z M, et al. Synthesis and cellular uptake of porphyrin decorated iron oxide nanoparticles-a potential candidate for bimodal anticancer therapy. Chem. Commun., 2005, 34: 4270-4272.

[11] Peng S, Wang C, Xie J, et al. Synthesis and stabilization of monodisperse Fe nanoparticles. J. Am. Chem. Soc., 2006, 128: 10676-10677.

[12] Kohler N, Fryxell G E, Zhang M. A bifunctional poly(ethylene glycol)silane immobilixed on metallic oxide-based nanoparticles for conjugation with cell targeting agents. J. Am. Chem. Soc., 2004, 126: 7206-7211.

[13] Amstad E, Gillich T, Bilecka I, et al. Ultrastable iron oxide nanoparticle colloidal suspensions using dispersants with catechol-derived anchor groups. Nano Lett., 2009, 9: 4042-4048.

[14] Hu F Q, Wei L, Zhou Z, et al. Preparation of Biocompatible Magnetite Nanocrystals for In Vivo Magnetic Resonance Detection of Cancer. Adv. Mater., 2006, 18: 2553-2556.

[15] Lee H, Lee E, Kim D K, et al. Antibiofouling polymer-coated superparamagnetic iron oxide nanoparticles as potential magnetic resonance contrast agents for in vivo cancer imaging. J. Am. Chem. Soc., 2006, 128: 7383-7389.

[16] Zhang T, Ge J, Hu Y, et al. A General approach for transferring hydrophobic nanocrystals into water. Nano Lett., 2007, 10: 3203-3207.

[17] Liu D, Wu W, Ling J, et al. Effective pegylation of iron oxide nanoparticles for high performance in vivo cancer imaging. Adv. Funct. Mater., 2011, 21: 1498-1504.

[18] Lai J J, Hoffman J M, Embara M, et al. Dual magnetic-/temperature-responsive nanoparticles for microfluidic separations and assays. Langmuir, 2007, 23: 7385-7391.

[19] Massia S P, Stark J, Letbetter D S. Surface- immobilized dextran limits cell adhesion and spreading. Biomaterials, 2000, 21: 2253-2261.

[20] Weissleder R, Bogdanov J A, Neuwelt E A, et al. Long-circulating iron oxides for MR imaging. Adv. Drug Deliv. Rev., 1995, 16: 321-334.

[21] Bulte J W, Kraitchman D L. Iron oxide MR contrast agents for molecular and cellular imaging. NMR Biomed.,

2004, 17: 484-499.

[22] Platt N, Gordon SJ. *Clin. Invest.*，**2001**, 108: 649-654.

[23] Kim D-H, Kim K-N, Kim K-M, *et al*. Targeting to carcinoma cells with chitosan-and starch-coated magnetic nanoparticles for magnetic hyperthermia. *J. Biomed. Mater. Res. Part A*，**2009**, 88: 1-11.

[24] Kievit F M, Veiseh O, Bhattarai N, *et al*. PEI-PEG-chitosan copolymer coated iron oxide nanoparticles for safe gene delivery: synthesis, complexation, and transfection. *Adv. Funct. Mater.*，**2009**, 19: 2244-2251.

[25] Chen Z P, Zhang Y, Zhang S, *et al*. Preparation and characterization of water-soluble monodisperse magnetic iron oxide nanoparticles via surface double-exchange with DMSA. *Colloids and Surfaces A：Physicochem. Eng. Aspects*，**2008**, 316: 210-216.

[26] Kohler N, Sun C, Wang J, *et al*. Methotrexate-modified superparamagnetic nanoparticles and their intracellular uptake into human cancer cells. *Langmuir*，**2005**, 21: 8858-8864.

[27] Chen Z P, Xu R Z, Zhang Y, *et al*. Effects of proteins from Culture Medium on Surface Property of Silanes-Functionalized Magnetic Nanoparticles *Nanoscale Res. Lett.*，**2009**, 4: 204-209.

[28] Ma D, Guan J, Normandin F, *et al*. Multifunctional nano- architecture for biomedical applications. *Chem. Mater.*，**2006**, 18: 1920-1927.

[29] Stöber W, Fink A, Bohn E J, *et al*. Controlled growth of monodisperse silica spheres in the micron size range. *J. Colloid Interf. Sci.*，**1968**, 26: 62-69.

[30] Tago T, Hatsuta T, Miyajima K, *et al*. Novel synthesis of silica-coated ferrite nanoparticles prepared using water-in-oil microemulsion. *J. Am. Ceram. Soc.*，**2002**, 85: 2188-2194.

[31] Lu Y, Yin Y, Mayers B T, *et al*. Modifying the surface properties of superparamagnetic iron oxide nanoparticles through a Sol-Gel approach. *Nano Lett.*，**2002**, 2: 183-186.

[32] Graf C, Vossen D L J, Imhof A, *et al*. A general method to coat colloidal particles with silica. *Langmuir*，**2003**, 19: 6693-6700.

[33] Bumb A, Brechbiel M W, Choyke P L, *et al*. Synthesis and characterization of ultra-small superparamagnetic iron oxide nanoparticles thinly coated with silica. *Nanotechnology*，**2008**, 19: 335601-335606.

[34] Yang H, Zhang C, Shi X, *et al*. Water-soluble superparamagnetic manganese ferrite nanoparticles for magnetic resonance imaging. *Biomaterials*，**2010**, 31: 3667-3673.

[35] Liong M, Shao H, Haun J B, *et al*. Carboxymethylated polyvinyl alcohol stabilizes doped ferrofluids for biological applications. *Adv. Mater.*，**2010**, 22: 5168-5172.

[36] Giria J, Pradhanb P, Somania V, *et al*. Synthesis and characterizations of water-based ferrofluids of substituted ferrites[$Fe_{1-x}B_xFe_2O_4$, B=Mn, Co($x= 0-1$)] for biomedical applications. *J. Magn. Magn. Mater.*，**2008**, 320: 724-730.

[37] Baldi G, Bonacchi D, Franchini MC, *et al*. Synthesis and coating of cobalt ferrite nanoparticles: a first step toward the obtainment of new magnetic nanocarriers. *Langmuir*，**2007**, 23: 4026-4028.

[38] Prasad N K, Rathinasamy K, Panda D, *et al*. Mechanism of cell death induced by magnetic hyperthermia with nanoparticles of γ-$Mn_xFe_{2-x}O_3$ synthesized by a single step process. *J. Mater. Chem.*，**2007**, 17: 5042-5051.

[39] Jang J-T, Nah H, Lee J-H, *et al*. Critical enhancements of MRI contrast and hyperthermic effects by dopant-controlled magnetic nanoparticles. *Angew. Chem.*，*Int. Ed.*，**2009**, 48: 1234-1238.

[40] Lim E K, Yang J, Dinney C P N, *et al*. Self-assembled fluorescent magnetic nanoprobes for multimode-biomedical imaging. *Biomaterials*，**2010**, 31(35): 9310-9319.

[41] Yang J, Lim E-K, Lee E-S, *et al*. Magnetoplex based on $MnFe_2O_4$ nanocrystals for magnetic labeling and MR imaging of human mesenchymal stem cells. *Nanopart. Res.*，**2010**, 12: 1275-1283.

[42] Xu C, Xu K, Gu H, *et al*. Nitrilotriacetic acid modified magnetic nanoparticles as a general agent to bind histidine-tagged proteins. *J. Am. Chem. Soc.*，**2004**, 126: 3392-3393.

[43] Hong R, Fischer N O, Emrick T, *et al*. Surface pegylation and ligand exchange chemistry of FePt nanoparticles for biological applications. *Chem. Mater.*，**2005**, 17: 4617-4621.

[44] Latham A H, Williams M E. Versatile routes toward functional, water-soluble nanoparticles via trifluoroethylester-PEG-thiol ligands. *Langmuir*，**2006**, 22: 4319-4326.

［45］ Dong L, Liu S, Gao H, *et al*. Self-assembled FeCo/gelatin nanospheres with rapid magnetic response and high biomolecule-loading capacity. Small, **2009**, 5(10): 1153-1157.

［46］ Seo W S, Lee J H, Sun X, *et al*. FeCo/graphitic-shell nanocrystals as advanced magnetic-resonance-imaging and near-infrared agents. *Nat. Mater.* , **2006**, 5: 971-976.

［47］ Sherlock S P, Tabakman S M, Xie L, *et al*. Photothermally enhanced drug delivery by ultrasmall multifunctional FeCo/graphitic shell nanocrystals. *ASC Nano*, **2011**, 5: 1505-1512.

［48］ Shido Y, Nishida Y, Suzuki Y, *et al*. Targeted hyperthermia using magnetite cationic liposomes and an alternating magnetic field in a mouse osteosarcoma model ［J］. *J Bone Joint Surg Br.* , **2010**, 92(4): 580-585.

［49］ Pradhan P, Banerjee R, Bahadur D, *et al*. Targeted magnetic liposomes loaded with doxorubicin ［J］. *Methods Mol. Biol.* , **2010**, 605: 279-293.

［50］ Sun Y, Chen L, Yu J, *et al*. Folate-bearing doxorubicin-loaded magnetic poly(N-isopropylacrylamide)microspheres as a new strategy for cancer therapy ［J］. *Anticancer Drugs*, **2009**, 20(7): 607-615.

［51］ Mosbach K, Schroder U. Preparation and application of magnetic polymers for targeting drugs. *FEBS Lett.* , **1979**, 102(23): 112-116.

［52］ Fernandez-Pacheco R, Valdivia J G, Ibarra M R. Magnetic nanoparticles for local drug delivery using magnetic implants ［J］. *Methods Mol Biol*, **2009**, 544: 559-569.

［53］ Rahimi M, Wadajkar A, Subramanian K, *et al*. In vitro evaluation of novel polymer-coated magnetic nanoparticles for controlled drug delivery ［J］. *Nanomedicine*, **2010**, 6(5): 672-680.

［54］ Meng F, Engbers G H, Feijen J. Polyethylene glycol-grafted polystyrene particles ［J］. *J Biomed Mater Res A*, **2004**, 70(1): 49-58.

［55］ Gupta K C, Jabrail F H. Preparation and characterization of sodium hexameta phosphate cross-linked chitosan microspheres for controlled and sustained delivery of centchroman ［J］. *Int J Biol Macromol*, **2006**, 38(3-5): 272-283.

［56］ 董聿生, 梁峰, 余向阳. 新型磁性葡聚糖亲和吸附剂的制备及在尿激酶纯化中的应用 ［J］. *色谱*, **2001**, 19(1): 21.

［57］ 张津辉, 蒋中华, 王仁芝. 辐射聚合制备磁性微球的研究 ［J］. *化学通报*, **1997**, 9: 55.

［58］ 邱广明, 孙宗华. 磁性高分子微球共价结合中性蛋白酶 ［J］. *生物医学工程学杂志*, **1995**, 12(3): 209-213.

［59］ Babes L, Denizot B, Tanguy G, *et al*. Synthesis of iron oxide nanoparticles used as MRI contrast agents: a parametric study ［J］. *J Colloid Interface Sci*, **1999**, 212(2): 474-482.

［60］ S K Y, SR Rabolt. Synthesis and characterization of nanometer-size Fe_3O_4 and γ-Fe_2O_3 Particles ［J］. *Chem Mater.* , **1996**, 8(1): 2209-2214.

［61］ Griffiths J R, Glickson J D. Monitoring pharmacokinetics of anticancer drugs: non-invasive investigation using magnetic resonance spectroscopy ［J］. *Adv Drug Deliv Rev*, **2000**, 41(1): 75-89.

［62］ Alexiou C, Jurgons R, Schmid R J, *et al*. Magnetic drug targeting——biodistribution of the magnetic carrier and the chemotherapeutic agent mitoxantrone after locoregional cancer treatment ［J］. *J Drug Target*, **2003**, 11(3): 139-149.

［63］ Li Y, Pei Y, Zhang X, *et al*. PEGylated PLGA nanoparticles as protein carriers: synthesis, preparation and biodistribution in rats ［J］. *J Control Release*, **2001**, 71(2): 203-211.

［64］ Gupta P K, Hung C T. Comparative disposition of adriamycin delivered via magnetic albumin microspheres in presence and absence of magnetic field in rats ［J］. *Life Sci.* , **1990**, 46(7): 471-479.

［65］ 于耀宇, 李安民, 章翔. 磁导向下磁性药物载体脑定向分布的研究 ［J］. *中华实验外科杂志*, **2000**, 17(3): 257-258.

［66］ 王平康, 陈登庭, 冯笑山. 磁性微球载体靶向性分布的实验研究 ［J］. *中华理疗杂志*, **1995**, 18(2): 68-70.

［67］ Widder K J, Marino P A, Morris R M, *et al*. Selective targeting of magnetic albumin microspheres to the Yoshida sarcoma: ultrastructural evaluation of microsphere disposition ［J］. *Eur. J. Cancer Clin. Oncol.* , **1983**, 19(1): 141-147.

［68］ 张脘清, 孙玉鹏, 毛天球. 磁导向下甲氨蝶呤缓释药物的形貌特征及缓释特性 ［J］. *实用口腔医学杂*

志, **2000**, 16(1): 68-70.

[69] Yu Z, Xiaoliang W, Xuman W, et al. Acute toxicity and irritation of water-based dextran-coated magnetic fluid injected in mice [J]. J. Biomed. Mater. Res. A, **2008**, 85(3): 582-587.

[70] Lacava L M, Lacava Z G, Da Silva M F, et al. Magnetic resonance of a dextran-coated magnetic fluid intravenously administered in mice [J]. Biophys. J., **2001**, 80(5): 2483-2486.

[71] Andre E Nel, Lutz Mädler, Darrell Velegol, et al. Understanding biophysicochemical interactions at the nano-bio interface. Nature Materials, **2009**, 8: 543-557.

[72] 顾宁, 李洋. 纳米颗粒对细胞膜的作用. 生物物理学报, **2010**, 26: 623-637.

[73] Pan Y, Neuss S, Leifert A, et al. Size-dependent cytotoxicity of gold nanoparticles. Small, **2007**, 3: 1941-1949.

[74] Lyon D Y, Alvarez P J J. Fullerene water suspension(nC(60))exerts antibacterial effects via ROS-independent protein oxidation. Environ. Sci. Technol., **2008**, 42: 8127-8132.

[75] Mayor S, Pagano R E. Pathways of clathrin-independent endocytosis. Nat. Rev. Mol. Cell. Biol., **2007**, 8: 603-612.

[76] Chithrani B D, Chan W C W. Elucidating the mechanism of cellular uptake and removal of protein-coated gold nanoparticles of different sizes and shapes. Nano Lett., **2007**, 7: 1542-1550.

[77] Verma A, Uzun O, Hu Y, et al. Surface structure regulated cell-membrane penetration by monolayer protected nanoparticles. Nature Materials, **2008**, 7: 588-595.

[78] Wong-Ekkabut J, Baoukina S, Triampo W, et al. Computer simulation study of fullerene translocation through lipid membranes. Nature Nanotechnol., **2008**, 3: 363-368.

[79] Lin X B, Li Y, Gu N. Nanoparticle's size effect on its translocation acrossa lipid bilayer: A molecular dynamics simulation. J. Comput. Theor. Nanosci., **2010**, 7: 269-276.

[80] Huang X, Teng X, Chen D, et al. The effect of the shape of mesoporous silica nanoparticles on cellular uptake and cell function. Biomaterials, **2009**, 31: 438-448.

[81] Champion J A, Mitragotri S. Role of target geometry in phagocytosis. Proc. Natl. Acad. Sci.USA, **2006**, 103: 4930-4934.

[82] Yang K, Ma Y Q. Computer simulation of the translocation of nanoparticles with different shapes across a lipid bilayer. Naure Nanotechnol., **2010**, 5: 579-583.

[83] Pratt L, Pohorille A. Hydrophobic effects and modeling of biophysical aqueous solution interfaces. Chem. Rev., **2002**, 102: 2671-2692.

[84] Gullingsrud J, Schulten K. Lipid bilayer pressure profiles and mechanosensitive channel gating. Biophys. J., **2004**, 86: 3496-3509.

[85] Li Y, Chen X, Gu N. Computational investigation of interaction between nanoparticles and membranes: Hydrophobic/hydrophilic effect. J. Phys. Chem. B., **2008**, 112: 16647-16653.

[86] Leroueil P R, Berry S A, Duthie K, et al. Wide varieties of cationic nanoparticles induce defects in supported lipid bilayers. Nano Lett., **2008**, 8: 420-424.

[87] Li Y, Gu N. Thermodynamics of Charged Nanoparticle Adsorption on Charge-Neutral Membranes: A Simulation Study. J. Phys. Chem. B., **2010**, 114: 2749-2754.

[88] Chen L, Liu M, Bai H, et al. Antiplatelet and thermally responsive poly(N-isopropylacrylamide)surface with nanoscale topography. J. Am. Chem. Soc., **2009**, 131: 10467-10472.

[89] Hu J, Xiao X D, Ogletree D F, et al. Imaging the condensation and evaporation of molecularly thin films of water with nanometer resolution. Science, **1995**, 268: 267-269.

[90] Wang C L, Lu H J, Wang Z G, et al. Stable liquid water droplet on a water monolayer formed at room temperature on ionic model substrates, Phys. Rev. Lett., **2009**, 103: 137801/1-4.

[91] Gurtovenko A A, Vattulainen I. Effect of NaCl and KCl on phosphatidylcholine and phosphatidylethanolamine lipid membranes: Insight from atomic-scale simulations for understanding salt-induced effects in the plasma membrane. J. Phys. Chem. B., **2008**, 112: 1953-1962.

[92] Kamau S W, Hassa P O, Steitz B, et al. Enhancement of the efficiency of non-viral gene delivery by application of pulsed magnetic field. Nucleic Acids Res., **2006**, 34: e40/1-8.

[93] Hughes S, El Haj A J, Dobson J. Magnetic micro- and nanoparticle mediated activation of mechanosensitive ion

channels. *Med. Eng. Phys.* , **2005**, 27: 754-762.

[94] Xu R Z, Zhang Y, Ma M, *et al*. Measurement of specific absorption rate and thermal simulation for arterial embolization hyperthermia in the Maghemite-Gelled model. *IEEE Trans. Meg.* , **2007**, 43: 1078-1085.

[95] Koshiyama K, Yano T, Kodama T. Self-organization of a stable pore structure in a phospholipid bilayer. *Phys. Rev. Lett.* , **2010**, 105: 018105/1-4.

[96] Tran T A, Roger S, Le Guennec J Y, *et al*. Effect of ultrasound-activated microbubbles on the cell electrophysiological properties. *Ultra. Med. Biol.* , **2007**, 33: 158-163.

[97] Scherer P G, Seelig J. Electric charge effects on phospholipid headgroups. Phosphatidylcholine in mixtures with cationic and anionic amphiphiles. *Biochemistry*, **1989**, 28: 7720-7728.

[98] Xiu P, Zhou B, Qi W P, *et al*. Manipulating biomolecules with aqueous liquids confined within single-walled nanotubes. *J. Am. Chem. Soc.* , **2009**, 131: 2840-2845.

[99] Bothun G D. Hydrophobic silver nanoparticles trapped in lipid bilayers: size distribution, bilayer phase behavior, and optical properties. *J Nanobiotech.* , **2008**, 6(1): 13.

[100] Wang B, Zhang L, Bae S C, *et al*. Nanoparticleinduced surface reconstruction of phospholipid membranes. *Proc. Natl. Acad. Sci. USA* , **2008**, 105(47): 18171.

[101] Alberts B, Johnson A, Lewis J, *et al*. Molecular biology of the cell. *Garland Science* , New York, **2002**.

[102] Conner S D, Schmid S L. Regulated portals of entry into the cell. *Nature*, **2003**, 422(6927): 37-44.

[103] Mayor S, Pagano R E, *et al*. Pathways of clathrin-independent endocytosis. *Nat. Rev. Mol. Cell. Biol.* , **2007**, 8(8): 603-612.

[104] Ishimoto H, Yanagihara K, Araki N, *et al*. Single-cell observation of phagocytosis by human blood dendritic cells. *Jpn. J. Infect. Dis.* , **2008**, 61(4): 294-297.

[105] Liu Y, Jiao F, Qiu Y, *et al*. The effect of Gd@C$_{82}$(OH)$_{22}$ nanoparticles on the release of Th1/Th2 cytokines and induction of TNF-alpha mediated cellular immunity. *Biomaterials*, **2009**, 30(23-24): 3934-3945.

[106] Rappoport J Z. Focusing on clathrin-mediated endocytosis. *Biochem. J.* , **2008**, 412(3): 415-423.

[107] Khan J A, Pillai B, Das T K, *et al*. Molecular effects of uptake of gold nanoparticles in heLa cells. *Chem. Bio. Chem.* , **2007**, 8(11): 1237-1240.

[108] McIntosh D P, Tan X Y, Oh P, *et al*. Targeting endothelium and its dynamic caveolae for tissue-specific transcytosis in vivo: A pathway to overcome cell barriers to drug and gene delivery. *Proc. Natl. Acad. Sci. USA* , **2002**, 99(4): 1996-2001.

[109] Contreras J, Xie J, Chen Y J, *et al*. Intracellular uptake and trafficking of difluoroboron dibenzoylmethane-polylactide nanoparticles in heLa cells. *ACS Nano.* , **2010**, 4(5): 2735-2747.

[110] Sahay G, Alakhova D Y, Kabanov A V, *et al*. Endocytosis of nanomedicines. *J Control. Release*, **2010**, 145 (3): 182-195.

[111] Zhang L W, Monteiro-Riviere N A. Mechanisms of quantum dot nanoparticle cellular uptake. *Toxicol. Sci.* , **2009**, 110(1): 138-155.

[112] Soenen S J, Himmelreich U, Nuytten N, *et al*. Intracellular nanoparticle coating stability determines nanoparticle diagnostics efficacy and cell functionality. *Small*, **2010**, 6(19): 2136-2145.

[113] Yang H M, Lee H J, Park C W, *et al*. Endosome-escapable magnetic poly (amino acid) nanoparticles for cancer diagnosis and therapy. *Chem. Commun.* , **2011**, 47(18): 5322-5324.

[114] Zhou J, Leuschner C, Kumar C, *et al*. A TEM study of functionalized magnetic nanoparticles targeting breast cancer cells. *Mater. Sci. Eng. C*, **2006**, 26(8): 1451-1455.

第7章 磁性纳米材料与结构的生物安全性

7.1 纳米材料生物安全性研究的重要意义与国内外概况

英国爱丁堡大学的肺毒理学专家、呼吸医学教授 Ken Donaldson 说："纳米技术给工程、电子、医学和信息学带来了极好的机会，但是纳米颗粒的广泛使用给人们健康带来的潜在威胁有必要进行仔细研究[1]。"由于纳米材料通常具有独特的性质，其潜在的负面影响已引起人们的关注[2,3]，人们担心它们对环境、人体健康和社会潜在的危害最终是否会超过它们给人类社会带来的效益，随着对这些纳米材料研究的不断深入，专门研究特定的由纳米颗粒所引起的特殊性问题的学科，一门新的、年轻的边缘交叉性学科——纳米毒理学随之诞生了[3]。纳米毒理学主要是研究纳米材料(nanomaterials or nanoparticles)对机体损害作用(adverse effect)、生物学机制(biologic mechanisms)、危险度评价(risk assessment)和危险度管理(risk management)的一门科学，尤其是研究由纳米特性(如纳米尺寸效应，纳米表面效应，纳米结构效应等)引起的特殊毒理学效应，它属于毒理学分支学科[4]。

据有关数据：2005 年，全球纳米材料的产品销售额已超过 320 亿美元；2006 年全球纳米技术相关产业的年产值规模已达 500 亿美元，2010 年全球纳米技术创造的年产值超过 1 万亿美元。在纳米材料这样庞大的产能下，人们如何安全使用纳米材料就成了当务之急。

7.1.1 国际研究概况

2003 年 4 月，Science[5]发表了第一篇有关纳米生物效应的文章以后，在其后的一年时间内 Science[6,7]、Nature[8]先后三次发表文章，美国化学会、欧洲的学术期刊等也纷纷发表文章，共同探讨纳米生物效应与安全性的问题。2005 年以来，国际上召开了若干次与纳米安全性相关的会议，各国政府、科学界、企业界等纷纷发表关于人造纳米材料安全性的调研报告。2005 年后半年，在国家层面上，在2005—2006 年的一年内对"纳米安全性问题"采取了 16 次紧急行动。美国国会举行了纳米安全听证会，建议政府建立国家纳米技术毒理学计划，美国、英国、日本等纷纷发表政府调研报告或白皮书，表明立场。2007 年 1 月 9 日，美国自然科学基金会支持国际纳米联合会与美国国家健康研究院(National Institutes of Health, NIH)共同组织召开了纳米安全性会议，讨论并确定未来纳米材料安全性的重点研究方向和重点研究领域。

美国除了国家环保局(Environment Protection Agency，EPA)，美国国家健康

研究院(National Institutes of Health，NIH)，国家毒物学计划(National Toxicology Program，NTP)，美国职业安全和保健局(Occupational Safety and Health Administration，OSHA)，食品与药物管理局(Food and Drug Administration，FDA)等部门也纷纷开始关注纳米技术对环境和人的影响方面的研究。2003 年开始，美国政府逐年增加对纳米安全性及生物效应研究工作的拨款，研究经费从 2003 年的 600 万美元增加到 2008 年的 5860 万美元，凸显了对这方面研究工作的重视。

2004 年 12 月，欧盟在布鲁塞尔公布了"纳米安全性综合研究计划Ⅰ"把研究纳米生物环境健康效应问题的重要性，列在欧洲纳米发展战略的第三位，其关注程度可见一斑。英国政府委托英国皇家学会与英国皇家工程学院对纳米生物环境问题进行调研，于 2004 年 7 月 29 日发表了长达 95 页的研究报告，该报告建议英国政府成立专门研究机构，年预算 1100 万美元，用于加强对纳米技术的生物安全性研究。2005 年 1 月，Nanotoxicology 专业杂志在英国出版，推动了纳米毒理学的深入研究。日本多家机构联合启动纳米材料对健康影响的调查项目，日本文部省的科技振兴资金在 2005 年 7 月起实施。2005 年 9 月，欧盟在第二届欧洲纳米论坛和展览中聚焦于"纳米技术和 2020 年欧盟公民的健康"。2006 年 2 月德国政府与企业联合投资 760 万欧元，共同开展工业化生产纳米颗粒对人体健康和环境危害的研究。欧盟框架计划(Framework Program，FP)是当今世界上最大的官方科技计划之一，从 1984 年的《第一框架计划》(FP1)开始，到《第六框架计划》(FP6)(2002—2006 年)中，正式公布了《欧盟纳米技术发展战略行动计划》，着重加强了纳米技术与纳米材料的潜在风险研究，到 2006 年底，FP6 实施完毕。在《第七框架计划》(FP7)(2007—2013 年)中，特别强调对纳米技术安全应用的研究，倡导从生态毒理学角度，研究纳米科技对人体健康和环境的潜在影响。

7.1.2　我国研究现状

我国的纳米生物效应研究和纳米毒理学研究与国际上其他国家基本处于同一起跑线上，目前这方面的研究都在起步阶段，是一个多学科交叉的综合研究领域。我国在这个研究领域有众多的研究人才，国家科技部及相关的各个科技主管部门对纳米正负效应的研究都给予了高度重视，尤其是对纳米生物效应、纳米毒性、纳米毒理学的研究方面，我国的政府主管部门和科学家已经达成了共识并及时立项资助。相信纳米材料的生物效应、安全性和毒性毒理学研究在各国科学家的共同努力下必将取得更多的、更加可喜的成果，届时对纳米进行安全性评价时将会有一个统一的评价程序。

国家自然科学基金委员会于 2002 年正式启动实施"纳米科技基础研究"重大科学研究计划。该计划从不同层次不同角度有力支持了纳米科学与技术领域的研究，如：纳米硒尺度对生物活性和毒性影响、几种纳米粉体材料与其常规材料间的毒性比较等。"十五"第二批国家自然科学基金重大项目将新型碳纳米材料的细胞和分子毒理研究作为主要研究方向之一。2006 年国家"863"计划项目"办公用墨粉产生的微纳的生物安全性研究"、"纳米材料生物安全性评价关键技术研发"，2008 年国家"863"计划项目"人造碳纳米管的安全性评价"及国家自然科学基金重点和重大项目也纷纷立项。

我国先后召开了若干次纳米材料生物效应、纳米毒理学以及纳米安全性的相关会议。2004 年 11 月召开了以"纳米尺度物质的生物效应与安全性"为主题的第 243 次香山科学会议，2006 年 11 月再次召开"纳米生物学和纳米医学"方面的研讨会，2007 年 1 月在北京九华山庄召开了纳米科技系列会议之一"纳米安全性：纳米材料的生物效应与生物医学应用——化学、生物、医学、毒理学、环境科学、物理学与纳米科学交叉的新机遇"，2007 年 11 月在南京凤凰台饭店举行"第二届中国纳米毒理学、纳米生物效应与安全性学术讨论会暨人造纳米材料的生物安全性研究及解决方案探索研讨会"，2008 年 9 月在河南郑州召开"纳米毒理学与生物安全性评价国际研讨会"，2009 年 11 月 29～30 日在大连理工大学召开了"纳米科学技术与伦理"学术研讨会。这些会议的召开，反映了我国政府主管部门、科学界以及从事纳米生产的相关厂矿企业都有一个共同诉求：大家都应当关注纳米材料的生物效应及安全性研究，使我国的纳米科技真正走上健康和快速发展的道路。

7.2　氧化铁磁性纳米材料的生物安全性

7.2.1　研究概况

氧化铁纳米颗粒是一类典型的磁性材料，因其独特的磁学特性和纳米尺寸效应，被广泛应用在生物医学各领域中，如磁共振成像造影、肿瘤化疗药物控释、肿瘤热疗等[9~11]。超顺磁性氧化铁纳米（superparamagnetic iron oxide，SPIO）材料是继钆之后一种新的用于 MR 对比剂的材料。目前，普遍认为这种材料很有前途，主要具有以下特点。①每单位的金属铁可以产生更多的信号改变，尤其是在 t_2^*W，当上千个铁原子聚合后，效应更加明显，克服了传统 MR 对比剂低敏感性的特点。②超顺磁性氧化铁纳米颗粒是由生物可降解铁组成，因此具有生物相容性，可以被细胞通过正常的生化代谢途径再利用或进入体内铁循环。③可很容易地通过光学显微镜及电子显微镜观察，作为用于 MR 对比剂的材料以及可以用于肿瘤热疗等方面的作用而备受广大医务工作者的关注。正是由于磁性氧化铁纳米颗粒可以在临床上得到很好的应用，因此，对磁性氧化铁纳米材料的毒性毒理学研究、安全性评价就显得格外重要。

氧化铁纳米颗粒有若干种类型，目前国内外研究较多的，主要集中于三氧化二铁（Fe_2O_3）和四氧化三铁（Fe_3O_4）。磁性氧化铁纳米材料毒理学研究的方法、手段、对象等各有所不同。从研究的类型分，主要有人群的流行病学调查和实验室研究两部分。

关于磁性氧化铁纳米材料的人群流行病学调查的资料(包括职业工人和公众),目前在世界范围内尚未见研究报道,需要加强这方面的研究。在实验室研究方面,国内外相关研究报道较多。主要包括体内和体外研究两方面,体内研究包括各种试验动物的整体水平研究,已经使用过的实验动物类型包括:兔、豚鼠、大鼠、小鼠等,用荷瘤鼠研究的不多;另外,磁性氧化铁纳米材料用除小鼠以外的其他模式生物,如果蝇(*Drosophila*)、秀丽隐杆线虫(*C. elegans*)、大肠杆菌(*Escherichia coli*)等研究的不多,体外(离体)研究,包括整体动物的体外培养(如全胚胎培养)、离体器官培养、细胞培养等,但国内外对磁性氧化铁纳米材料的体外研究主要集中在细胞培养方面,今后也可以进行离体器官培养研究磁性氧化铁纳米材料的毒性,在某些方面具有一定的优势。

整体动物用不同暴露途径研究磁性氧化铁纳米材料,目前已经研究过的途径包括:经呼吸道接触、经消化道接触、经静脉接触、经腹腔接触等。经呼吸道接触的方法主要是气管滴注[12]、直接支气管内灌注[13]、静式吸入等;目前尚未见到有动式吸入氧化铁纳米颗粒给动物染毒的报道,主要是因为目前无法解决纳米颗粒在空气中的分散度(如何排除表面电荷的作用以减少吸附团聚的可能)问题,因此影响了与人类接触途径相同或者类似的动物试验的动式吸入染毒的研究。目前,在磁性氧化铁纳米材料的经皮毒性研究、免疫毒理学研究、神经毒理学研究等方面的研究报道较少。从已有的研究报道来看,磁性氧化铁纳米材料的毒性与其他的纳米材料的毒性比较相对较小,因此,我们在进行磁性氧化铁纳米材料的毒理学研究时应该考虑到,用更加敏感的检测指标(如免疫毒性和神经毒性)对其进行检测,在进行免疫毒性的相关研究时,需要充分考虑到纳米颗粒引起的免疫应答比原来认为的要复杂得多这样一个事实,不仅需要考虑到细胞内,还需要考虑细胞外的炎性反应。

7.2.2　动物实验研究

氧化铁纳米材料的动物实验,国内的实验研究报道较国外多。国外的动物实验,一是需要经过非常严格的审批手续,二是动物保护组织的关注,三是对"3R"(优化、替代及减少)的执行得力,不可否认的一点是"3R"会被持续不断地推进。

(1) 急性毒性实验

急性毒性(acute toxicity)是指机体(实验动物或者人)1次或24h内多次接触一定剂量的外源性化学物后在短期内所产生的毒理作用甚至死亡。急性毒性实验是指使受试动物24h内1次染毒或数次染毒后的急性中毒表现和经过。通过急性毒性实验可以间接估计和推测受试物(外来化合物)对人类潜在危害的程度。急性毒性实验有多种不同的染毒方式,大体可以分为经消化道、经呼吸道、经皮肤、经腹腔、经静脉等几种。纳米氧化铁在体内由于吸收的速度、吸收率和暴露量的不同,可出现不同的中毒反应。

① 经消化道染毒　在动物实验中,常用的实验动物有大鼠和小鼠。经消化道

染毒(也称经口染毒)是毒理学实验中常用的染毒方法；消化道染毒方式一般有灌胃、喂饲和吞咽胶囊(大动物用)等几种。目前已有的实验研究表明[14~17]：以粒径为 20nm 的 Fe_3O_4 纳米颗粒，用小鼠作为研究对象，进行了急性经口毒性研究，以 40mL/kg 体重给药未出现动物死亡；最大耐受量 (maximum tolerance dose, MTD) 为 2104.8mg/kg 体重；最大无毒性剂量 (maximum noneffect dose, ED_0) 为 320.10mg/kg。用 ICR 小鼠作为实验动物，研究了经油酸钠改性的 Fe_3O_4 纳米颗粒急性毒性，ICR 小鼠的经口半数致死量均大于 3767mg/kg 体重，但对肝脏和肺脏有一定的影响；再以 0.3mL/10g 体重的 Fe_3O_4 纳米颗粒的胶体溶液进行灌胃，最大剂量为 3767.91mg/kg 体重。刘岚等[18]用 15nm 的 Fe_3O_4 纳米颗粒对小鼠经口急性染毒，结果表明其最大耐受量大于 600mg/kg 体重。王天成等[17]对纯铁粉和纳米铁粉，以 5g/kg 的固定剂量进行一次经口灌胃给药，研究纳米铁粉对小鼠血清生化指标的影响。研究结果显示，纳米铁粉的肝脏脏器系数较普通铁粉高，血清葡萄糖水平、总胆红素、乳酸脱氢酶、总胆汁酸水平明显降低，而血清尿素氮显著高于纯铁粉给药组，肌酐水平、总铁结合力与未饱和铁结合力水平显著低于纯铁粉。

② 经呼吸道染毒　在动物实验中经呼吸道染毒使用动物主要是大鼠和小鼠。其染毒方式主要有两种：一种是动式吸入染毒，另一种是静式吸入染毒。动式吸入染毒主要有全身染毒和鼻吸式染毒两种；静式吸入染毒有固定容积(中毒柜和吸入小室)染毒、滴鼻以及直接肺灌注染毒等方式。

Borm 研究[19]发现纳米颗粒可在动物的呼吸道各段和肺泡内沉积。由于纳米颗粒的粒径极小，虽然吸入体内的纳米颗粒质量分数较低，但沉积数量极大，且可进入血液循环，因此纳米颗粒有致肺脏损伤的可能性。国际放射线防护委员会(International Commission on Radiological Protection，ICRP)研究指出，不同粒径的纳米颗粒在人类呼吸道不同部位的沉积率不同。粒径为 1nm 的颗粒，90％左右在鼻咽部沉积，其余 10％在气管支气管区沉积，肺泡中几乎无沉积；粒径为 5~10nm 的颗粒，吸入后在鼻咽部、气管、支气管和肺泡三个区域的沉积均为 20％~30％；粒径 10~100nm 的颗粒吸入后在肺泡中沉积量最大，鼻咽部最少，粒径为 20nm 的颗粒，吸入后有 50％左右在肺泡内沉积。以上研究说明纳米颗粒在人类呼吸道内不同部位的沉积与粒径有关。

Zhu 等[20]对不同直径的纳米 Fe_2O_3 颗粒对 SD 大鼠进行了气管内灌注，研究纳米氧化铁粒径、暴露剂量和时间与生物安全性的关系。研究的颗粒粒径的平均直径分别为 22nm 和 280nm，灌注后观察其 1 天和 7 天的生物学效应。结果表明纳米氧化铁诱导肺发生应激反应，观察第一天可见过度吞噬纳米颗粒的肺巨噬细胞，未被吞噬的纳米颗粒也出现在肺上皮细胞，炎症反应和免疫细胞增加，肺部出现滤泡增生、蛋白积液、肺毛细血管充血和肺泡脂蛋白沉积。上述研究提示纳米氧化铁颗粒的急性暴露亦可产生一定的生物学损伤作用，尤其以呼吸道反应为主，但此种作用与纳米氧化铁的粒径和暴露剂量相关。小鼠吸入接触纳米氧化铁也会引起炎症反应[21]。

还有研究对粒径为 72nm 的超细铁粉颗粒物进行大鼠短期吸入(3h/d、6h/d)暴露对健康的影响。测试浓度分别为 57mg/m³ 和 90mg/m³，结果表明大鼠吸入 57mg/m³ 的铁粉颗粒未引起明显的生物学效应，吸入 90mg/m³ 的铁粉颗粒引起轻度的呼吸道反应。具体表现为：抗氧化物质的减少，谷胱甘肽 S-转移酶活性、白介素-1β、肺灌洗液的蛋白含量和铁蛋白升高，细胞核因子与 DNA 结合能力升高。生物学损伤效应的产生可能是纳米颗粒沉积于肺部末梢，继而通过支气管和肺泡内膜进入细胞，转化为有生物活性的铁。该研究显示随着暴露剂量的升高，超细铁粉表现出了轻微的毒副作用。

另有研究[22]，大鼠以鼻吸式吸入染毒的方式，连续 4h 吸入浓度为 640mg/m³ 15~20nm 的 Fe_3O_4 纳米颗粒，在暴露后 24h、48h 以及 14 天分别观察相关检测指标。24h 的支气管肺泡灌洗液，细胞活力显著降低，而乳酸脱氢酶、总蛋白和碱性磷酸酶的水平有所升高，总白细胞计数和中性粒细胞的百分比有所升高。急性暴露于 Fe_3O_4 纳米颗粒后即刻和 24h，肺组织中细胞内还原型谷胱甘肽和抗氧化酶活性显著降低，丙二醛浓度却显著增加。总的来说，Fe_3O_4 纳米颗粒吸入接触可引起 Wistar 大鼠细胞氧化应激并导致双相炎症反应。

③ 经腹腔染毒　经腹腔染毒也是毒理学染毒的方式之一，其优点是受试物吸收相对较快，仅次于经静脉给药的吸收速度。用腹腔注射的途径研究了 20nm 的 Fe_3O_4 纳米颗粒对小鼠的急性毒性，结果表明[14]：Fe_3O_4 纳米颗粒以每次 526.20mg/kg 的剂量一日内 3 次腹腔注射，观察 10 天，10 天内无小鼠死亡，其小鼠腹腔注射 MTD=1578.6mg/kg，ED_0 为 320.10mg/kg，LD_{50}＞1578.6mg/kg。另外用 30nm 的 Fe_3O_4 纳米颗粒以 100mg/kg 的剂量一次性腹腔注射[23]，观察 10 天，各组小鼠均无死亡发生，脏器系数变化不明显，心、肝、脾、肺、脑、肾的病理组织学检查，常规 HE 染色下各组织均未见明显的形态学改变，台盼蓝试剂染色也未观察到纳米氧化铁粒的存在。

(2) 亚急(慢)性毒性实验

① 经消化道染毒　林本成等[24]研究了四氧化三铁纳米颗粒对大鼠经口染毒对肝、肾的损伤作用，旨在比较不同染毒途径纳米 Fe_3O_4 对机体作用的差别。实验用生理盐水配成 50mg/mL、10mg/mL 悬液，用透射电镜对其进行表征。结果表明，纳米 Fe_3O_4 粒径大小为 16~35nm。分别给予成年 Wistar 雄性大鼠剂量为 500mg/mL、100mg/mL 灌胃，隔日 1 次，持续 4 周，以等量生理盐水作为对照。末次染毒后第 2 天处死动物，取血做血清生化学检测，取肝、肾脏病理学检查。血清生化学的结果，染毒组并未显示出与对照组的差别，组织形态学检测中也只有肝

脏发现有少量细胞脂肪变性。从血清生化学以及病理学上没有发现氧化铁纳米颗粒对机体的毒性作用，至于其是否能产生其他方面的毒性，尚待进一步研究。

② 经腹腔染毒　韩瑜等[23]采用重复给药法，每天给小鼠以 100mg/kg 等体积（20mL/kg）腹腔注射 30nm 的 Fe_3O_4，持续 10 天。结果表明，纳米 Fe_3O_4 迅速分布到心、脾、肝、肺、肾、脑等器官、组织中，在心、脾、肝脏的富集量最高。纳米 Fe_3O_4 可通过血脑屏障，但尚未引起组织病理学改变。小鼠的体重和脏/体比无显著改变，体内心、脾、肝、肺、肾、脑等重要脏器组织中的铁含量未见明显增加，说明长期注射纳米 Fe_3O_4 后在体内无蓄积，提示其毒性较低，在该实验剂量和给药时间下，纳米 Fe_3O_4 尚不能引起光学显微镜下明显的病理组织学改变，纳米 Fe_3O_4 的无毒反应剂量>100mg/kg。

尹龙萍等[25]采用 100mg/kg（20mL/kg）的剂量给小鼠腹腔注射 30nm 超顺磁性氧化铁颗粒（SPIOs），每日 1 次，持续 10 天。结果表明，超顺磁性氧化铁纳米颗粒各染毒组小鼠中毒症状不明显；脏/体比变化不显著；小鼠无死亡。原子吸收光谱仪检测 SPIOs 注射后，迅速分布至心、脾、肝、肺、肾、脑等脏器，以心、脾、肝脏的富集量最多。连续 10 天同等剂量重复腹腔注射 SPIOs 后，体内重要的脏器组织铁含量与单次给药相比差别不显著，可见连续给药体内代谢较快，无蓄积，毒性较低。该实验显示 SPIOs 的最大耐受量大于 100mg/kg。

（3）动物致突变实验

① 小鼠骨髓嗜多染红细胞微核实验　Liu 等[26]用 15nm 的 Fe_2O_3 纳米颗粒经小鼠静脉染毒后，观察对小鼠骨髓细胞的致突变性。设 124mg/kg、62mg/kg 及 31mg/kg 3 个剂量组、阴性对照组（双蒸水）和阳性对照（环磷酰胺 40mg/kg）组，实验组动物在各实验剂量下，PCE 微核出现率、PCE/NCE 与阴性对照组比较无统计学差异（$P>0.05$），而阳性对照组则显示强烈的致突变作用（$P<0.05$），说明该剂量下 Fe_2O_3 小鼠骨髓嗜多染红细胞微核实验结果为阴性。Li 等[27,28]用 Fe_2O_3 纳米颗粒对小鼠进行每天 1 次，共 30 天的亚急性静脉染毒研究，设阴性对照组、纳米 Fe_2O_3 2.5mg/kg、10mg/kg 及 40mg/kg 3 个剂量以及环磷酰胺（40mg/kg）阳性对照组。该亚急性静脉染毒的微核实验结果表明，与对照组相比，纳米 Fe_2O_3 各剂量组微核率均未见显著性差异，表明 Fe_2O_3 纳米颗粒未对小鼠骨髓细胞染色体造成损伤。

② 小鼠精子畸变实验　Liu 等[26]用小鼠精子畸变实验，检测了纳米 Fe_2O_3 经静脉染毒后对小鼠生殖细胞的致突变作用。设 100mg/kg、50mg/kg 及 25mg/kg 组、阴性对照组（双蒸水）和阳性对照（环磷酰胺，20mg/kg）组，以 0.1mL/10g 体重的剂量尾静脉注射，每天 1 次，连续 5 天，并于第 35 天颈椎脱臼处死小鼠，常规制片观察，阳性对照组（环磷酰胺组）的精子畸变率为 9.6%，阴性对照组的精子畸变率为 2.6%（小鼠正常精子畸变率为 0.8%～3.4%），3 个剂量组的精子畸变率

分别为 2.1％、2.3％、2.4％，与阴性对照组相比无显著性差异（$P>0.05$），即在该实验条件下，未见纳米 Fe_2O_3 引起小鼠精子畸变率的升高。

（4）在动物体内的生物分布

纳米颗粒的体内生物分布受很多因素的影响，如组成成分、核心性能、表面电荷、颗粒大小、剂量、表面修饰等[29]，这些因素可能通过影响与血浆蛋白的相互作用、血液循环半衰期、巨噬细胞与组织的摄取能力，从而影响其在体内的分布和排泄[30]。

早期的研究表明，纳米 Fe_2O_3 和纳米 Fe_3O_4 进入机体后可迅速分布至全身各器官和组织中，其在生物体内分布和代谢主要与机体肝、脾等网状内皮系统的摄取有关[31]。Jain 等[32] 对一种新型氧化铁磁性纳米颗粒的分布进行了研究，静脉注射后观察 3 周内大鼠血浆和组织中铁水平的变化。结果表明，血浆铁水平 1 周内逐渐增加，1 周后缓慢下降，纳米颗粒在不同组织中的生物分布不同，大部分位于肝脏和脾脏，其次是脑、心脏、肾脏和肺脏。肝脏和脾脏中的纳米颗粒在观察期间呈稳定下降，说明纳米颗粒在体内逐步降解。此外，该磁性纳米颗粒没有引起长期的肝酶活性的改变或氧化应激，因此可用于药物传递和核磁成像。

王国斌等[33] 将粒径为 20～50nm 纳米的 Fe_3O_4 经尾静脉注入小鼠体内，利用原子吸收光谱仪检测给药后 1min、10min、30min、60min、180min 和 360min 各时间点纳米颗粒在小鼠体内的分布与排泄。结果显示，纳米 Fe_3O_4 主要分布在肝脏和脾脏等含有网状内皮细胞较多的脏器，分布由高到低依次为肝脏、脾脏、心脏和肾脏，其中肾脏在注射后 1min 达高峰，心脏和肝脏在注射后 10 min 达高峰。此外，纳米 Fe_3O_4 主要从粪便和尿液排出体外，排泄较为缓慢。

韩瑜等[23] 利用同样的方法分析了粒径为 30nm 的纳米 Fe_3O_4 经腹腔注射途径在小鼠体内的生物分布，结果略有不同。注射 18h 后纳米 Fe_3O_4 在小鼠体内的分布主要为心脏、脾脏、肝脏，其次为肺脏、肾脏、脑。实验不一致的原因可能由于给药途径、剂量以及观察时间的不同而引起。由于结果表明纳米颗粒能够通过血脑屏障，对脑组织进行了进一步的组织病理学检查，但未发现明显改变，此结论与国外学者 Lockman 等[34] 的研究相一致。为了探讨纳米 Fe_3O_4 是否能在体内蓄积，该实验还进行了单次和重复给药分布的比较，连续 10 天同等剂量重复腹腔注射纳米 Fe_3O_4 后，各脏器铁含量与单次给药相比差别不明显，说明纳米 Fe_3O_4 在体内无蓄积[25]。

7.2.3　体外实验研究

（1）对凋亡细胞的形态学影响

夏婷等[35] 用体外培养的方法研究 Fe_2O_3 纳米颗粒染毒后对 HepG2 细胞产生的形态影响。实验结果显示，Fe_2O_3 纳米颗粒与细胞接触 24h 后，HepG2 细胞皱缩变小，大小不一，出现细胞碎裂，细胞核和细胞质内为浓染致密的颗粒荧光。

HepG2 细胞在 Fe_2O_3 纳米颗粒染毒前后出现的明显形态学变化提示，Fe_2O_3 纳米颗粒可引起细胞凋亡，而对 Fe_2O_3 纳米颗粒引起 HepG2 细胞凋亡的机制仍需做进一步的研究探讨。

（2）对视网膜前体细胞的影响

陈舒怿等[36]研究超顺磁性铁纳米颗粒（SPIO）对视网膜前体细胞体外培养的影响，探讨 SPIO 标记视网膜前体细胞的最佳浓度。结果发现当 SPIO 标记浓度 <5.6mg/L 时，细胞生长不受影响但转染效率<60%，无法满足 MRI 示踪的要求；浓度>22.4mg/L 时符合 MRI 示踪要求，但标记物对细胞产生毒性，影响其生长；浓度 11.2~16.8mg/L 时，既不影响细胞生长，也能达到较好的转染效率。细胞经高浓度 SPIO 处理后，采用电镜、Tunel 法等检测细胞凋亡发现细胞核中有棕色颗粒者为阳性细胞，表明有细胞凋亡，在 SPIO 标记浓度大于 11.2mg/L 后，细胞凋亡数量明显增多。

（3）对细胞凋亡率的影响

夏婷等[35]采用磷脂酰丝氨酸外翻分析法检测经 Fe_2O_3 纳米颗粒染毒的 HepG2 细胞是否会引起凋亡的现象。Fe_2O_3 纳米颗粒的浓度分别为 0.173mg/mL、0.347mg/mL、0.694mg/mL。发现正常对照组细胞 24h 的凋亡率为（5.8±1.3）%，0.173mg/mL、0.347mg/mL、0.694mg/mL Fe_2O_3 纳米颗粒剂量组染毒 24h 后，细胞凋亡率分别为（13.1±3.7）%、（25.2±5.1）%、（38.2±4.8）%。0.347mg/mL、0.694mg/mL 剂量组与对照组凋亡率相比，差异有统计学意义（$P<0.05$）。提示 0.347mg/mL、0.694mg/mL 的浓度对 HepG2 细胞作用 24h 可能诱导细胞凋亡率增高，而且在进一步的实验中发现随着染毒时间的延长，凋亡细胞逐渐增多，呈现时间依赖性。蔺新丽等[37]研究不同浓度的 Fe_3O_4 纳米颗粒（8nm）对人正常肝细胞系 HL-7702 细胞毒性及凋亡率是否有影响。实验结果显示，不同浓度 Fe_3O_4 纳米颗粒作用于 HL-7702 细胞 24h，随着纳米颗粒作用浓度的升高，细胞凋亡率有上升的趋势，其中 $150\mu g/mL$、$300\mu g/mL$、$600\mu g/mL$ 剂量组细胞凋亡率均明显高于对照组（$P<0.05$）。

（4）对细胞周期的影响

Li 等[27]探讨了氧化铁纳米颗粒对肿瘤细胞周期的影响。将 13nm 的 Fe_2O_3 纳米颗粒悬浮液按剂量设计，使染毒终浓度为 $8\mu g/mL$、$32\mu g/mL$ 和 $128\mu g/mL$，另设生理盐水阴性对照组，丝裂霉素（MMC）药物组（$5\mu g/mL$）和联合组（MMC $5\mu g/mL+Fe_2O_3$ $32\mu g/mL$）。染毒 48h 后，按照常规方法用流式细胞仪检测，并用软件分析细胞周期。结果表明，作用 48h 后，MMC 处理组和联合组细胞各周期与对照组相比，有明显变化：G0/G1 期和 S 期比例下降，G2/M 期比例升高，但两者之间在细胞各周期比例上都未见显著差异（$P>0.05$）。将阴性对照组、$32\mu g/mL$ Fe_2O_3 纳米颗粒组、MMC 药物组（$5\mu g/mL$）和联合组（MMC $5\mu g/mL+Fe_2O_3$

$32\mu g/mL$)的细胞各周期比例进行析因方差分析。Fe_2O_3 纳米颗粒与 MMC 两者之间无交互作用(P 值均>0.05)，说明氧化铁纳米颗粒对 MMC 干扰细胞增殖的作用无影响。

（5）对细胞膜 ATP 酶活性的影响

Wang 等[38]为了解 Fe_2O_3 纳米颗粒所产生的自由基是否可以引起 RAW264.7 细胞膜毒性，研究了 Fe_2O_3 纳米颗粒对 RAW264.7 细胞膜 Na^+、K^+-ATP 酶、Ca^{2+}、Mg^{2+}-ATP 酶功能的影响。以浓度为 $1.0700g/L$、$0.5350g/L$ 和 $0.2675g/L$ 的 Fe_2O_3 纳米颗粒悬浮液染毒细胞，并设生理盐水对照，染毒时间为 24h。结果表明，Fe_2O_3 纳米颗粒处理组细胞的细胞膜 Na^+、K^+-ATP 酶、Ca^{2+}、Mg^{2+}-ATP 酶活性均有变化，随着 Fe_2O_3 纳米颗粒染毒剂量增加，其活性逐渐降低。说明在该实验浓度范围内 Fe_2O_3 纳米颗粒会导致巨噬细胞膜 Na^+、K^+-ATP 酶、Ca^{2+}、Mg^{2+}-ATP 酶活性抑制。

（6）对细胞膜流动性的影响

Wang 等[38]用 RAW264.7 细胞通过激光扫描共聚焦显微镜，采用光漂白后荧光重新分布分析技术（fluorescence redistribution after photobleaching，FRAP）测定细胞膜流动性，以细胞膜流动性为检测指标来评价 Fe_2O_3 纳米颗粒引起的膜毒性。实验以 $1.0700g/L$、$0.5350g/L$ 和 $0.2675g/L$ 的 Fe_2O_3 纳米颗粒（20nm）悬浮液染毒细胞，染毒时间为 24h，并设立生理盐水对照组。数据统计分析发现，三个实验组 Fe_2O_3 纳米颗粒染毒后的细胞膜流动性明显降低。结合一系列研究结果，推测 Fe_2O_3 纳米颗粒引起的 RAW264.7 细胞膜流动性的下降可能与氧自由基攻击有关，这也可能是 Fe_2O_3 纳米颗粒引起细胞损伤的毒作用机制之一。Li 等[27]用中国仓鼠肺细胞（CHL）与 Fe_2O_3 纳米颗粒共培养，研究该材料对 CHL 细胞膜流动性的影响。13nm 的 Fe_2O_3 纳米颗粒悬浮液按剂量用生理盐水稀释，染毒浓度设置为 $8\mu g/mL$、$32\mu g/mL$、$128\mu g/mL$，生理盐水为阴性对照组，染毒时间设置为 6h、24h 和 48h。结果表明：浓度为 $128\mu g/mL$ 剂量组观察到了细胞膜荧光偏振度增高的现象，说明细胞膜流动性降低，提示了纳米氧化铁可引起 CHL 细胞膜的氧化损伤作用。

（7）对细胞 DNA 的影响

夏婷等[35]通过实验探讨了 Fe_2O_3 纳米颗粒在诱导 HepG2 细胞凋亡的过程中是否会引起细胞核染色质 DNA 断裂，以及细胞核染色质 DNA 断裂程度与染毒剂量以及作用时间的关系。Fe_2O_3 纳米颗粒浓度分别为 $0.173mg/mL$、$0.347mg/mL$、$0.694mg/mL$，于 24h 后收集细胞，$0.694mg/mL$ 剂量组分别于 2h、6h、12h、24h、48h 后收集细胞。在对数生长期内的 HepG2 细胞中分别加入浓度为 $0.173mg/mL$、$0.347mg/mL$、$0.694mg/mL$ 的 Fe_2O_3 纳米颗粒，染毒 24h 后提取 DNA 并在琼脂糖凝胶中电泳，可见对照组（0mg/mL）DNA 聚于凝胶顶部，

0.173mg/mL、0.347mg/mL、0.694mg/mL 剂量组 DNA 电泳图像中可见 Ladder 图像逐渐清晰、明显，提示 Fe_2O_3 纳米颗粒对于 HepG2 细胞凋亡的影响随着剂量增加逐渐明显。Li 等[27]的研究未观察到染毒细胞 DNA 链断裂的发生，通过单细胞凝胶电泳(SCGE)方法研究各实验剂量组均未观察到 DNA 断裂的现象，但对生物膜的损伤作用明显高于对细胞内大分子物质的作用，表现为作用早和易受损。蔺新丽等[37]以人正常肝细胞系 HL-7702 为模型，采用 SCGE 法检测 Fe_3O_4 纳米颗粒对细胞 DNA 的损伤。结果显示：不同浓度 Fe_3O_4 纳米颗粒作用于 HL-7702 细胞 24h，DNA 损伤率均随着纳米颗粒作用浓度增大而逐渐升高，且 $150\mu g/mL$、$300\mu g/mL$、$600\mu g/mL$ 与对照组比较有统计学意义($P<0.05$)。以上结果表明用不同细胞检测纳米颗粒对细胞 DNA 的影响可能会得出不同的结果，对此需要进行进一步的验证试验。

（8）对线粒体膜电位的影响

夏婷等[35]利用荧光探针四乙基苯丙咪唑羰花青碘化物(JC-1)观察 Fe_2O_3 纳米颗粒诱导 HepG2 细胞凋亡的过程中线粒体膜电位的变化，以探讨 HepG2 细胞凋亡的途径。培养 24h 待细胞贴壁加入浓度分别为 0.173mg/mL、0.347mg/mL、0.694mg/mL 的 Fe_2O_3 纳米颗粒，$0.5\mu g/mL$ 丝裂霉素处理组作为阳性对照组，对照组、0.173mg/mL、0.347mg/mL Fe_2O_3 纳米颗粒处理组、0.005mg/mL 丝裂霉素处理组于 24h 后收集细胞，0.694mg/mL 剂量组于 2h，6h，12h，24h，48h 后收集细胞，并用流式细胞仪进行检测。结果表明，Fe_2O_3 纳米颗粒可能通过降低线粒体膜电位而引起细胞功能障碍。各剂量组 Fe_2O_3 纳米颗粒染毒 24h 后均造成了 HepG2 细胞线粒体膜电位的下降。高剂量组在处理不同时间后，HepG2 细胞的线粒体膜电位随着染毒时间的延长，下降的程度有所增加，这表明了染毒后细胞线粒体膜电位的下降程度呈时间依赖性。

（9）对凋亡细胞相关蛋白和酶的影响

夏婷等[35]通过检测 Fe_2O_3 纳米颗粒对 HepG2 细胞 p53 和 caspase-3 蛋白表达的影响，进一步探讨 Fe_2O_3 纳米颗粒诱导 HepG2 细胞凋亡的具体机制。Fe_2O_3 纳米颗粒浓度分别为 0、0.173mg/mL、0.347mg/mL、0.694mg/mL，于 24h 后收集细胞。以各条带的吸光度值与 β-actin 吸光度值的比值进行细胞间 p53 蛋白表达量的比较。

用 Western Blot 法检测不同浓度 Fe_2O_3 纳米颗粒对 HepG2 细胞 p53 蛋白表达的影响：在对数生长期内的 HepG2 细胞中分别加入浓度为 0、0.173mg/mL、0.347mg/mL、0.694mg/mL 的 Fe_2O_3 纳米颗粒，染毒 24h 后采用 Western Blot 法检测 p53 蛋白表达。随着染毒剂量的增加，p53 蛋白的表达量逐渐增加，并呈明显的剂量依赖性。对照组细胞 p53 蛋白与 β-actin 的灰度比值为 0.450 ± 0.004，0.173mg/mL、0.347mg/mL、0.694mg/mL Fe_2O_3 纳米颗粒剂量组相应的 p53 条带与 β-actin 的灰度比值分别为 0.56 ± 0.01、0.890 ± 0.012 和 1.110 ± 0.002，分别

是对照组 p53 蛋白含量的 1.24、1.98 和 2.47 倍，经方差分析差异具有统计学意义（$P<0.05$）。该结果提示，Fe_2O_3 纳米颗粒可能通过 p53 和 caspase-3 途径诱导肝癌细胞株凋亡。初步推测，Fe_2O_3 纳米颗粒作用于 HepG2 细胞之后，通过 ROS 聚集以及线粒体 MPT 开放的相互促进作用，导致细胞内 p53 基因转录增加、促进 casepase-3 基因表达，最终导致细胞凋亡。

7.3　复合磁性纳米材料的生物安全性

复合磁性纳米材料是指磁性纳米材料和其他物质包覆或者发生相关的氧化还原反应而形成，具有纳米材料的小尺寸效应、量子效应、强大的比表面积、量子隧道等效应，以及其他复合材料的相关特性的材料，主要包括纳米复合永磁材料、纳米复合磁性吸波剂以及纳米复合磁性液体。目前，复合磁性纳米材料的应用范围主要有：生产和医药领域的磁靶向制剂、固定化酶、磁流体热疗、生物分离、磁控血管内磁性微球栓塞、亲和提纯、DNA 技术和分析检测技术等；磁记录中的磁性墨水、磁盘与高密度磁存储；分离技术中的化工分离、催化剂分离和矿物分离等；巨磁电阻中的高密度读出磁头；纳米电子学中的微弱磁场探测器，如超导量子相干器件（SQUID）、超微霍尔推测器和超微磁场探测器；随机存储器；磁电子传感器件；其他，如吸波、磁液及磁流变液等。

在生物医药领域，复合磁性纳米材料的应用非常广泛。例如用复合磁性纳米材料制造机器人用于医学上，可充当"微型医生"，进入人体内，清除动脉、肠道阻塞、杀死肿瘤细胞及监视体内病变。把磁性纳米材料涂于高分子药物表面，用外加磁力将其导向病灶，是比纯药物治疗更为有效的方法。用纳米磁体治疗癌症，已在动物实验中取得了较好的疗效。同时，国内外均在研究用复合磁性纳米材料来杀灭肿瘤细胞及艾滋病毒等[39]。

然而，人们在广泛使用复合磁性纳米材料的同时，也对它们的生物安全性给予了高度重视。目前国内外很多科研工作者已经做了相关的毒性实验，并对复合磁性纳米材料的生物安全性进行了初步评价。

7.3.1　动物实验研究

（1）Cy5.5 共轭超顺磁性氧化铁的动物实验研究

Cho 等人[40]对 Cy5.5 共轭超顺磁性氧化铁纳米颗粒的肺毒性和光学成像动力学进行了研究。他们通过气管内注入途径发现 Cy5.5 共轭超顺磁性氧化铁纳米颗粒主要分布在动物肺部，引起肺部轻微炎症，并未发现其他毒性。纳米颗粒通过尿液排出体外，尿中浓度在灌注 3h 后达到高峰。

（2）磁流体的动物实验研究

磁流体作为一种特殊的功能材料，是把纳米数量级（10nm 左右）的磁性粒包裹一层长链的表面活性剂，均匀地分散在基液中形成的一种均匀稳定的胶体溶液。磁流体由纳米磁性颗粒、基液和表面活性剂组成。一般常用的有 Fe_3O_4、Fe_2O_3、Ni、Co 等作为磁性颗粒，以水、有机溶剂、油等作为基液，以油酸等作为活性剂防止团聚。由于磁流体具有液体的流动性和固体的磁性，使得磁流体呈现出许多特殊的磁、光、电现象。

Li 等人[41]研究了三氧化二铁纳米磁流体对小鼠心肺组织的氧化损伤毒性。他们以 L-谷氨酸作为表面活性剂的三氧化二铁水基纳米磁流体，其中三氧化二铁纳米微粒粒径为 20～50nm，给雄性小鼠尾静脉注射。低剂量组给予 5mg/kg 三氧化二铁纳米磁流体，高剂量组给予 20mg/kg 三氧化二铁纳米磁流体，对照组给予等量生理盐水，1 次/天，连续 20 天。染毒结束后，眼眶取血 0.5～1.0mL，检测血清中乳酸脱氢酶含量。取右肺称重(湿重)，后置于 60℃烘干至恒重(干重)，以湿重/干重比值判断肺组织损伤水肿程度。取肺、心脏制备组织匀浆，测定过氧化物歧化酶、髓过氧化物酶活性及丙二醛含量。观察血清中乳酸脱氢酶的含量及肺组织损伤水肿情况以及心、肺脏组织氧化损伤指标的变化。结果显示低剂量组及高剂量组血清中乳酸脱氢酶的含量、肺湿重/干重比值均明显高于对照组($t=39.161\sim39.312$，$t=9.929\sim10.622$，$\overline{P}<0.01$)，两剂量组间比较差异无显著性意义($t=5.987$，$t=0.977$，$P>0.05$)。低剂量组及高剂量组的肺组织过氧化物歧化酶活性降低，髓过氧化物酶活性及丙二醛含量升高($P<0.01$)，且呈剂量-效应关系($P<0.01$)。心肌氧化损伤的酶学指标低剂量组均无明显变化，但高剂量组过氧化物歧化酶活性降低，髓过氧化物酶活性及丙二醛含量升高($P<0.05$)。并得出结论：三氧化二铁纳米磁流体可在机体肺组织内产生大量自由基造成较为严重的肺部损伤，且呈剂量依赖性，对心脏的氧化损伤比较轻微。

Xia 等[42]研究了由化学沉淀法产生的纳米磁铁流体的急性毒性。磁性粒的有效直径是 19.9nm，铁流体的浓度是 17.54mg/mL。经灌胃、静脉注射及腹膜内注射不同剂量的纳米铁磁流体后，观察小鼠的急性毒性反应和主要脏器病理形态学改变。结果显示经灌胃途径得出的半数致死剂量大于 2104.8mg/kg，最大无作用剂量为 320.10mg/kg；经静脉注射途径得出的半数致死剂量大于 438.50mg/kg，最大无作用剂量为 160.05mg/kg；经腹膜内注射途径得出的半数致死剂量大于 1578.6mg/kg，最大无作用剂量为 320.10mg/kg。未发现脏器出现坏死等明显病理改变。所以认为纳米磁铁流体毒性非常低，可以作为药物载体使用。

(3) 纳米纤维复合支架 Fe_2O_3/nHAP/PDLLA 的动物实验研究

Xu 等[43]研究一种新型顺磁性纳米纤维复合支架 γ-Fe_2O_3/nHAP/PDLLA(三氧化二铁-乳酸-类人胶原蛋白壳聚糖复合材料)在弱磁场下体内诱导新骨形成的功效。他们将支架植入兔横突根部骨缺损处，并在 12 周后处死动物，应用组织学方法研究支架在动物体内原位诱导新骨形成和胶原蛋白沉积的情况。结果发现与对照的 nHAP/PDLLA 纳米纤维支架相比,磁性纳米纤维复合支架上有更多的Ⅰ型胶原沉积,新骨的生成量也明显增加。故说明磁性纳米纤维复合支架能够促进骨缺损部位的新骨生成,在引导骨组织再生与修复方面具有应用潜能。

(4) nano-Fe_2O_3 和 nano-Fe_2O_3-Glu 的动物实验研究

刘岚等[44]对直径 15nm 的谷氨酸修饰的三氧化二铁纳米颗粒(nano-Fe_2O_3-Glu)进行了急性和长期毒性研究。急性毒性实验按照新药急性毒性实验方法。长期毒性实验采用新药重复给药法。他们采用等体积静脉注射法对大鼠给药。测量体重变化、主要脏器的脏器系数、主要脏器病理组织学检测、血生化及血常规检查。结果发现大鼠静脉给药的 $LD_{50}=250.5$mg/kg。与对照组比较,高、中剂量组大鼠肝/体比下降,高剂量组雌鼠肺/体比升高($P<0.05$);染毒组大鼠的白细胞总数均显著升高,高剂量组雌鼠的血小板计数显著增多($P<0.05$);各染毒组中性粒细胞比例升高($P<0.05$);高剂量组雌鼠的血清肌酐显著升高($P<0.05$)。各脏器病理组织学检查无异常改变。得出结论:谷氨酸修饰的三氧化二铁纳米颗粒为普通药物,毒性较低。它对血液系统及肝、肾功能有一定影响,并存在性别差异,但尚未引起组织的病理学改变。

对同样粒径(15nm)的四氧化三铁纳米颗粒(nano-Fe_3O_4)和谷氨酸包覆的四氧化三铁纳米颗粒(nano-Fe_3O_4-Glu)的毒理学研究结果发现:两种受试物(nano-Fe_3O_4、nano-Fe_3O_4-Glu)的小鼠经口染毒最大耐受量均大于 600mg/kg;小鼠骨髓细胞微核率均低于 2‰;nano-Fe_3O_4 各剂量组小鼠精子畸变率均高于 3.8%,与阴性对照组比较有统计学差异($P<0.01$);体外 CHL 细胞染色体畸变实验中,在加与不加体外活化系统(S_9 mix)的条件下,两种受试物的 CHL 细胞染色体畸变率均低于 5%,两种受试物(nano-Fe_3O_4、nano-Fe_3O_4-Glu)对小鼠体细胞均未见致突变性,而 nano-Fe_3O_4 对雄性小鼠生殖细胞有致突变性。

(5) 顺铂磁性纳米药物(magnetic targeted nanomedicine, MTNM)的动物实验研究

Chen 等[45]通过动物急性毒性实验和全身过敏性实验探讨了顺铂磁性纳米药物和普通顺铂制剂的毒副作用、致敏性和安全性。他们以 Fe_3O_4 为骨架材料,采用高分子海藻酸钠包覆 Fe_3O_4 纳米颗粒,通过海藻酸钠表面的羧基与顺铂产生的配位络合作用将纳米磁性颗粒与顺铂连接在一起,制备出用于化疗的顺铂磁性纳米药物(MTNM)。以昆明种小鼠和豚鼠为实验动物,经尾静脉注射顺铂磁性纳米药物,并以顺铂注射液为对照,比较 2 种制剂的 LD_{50} 和过敏反应强度。结果表明小鼠顺铂磁性纳米药物及顺铂注射液的 LD_{50} 分别为 15.618mg/kg、18.087mg/kg,但未见前者对豚鼠有致敏作用,后者过敏反应为阳性。得出结论:顺铂经改性为磁性纳米药物后在一定剂量范围内毒性并没有明显增加,没有致敏作用。

7.3.2　体外实验研究

Fan 等[46]研究多功能超顺磁性氧化铁纳米颗粒的肿瘤选择性，结果显示，表面修饰 *O*-羧甲基壳聚糖(OCMCS)后，不仅能降低细胞毒作用，而且减少被巨噬细胞捕获的超顺磁性氧化铁纳米颗粒。另一方面，表面修饰叶酸后，能促进具备叶酸受体的肿瘤细胞对纳米颗粒的吸收，而对没有叶酸受体(FR)的其他细胞影响不大。所以表面修饰 OCMCS 或叶酸的超顺磁性氧化铁粒，可以显著改善其生物相容性和磁共振成像、靶向药物及热疗的潜在 FR 载体目标。

Tomitaka 等[47]应用细胞毒性集落形成法和细胞活力测定法研究 Fe_3O_4(20～30nm)、$ZnFe_2O_4$(15～30nm)和 $NiFe_2O_4$(20～30nm)的生物相容性。研究发现 Fe_3O_4 样品与人宫颈癌细胞具有生物相容性。而 $ZnFe_2O_4$ 和 $NiFe_2O_4$ 在低浓度时是无毒的，但当暴露于人宫颈癌细胞的浓度达到 $100\mu g/mL$ 时则显示出细胞毒性效应。

Souza 等[48]研究了涂抹二氧化硅的超顺磁性磁铁纳米微粒的细胞活性、细胞增殖以及细胞胶原分泌能力。结果表明与对照组比较，受试物使成骨细胞活性减少 20%，但其胶原分泌并没改变。体外实验初步显示涂抹二氧化硅的磁铁纳米微粒没有产生任何严重的生物相容性改变。

Gaihre 等人[49]探讨了明胶包被的氧化铁纳米颗粒(GIOPs)的吸收和抗癌活性。利用 HeLa 细胞作为细胞模型，并与加载阿霉素的 GIOPs(DXR-GIOPs)的细胞毒性及摄取进行了研究和比较。结果表明，GIOPs 没有毒性；DXR-GIOPs 显示时间和剂量依赖性毒性。此外，吸收的定量和定性研究表明，在相同的条件下与 GIOPs 相比，细胞对 DXR-GIOPs 显示出高吸收性。

Zou 等[50]为实现纳米基因药物在治疗肿瘤中的高靶向性，采用聚乙二醇和聚乙烯亚胺修饰的磁性四氧化三铁纳米颗粒(PEG-PEI/Fe_3O_4)作为基因药物载体，在提高载体载药能力的同时，使载体具有超顺磁性，增加药物靶向性能，而研究了 PEG-PEI/Fe_3O_4 纳米磁流体体外和体内毒性。对制备的 PEG-PEI/Fe_3O_4 纳米磁流体进行表征达到纳米材料水平，然后过滤稀释 5～20 倍培养 7702 细胞和 HpG2 细胞，进行体外 MTT 毒性实验；并且通过体内溶血实验和微核实验测定其生物相容性和体内毒性。结果显示 PEG-PEI/Fe_3O_4 纳米磁流体对 7702 细胞毒性 0～1 级，对正常肝细胞无害；PEG-PEI/Fe_3O_4 纳米磁流体对 HpG2 细胞有轻微的旁观者抑制效应；PEG-PEI/Fe_3O_4 纳米磁流体溶血率为 0.372%，远小于 5%；微核实验结果表明 PEG-PEI/Fe_3O_4 纳米磁流体无致畸、致突变作用。

He 等人[51]探讨一定的交变磁场不同浓度 Fe_3O_4 磁流体热疗对人肝癌细胞 HepG2 的影响。他们是在肝细胞的培养液中分别加入不同浓度的 Fe_3O_4 磁流体，暴露在交变磁场中 30min 后，采用 MTT 法、细胞计数、光镜、荧光显微镜、流式细胞仪等观察肝癌细胞活细胞数的光密度值、杀伤率、生长曲线、细胞形态变化、细胞周期及凋亡情况。结果发现随着磁流体中 Fe_3O_4 纳米颗粒浓度的增加，细胞增殖抑制增强，肝癌细胞活细胞数的光密度值下降，杀伤率(CI)增加；当 Fe_3O_4 浓度 $\geqslant 4.5mg/mL$ 时，$CI \geqslant 50\%$，CI 最高达 85.91%，呈明显的量效关系($P<0.001$)；细胞核染色质凝聚、浓缩，有的呈半月形或梅花瓣状改变，尤以 Fe_3O_4 浓度 $\geqslant 4.5mg/mL$ 时变化明显；细胞周期停滞于 S 期，S 期细胞增加，凋亡率增加；Fe_3O_4 浓度从 4.5mg/mL 增加到 6.0mg/mL 时，凋亡率由 27.06% 增加到 66.05%；Fe_3O_4 浓度为 3.0mg/mL 时，凋亡率为 14.22%($P<0.001$)。结论，交变磁场作用下，随 Fe_3O_4 浓度增加，温度升高，磁流体对人肝癌细胞 HepG2 毒性增强，细胞凋亡增加；磁流体中 Fe_3O_4 浓度与其呈明显的量效依赖关系。

Li 等[52]采用 MTT 分析方法结合激光共聚焦荧光显微成像系统研究了无机硅壳类纳米颗粒，包括无机二氧化硅纳米颗粒、二氧化硅壳荧光纳米颗粒以及二氧化硅磁性纳米颗粒对 COS-7 细胞、HNE1 细胞和 MCF-7 细胞的毒性。研究结果表明，在有效浓度范围内，无机硅壳类纳米颗粒具有很好的生物相容性，对细胞的生长和代谢没有明显的影响。研究证明了无机硅壳类纳米颗粒，包括无机二氧化硅纳米颗粒、二氧化硅壳荧光纳米颗粒以及二氧化硅磁性纳米颗粒在一定浓度范围内对正常细胞和癌变细胞的生长和代谢都没有明显的影响。因此，将无机硅壳类纳米颗粒应用于生物医学研究时，只要尽可能将纳米颗粒浓度控制在有效浓度范围内，该类纳米颗粒将会具有很好的细胞相容性，为单细胞、亚细胞甚至单分子(如神经递质)和核酸的单个碱基的水平上生物信息获取提供全新技术和方法。

阿霉素是一种抗肿瘤抗生素，可抑制 RNA 和 DNA 的合成，对多种肿瘤均有作用，属周期非特异性药物，对各种生长周期的肿瘤细胞都有杀灭作用。主要适用于急性白血病，对急性淋巴细胞白血病及粒细胞白血病均有效。Chao 等[53]用 HepG2 细胞来检测复合磁性纳米材料 Fe_3O_4/Au 和磁场作用下涂抹阿霉素的 Fe_3O_4/Au 的细胞毒性。结果显示 Fe_3O_4/Au 浓度为 2.0mg/mL 时，细胞活性保持在 92% 以上。涂抹阿霉素的 Fe_3O_4/Au 的 IC_{50}，0.731mg/mL 剂量组大于 0.522mg/mL 剂量组($P<0.05$)。但是在磁区域内涂抹阿霉素的 Fe_3O_4/Au 对 HepG2 细胞的抑制率明显增加，IC_{50} 低于仅涂抹阿霉素的 Fe_3O_4/Au 的 0.421mg/mL 剂量组。这表明涂抹阿霉素的 Fe_3O_4/Au 在磁区域内有更强的细胞毒性。进而说明 Fe_3O_4/Au 在医学上可以作为一个靶药物输送系统。

Ahamed 等[54]探讨镍铁氧体纳米颗粒(26nm)对人肺上皮细胞(A549)的细胞毒性、氧化应激和细胞凋亡的诱导。MTT、NRU 及 LDH 方法检测显示出其存在剂量依赖细胞毒性。同时发现镍铁氧体纳米颗粒诱导氧化应激产生活性氧(ROS)和导致抗氧化剂谷胱甘肽(GSH)耗竭。定量实时 PCR 分析表明，镍铁氧体纳米颗粒显著上调 A549 细胞蛋白 p53 和凋亡蛋白的 mRNA 表达水平(Bax 和 caspase-3 和 caspase-9)，而下调抗凋亡蛋白 survivin 和 BCL-2 的表达。此外，镍铁氧体纳米颗粒使细胞 caspase-3 和 caspase-9 酶的活动显著增加。

7.4　植入器件纳米化表面的生物相容性

7.4.1　概况

植入器件是一种植入在人体或生物体内的设备,其主要是用于长期检测人体或生物体内的生理生化参数的变化,以此来诊断和治疗某些疾病实现生命体无拘束自然状态下体内的直接测量和控制功能[55,56]。由于植入器件在生物医学中的突出作用而受到各国学者的高度重视,而近年来发展起来的磁性纳米材料在生物医学领域同样具有巨大的应用潜力,如果能将磁性纳米材料应用于植入器件的研究,无疑会对生物医学领域做出巨大的贡献,而植入器件本身能否用于人体,首先必须考察其是否具有良好的生物相容性。目前国内外学者在植入器件纳米化表面生物相容性方面的研究还很少。

生物医用领域的植入式器件,因为要长期植入人体,故对材料表面有较高的要求,它必须具有良好的生物相容性,所以磁性纳米材料能否用于人体,首先必须考察其是否具有良好的生物相容性。因此生物器件需经过表面修饰、改性或生物材料封装等符合生物相容性要求才可以在临床应用。

相容性[57]是指两种或两种以上的体系共存时相互之间的影响。如果这些体系在共存时互不影响,互不损伤,互不破坏,就可以说这些体系间有完全的相容性。如果这些体系在共存时相互影响相互破坏,导致不能长期共存时,就可以说这些体系之间的相容性差或没有相容性。生物相容性[58]是指任何一种外源性物质,包括天然材料[59]、外源性细胞、植入器官、人工材料的植入体或纳米颗粒,为治疗目的植入或通过某种方式进入生物体或与生物组织共存时相互作用,产生各种复杂的生物、物理、化学反应以及生物体对这些反应的忍受程度[60]。

普遍认为生物相容性包括两大原则[61]:一是生物安全性原则,即消除生物材料对人体的破坏性;二是生物功能性原则,指其在特殊应用时能够激发宿主恰当的应答的能力。纳米材料对于宿主是异物,在体内必然会产生某种应答或出现排异现象。对磁性纳米材料进行生物相容性评价是磁性纳米材料能否进入临床研究的关键环节[62]。

7.4.2　实验研究

（1）磁性纳米颗粒为载体的生物传感器

磁性纳米颗粒作为一种新的生物分离纯化技术的载体正日益受到人们的关注和重视。使用磁性纳米颗粒作为磁性载体表面包覆贵金属或有机分子的磁性粒,不但可利用其磁性进行快速分离,而且其生物相容性便于进行生物分子的固定。因此磁性纳米颗粒在生物医学、细胞学和生物工程等领域都有着广泛的应用前景[63,64]。此外功能化磁性纳米颗粒具有比表面积大、吸附力强、生物相容性好等优点,目前已用作生物材料的固定载体,国内外许多学者已进行了基于磁性粒固定生物分子的传感器方面的研究[65,66]。Kobayashi 等[67]利用硅烷化的磁性纳米颗粒固定酶,由于粒本身的磁性,可利用外部磁场控制磁性材料固定化酶的运动方式和方向,从而提高了固定化酶的催化效率,且具有很好的生物相容性。Perez 等[68]用磁性纳米颗粒制成生物传感器用来检测生物分子的交互作用。Li 等[69]将羊抗人的 IgG 抗体共价固定到磁性纳米颗粒上,并通过外加磁场将之固定于压电晶体表面用来检测人的 IgG,对其固定和免疫反应的过程进行了监测和记录。从传感器表面的 SEM 图像可以看到,带有抗体的磁性纳米颗粒在传感器表面均匀吸附,压电免疫传感器可以确定的检测限为 $0.6 \sim 34.9 \mu g/mL$,检测极限是 $0.36 \mu g/mL$。而只要远离磁场磁性纳米颗粒和免疫复合层就可以很容易地被去除,使压电免疫传感器容易在体内相容。

(2) 纳米纤维复合支架

Xu 等[70]研究了新型顺磁性的纳米纤维复合支架 $\gamma\text{-Fe}_2O_3/nHAP/PDLLA$ 在弱磁场下体内诱导新骨形成的功效。将支架植入兔横突根部骨缺损处并在 12 周后处死动物,应用组织学方法研究支架在动物体内原位诱导新骨形成和胶原蛋白沉积的情况。与对照 nHAP/PDLLA 纳米纤维支架相比,磁性纳米纤维复合支架上有更多的 I 型胶原沉积,新骨的生成量也明显增加。研究结果表明磁性纳米纤维复合支架能够促进骨缺损部位的新骨生成,在引导骨组织再生与修复方面具有应用潜能,能与体内组织很好的相容。

(3) 灯塔探针

随着新技术的不断出现,分子生物学也得到了快速发展,各种技术被广泛应用,特别是快速简便准确地检测基因序列的技术。通过与核酸靶分子进行杂交后发生构象的变化而发出荧光制备的荧光探针,是 1996 年 Tyagi 等[71]设计的一种可以特异识别核酸序列的新型荧光探针,后来他们将其命名为分子灯塔(molecular beacon,MB)。这种灯塔具有背景信号低、灵敏度高、特异识别性强、操作简单、不必与未反应的探针分离即可实时检测等优点,在短短的几年内得到了迅速的发展,并已广泛地应用于实时监测 DNA 和 RNA 的检测、基因突变的快速分析、聚合酶链反应[72]、DNA/RNA 杂交的动力学研究[73]等应用领域中,且其领域还在不断拓展。杨娟[74]用 CdTe 量子点和 $CdTe/Fe_3O_4$ 磁性荧光复合纳米颗粒修饰合成了新型的灯塔探针并对其生物相容性进行了研究,在革兰氏棒状菌 C1、C2 两种细菌的培养基中加入不同浓度的 CdTe 量子点和 $CdTe/Fe_3O_4$ 磁性荧光复合纳米颗粒后,连续两天恒温震荡培养后,与革兰氏棒状菌 C1/C2 的生长情况进行比较,发现加入纳米颗粒后,细菌并没有在对数期内快速生长,而是形成逐渐衰亡的趋势。研究结果表明 CdTe 量子点和 $CdTe/Fe_3O_4$ 磁性荧光复合纳米颗粒对革兰棒状菌 C1/C2 的前期生长有明显的抑制作用,此两种纳米颗粒对生物具有一定的毒性,生物相容性有待进一步改善。

7.5　小结与展望

　　本章简要描述了纳米材料安全性评价的意义及国内外的研究现状，以更大的视野去认识纳米材料的生物安全性。主要介绍了在医学上已经被广泛应用的磁性纳米材料与结构的生物安全性。其中包括氧化铁磁性纳米材料、复合磁性纳米材料的生物安全性以及植入器件纳米化表面的生物相容性的相关研究。

　　磁性纳米材料在医学领域有着广泛的应用前景。也正是基于以上对纳米材料生物安全性的认识，这里不仅从整体动物实验的水平来介绍磁性纳米氧化铁（包括三氧化二铁和四氧化三铁）材料的国内外相关研究的结果，也从另外一个角度——体外水平（如细胞培养）介绍实验研究的近况，包括对植入器件纳米化表面的生物相容性相关研究的初步介绍。使我们不仅知道磁性纳米材毒性毒理学研究及生物效应研究的方法、手段和实验指标，同时也非常简明地介绍了这些研究结果的基本数据，对磁性纳米材料的应用也提供了必要的生物安全性数据。

　　纳米颗粒安全性评价框架近来对纳米尺度物质和值得关注的空气污染超细颗粒物（UFP）[75]、金属烟雾[76,77]和矿物纤维[78]的相关研究，提供了评价的一些基础资料，这些资料为纳米颗粒的危险度估计提供了一个框架（见图 7-1），同时也为磁性纳米材料的危险度估计（安全性评价）提供了很好的借鉴。这个危险度估计的框架主要分为四个方面：即危害认定、暴露评定、毒性评估和危险度特征分析。首先是进行危害认定，这方面的研究包括纳米颗粒的化学组成、颗粒尺寸、颗粒物的结构、颗粒物性质、颗粒的修饰和包覆材料等的研究；其次是毒性评估，主要包括纳米颗粒的吸收、分布、代谢、排泄、机体的反应和放射性测定等；再次是进行暴露评定，主要包括颗粒行为、产品的用途、耐久性、受体、进入机体的途径等；最后是对纳米颗粒进行危险度特征分析，包括对纳米产生毒作用的可能性、毒作用的性质、对照的有效性等方面进行研究。

　　图 7-1 的安全性评价（危险度估计）框架是进行纳米材料生物安全性研究的很好构思，在磁性纳米材料后续的毒性毒理学、生物效应、生物安全性研究中需要进一步结合此研究思路，做到更有针对性的进行研究。由于纳米颗粒相应的毒理学资料还很缺乏，因此还不能对它进行充分的安全性评价。国内外希望既要进一步发展纳米科技，同时也要研究能鉴别潜在危害的可用于预防的数据库，其目的是为了按照科学方法对纳米颗粒进行安全性评价，大家试图在纳米的正面效应和负面效应之间寻找一种平衡。Oberdorster[79]认为学习一些关于哺乳动物的知识和纳米颗粒生态毒理学的概念是必要的，这胜过在科普文献中评价纳米的危险性。已经确定对纳米颗粒的资料进行危险度评价，因此，有限的资源就能被有效地用于发展有用的和计划好的研究。

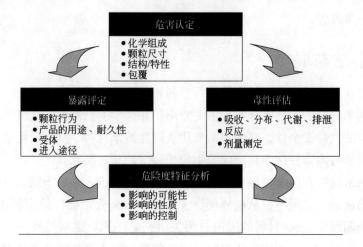

图 7-1　纳米颗粒安全性评价框架图

（孔璐、刘晓闰、唐萌，东南大学）

参考文献

［1］　Donaldson K, Stone V, Tran C L, *et al*. Nanotoxicology: a new frontier in particle toxicology relevant to both workplace and general environment and to consumer safety. *Occup Environ Med*，**2004**，16(9): 727-728.

［2］　Service R F. Is nanotechnology dangerous. *Science*，**2000**，290(5496): 1526-1527.

［3］　Dagani R. Nanomaterials: safe or unsafe. *Chem Eng News*，**2003**，81(17): 30-33.

［4］　唐萌, 浦跃朴, 赵宇亮. 人造纳米材料的生物效应及安全性毒理学研究//香山科学会议编, 科学前沿与未来(第十一集). 北京: 科学出版社, 2009: 2.

［5］　Service R F. American Chemical Society meeting. Nanomaterials show signs of toxicity. *Science*，**2003**，300: 243.

［6］　Service R F. Nanotoxicology, Nanotechnology grows up. *Science*，**2004**，304(5678): 1732-1734.

［7］　Alexandra G. Tiny trouble: nanoscale materials damage fish brains. *Science News*，**2004**，165(14): 211.

［8］　Brumfiel G. A little knowledge. *Nature*，**2003**，424(6946): 246-248.

［9］　Neubergera T, Schopfa B, Hofmannb H, *et al*. Superparamagnetic nanoparticles for biomedical applications: possibilities and limitations of a new drug delivery system. *J Magn Magn Mater*，**2005**，293: 483-496.

［10］　Corot C, Petry K G, Trivedi R, *et al*. Macrophage imaging in the central nervous system and in carotid atherosclerotic plaque using ultrasmall superparamagnetic iron oxide in magnetic resonance imaging. *Invest Radiol*，**2004**，39: 619-625.

［11］　Thiesen B, Jordan A. Clinical applications of magnetic nanoparticles for hyperthermia. *Int. J. Hyperthermia*，**2008**，24(6): 467-474.

［12］　Park E J, Kim H, Kim Y, *et al*. Inflammatory responses may be induced by a single intratracheal instillation of iron nanoparticles in mice. *Toxicology*，**2010**，275: 65-71.

［13］　Zhu M T, Feng W Y, Wang Y. Particokinetics and extrapulmonary translocation of intratracheally instilled ferric oxide nanoparticles in rats and the potential health risk assessment. *Toxicol Sci*，**2009**，107(2): 342-351.

［14］　Wang G B, Xia Z F, Tao K X, *et al*. Experimental study on acute toxicology of Fe_3O_4 nano-magnetic ferrofluid. *Acta Universitatis Medictnae Tangji*，**2004**，33(4): 452-458.

［15］　Dong J Y, Liu N. Synthesis of Fe_3O_4 nano-particle and its determination of LD_{50}. *Journal of Toxicology*，**2008**，22(2): 111-113.

［16］ Wen M, Ouyang Y, Bai W, *et al*. Acute toxicity in mice of antisense probe labeled with magnetism, c-erbB2 antisense probe labeled with superparamagnetic iron oxide nanoparticles. *Acta Academiae Medicinae Militaris Tertiae*，2009, 31(5): 398-401.

［17］ Wang T C, Jia G, Shen H L, *et al*. Effect of excess iron nano-particles on serum biochemical indexes in mice. *Journal of Labour Medicine*, 2004, 21(6): 434-436.

［18］ Liu L, Tang M, He Z, *et al*. Studies on toxicity and mutagenicity of nanoparticles of Fe_3O_4 and Fe_3O_4 coated with glutamic acid. *Journal of Labour Medicine*, 2004, 21(1): 14-17.

［19］ Born P J, Kreyling W. Toxicological hazards of inhaled nanoparticles potential implications for drug delivery. *Nanosci Nanotechnol*, 2004, 4(5): 521-531.

［20］ Zhu M T, Feng W Y, Wang B, *et al*. Comparative study of pulmonary responses to nano-and submicron-sized ferric oxide in rats. *Toxicology*, 2008, 247(2-3): 102-111.

［21］ Pettibone J M, Adamcakova-Dodd A, Thorne P S, *et al*. Inflammatory response of mice following inhalation exposure to iron and copper nanoparticles. *Nanotoxicology*, 2008, 2(4): 189-204.

［22］ Srinivas A, Jaganmohan Rao P, Selvam G, *et al*. Oxidative stress and inflammatory responses of rat following acute inhalation exposure to iron oxide nanoparticles. *Hum. Exp. Toxicol*, 2012, Jun 14［PMID: 22699116］.

［23］ 韩瑜, 尹龙萍, 龙玲等. 2 种纳米材料在小鼠体内分布及毒性作用. *中国公共卫生*, 2009, 25(7): 835-836.

［24］ 林本成, 袭著革, 张英鸽等. 三种纳米材料致大鼠肝肾损伤的初步研究. *卫生研究*, 2008, 37(6): 651-653.

［25］ 尹龙萍, 韩瑜, 龙玲等. 超顺磁性氧化铁纳米颗粒单次和连续给药的小鼠组织分布. *第二军医大学学报*, 2008, 29(11): 1417-1418.

［26］ Liu L, Liu L, Yin Q H, *et al*. Study on pharmakinatics of Fe_2O_3 nanoparticles coated with glutamic acid in mice［C］. *Proceedings of the 3th International Academic Conference on Environmental and Occupational Medicine*, 2004. Nov: 10-12.

［27］ Li Qian, TANG Meng, M A Ming, G U Ning. Study on cytotoxicity and oxidative effects of different sizes of hematite(Fe_2O_3)nanoparticles on CHL cell in vitro［J］. *Chin. J. Modern Med*. , 2005, 15(13): 1921-1926.

［28］ Zhang T, Qian L, Tang M, *et al*. L-glutamic acid coated iron oxide nanoparticles induce oxidative stress and genotoxicity in CHL cells［J］. *J. Nanosci. Nanotechnol.* 2012, 12(3): 2866-2873.

［29］ Alexis F, Pridgen E, Molnar L K, *et al*. Factors affecting the clearance and biodistribution of polymeric nanoparticles. *Molecular Pharmaceutics*, 2008, 5(4): 505-515.

［30］ Dobrovolskaia M A, Aggarwal P, Hall J B, *et al*. Preclinical studies to understand nanoparticle interaction with the immune system and its potential effects on nanoparticle biodistribution. *Mol Pharm*, 2008, 5(4): 487-95.

［31］ Pouliquen D, Le Jeune J J, Perdrisot R, *et al*. Iron oxide nanoparticles for use as an MRI contrast agent: pharmacokinetics and metabolism. *Magn. Reson. Imag*. , 1991, 9(3): 275-283.

［32］ Jain T K, Reddy M K, Morales M A, *et al*. Biodistribution, clearance, and biocompatibility of iron oxide magnetic nanoparticles in rats. *Mol. Pharm*. , 2008, 5(2): 316-327.

［33］ 王国斌, 肖勇, 陶凯雄等. 纳米级四氧化三铁的药物动力学和组织分布研究. *中南药学*, 2005, 3(1): 5-7.

［34］ Lockman P R, Koziara J, Roder K E, *et al*. In vivo and in vitro assessment ofbaseline blood-brain barrierparameters in the presence ofnovel nanoparticles. *Pharm. Res*. , 2003, 20(5): 705-713.

［35］ 夏婷. Fe_2O_3 纳米粒对肝癌细胞凋亡的影响及机制研究:［硕士论文］. 南京: 东南大学, 2008.

［36］ 陈舒怿, 古宏晨, 吴强等. 超顺磁性铁纳米颗粒标记对视网膜前体细胞体外培养的影响. *国家眼科杂志*, 2008, 8(5): 913-915.

［37］ 蔺新丽. Fe_3O_4 纳米颗粒的肝细胞毒性研究:［硕士论文］. 长春: 吉林大学, 2008.

［38］ Wang X N, Tang M, Zhang T, *et al*. Oxidative injury of magnetic ferric oxide nanoparticles for peritoneal macrophage in mice［J］. *Journal of Clinical Rehabilitative Tissue Engineering Research*, 2007, 11(13): 2575-2577.

［39］ Weinstein J S, Varallyay C G, Dosa E, *et al*. Superparamagnetic iron oxide nanoparticles: diagnostic magnetic resonance imagind and potential therapeutic applications in neurooncology and central nervous system inflammatory paathologies, a review. *J Cereb Blood Flow Metab*, **2010**, 30(1): 15-35.

[40] Cho W S, Cho M, Kim S R, *et al*. Pulmonary toxicity and kinetic study of Cy5. 5-conjugated superparamagnetic iron oxide nanoparticles by optical imaging. *Toxicol Appl Pharmacol*, **2009**, 239(1): 106-115.

[41] Li Z Y, Gou Y J, Yang Y Z, *et al*. Oxidative effects of Fe_2O_3 nano-magnetic fluid on mice hearts and lungs. *Journal of Clinical Rehabilitative Tissue Engineering Research*, **2008**, 12(32): 6279-6282.

[42] Xia Z, Wang G, Tao K, *et al*. Preparation and acute toxicology of nano-magnetic ferrofluid. *Journal of Huazhong University of Science and Technology*, **2005**, 25(1): 59-61.

[43] Xu Z, Meng J, Zhang Y, *et al*. Enhancement of a magnetic nanofibrous composite scaffold for bone regeneration. *Journal of Southeast University(Medical Science Edition)*, **2011**, 30(1): 1-6.

[44] 刘岚, 唐萌, 顾宁等. nano-Fe_2O_3-Glu 的急性和长期毒性研究. *环境与职业医学*, **2004**, 21(6): 430-433.

[45] Chen S J, Xie M Q, Wang L, *et al*. Safety Assessment of Modified Cisplatinum Magnetic Nanomedicine. *China Pharmacy*, **2008**, 19(2): 1941-1943.

[46] Fan C, Gao W, Chen Z, *et al*. Tumor selectivity of stealth multi-functionalized superparamagnetic iron oxide nanoparticles. *International Journal of Pharmaceutics*, **2011**, 404(1-2): 180-190.

[47] Asahi T, Atsuo H, Tsutomu Y, *et al*. Biocompatibility of various ferrite nanoparticles evaluated by in vitro cytotoxicity assays using HeLa cells. *Journal of Magnetism and Magnetic Materials*, **2009**, 321: 1482-1484.

[48] Souza D M, Andrade A L, Fabris J D, *et al*. Synthesis and in vitro evaluation of toxicity of silica-coated magnetite nanoparticles. *Journal of Non-Crystalline Solids*, **2008**, 354: 4894-4897.

[49] Gaihre B, Khil M S, Kim H Y. In vitro anticancer activity of doxorubicin-loaded gelatin-coated magnetic iron oxide nanoparticles. *Journal of microencapsulation*, **2011**, 28(4): 286-293

[50] Zou F, Pan Y F, Zhang H Li, *et al*. Toxicity and biocompatibility of polyethylene glycol-polyethyleneimine/ferroso-ferric oxide nano-magnetic fluid. *Journal of Clinical Rehabilitative Tissue Engineering Research*, **2010**, 14(3): 447-451.

[51] He L X, Zhang Y D, He J T, *et al*. Effects of ferromagnetic fluid hyperthermia induced by an alternative magnetic field on hepatoma cell HepG2 in vitro. *China Journal of Modern Medicine*, **2007**, 17(9): 1041-1045.

[52] Li D, He X X, Wang K M, *et al*. Detecting on toxicity of series silica shell inorganic nanoparticles to cells. *Journal of Hunan University(Natural Sciences Edition)*, **2002**, 29(6): 1-6.

[53] Chao X, Shi F, Zhao Y Y, *et al*. Cytotoxicity of Fe_3O_4/Au composite nanoparticles loaded with doxorubicin combined with magnetic field. *Pharmazie*, **2010**, 65(7): 500-504.

[54] Ahamed M, Akhtar M J, Siddiqui M A, *et al*. Oxidative stress mediated apoptosis induced by nickel ferrite nanoparticles in cultured A549 cells. *Toxicology*, **2011**, 283(2-3): 101-108.

[55] Sun M G, Wessel B L, liang W, *et al*. A volume conduction antenna for implantable devices. *Proceedings of the 25th Annual International Conference of the IEEE*, **2003**, 4: 3356-3359.

[56] Xie X, Zhang C, Wang Z H. A review of the implantable electronic devices in biology and medicine. *Acta Electronica sinica*, **2004**, 32(3): 462-467.

[57] Samantha A Meenach, Kimberly W Anderson, J Zach Hilt. Hydrogel nanocomposites: biomedical applications, biocompatibility, and toxicity analysis. See: Thomas J. Webster. *Safety of Nanoparticles From Manufacturing to Medical Applications*, Brown University, Providence RI, USA, **2009**: 131-157.

[58] Black J. Biological performance of materials: fundamentals of biocompatibility [M] . *3rd ed. New York. Marcell Dekker*. **1999**.

[59] Khor E. Chitin: fulfilling a biomateials promise [M] . Amsterdam: *Elsevier Science Ltd*. **2001**.

[60] Malmonge S M, Arruda A C. Artificial articular cartilage: mechanoelectrical transduction under dynamic compressive loading. *Artif. Organs.*, **2000**, 24(3): 174-176.

[61] Brown R A, Phillips J B. Cell responses to biomimetic protein scaffolds used in tissue repair and engineering. *Int Rev Cytol*, **2007**, 262: 75-150.

[62] Roumen P, Albena M. Advances in regenerative medicine: Role of nanotechnology, and engineering principles NATO science for peace and security series A: *Chemistry and Biology*, **2010**: 1-17.

[63] Osaka T, Matsunaga T, Nakanishi T. Synthesis of magnetic nanoparticles and their applica-tion to bioassays. *Anal*.

Bioanal. Chem. , **2006**, 384: 593-600.

［64］　Zhi Y M, Liu H Z. Synthesis and surface modification of magnetic particles for application in biotechnology and biomedicine. *China Particuology*, **2007**, 5: 1-10.

［65］　Fang B, Wang G F, Zhang W Z, *et al*. Fabrication of Fe_3O_4 nanoparticles modified electrode and Its application for voltammetric sensing of dopamine. *Electroanalysis*, **2005**, 17(9): 744-748.

［66］　Pan J, Yang Q W. Antibody-functionalized magnetic nanoparticles for the detection of car- cinoembryonic antigen using a flow-injection electrochemical device. *Anal. Bioanal. Chem.* , **2007**, 388: 279-286.

［67］　Kobayashi H, Matsunaga T. Amino-silane modified superparamagnetic particleswith Surfa-ce-immobilized enzyme. *Journal of Colloid and Interface Science*, **1991**, 141(2): 505-511.

［68］　Perez J M, Josephson L, Weissleder R. Use of magnetic nanoparticles as nanosensors to probe for molecular in- teractions. *Chem. Biochem*, **2004**, 5(3): 261-264.

［69］　Li J S, He X X, Wu Z Y, *et al*. Piezoelectricimmunosen-sor based on magnetic nanoparticles with simple immo- bilization procedures. *Analytica. Chimica. Acta*, **2003**, 481(2): 191-198.

［70］　Xu Z, Meng J, ZhangY, *et al*. Enhancementof a magnetic nanofibrous composite scaffold for bone regenera- tion. *Journal of Southeast Univ-ersity(Medical Science Edition)*, **2011**, 30(1): 1-6.

［71］　Tyagi S, Marras A E, Kramer F R. Multiplex detection of single-nucleotide variations using molecular beacons. *Genetic Analysis；Biomolecular Engineering*, **1999**, 14: 151-156.

［72］　Van Schie R C, Marras S A, Conroy J M *et al*. Semiautomated cloneverification by real-time PCR using molecu- lar beacons. *Biotech*, **2000**, 29(6): 1296-1300.

［73］　Perlette J, Tan W H. Real-time monitoring of intracellular Mrna hybridization onside single living cells. *Anal. Chem*, **2001**, 73(22): 5544-5550.

［74］　杨娟. 磁性荧光复合纳米粒子修饰的灯塔探针合成及其生物相容性研究［D］. 天津: 天津工业大学, 2010.

［75］　Englert N. Fine particles and human health-a review of epidemiological studies. *Toxicol Lett*, **2004**, 149: 235-242.

［76］　Kuschner W G, D′Alessandro A, Wong H, *et al*. Early pulmonary cytokine responses to zinc oxide fume inhala- tion. *Environ Res*, **1997**, 75: 7-11.

［77］　Kuschner W G, Wong H, D′Alessandro A, *et al*. Human pulmonary responses to experimental inhalation of high concentration fine and ultrafine magnesium oxide particles. *Environ Health Perspect*, **1997**, 105: 1234-1237.

［78］　Cugell D W, Kamp D W. Asbestos and the pleura: A review. *Chest*, **2004**, 125: 1103-1117.

［79］　Oberdorster G, Oberdorster E, Oberdorster J. Nanotoxicology: an emerging discipline evolving from studies of ultrafine particles. *Environ Health Persp*, **2005**, 113: 823-839.

第8章 氧化铁纳米颗粒的模拟酶特性

氧化铁纳米颗粒属于研究最多和应用最广的纳米材料之一，由于具有独特的磁学性能和良好的生物相容性，氧化铁纳米颗粒在许多生物医学领域具有巨大应用潜力，主要包括蛋白、细胞等生物样品的分离纯化，药物靶向运输，核磁共振成像，磁场诱导高温杀灭肿瘤等。上述应用主要是基于氧化铁纳米颗粒独特的磁学性能。本章主要介绍氧化铁纳米颗粒的另一种鲜为人知的新功能，即具有过氧化物酶的催化性能。这是我国重视交叉学科的发展，鼓励多学科交叉的研究成果。这一重要发现不仅使得氧化铁纳米颗粒成为一个集磁性和催化活性于一体的多功能纳米材料，拓展了氧化铁纳米颗粒在生物医学、环境监测与治理、国家安全等领域的应用，而且推动了纳米材料模拟酶研究领域的发展。

8.1 氧化铁纳米颗粒模拟酶的发现及催化机理

8.1.1 氧化铁纳米颗粒催化活性的发现

我国纳米技术发展十分迅速，与世界纳米科技发展基本同步。从 20 世纪 90 年代到 21 世纪初，新型纳米材料的制备和表征技术获得了巨大发展，我国科学家取得了许多出色的成果，处于国际领先水平。特别是近 10 年来，国家十分重视交叉学科的发展，鼓励不同领域的科研人员进行合作，尤其是从事纳米材料研究的科学家与免疫和生物学家的交流和合作，有针对性地把纳米材料和技术用于生物医学领域，创造新的诊断和治疗方法。正是在这一背景下，我国一些从事纳米材料研究的科学家，与生物化学家和免疫学家紧密合作，发现氧化铁纳米颗粒具有类似过氧化物酶的催化活性。

氧化铁纳米颗粒模拟酶的发现具有偶然性。过去氧化铁纳米颗粒在生物医学领域的应用，包括蛋白和细胞的分离纯化，药物运输和核磁共振成像等，主要是应用了它特殊的磁性，而且长期以来人们一直认为氧化铁纳米颗粒是一种惰性物质，即没有生物活性。在一次实验中，研究者最初的目的是将特异识别肿瘤的抗体固定在氧化铁纳米颗粒上，利用抗体的肿瘤特异性和氧化铁纳米颗粒的磁性建立肿瘤靶向治疗和诊断新方法。然而，当验证抗体是否固定于纳米颗粒表面的时候，意外发现氧化铁纳米颗粒的催化活性。纳米颗粒联合抗体应用，需要进一步准确表征抗体分子在纳米颗粒表面的结合的多少和生物活性，于是他们利用传统的酶联免疫分析方法，即加入辣根过氧化物酶标记的第二抗体，第二抗体可以特异识别结合纳米颗粒表面的抗体分子，一旦结合可以通过辣根过氧化物酶催化双氧水和四甲基联苯胺

(3,3′,5,5′-tetramethylbenzidine，TMB)产生颜色反应，检测颜色信号的高低可以判断纳米颗粒表面抗体分子的多少。但是，当他们利用这种方法检测抗体分子时，发现阴性对照样品，即表面没有固定任何抗体分子的氧化铁纳米颗粒，在实验中会产生大量的颜色信号反应，最初以为是辣根过氧化物酶-第二抗体在纳米颗粒表面的非特异性结合，但是在进行充分的纳米颗粒表面包覆以降低非特异性结合后，阴性对照样品仍然具有极高的信号，多次实验后仍然无法去除阴性对照的信号。研究人员将引发问题的原因放到氧化铁纳米颗粒本身上，怀疑氧化铁纳米颗粒本身参与颜色信号反应，参考辣根过氧化物酶催化活性中心铁原子的作用，氧化铁纳米颗粒包含大量的铁组分，极有可能具有催化活性。于是他们利用未经任何表面修饰的氧化铁纳米颗粒，仅与双氧水和 TMB 混合，发现这一反应体系可以产生颜色反应。而且这一体系产生的颜色反应，与辣根过氧化物酶/双氧水/TMB 产生的颜色反应是一致的，经过这一实验，研究人员初步猜测氧化铁纳米颗粒具有类似辣根过氧化物酶的催化活性。于是对辣根过氧化物酶的其他常用底物 OPD 和 DAB 也进行了尝试，发现氧化铁纳米颗粒在双氧水存在下可以催化所有辣根过氧化物酶的底物，产生与辣根过氧化物酶一致的颜色反应，例如蓝色的 TMB 产物，橙色的 OPD 产物，棕色的 DAB 产物(图 8-1)。这些实验现象表明氧化铁纳米颗粒具有催化活性，

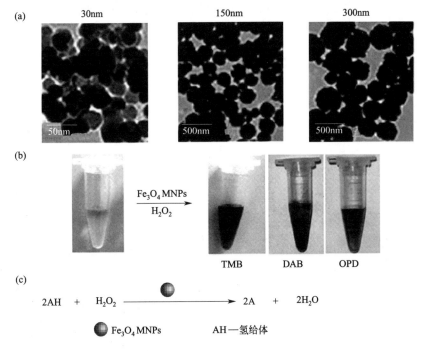

图 8-1　氧化铁纳米颗粒催化 HRP 底物的显色反应[1]

(a) 不同尺寸的氧化铁纳米颗粒；(b) 氧化铁纳米颗粒催化 TMB，DAB 和
OPD 三种底物；(c) 催化反应机理示意图

这一活性与辣根过氧化物酶相似。通过这些分析，可以发现氧化铁纳米颗粒特异性催化辣根过氧化物酶的底物，产生相似的颜色反应，根据辣根过氧化物催化反应可以推测反应步骤。以催化 TMB 为例，在这一反应中，双氧水与氧化铁纳米颗粒反应形成羟自由基，而底物分子作为氢供体提供一个质子氢与羟自由基反应生成水，而底物分子失去氢后形成电荷转移复合物（charge transfer complex），从而产生颜色信号。

通过认真仔细分析氧化铁纳米颗粒偶联抗体分子实验中的异常现象，不盲从他人的实验报道，研究人员才得出了氧化铁纳米颗粒具有辣根过氧化物酶催化活性的结论，因此从这个意义上来说，氧化铁纳米颗粒模拟酶的发现同样具有必然性。在严谨科学的实验基础上，从全新的角度来理解和分析实验中的异常现象，异常现象未必是坏事，它往往孕育着未知的东西，突破它就会获得创新性的发现。

8.1.2　氧化铁纳米颗粒模拟酶的催化动力学

研究表明，氧化铁纳米颗粒不仅具有类似 HRP 的催化活性，而且其催化活性与 HRP 一致，是依赖于反应的 pH、温度和底物浓度的（图 8-2）。氧化铁纳米颗粒

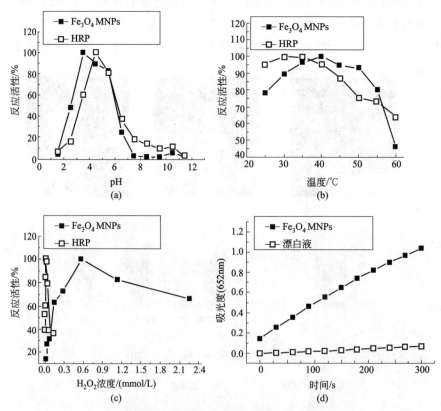

图 8-2　氧化铁纳米颗粒模拟酶的最适条件及作用机理

（a）最适 pH 3.5；（b）最适温度 40℃；（c）双氧水浓度的影响；

（d）氧化铁纳米颗粒表面释放到溶液中的铁离子的影响

的最适反应温度为 40℃，最适反应 pH 值为 3.5，与 HRP 的最适反应条件类似。与 HRP 不同的是，氧化铁纳米颗粒需要的 H_2O_2 的浓度比 HRP 高 100 倍。但与 HRP 相同，H_2O_2 在低浓度时促进反应发生，而随着浓度的升高，氧化铁纳米颗粒的催化活性受到抑制。这些结果说明与 HRP 相同，氧化铁纳米颗粒的催化活性也是依赖于 pH、温度和底物浓度的[1]。

进一步的研究证实了氧化铁纳米颗粒催化底物的动力学曲线均符合米氏方程。以氧化铁纳米颗粒催化 H_2O_2 与底物 TMB 为例，其对于底物 TMB 的米氏常数 K_m 值只有 HRP 的 1/5，说明氧化铁纳米颗粒对 TMB 的亲和力远高于 HRP。但对于底物 H_2O_2 而言，氧化铁纳米颗粒的 K_m 值比 HRP 高，这一结果与氧化铁纳米颗粒催化反应的最适 H_2O_2 浓度比 HRP 的最适 H_2O_2 浓度高一致。但氧化铁纳米颗粒对于 H_2O_2 的催化常数 k_{cat} 值比 HRP 低，说明每个氧化铁纳米颗粒催化 H_2O_2 的活性较 HRP 高（表 8-1）。

表 8-1　氧化铁纳米颗粒模拟酶动力学参数

项目	$[E]/(mol/L)$	底物	$K_m/(mmol/L)$	$v_{max}/[mol/(L \cdot s)]$	k_{cat}/s^{-1}
Fe_3O_4MNPs	11.4×10^{-13}	TMB	0.098	3.44×10^{-2}	3.02×10^4
Fe_3O_4MNPs	11.4×10^{-13}	H_2O_2	154	9.78×10^{-2}	8.58×10^4
HRP	2.5×10^{-11}	TMB	0.434	10.00×10^{-2}	4×10^3
HRP	2.5×10^{-11}	H_2O_2	3.7	8.71×10^{-2}	3.48×10^3

注：$[E]$ 为酶浓度，K_m 为米氏常数，v_{max} 为最大反应速率，k_{cat} 为催化常数。

8.1.3　氧化铁纳米颗粒模拟酶催化机理

氧化铁纳米颗粒能够催化过氧化氢与其他过氧化物发生氧化还原反应，其催化机理与 Fenton 反应机理类似，即在铁离子存在下，可以催化 H_2O_2 产生自由基。

$$Fe^{2+} + H_2O_2 \longrightarrow Fe^{3+} + \cdot OH + OH^-$$

利用电子自旋共振（ESR）的方法可以检测到在氧化铁纳米颗粒存在的催化反应体系中有典型的羟基自由基（·OH）的信号，而没有氧化铁纳米颗粒的溶液中，没有羟基自由基的信号（图 8-3）。这一催化反应受溶液 pH 调控，在酸性时（pH 值 3~6），氧化铁纳米颗粒催化活性与 HRP 的活性表现极为相似，对于 TMB、OPD、DAB 等均催化产生颜色反应，但是当 pH 在中性或者更高时，氧化铁纳米颗粒表现出过氧化氢酶的催化活性，可以将双氧水催化产生氧气和水，而不是再产生氢自由基诱发颜色反应，这是氧化铁纳米颗粒模拟酶与 HRP 酶的主要区别。

进一步研究发现氧化铁纳米颗粒催化底物反应的机理符合乒乓机制，即氧化铁纳米颗粒首先与 H_2O_2 反应，生成氧化铁纳米颗粒-自由基复合物，复合物再与 TMB 反应生成带颜色的产物（图 8-3）。

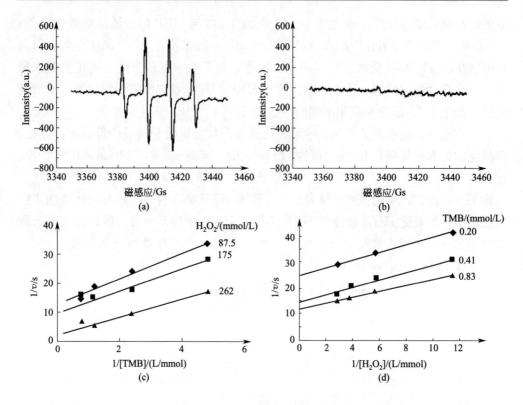

图 8-3   氧化铁纳米颗粒的催化机理

（a）、（b）电子自旋共振检测氧化铁纳米颗粒催化过氧化氢产生自由基；

（c）、（d）双倒数法研究氧化铁纳米颗粒催化机理

8.2   氧化铁纳米颗粒模拟酶中的纳米效应

8.2.1   尺寸效应

氧化铁纳米颗粒作为一种典型的纳米材料，其纳米尺度下的模拟酶催化活性与纳米尺寸效应息息相关。纳米颗粒的大小直接决定了比表面积的多少，在相同质量时，纳米粒子越小则比表面积越大。而比表面积越大，在颗粒表面参与催化反应的铁原子的数量越多，因此同时接触到底物分子概率相应增大。

对于不同大小的氧化铁纳米颗粒，其催化活性差异显著，表现出尺寸依赖的特点。比如对于 30nm、150nm 和 300nm 三种尺寸。实验结果表明 30nm、150nm 和 300nm 的氧化铁纳米颗粒均具有过氧化物酶催化活性，在相同质量时，催化活力 30nm＞150nm＞300nm（图 8-4）。这三种氧化铁纳米颗粒催化活性与颗粒的比表面积正相关。

然而对于单个纳米颗粒而言，其规律是颗粒越小，表面积越小，所以其催化能

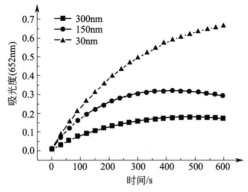

图 8-4　氧化铁纳米颗粒模拟酶的
尺寸对催化活性的影响

力越小。例如，直径为 300nm 的单颗的表面积是 150nm 颗粒表面积的 4 倍，其催化活性（k_{cat}）也是 150nm 颗粒的 4 倍，表明对于单个纳米颗粒其尺寸效应对其催化活性同样影响很大。

氧化铁纳米颗粒模拟酶的催化活性不仅与纳米尺寸效应有关，还与纳米颗粒的具体结构有关。Liu 等对比了不同纳米结构的过氧化物酶催化活性，发现在相似纳米尺度下，氧化铁纳米颗粒结构体（cluster spheres），三角片状纳米结构体，八面体纳米结构，这三类纳米结构表现出不同的催化能力，催化活性依次变小。这种差别是由于不同的纳米结构表面铁原子晶格排列方式不同，造成表面铁原子的催化活性产生差异[2]。

8.2.2　表面修饰

氧化铁纳米颗粒的应用离不开对其表面的修饰，尤其是在生物医学领域的应用，需要合适的化学修饰提高其在水溶液体系里的分散性，引入合适的化学基团以供其他生物分子偶联使用。但是表面化学修饰会改变氧化铁纳米颗粒表面铁原子的分布，进而影响其模拟酶催化活性，因此要兼顾其催化活性和生物相容性，必须探讨不同化学修饰体系的影响。

氧化铁纳米颗粒的表面功能化修饰，会阻碍铁与外界的反应，表面修饰越致密，其催化活性也随之降低。对于不同基团修饰的氧化铁纳米颗粒，其催化活性表现出明显的差异（图 8-5）。葡聚糖和聚乙二醇（PEG）修饰的催化活性高于氨基和二氧化硅修饰的氧化铁纳米颗粒，葡聚糖和 PEG 在磁颗粒表面形成既亲水又疏水的微环境，对催化活性有利，但二者属于大分子，会产生较强的空间位阻，反而抑制催化反应，所以总的来说葡聚糖或 PEG 修饰的氧化铁纳米颗粒的催化活性低于未修饰的氧化铁纳米颗粒。氨基修饰不仅引入了带电荷的基团，而且会在颗粒表面形成致密的带电层，使氧化铁纳米颗粒的催化活性受到很大抑制。二氧化硅修饰也导致催化活性降低，其原因与氨基修饰相似，在颗粒表面形成致密的一层，阻碍了颗

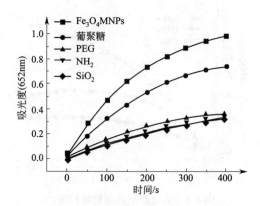

图 8-5　不同表面修饰对氧化铁
纳米颗粒催化活性的影响

粒内部的铁参与反应。实验结果表明不同基团修饰的氧化铁纳米颗粒均具有过氧化物酶催化活性。然而，不同的修饰材料影响其酶活性。无修饰的氧化铁纳米颗粒酶活性最高，其次是葡聚糖修饰高于聚乙二醇修饰，二氧化硅和氨基修饰的磁性纳米颗粒酶活力最低。

　　虽然表面修饰会在一定程度上阻碍铁原子催化活性位点的暴露，但是适当的修饰可能增加氧化铁纳米颗粒与催化底物的亲和力。Yu 等详细对比了柠檬酸，甘氨酸，聚赖氨酸（polylysine，PLL），聚乙烯亚胺（polyethyleneimine，PEI），羧甲基葡聚糖（CMD），肝素修饰的氧化铁纳米颗粒对两种底物 TMB 和 ABTS 的催化活性，发现修饰后表面电势为负的氧化铁纳米颗粒催化 TMB 活性较高，包括柠檬酸、羧甲基葡聚糖和肝素修饰；而修饰后表面电势为正的纳米颗粒催化 ABTS 活性较高，包括甘氨酸、聚赖氨酸和聚乙烯亚胺修饰，酶反应动力学分析表明不同的分子修饰对底物的亲和力不同。见表 8-2。

表 8-2　表面修饰对不同反应底物的催化活性的影响[3]

表面修饰基	TMB			ABTS		
	K_m/(mmol/L)	v_{max}/[10^{-7}mol/(L·s)]	k_{cat}/10^{-4}s^{-1}	K_m/(mmol/L)	v_{max}/[10^{-7}mol/(L·s)]	k_{cat}/10^{-4}s^{-1}
N_{cit}	0.24	1.70	0.81	0.73	1.45	0.69
N_{CMD}	0.30	1.25	0.60	0.81	1.15	0.55
N_{hep}	0.22	2.40	1.14	0.96	0.52	0.25
N_{gly}	0.55	0.96	0.46	0.20	2.97	1.41
N_{PLL}	0.69	0.46	0.22	0.19	4.50	2.14
N_{PEI}	0.71	0.42	0.20	0.12	6.10	2.90

　　如果氧化铁纳米颗粒表面引入氨基，对底物 ABTS 的亲和力则提高，而引入巯基则对 H_2O_2 的亲和力提高，在此基础上他们在氧化铁纳米颗粒表面同时引入这两种化学基团修饰，进一步提高了氧化铁纳米颗粒模拟酶催化 ABTS 的颜色反

应[4]。此外，在氧化铁纳米颗粒表面引入普鲁士蓝分子，极大地提高其催化活性，与常规的氧化铁纳米颗粒相比，其单位表面积催化能力提高了近三个数量级[5]。

以上这些研究表明，表面化学修饰对于氧化铁纳米颗粒的催化活性影响很大。从纳米颗粒本身看，表面化学基团的引入将影响铁原子在颗粒表面的排布，进而决定了催化活性位点的多寡。但是从酶催化角度分析，表面化学基团的引入改变了颗粒表面的电荷，颗粒表面由于化学分子尤其是高分子聚合物产生精细结构的柔性空间，这些修饰能够提高氧化铁纳米颗粒酶与底物分子的亲和力，从而提高其催化能力。由此可见，适当的化学修饰将提高氧化铁纳米颗粒模拟酶的催化活性，而且更为重要的是，要开发这类纳米颗粒模拟酶在其他领域的应用，尤其是生物医学领域，表面化学修饰是必要的手段。因此考虑到氧化铁纳米颗粒模拟酶的应用时，应根据具体要求进行恰当的表面修饰，以求获得最佳的催化活性。

8.3　氧化铁纳米颗粒模拟酶的特点

氧化铁纳米颗粒所具备的过氧化物酶催化活性，使其成为一种新型的模拟酶。因此它既具有纳米材料的特性，又同时具有较高的催化活性，与传统的辣根过氧化物酶相比具有很多优点。

8.3.1　氧化铁纳米颗粒模拟酶的制备

与传统的生物酶或化学模拟酶不同，氧化铁纳米颗粒模拟酶可以利用现有的纳米制备技术实现大规模合成，比如利用水热合成法在高温反应釜中制备的氧化铁纳米颗粒模拟酶，单次 50mL 反应体系可以生产几百甚至一千毫克纳米颗粒，这种反应体系简单方便，反应材料廉价。因此氧化铁纳米颗粒模拟酶具有制备简单、成本低等特点，这与传统的生物酶形成鲜明的对比。同时这一特点促进了它在其他领域的应用。

氧化铁纳米颗粒模拟酶的另一特点是其催化活性可以调节，而且调节手段丰富多样。通过控制反应条件制备不同尺寸的纳米粒子，可以有效调节其催化活性。利用化学修饰的方法在颗粒表面引入化学基团，也可以调节其催化活性。同时可以利用不同的反应体系制备铁原子晶格排布不同的氧化铁纳米结构材料，也可以得到不同活性的氧化铁纳米模拟酶。因此，通过多种技术调节氧化铁纳米颗粒模拟酶的催化活性，可以满足不同应用领域的要求。

8.3.2　氧化铁纳米颗粒模拟酶的稳定性

氧化铁纳米颗粒模拟酶本质上是一种纳米晶体颗粒，与传统的生物酶相比，具有极为出色的稳定性，可以耐受高温、极端 pH 和多种有机溶剂的环境。氧化铁纳米颗粒模拟酶耐受高温处理，实验表明纳米颗粒经 60～90℃高温处理后仍具有较高的催化活性，而辣根过氧化物酶在 50℃以上则很快丧失活性；同样，纳米颗粒模拟酶可以耐受极端 pH 环境的处理，在极低 pH 值或极高 pH 值处理后仍能保持良好的催化活性(图 8-6)。氧化铁纳米颗粒模拟酶同样耐受多种有机溶剂处理，有时出于实际应用的需要，许多催化反应需要在非水环境中进行，而生物酶在非水环境则容易变性失活，氧化铁纳米颗粒模拟酶则受影响较小，不会产生变性失活的问题。纳米材料在使用前往往需要超声处理使其在水溶液体系具有良好的分散性能，但是生物酶分子在超声处理时比较敏感容易丧失活性，而氧化铁纳米颗粒模拟酶则不受此影响。

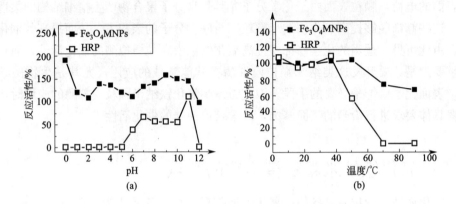

图 8-6　氧化铁纳米颗粒模拟酶与 HRP 的稳定性对比
(a) 不同 pH 处理后催化活性比较；(b) 不同温度处理后催化活性比较

　　氧化铁纳米颗粒作为一种模拟酶具有良好的化学稳定性。众所周知，许多生物酶分子在应用时，需要经化学修饰与其他生物或材料偶联，如辣根过氧化物酶与抗体偶联，偶联反应需要对生物酶分子的功能基团(氨基、羧基或巯基)进行修饰或活化，但是这类化学修饰反应有时会改变生物酶分子的蛋白结构从而引发活性下降以至于失活，因此对于生物酶分子的化学修饰反应需要建立优化严格的反应条件，尽量避免活性下降。氧化铁纳米颗粒模拟酶则不存在这种问题，在其应用时，通过化学修饰方法在其表面引入功能化基团，进而与生物分子或其他材料偶联，这种化学修饰反应不会影响它的催化活性。因此，氧化铁纳米颗粒模拟酶与传统的生物酶分子相比，具有良好的稳定性，这将满足多种领域的需求。

8.3.3　氧化铁纳米颗粒模拟酶的磁学性能

　　氧化铁纳米颗粒之所以受到青睐正是因为它特有的磁学性能，一般情况下，纳米尺度下的氧化铁颗粒具有良好的超顺磁性能，在外加磁场时，氧化铁颗粒可以快速聚集在一起，当撤掉外加磁场时，氧化铁颗粒又可以均匀分散在溶液中。借助于这种超顺磁性能，氧化铁纳米颗粒可以用来分离纯化蛋白、核酸、病毒和细胞等多种生物样品，还可以通过磁场靶向定位药物运输进行肿瘤治疗。外加磁场可以控制氧化铁纳米颗粒产生热，如果纳米颗粒富集在肿瘤组织周围，这种热控制可以有效杀死肿瘤。氧化铁纳米颗粒的磁学信号还可以用于核磁共振成像技术，提高成像的分辨率。因此，氧化铁纳米颗粒的磁性性能具有广泛的应用。同其他模拟酶相比，氧化铁纳米颗粒酶所具备的独特磁学性能，将会扩展它的应用范围。

8.4　氧化铁纳米颗粒模拟酶的应用

在系统研究了氧化铁纳米颗粒模拟酶的催化活性机理和特点后，这种新型模拟酶的应用开始受到关注。对于氧化铁纳米颗粒模拟酶的应用，主要集中在免疫检测、葡萄糖检测、双氧水检测、环境污水处理等领域。

8.4.1　在免疫检测中的应用

氧化铁纳米颗粒模拟酶作为新型的模拟酶，具有辣根过氧化物酶的活性，人们首先想到的是是否可以将氧化铁纳米颗粒模拟酶取代辣根过氧化物酶。众所周知，辣根过氧化物酶在酶联免疫检测分析中使用非常广泛，将它与抗体偶联后特异识别结合待检测物，通过酶催化产生可检测的光学信号。在这里，辣根过氧化物酶起到信号放大的作用，可以极大地提高检测灵敏度。相似的，既然氧化铁纳米颗粒模拟酶具有辣根过氧化物酶的活性，这种新型模拟酶应该可以用于酶联免疫分析检测。将抗体分子偶联到纳米颗粒表面，通过抗体分子识别结合抗原，然后通过氧化铁纳米颗粒催化产生待检测的信号，根据信号的高低计算待检测抗原的多少。

氧化铁纳米颗粒还具有超顺磁性能，将磁性与催化活性相结合，则可以建立富集与检测于一体的新型酶联免疫分析方法。将抗体偶联在纳米颗粒表面，抗体可以捕获抗原分子，利用磁场分离富集抗原抗体复合物，将这一复合物与固定在 96 孔板表面的另一抗体共同孵育，最终形成夹心三明治结构，经氧化铁纳米颗粒催化显色反应产生信号，实现抗原的检测。这种方法将纳米颗粒的磁性和催化活性结合在一起，提高了检测速度和灵敏度(图 8-7)。

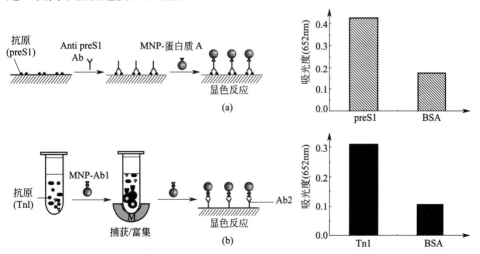

图 8-7　氧化铁纳米颗粒模拟酶在免疫检测方面的应用

(a) 检测抗原 preS1；(b) 磁性与催化活性结合快速检测抗原 TnI

利用氧化铁纳米颗粒模拟酶建立的酶联免疫检测方法，很多抗原分子的检测得到报告，包括 HBV preS1，Tn1，CEA 等[6]，检测灵敏度达到纳克级，在临床诊断方面具有一定的前景。

8.4.2　在葡萄糖检测中的应用

作为过氧化物酶的模拟酶，氧化铁纳米颗粒另一个潜在的应用是葡萄糖检测。传统的葡萄糖检测方法是将辣根过氧化物酶和葡萄糖氧化酶（glucose oxidase，GO_x）联合应用，葡萄糖氧化酶催化葡萄糖产生双氧水，辣根过氧化物酶利用双氧水催化 TMB 或者 ABTS 产生颜色反应，根据颜色信号强度计算葡萄糖的含量。

$$葡萄糖 + O_2 \xrightarrow{GO_x} H_2O_2 + 葡萄糖酸$$

$$H_2O_2 + TMB \xrightarrow{HRP} 2H_2O + 氧化的\ TMB$$

所以可以将氧化铁纳米颗粒取代辣根过氧化物酶，用于检测葡萄糖。在氧化铁纳米颗粒与葡萄糖氧化酶联合应用检测葡萄糖时，首先利用葡萄糖氧化酶在 pH 7 时催化葡萄糖产生双氧水，然后加入适量的乙酸钠使溶液 pH 值到 4.0 左右，加入氧化铁纳米颗粒模拟酶催化 ABTS 产生颜色反应，根据这一反应体系可以检测葡萄糖浓度范围为 $5 \times 10^{-5} \sim 1 \times 10^{-3}$ mol/L[7]。

此外，还可以利用电化学的方法检测葡萄糖，即将氧化铁纳米颗粒模拟酶催化双氧水产生的电子转移到电极上，通过电流信号判断葡萄糖的浓度。将葡萄糖氧化酶和氧化铁纳米颗粒共价偶联到壳聚糖修饰的铂电极上，再覆盖一层电解质聚合物（nafion）薄膜，以此制备的生物传感器检测葡萄糖浓度范围可达 $6 \times 10^{-6} \sim 2.2 \times 10^{-3}$ mol/L[8]。

8.4.3　在干细胞研究中的应用

氧化铁纳米颗粒具有独特的磁学性能，除了可以用于体外分离纯化蛋白和核酸等生物样品外，还可用于分离富集活的细胞，作为载体用于体内药物运输，还可用于活体核磁共振成像提高成像效果。在体外应用氧化铁纳米颗粒用于分离简单生物样品时，可以忽略其催化活性对样品的影响，但是当这些纳米颗粒应用于活体细胞或组织研究时，则必须慎重考虑其催化活性的影响，即生物安全性。当氧化铁纳米颗粒模拟酶作为药物载体或造影成像增强剂时，具有生物酶催化活性的氧化铁纳米颗粒将与活体细胞接触，如果存在双氧水，将会引发催化反应产生自由基，从而干扰活体或细胞的自由基水平，起到促进或抑制细胞生长的作用。由于涉及到活体细胞的环境比较复杂，针对氧化铁纳米颗粒模拟酶在这方面的研究还比较少，但是这种纳米颗粒与自由基的关系，应当受到关注。最新的研究表明，将氧化铁纳米颗粒与人间充质干细胞（human mesenchymal stem cell）孵育，发现氧化铁纳米颗粒被细胞内吞后与细胞内双氧水反应，影响细胞周期进程，最终促进了干细胞的生长[9]。

8.4.4　在环境监测中的应用

过氧化氢由于具有很强的氧化性和漂白性，被广泛应用于食品、环境和卫生等各个领域，因而检测各类样品中过氧化氢的含量具有重要的意义。在食品卫生领域，过氧化氢被广泛地用作食品的消毒剂和漂白剂，食品中过氧化氢残留过高会对人体造成伤害，造成消化道损伤、导致癌变、诱导心血管疾病；在环境领域，大气中过氧化氢的含量是评价环境状况的重要指标。目前检测过氧化氢含量的方法很多，包括滴定法，荧光分光光度法，化学发光法，电化学法等。HRP 是一种被广泛应用的过氧化物酶试剂。利用其催化特性，HRP 及其模拟酶已被广泛应用于测定食品或环境样品中过氧化氢的含量。

利用氧化铁纳米颗粒的催化活性，模拟 HRP，催化 H_2O_2 与 HRP 的底物发生氧化还原反应，测定样品中的过氧化氢含量。研究表明氧化铁纳米颗粒具有和 HRP 模拟酶(如血红蛋白 Hb)相似的检测范围及灵敏度。氧化铁纳米颗粒的另一个优势是具有磁性，这赋予他一些其他催化剂所不具备的优势。利用磁铁把氧化铁纳米颗粒从溶液中分离出来，可以多次重复利用，其催化活性仍然保持在 80% 以上。

8.4.5　氧化铁纳米颗粒模拟酶在污水处理中的应用

过氧化物酶在工业生产、环境保护等诸多领域有着广泛的应用。但是由于其本质为蛋白质，容易失活而且生产成本高昂，人们一直在寻找其替代品。基于氧化铁纳米颗粒模拟酶的发现，将氧化铁纳米颗粒用于有毒有害有机物降解，在污水处理等多个领域存在着发展潜力。

苯酚是一种高毒性的有机污染物，广泛存在于印染、纺织、钢铁、炼焦等多个行业的工业废水中。目前对苯酚的处理主要有物理吸附、生物降解、酶催化和化学催化等方法，其中尤其以酶催化及化学催化研究最为广泛，以过氧化物酶和 Fenton 试剂为代表。

利用氧化铁纳米颗粒的模拟酶活性，催化过氧化氢与苯酚发生氧化还原反应，可用于去除污水中的苯酚。研究表明氧化铁纳米颗粒具有催化苯酚降解的能力，苯酚去除率约为 85%。与 HRP 作为蛋白质，容易热变性、被各种蛋白酶降解不同，具有类似过氧化物酶催化活性的氧化铁纳米颗粒的化学本质是无机化合物，具有很好的稳定性。研究表明氧化铁纳米颗粒即使在 90℃ 加热后仍然具有 80% 以上的催化活性。表明氧化铁纳米颗粒确实具有很好的热稳定性，这对于其保存、运输及应用都是极大的优势[10]。此外，污水污染物中其他的有机分子也可以通过氧化铁纳米颗粒催化降解，比如亚甲基蓝(MB)，刚果红(CR)[11] 和 orange II 等，这表明氧化铁纳米颗粒用于污水处理对多种污染物都有作用，具有广泛应用的基础。

氧化铁纳米颗粒的另一个特点是具有磁性，这赋予它一些其他催化剂所不具备的优势。例如传统 Fenton 试剂用于氧化去除污水中的有机污染物时，其本身高浓度的 Fe^{2+}/Fe^{3+} 也成为一种污染物，需要进一步的处理过程将其去除。而氧化铁纳米颗粒则不存在类似的问题。利用磁铁等外加磁场即可很容易地把氧化铁纳米颗粒从溶液中分离出来，从而避免了二次污染的问题，提高了将其大规模应用的可行性。

8.5　小结与展望

　　氧化铁纳米颗粒具有过氧化物酶催化活性，该工作自从 2007 年获得首次报道以来获得大量关注，许多国内外的科学家和课题组做了许多有意义的工作，包括优化氧化铁纳米颗粒模拟酶的催化活性，拓展其应用范围，开发具有过氧化物酶的功能的新型纳米材料。这些研究不仅是氧化铁纳米颗粒模拟酶工作的延续，还拓展与充实了以纳米材料为主的模拟酶的研究，为纳米尺度的模拟酶打下了基础。

8.5.1　非氧化铁纳米颗粒模拟酶

　　最初报道并受关注的氧化铁纳米模拟酶主要是由四氧化三铁组成，后来随着研究的深入，发现许多含铁的纳米材料几乎都含有过氧化物酶的活性，但是活性大小的差别还没有获得系统的比较。铁纳米材料，如三氧化二铁，氧化铁与其他材料复合的纳米材料，甚至硫化铁纳米材料都具有类似的催化活性[12]，这说明这种模拟酶催化活性在铁基纳米材料具有一定的普遍性。

　　除了铁基材料，有报道发现其他金属纳米材料也具有类似的过氧化物酶催化活性，如铂[13]，锰[14]，或者这几类金属复合物[15]。除此之外，氧化铈纳米材料（cerium oxide）也具有类似的催化活性[16]，其活性与氧化铁纳米颗粒模拟酶相似，也可以用于免疫分析。这些研究表明，许多具有氧化还原活性的金属及其氧化物纳米材料具有过氧化物酶的催化活性，是潜在的模拟酶。

　　除了金属及其氧化物纳米材料具备过氧化物模拟酶活性外，非金属纳米材料的过氧化物酶活性研究也获得报道和关注。碳纳米材料包括单壁碳纳米管[17]和石墨烯氧化物[18]都具有过氧化物酶催化活性，这两种新型的纳米材料模拟酶的发现具有重要意义，进一步表明许多纳米材料具有潜在的过氧化物酶催化活性，并在此基础上拓展它们的应用范围。

8.5.2　纳米模拟酶的提出及意义

　　氧化铁纳米颗粒模拟酶的发现，为纳米尺度的模拟酶的提出奠定了基础。从氧化铁纳米颗粒模拟酶，到其他金属及氧化物模拟过氧化物酶活性，以及碳纳米材料过氧化物模拟酶活性，这些研究表明许多纳米材料具有生物酶的催化活性，可以将这些纳米材料看作一种新型的模拟酶，在此基础上提出纳米模拟酶的概念。传统情况下，人们合成制备新型的纳米材料应用于生物医学领域，往往只是把它们作为一种载体，在其上运载药物或蛋白，而未考虑材料本身的化学活性。纳米模拟酶的提出有助于研究纳米材料的酶学活性，为人们研究纳米尺度的材料特性提供了一个新的视角，这种视角不仅有利于开发纳米材料新的性能，还能进一步发掘扩大它们的应用潜力和范围。当前纳米模拟酶的研究主要围绕氧化铁纳米颗粒模拟酶的过氧化物酶催化活性，我们相信随着研究的不断深入，不仅更多具有相似过氧化物酶催化活性的纳米材料和结构会得到发现，而且具有其他生物酶催化活性的纳米模拟酶会不断涌现，应用于工业发展和人类健康的需要。

（高利增、庄洁、阎锡蕴，中科院生物物理所）

参考文献

［1］Gao L, Zhuang J, Nie L, *et al*. Intrinsic peroxidase-like activity of ferromagnetic nanoparticles. *Nat. Nanotechnol*, **2007**, 2: 577-583.

［2］Liu S, Lu H, Xing F, *et al*. Structural Effects of Fe₃O₄ Nanocrystals on Peroxidase-Like Activity. *Chem. Eur. J.*, **2011**, 17(2): 620-625.

［3］Yu F Q, Huang Y Z, Cole A J, *et al*. The artificial peroxidase activity of magnetic iron oxide nanoparticles and its application to glucose detection. *Biomaterials*, **2009**, 30: 4716-4722.

［4］Liu Y P, Yu F Q. Substrate-specific modifications on magnetic iron oxide nanoparticles as an artificial peroxidase for improving sensitivity in glucose detection. *Nanotechnology*, **2011**, 22: 145704.

［5］Zhang X Q, Gong S W, Zhang Y, *et al*. Prussian blue modified iron oxide magnetic nanoparticles and their high peroxidase-like activity. *J Mater Chem*, **2010**, 20: 5110-5116.

［6］Gao L Z, Wu J M, Lyle S, *et al*. Magnetite Nanoparticle-Linked Immunosorbent Assay. *J. Phys. Chem. C*, **2008**, 112(44): 17357-17361.

［7］Wei H, Wang E. Fe₃O₄ magnetic nanoparticles as peroxidase mimetics and their applications in H₂O₂ and glucose detection. *Anal. Chem.*, **2008**, 80: 2250-2254.

［8］Yang L Q, Ren X L, Tang F Q, *et al*. A practical glucose biosensor based on Fe₃O₄ nanoparticles and chitosan/nafion composite film. *Biosensors & Bioelectronics*, **2010**, 25(4): 889-895.

［9］Huang D M, Hsiao J K, Chen Y C, *et al*. The promotion of human mesenchymal stem cell proliferation by superparamagnetic iron oxide nanoparticles. *Biomaterials*, **2009**, 30(22): 3645-3651.

［10］Zhang J, Zhuang J, Gao L, *et al*. Decomposing phenol by the hidden talent of ferromagnetic nanoparticles. *Chemosphere*, **2008**, 73(9): 1524-1528.

［11］Zhang Y X, Xu S C, Luo Y Y, Pan S S, Ding H L, Li G. Synthesis of mesoporous carbon capsules encapsulated with magnetite nanoparticles and their application in wastewater treatment. *J. Mater. Chem.*, **2011**, 21: 3664-3671.

［12］Dai Z, Liu S, Bao J, *et al*. Nanostructured FeS as a mimic peroxidase for biocatalysis and biosensing. *Chemistry*, **2009**, 15(17): 4321-4326.

［13］He W, Liu Y, Yuan J, *et al*. Au@Pt nanostructures as oxidase and peroxidase mimetics for use in immunoassays. *Biomaterials*, **2011**, 32(4): 1139-1147.

［14］Zhai Y M, Zhai J F, Zhou, M Dong, *et al*. Ordered magnetic core-manganese oxide shell nanostructures and their application in water treatment. *J. Mater. Chem.*, **2009**, 19: 7030-7035.

［15］Fan J, Yin J J, Ning B, *et al*. Direct evidence for catalase and peroxidase activities of ferritin-platinum nanoparticles. *Biomaterials*, **2011**, 32(6): 1611-1618.

［16］Asati A, Santra S, Kaittanis, C, *et al*. Oxidase-like activity of polymer-coated cerium oxide nanoparticles. *J Angew. Chem.*, *Int. Ed.*, **2009**, 48: 2308-2312.

［17］Song Y, Wang X, Zhao C, *et al*. Label-Free colorimetric detection of single nucleotide polymorphism by using single-walled carbon nanotube intrinsic peroxidase-like activity. *Chemistry*, **2010**, 16(22): 3617-3621.

［18］Song Y, Qu K, Zhao C, *et al*. Graphene oxide: intrinsic peroxidase catalytic activity and its application to glucose detection. *Adv. Mater.*, **2010**, 22(19): 2206-2220.

第9章 基于磁性纳米材料的体外检测

9.1 引言

在未来的十年里，利用光学、电学和磁学机制来传感和检测生物体系及活体组织状态的能力将由于发展纳米尺度上的材料物理和化学而发生根本性的转变，科学家们正以极大的兴趣研究和发展基于纳米结构和体系独特性质的全新类型的生物传感器[1]。确实，这个领域过去和目前的卓有成效的研究和取得的突出成果已经预示了这一点。生物分子事件主要通过三种方式进行传感和检测。第一种是光学检测，它已经被广泛地使用于检测生物结合事件和对生物体系进行成像，主要是利用量子限制体系（如半导体发光量子点[2,3]）和等离子体金属纳米结构（如金、银纳米粒子和纳米壳[4,5]），并且已经发展了一些著名的方法，如 Mirkin 等报道的基于胶体金聚集的选择变色检测法[4]、基于胶体金局部场增强效应的 SERS（表面增强拉曼散射）光谱检测法[6]等。第二种是电学检测，这种体系的突出优点是便于集成和小型化。典型地利用准一维纳米结构，如半导体纳米线[7]和碳纳米管[8]，人们已经建立了具有高的灵敏性和选择性的电学生物传感体系，它是基于纳米线中的电流对纳米线上的生物分子结合事件十分敏感的特性。第三种是基于磁学的生物检测方法。由于纳米结构和体系磁学性质的复杂性，使得检测原理和方法更加多样化，并且在最近几年进展很快。超顺磁性氧化铁粒子（SPIO）和超小型超顺磁性氧化铁粒子（USPIO）作为磁共振成像（MRI）的对比增强剂已经商业化并广泛使用。美国Harvard 医学院近年来还发展了一种基于 MRI 的检测，这种检测利用磁性纳米粒子集合作为磁弛豫开关（magnetic relaxation switches，MRS）来传感 DNA 或其他分子之间的相互作用，当 DNA 标记的单分散磁性纳米粒子与靶分子杂化将诱导形成稳定的纳米集合（聚集体），与单个的磁性粒子的情况不同，这种纳米集合将减小临近水分子的 T_2 弛豫时间，从而传感 DNA 杂化事件[9]。利用特异性生物分子探针修饰的磁性微米/纳米粒子对靶分子（或细胞）进行磁分离，更是广泛地使用于生物检测中。这些特异性生物分子探针修饰的磁性微米/纳米粒子通常被称为磁标签（magnetic labels）。这些磁标签通过修饰在其表面上探针分子特异性地识别靶生物分子，通常是利用生物亲和性相互作用，如生物素-亲和素、抗原-抗体等作用。这些磁标签不仅能够被磁场操控，而且能够通过与一些特殊磁场传感器的磁相互作用而被检测到。如果特定靶分子已经被键合到这些磁场传感器的敏感部位，那么它们一旦与对应的磁标签结合，便能被检测到。发展这样的生物检测和传感平台（biodetection and biosensing platforms)已经成为目前研究的热点，已有基于不同磁学效应或特性的磁场传感器被设计出来，如基于各向异性磁阻效应(magnetoresistance[10,11])、Hall 效应[12]或/和 spin valves 效应[13]等，当磁性纳米粒子被结合到这些磁场传感器的敏感部位后，对应的磁学参量(如磁阻)将发生灵敏的变化，从而对磁标签所标记的生物结合事件进行检测和传感。Clarke 等还提出了一种利用 SQUID(superconducting quantum interference device)作为磁场传感器的超灵敏生物检测方法，当磁标签被结合到它的敏感部位并且被一个外场磁化后，SQUID 能够灵敏地检测到这些磁性粒子由于 Néel 弛豫而发生的磁场衰减，并且衰减的量与结合的粒子数成正比[14]。这些磁生物传感器在灵敏性、特异性、定量性和检测速度上已经展示出许多优势，进一步的研究有望发展成为可实际使用的生物检测与传感技术。

9.2　体外检测用磁性纳米材料及表面分子设计

9.2.1　体外检测用磁性纳米材料的特性

　　基于磁性纳米颗粒(信号组件)偶联特异性生物分子(识别组件，如抗体、核酸等)构建纳米探针，对待检测分子或细胞进行特异性识别、标记及磁捕获、分离等操作，同时结合灵敏的磁信号检测装置或结合其他检测方法，可发展高灵敏、高特异性的生物检测方法[15]。为了满足检测应用，要求磁性纳米颗粒具有优良的磁性、稳定性以及生物相容性。

　　磁性纳米材料有丰富的磁学特性，如超顺磁性、Néel 弛豫、Brownian 弛豫、磁滞效应、磁偶极相互作用、交流磁热效应、梯度磁场中的运动特性等。对于锰、铁、钴、镍构成的氧化物或铁氧体纳米颗粒，因为这些元素同时又是可变价的 Fenton 元素，因此表现出氧化-还原和催化特性，如近年发现的 Fe_3O_4 纳米颗粒的类过氧化酶活性新功能，其表现出高效的催化酶底物的能力，同时比天然酶更稳定、易于制备和具有低的成本，为发展新型多功能生物检测及环境污染检测和治理提供了有力的工具[15]。生物医学应用依赖于这些特性和功能，这些特性的强弱或大小又取决于纳米颗粒的化学计量组成与杂质、晶相与微结构、形状、尺寸及尺寸分布、表面修饰(修饰分子种类与功能基团、亲疏水性、水动力半径、表面电荷与等电点等)以及聚集状态(如线型聚集或簇状聚集)。化学组成和晶体结构是决定纳米颗粒磁性的最本质的因素，可以选择氧化物(如 Fe_3O_4)、掺杂铁氧体(如 $MnFe_2O_4$)、金属以及合金(如 FePt)，通过组成及结构的调控可以有效获得高的磁性能，如高的比饱和磁化强度、MRI 弛豫率及交流磁热效应，但是某些材料受生物相容性的限制，所以需要综合考虑。尺寸及尺寸分布是另一个重要的参数，决定是否是超顺磁性的以及磁性强弱、磁共振成像特性、磁场可操控特性(磁响应性)等。表面分子修饰是解决纳米颗粒生物应用的桥梁，决定稳定性、生物相容性、表面二次吸附特性及靶向性。合适的尺寸和表面功能化，如 USPIO，一种超小超顺磁氧化铁纳米颗粒，尺寸小于 40nm，表面采用 PEG 或葡聚糖进行修饰，通过进一步偶联抗体等特异性生物分子可以构建稳定有效的纳米探针，用于标记、捕获、磁分离以及灵敏的信号显示。稳定性和生物相容性对生物医学应用来说至关重要，常常首先要考虑，它决定生物检测的可靠性和适用性。模拟酶特性同样受上述的材料组成、晶体结构、尺寸、表面、聚集态等因素的影响，直接决定应用的效果。对所有这些纳米特性来说，在追求高性能的同时，应根据具体应用进行合理取舍及平衡，以实现最安全和最有效的应用。

9.2.2 磁性纳米颗粒的制备与表面分子设计

近些年来，通过发展各种磁性纳米材料制备方法，纳米粒子的尺寸形貌控制及表面修饰研究取得了实质性的进展。目前合成的磁性纳米颗粒具有不同的组成，包括氧化铁——Fe_3O_4 和 $\gamma-Fe_2O_3$，纯金属——铁和钴等，尖晶石结构的铁氧体——$ZnFe_2O_4$、$MnFe_2O_4$ 和 $CoFe_2O_4$ 等，以及合金——FePt 等[16]。在过去的几十年中人们一直致力于对磁性纳米颗粒的合成，近几年，许多文章都报道了关于形貌均一、高稳定性和单分散磁性纳米粒子的合成。一般使用的化学方法包括：共沉淀法、水热法、微乳液法、高温热解法及激光热解技术等（见表 9-1）。另外还包括生物细菌法和物理机械研磨法。

表 9-1 化学法合成磁性纳米粒子概述[16]

合成方法	反应温度/℃	反应时间	反应溶剂	表面修饰配体	颗粒尺寸分布	形貌控制	产率
共沉淀法	20～90	数分钟	水	在反应中或后加入	相对较窄	不是很好	高
高温热解法	100～320	数小时到数天	有机化合物	在反应中加入	非常窄	非常好	高
微乳液法	20～50	数小时	有机化合物	在反应中加入	相对较窄	好	低
水热法	220	数小时	水-乙醇	在反应中加入	非常窄	非常好	中等

制备出合适的磁性纳米颗粒后，稳定性问题就油然而生。对于任何磁性纳米粒子的应用，稳定性是一项至关重要的要求。特别是对于纯金属，比如：铁、钴、镍和它们的合金，在空气中都很活泼。当粒子尺寸变得越小，不稳定性表现越明显，医学应用上就越受到限制。所以需要对其表面进行分子修饰，这不仅可以避免被氧化，而且有利于下一步生物分子偶联等应用。所有的设计措施归结于形成一个有效的核-壳结构，可将表面分子修饰分为两类：一类是有机分子"壳"——包括表面活性剂和聚合物等，另一类是无机物"壳"——二氧化硅、碳、重金属（Ag 和 Au）或其氧化物等[16]。

在通过表面修饰获得稳定磁性纳米颗粒的基础上，进一步偶联特异性的生物分子是实现生物识别与检测的关键。这种偶联有特异性生物分子的磁性纳米颗粒成为磁性纳米探针，生物分子起到特异性识别靶分子的作用，磁纳米颗粒起到承载、标记或信号显示放大的作用。以氧化铁纳米颗粒为例，许多生物分子比如抗体及其片段、低聚糖、蛋白质、多肽、类肽物以及核酸等都被用来偶联到纳米粒子上进行纳米探针构建[17]。

　　纳米探针构建通常采用两种方法。一种是使用静电吸附的方法将抗体或蛋白质偶联到纳米颗粒表面。一般，为防止纳米颗粒和蛋白质分子之间由于强的静电吸附作用而产生的聚集，对于荷负电的纳米颗粒（如表面羧基化修饰），在略高于蛋白质等电点的 pH（等电点＋0.5pH）下进行静电吸附，对于荷正电的纳米颗粒（如表面氨基化修饰），在略低于蛋白质等电点的 pH（等电点－0.5pH）下进行静电吸附。但是这种方法得到的非共价键非常难以再现，并且不能够放大实验制备。另外一种就是利用化学反应进行共价键的偶联，比如利用纳米粒子表面的氨基、羧基、硫醇等基团与抗体等生物分子进行反应。

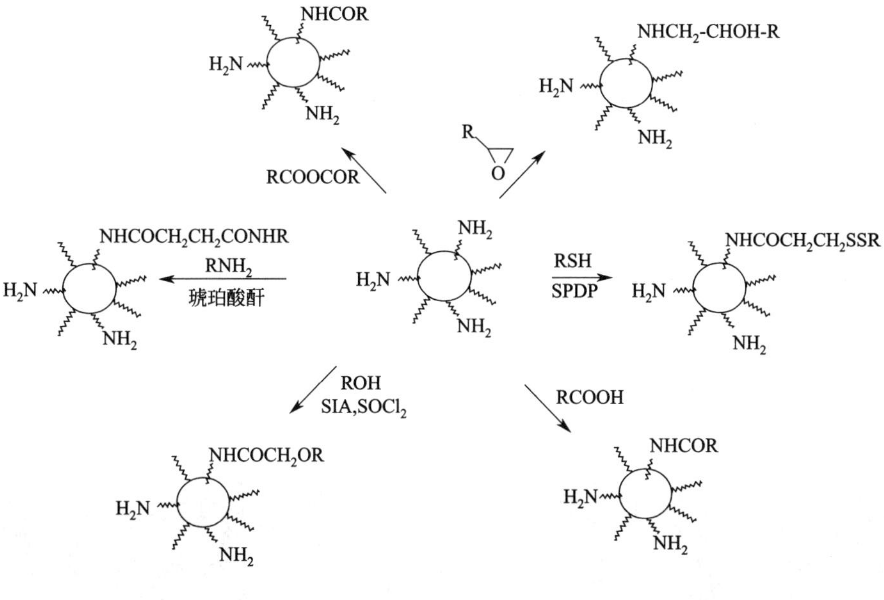

图 9-1　利用各种功能基团进行的偶联合成：SPDP，琥珀酰吲哚乙酸，
活化的辛二酸，琥珀酸酐，EDCI，亚硫酰氯，环氧化物[17]

　　如图 9-1 所示，将蛋白质或者多肽通过各种经典偶联剂偶联到纳米粒子的氨基基团上，这些偶联剂包括：化合物 SPDP[3-(2-吡啶二硫基)丙酸-N-羟基琥珀酰亚胺酯]活化氨基形成二硫键偶联蛋白，而化合物琥珀酰吲哚乙酸通过碳硫键的形成进行化学偶联，辛二酸、琥珀酸酐和 EDCI（碳二亚胺）均是以酰胺键偶联多肽，亚硫酰氯与蛋白之间形成醚键的"桥梁"进行桥连，环氧化合物则通过碳氮键桥接

蛋白。

9.2.3　磁性微球的制备与表面分子设计

　　磁性微球(magnetic microspheres)在固定化酶[18]、核酸测序[19]、蛋白质纯化[20]、细胞分离[21]、细胞追踪[22]、药物靶向[23]等诸多分析和临床领域中有着广泛的应用。在这些应用中，磁性微球通常作为细胞或核酸和蛋白等生物大分子的载体，使载装物易于操控。磁性微球通常由聚合物壳层与镶嵌其中的超顺磁性纳米颗粒所组成。理想的磁性微球比饱和磁化强度高、微球尺寸小、粒径分布窄、化学稳定性好、表面含有丰富的功能基团，制备工艺简单、成本低廉。

　　目前常见的磁性微球制备思路有两种，即一步法(又称原位合成法[24])和两步法(又称溶胀穿透法[25]，a swelling & penetration procedure)。一步法的大致思路是，在磁性粒子和单体的混合体系中，加入引发剂、稳定剂等，磁性粒子与单体共同聚合形成核/壳式磁性高分子微球。两步法的大致思路则是，先让制备好的微球发生溶胀，再使磁性颗粒自外而内穿入其中。如图 9-2 所示。

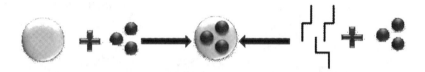

图 9-2　两步法(左)与一步法(右)

　　一步法的主要实现手段包括乳液聚合[26]、分散聚合[27]、种子聚合[28]、悬浮聚合[29]和微悬浮聚合[30]等，通过调节水相与油相的分散比例，能够得到多种尺寸大小的磁性微球。由于单体的聚合过程受到磁性颗粒的影响，制得的微球可能在形态和尺寸上不够均一，但制备时间短，产物载磁量较高，磁性强(图 9-3)。

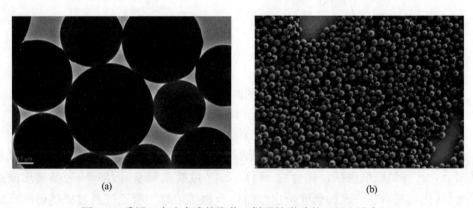

(a)　　　　　　　　　　　　　　　　(b)

图 9-3　采用一步法合成的聚苯乙烯磁性微球的 TEM 照片(a)
和聚甲基丙烯酸甲酯磁性微球的 SEM 照片(b)

　　两步法的优势则在于操作简单，制得的磁性微球形状圆润规则，分散性好，尺寸较为均一。但由于磁性颗粒是由外而内地穿入微球，产物的载磁量较低，磁性较弱(图 9-4)。

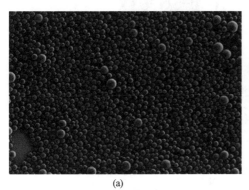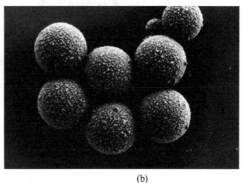

(a)　　　　　　　　　　　　　　　(b)

图 9-4　未进行溶胀穿透处理的聚苯乙烯微球(a)和
溶胀穿透处理之后的聚苯乙烯磁性微球(b)的 SEM 照片

　　使用连接有—NH_2、—COOH 等基团的单体作为反应物或与苯乙烯等单体进行共聚，可制得含大量活性基团的磁性微球，可方便地进行抗体、亲和素等生物分子的偶联，并广泛地应用于磁分离和生物检测等领域。

9.3　以磁性纳米材料为信号标记物的体外检测

9.3.1　基于巨磁阻原理的磁性生物芯片检测技术

　　物质在一定磁场下电阻改变的现象，称为"磁阻效应"，磁性金属和合金材料一般都有这种磁电阻现象，通常情况下，物质的电阻率在磁场中仅产生轻微的减小；在某种条件下，电阻率减小的幅度相当大，比通常磁性金属与合金材料的磁电阻值约高 10 余倍，称为"巨磁阻效应"(giant magnetoresistance, GMR)[31]。

　　巨磁阻效应是一种量子力学和凝聚态物理学现象，磁阻效应的一种，可以在磁性材料和非磁性材料相间的薄膜层(几个纳米厚)结构中观察到。这种结构物质的电阻值与铁磁性材料薄膜层的磁化方向有关，两层磁性材料磁化方向相反情况下的电阻值，明显大于磁化方向相同时的电阻值，电阻在很弱的外加磁场下具有很大的变化量。

　　如图 9-5 所示，左面和右面的材料结构相同，两侧是磁性材料薄膜层(FM)，中间是非磁性材料薄膜层(NM)。

　　左面的结构中，两层磁性材料的磁化方向相同。

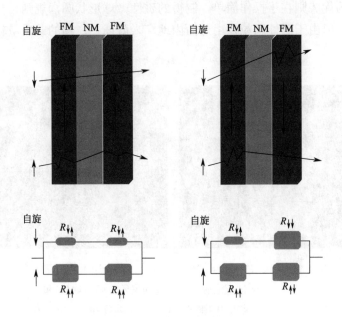

图 9-5　巨磁阻效应示意图

FM 表示磁性材料，NM 表示非磁性材料，磁性材料中的箭头表示磁化方向；自旋的箭头表示通过
电子的自旋方向；R 表示电阻值，方块较小表示电阻值小，方块较大表示电阻值大

● 当一束自旋方向与磁性材料磁化方向都相同的电子通过时，电子较容易通过两层磁性材料，都呈现小电阻。

● 当一束自旋方向与磁性材料磁化方向都相反的电子通过时，电子较难通过两层磁性材料，都呈现大电阻。这是因为电子的自旋方向与材料的磁化方向相反，产生散射，通过的电子数减少，从而使得电流减小。

右面的结构中，两层磁性材料的磁化方向相反。

● 当一束自旋方向与第一层磁性材料磁化方向相同的电子通过时，电子较容易通过，呈现小电阻；但较难通过第二层磁化方向与电子自旋方向相反的磁性材料，呈现大电阻。

● 当一束自旋方向与第一层磁性材料磁化方向相反的电子通过时，电子较难通过，呈现大电阻；但较容易通过第二层磁化方向与电子自旋方向相同的磁性材料，呈现小电阻。

巨磁阻效应在 1988 年由德国尤利西研究中心的彼得·格林贝格和巴黎第十一大学的艾尔伯·费尔分别独立发现，他们因此共同获得 2007 年诺贝尔物理学奖。巨磁阻效应在高密度读出磁头、磁存储元件上有着广泛的应用。除此之外，巨磁阻效应还应用于微弱磁场探测器。早在 1996 年，通过薄膜磁电阻效应对生物分子进行识别的想法就已经提出[32]。基于巨磁阻效应设计的磁生物传感器——磁标记自旋阀 GMR 生物传感器可以利用磁标记俘获和探测生物原子。国际上开展 GMR 生物分子识别期间研究的主要有美国海军实验室的研究小组和葡萄牙里斯本高科技研究所的研究小组。美国的科学家开发了被称为 Bead Array Counter(The Bead Array Counter)的阵列式的生物传感器,它集成了 64 个 GMR 传感器,整个敏感区的直径为 200μm,可用来识别 2.8μm 的磁性标记物,这个器件可用于 DNA 分子的识别,生物战争中的病原体检测等[33,34];葡萄牙的研究人员采用自旋阀式的传感器阵列检测到了 250nm 的磁性标记物的信号,他们设计的器件尺寸为 8mm×8mm,带有 6 个 2μm×6μm 的 GMR 传感器,上面还集成了磁性微粒操控结构[35,36]。

磁标记自旋阀 GMR 生物传感器与一般磁生物传感器相比,具有其独特的优势[37]:

① 磁阻材料的优势

a. 要实现弱磁场下微弱生物信号的探测,除了灵敏度高以外,还要求磁阻材料的磁电阻率高,且饱和磁电阻率所对应的饱和磁场低。各种磁阻材料中,自旋阀 GMR 是磁生物传感器的理想选择[38]。

b. 自旋阀 GMR 材料具有高交换场、低矫顽力,而且,磁电阻曲线有比较大的线性范围,可实现对微弱信号的探测。

② 磁标记的优势

a. 磁标记非常稳定,不受化学反应或光漂白的影响。

b. 通过施加磁场,磁标记能实现在芯片上的操作,可用以进行分子定位或识别。

c. 灵敏度高,有望不必通过聚合酶链反应扩增即可实现生物信息从样品中的提取。

d. 强磁场能够移除带有磁标记的被分析物,从而确保生物传感器可重复使用。

③ 工艺方面的优势

a. 磁标记自旋阀 GMR 生物传感器可用光刻蚀方法进行微加工。

b. 与 IC 工艺兼容,可直接将生物信息转换为电信号,并加以检测,适于自动化分析,且不必依赖于昂贵、高精度的光学测量系统[39]。

④ 操作上的优势

a. 不仅方便、灵敏、快捷,且集成度高,在快速和大批量的生物检测中非常有价值。

b. 便携式。

c. 单片多通量检测。

此外,磁标记自旋阀 GMR 生物传感器较之其他生物传感器具有更高的性价比。

磁标记自旋阀 GMR 传感器使用夹心标记法，用磁微球标记作为标记物，以自旋阀 GMR 磁敏元件进行检测，其工作原理如下[32～35]：

① 被检测对象磁性化，如图 9-6 所示[34]。特异性抗原物质先与传感器上的一抗结合，后结合磁微球标记的二抗，即具有超顺磁性的纳米磁珠，最终结合成稳定的一抗/抗原/二抗的夹层式联合体。

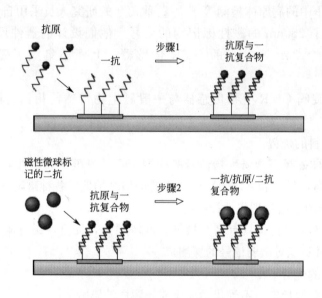

图 9-6　被测对象磁性化过程图

② 施加一定的驱动力（如施加梯度磁场），除去未结合的磁珠。

③ 施加交流磁场，磁化磁珠形成磁边缘场使对磁场敏感的传感元件的电阻值发生改变，输出响应信号，这样，由生物识别的免疫化学反应信号就可转换为物理信号输出，进而确定磁珠的具体位置和密度。

北京科技大学的官月平等[40]以现有的酶联免疫检测技术为基础，利用 GMR 传感器，提出了一种新的丙肝病毒核心抗原磁性免疫检测方法。首先将丙肝抗体偶联于酶标板和聚苯乙烯磁性微球表面上，再将受检丙肝抗原溶液滴加到酶标板中，抗原与抗体发生特异性反应，经缓冲液反复冲洗后将微球滴加在酶标板中，再经缓冲液反复冲洗后，采用巨磁阻传感器检测酶标板上的磁性微球数目，进而确定丙肝抗原的浓度，其过程如图 9-7 所示。

9.3.2　基于交流磁化率的免疫与分子检测技术

根据德拜理论，在一个小的 AC 磁场中（频率为 ω），分散在溶液中的磁性纳米粒子的动力学磁响应能够用复磁极化率来描述：$\chi(\omega,c)=\chi_R(\omega,c)+i\chi_I(\omega,c)$，其中 c 为粒子浓度。$\chi(\omega,c)=\chi(0,c)/(1+i\omega\tau)$，是频率和浓度依赖性的，这里

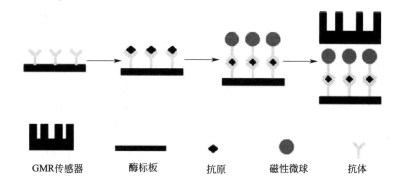

GMR传感器　　　酶标板　　　　抗原　　　磁性微球　　　抗体

图 9-7　磁性免疫检测法示意图

$\chi(0,c) = cm^2/(3k_B T\mu_0)$（$m$ 是粒子的磁矩，$k_B T$ 是热能，μ_0 是真空磁导率）是 DC（直流，$\omega=0$）磁极化率，τ 是有效弛豫时间。因此，有下面表达式：

$$\chi_R(\omega,c) = \chi(0,c)/[1+(\omega\tau)^2] \tag{9-1}$$

$$\chi_I(\omega,c) = \chi(0,c)\omega\tau/[1+(\omega\tau)^2] \tag{9-2}$$

注意到 $\chi_R(\omega,c)$ 随 ω 增加而单调减小，而 $\chi_I(\omega,c)$ 当 $\omega\tau=1$ 时有最大值。$\chi_I(\omega,c) \sim \omega$ 谱的峰值频率 $\omega_{char} = 1/\tau$ 为溶液中纳米粒子磁弛豫过程的特征频率。分散在溶液中的磁性纳米粒子磁化后，一般通过两种机制进行弛豫：Brownian 弛豫和 Néel 弛豫，这也是进行生物传感的机制基础[41~45]。一般，有效弛豫取决于两种弛豫机制的结合。但是，依赖于使用的磁性纳米粒子的尺寸，其中一种机制将起支配作用。

当粒子尺寸小于 10～20nm（依赖于不同的材料），Néel 弛豫是主要的机制，这时粒子是超顺磁性的，不具有永久磁偶极矩，磁矩可以在粒子内部自发地旋转。粒子的各向异性能垒[$E=KV$，K 是磁晶各向异性常数，$V=(4/3)\pi a_M^3$ 是粒子的磁体积，a_M 是粒子的磁半径]阻止这个内部磁矩旋转，但是能被足够的热能（$k_B T$）所克服。所以 Néel 弛豫发生的时间尺度为：

$$\tau_N = \tau_0 \exp[KV/(k_B T)] \tag{9-3}$$

它指数地依赖于粒子的磁体积，与粒子表面分子包覆层厚度无关，即与水动力体积无关。

随着粒子尺寸增加（上限取决于粒子在溶液中的稳定性和临界单畴尺寸），各向异性能垒增加到足以将磁矩锁定在粒子内部，这时弛豫将通过整个粒子的旋转（Brownian 旋转扩散）而进行，即 Brownian 弛豫是支配的机制。这种情况下，弛豫时间为：

$$\tau_B = 4\pi a_h^3 \eta/(k_B T) \tag{9-4}$$

这里，a_h 是水动力半径，η 是溶液的动力学黏度。可见 Brownian 弛豫时间 τ_B 与 a_h^3 成正比，对应的 Brownian 旋转特征频率 $\omega_B = 1/\tau_B$ 与 a_h^3 成反比。这样，一旦靶分子

（如生物素化蛋白或抗原）被结合到磁标签（如用亲和素或抗体标记的磁性纳米粒子）上，增加的水动力半径将导致 Brownian 旋转特征频率以 a_h^{-3} 关系减小，并且靶分子越大，ω_B 减小越多。理论上计算（假设室温下单分散的磁性纳米粒子溶液体系）表明，对水动力半径 a_h 分别为 12.5nm、25nm、50nm 的粒子，当 a_h 增加 1nm 时，特征频率变化量分别为 5400Hz、363Hz、23Hz，远远大于测量仪器的分辨率（<0.01Hz），可见这个方法的灵敏性是高的。一般，生物分子的尺度是大于 1nm 的，因而该方法适合于生物分子的检测。并且当靶分子浓度增加时，生物结合事件导致磁标签粒子 a_h 增加或者结合靶分子的磁标签粒子在体系中的比例增加，这都将导致特征频率的逐渐降低，可用于对靶分子的定量检测。另一方面，当不同大小的靶分子被特异性结合到磁标签上，会导致不同的特征频率变化，有利于区分不同大小的靶分子。

　　澳大利亚的 Connolly 研究组[46]、瑞典的 Valter 研究组[47] 及美国的 Chung 研究组[45] 分别在基于磁性纳米粒子的磁动力学特性的理论及实验方面做了大量的工作。Connolly 等基于磁性纳米粒子 Brownian 弛豫的理论研究了不同尺寸的磁性纳米粒子的 Brownian 弛豫的磁化率频率特征峰与溶液中磁性纳米粒子的水动力学半径的关系，如图 9-8 所示[46]。这表明，如果磁性纳米粒子的水动力学粒径发生变化，则会影响磁性纳米粒子 Brownian 弛豫的磁化率特征频率的变化。

　　在实验方面，美国 Chung 研究组基于磁性纳米粒子的 Brownian 弛豫虚部特征峰的变化，对磁性纳米粒子在生物传感方面的应用进行了相关的研究[45]。Chung 等具体研究了磁性纳米粒子在水溶液及冻结情况下、PBS 缓冲溶液及在其中加入 S-蛋白后及不同物质包覆的磁性纳米粒子的交流磁化率随频率的变化关系，指出了当粒子的尺寸小于 10～20nm 时，Néel 弛豫起主要作用，对大粒径的粒子来说，Brownian 弛豫起主要作用，并且随着靶分子在表面的特异性结合，明显地导致特征频率峰变化。见图 9-9。

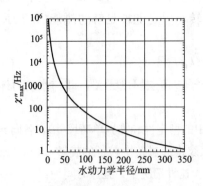

图 9-8　磁性纳米粒子的 Brownian
弛豫的磁化率频率特征峰与
其水动力学半径的关系图

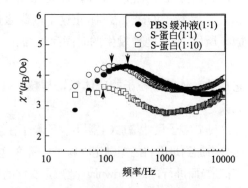

图 9-9　亲和素包覆的磁性纳米颗粒在结合
S 蛋白前后的交流磁极化率变化
S 蛋白结合导致纳米颗粒水动力尺寸增加，因而特征峰频率降低。不同浓度的 S 蛋白加入对该特征峰有类似的影响

9.3.3 基于磁性纳米颗粒模拟酶的检测技术

磁性纳米颗粒因其独特的物理化学特性，在生物、医学、化学等领域一直受到广泛的关注。在生物医学领域中，磁性纳米颗粒经常被应用于蛋白质固定和分选，药物载体，核磁共振造影以及肿瘤热疗等。2007年，中国科学院的阎锡蕴[48]等人发现磁性 Fe_3O_4 纳米颗粒具有类似过氧化物酶活性，这一发现导致了磁性纳米颗粒模拟酶检测技术的诞生。

传统的酶联检测方法通常会将过氧化物酶，如天然辣根过氧化物酶 HRP，标记在具有特异性识别作用的抗体上，再利用酶催化底物（如 TMB、ABTS、DAB 等）氧化显色来证实抗体所对应抗原的存在与否以及通过显色的吸光度对其进行定量检测。研究发现，磁性 Fe_3O_4 纳米粒子具有与 HRP 相似的功能，也可以催化 H_2O_2 产生自由基氧化底物显色，其机制符合 Fenton 反应机制。

$$Fe^{2+}+H_2O_2 \longrightarrow Fe^{3+}+\cdot OH + OH^-, k_1=76L/(mol\cdot s) \qquad (9-5)$$

$$Fe^{3+}+H_2O_2 \longrightarrow Fe^{2+}+\cdot OOH+H^+, k_2=0.002L/(mol\cdot s) \qquad (9-6)$$

磁性纳米颗粒模拟酶检测技术的核心是利用磁性纳米颗粒的模拟酶活性，在有 H_2O_2 存在或可产生 H_2O_2 的系统中，通过其催化 H_2O_2 氧化底物显色，来实现对生物医学领域中某些具有重要指标意义的分子进行定性和定量的检测。该技术主要包括以下三个方面：

（1）磁性纳米颗粒模拟酶检测 H_2O_2

由于 H_2O_2 是磁性纳米颗粒的底物，是磁性纳米颗粒催化氧化系统中电子的受体，因此底物氧化显色的吸光度与 H_2O_2 含量直接相关。研究[49]发现在利用磁性纳米颗粒作为催化剂，ABTS 作为显色底物的检测体系中，H_2O_2 浓度与底物吸光

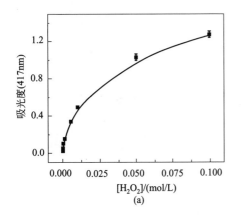
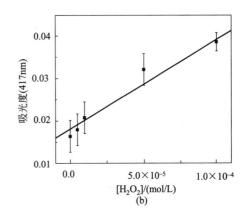

图 9-10 不同浓度范围内，显色吸光度与 H_2O_2 浓度的关系

度体现出良好的正相关关系。在 H_2O_2 浓度较高的区间内,线性度较差 [图 9-10(a)],难以用来进行定量检测,但在较低浓度($5 \times 10^{-6} \sim 1 \times 10^{-4}$ mol/L)的 H_2O_2 条件下,H_2O_2 含量与底物显色吸光度则呈现出良好的线性度 [图 9-10(b)],说明磁性纳米颗粒模拟酶比较适合检测低浓度的双氧水。

(2) 磁性纳米颗粒模拟酶用于与 H_2O_2 相关物质的间接测量

由于 H_2O_2 是生命体内的重要氧化性分子,在众多的生物医学检测中都会涉及到 H_2O_2 的测量。该方面的检测主要利用了磁性纳米颗粒在微量 H_2O_2 检测上的功能,通过检测 H_2O_2 的含量间接实现了与 H_2O_2 含量密切相关的某些物质的检测。其中最为典型的就是葡萄糖的检测[49],由于葡萄糖可以被葡萄糖氧化酶分解产生 H_2O_2,即给磁性纳米颗粒模拟酶催化氧化系统提供底物,检测出的底物 H_2O_2 的浓度就可以准确地反映出体系中葡萄糖的含量。

(3) 磁性纳米颗粒模拟酶标记的生物探针检测

磁性纳米颗粒由于其催化活性受温度、pH 等环境因素的影响较低,在替代 HRP 用于酶标记方面也具有重要的应用价值。通过将磁性纳米颗粒与某些具有特异性的生物大分子如抗体等进行偶联,可制备出具有靶向作用的生物纳米探针。生物纳米探针可用来捕获抗原,再通过磁性纳米颗粒的模拟酶作用,催化底物显色,即可定性测量抗原的含量,甚至显示出其在生物体内的分布区域(基本流程见图 9-11)。目前,关于利用磁性纳米颗粒模拟酶建立 ELISA 检测[50]以及免疫组化检测[51]等方法的研究也取得了初步的进展 (图 9-12)。

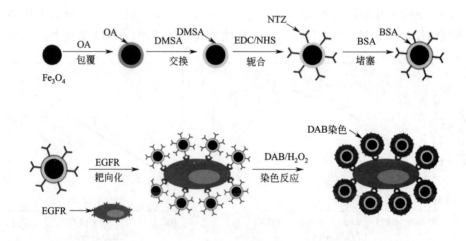

图 9-11 基于磁性纳米颗粒模拟酶的免疫组化检测方法的流程图

图示为 Fe_3O_4 纳米探针检测 EGFR 的基本步骤

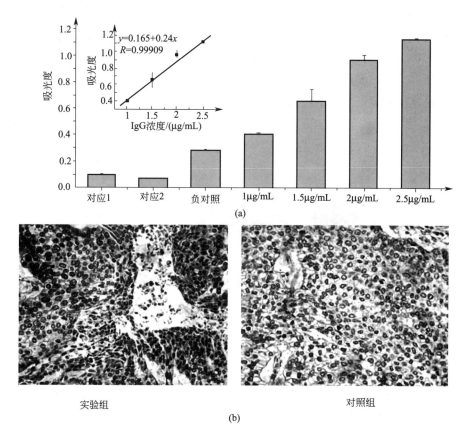

图 9-12　基于磁性纳米颗粒模拟酶的 ELISA 检测结果显色吸光度数据与待测抗体 IgG
浓度呈良好的线性关系(a)。基于磁性纳米颗粒模拟酶的免疫组化结果显示实验组
与对照组染色差异明显，表明探针具有较高的灵敏度(b)

9.4　以磁性纳米材料为载体的体外检测

9.4.1　基于磁性微球的液相芯片技术

液相芯片 Luminex 技术是在有色微球、激光技术、应用流体学及高速数字信
号处理技术的基础上发展起来的一种多功能的液相分析平台，广泛应用于 DNA 杂
交分析和免疫学分析，由美国 Luminex 公司研发。

与传统免疫分析技术相比，它具有高通量，耗时短，操作简单，灵敏度高[52]
等优势。此外，该技术的检测过程在液相中进行，高度模拟了抗原抗体结合的生理
环境，维持抗原抗体的活性且动力学过程与自然环境下相似，检测结果的重复性和
稳定性高，这是固相芯片的反应体系所不能比拟的。

该技术的原理是把聚苯乙烯小球(5.6μm)用红色荧光染色进行编码，然后将每

种颜色的微球共价交联上针对特定检测物的探针分子[53]。将针对不同检测物的编码微球混合，加入微量待检样本，再加入标记有绿色荧光信号的报告分子，就构成了一个液相芯片反应系统。主要反应可概括为[54]：

① 探针分子的固定。

② 将这种标记好探针的球形基质与样品反应。探针可以与相应的目的分子特异性结合，带有绿色荧光的报告分子也与靶分子特异性结合，对反应进行定量（图9-13）。

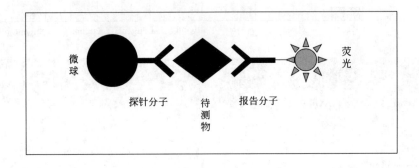

图 9-13　Luminex 液相芯片原理图

③ 反应结果的检测。用 LuminexTM 分析软件进行分析，仪器通过红绿两束激光分别识别编码微球和检测微球上报告分子的荧光强度（图 9-14）。

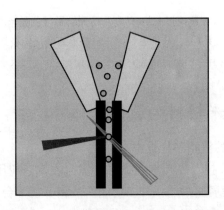

图 9-14　Luminex 液相芯片结果检测原理图

现有液相芯片技术因为标记和报告分子都采用有机荧光染料，存在激发光背景噪声大、检测端荧光相互干扰，需要靠后续信号处理改善等问题，亟需一种新的技术来进一步提高灵敏度和准确度。

如果在现有液相芯片技术的基础上，采用光-磁双标记技术以及梯度磁场下富集分离的预编码方式用于液相芯片的编码和定量，就可以为改进现有技术提供一种新的可能，即所谓的基于磁性微球的液相芯片技术。

免疫磁性微球（immunomagnetic beads，IMB）是免疫学和磁载体技术结合而发展起来的新型材料，由磁性核心、核外高分子材料、最外层功能基团（如氨基、羧基、醛基、羟基、环氧基等）构成[55]。表面经化学修饰后可以结合不同的探针，具有靶向目标分子的能力。在外加磁场作用下，结合了待测物的磁性微粒聚集并与其他物质分离，达到富集并检测的效果。

把磁性微球的不同大小、不同磁化强度作为新的编码方式，磁性免疫探针分子与报告分子在含有相应抗原的溶液中将快速地形成免疫复合物，使两个探针结合在一起。在外加强梯度磁场下，不同复合物受到的作用力不同，发生分离。这种新的检测方法简便快速、分离纯度高，同时不影响靶生物材料的生物学性状和功能（图 9-15）。

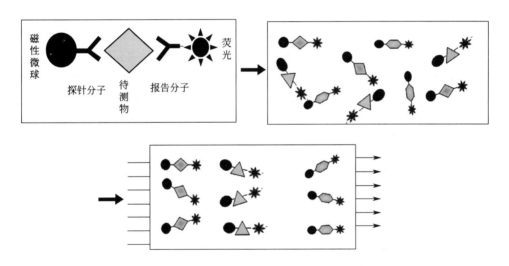

图 9-15　基于磁性微球的液相芯片技术原理图

磁性微球可以用包埋法、单体聚合法、共沉淀法、化学沉淀法等方法制备。作为载体和分离材料磁性微球需要具备以下性质：①超强的超顺磁性，指在磁场的存在下能迅速聚集，离开磁场能够均匀分散，不出现聚集现象；②合适的粒径，粒径小于 30nm，且粒径分布单分散，使微球有足够强的磁响应性，又不会因粒径太大而发生沉降；③具有丰富的表面活性基团，使微球可以和抗体/抗原偶联，并在外磁场的作用下实现分离[56]。

液相芯片技术是近年来发展起来的新型快速检测技术。纳米材料的发展时间虽然不长，但是在细胞、生物大分子、生物传感等领域的研究有很多进展。将磁性纳米微球应用于液相芯片技术，拓宽了液相芯片在生物医学体外检验与诊断领域的应用空间，有着广阔的发展前景。

9.4.2　基于磁流体与微流控的检测技术

当前，为了适应生命科学的需要，分析仪器和检测技术正在出现一个以微型化、便携化与集成化为主要特征的时期。20 世纪 90 年代初，由瑞士科学家 Manz 教授提出的以微机电加工技术为基础的微全分析系统（miniaturized total analysis system，μ-TAS），其目的是通过化学分析设备的微型化和集成化，最大限度地将分析实验室的功能转移到便携的分析设备中，甚至集成到只有几平方厘米大小的芯片上，故称为微流控芯片[57]。微流控芯片分析技术的实质主要是以分析化学和生命科学为基础，通过微机电加工技术在基底材料中制作网络式多通道结构，将试剂和样品等在这些通道中实现控制和混合等操作，实现在芯片表面完成自动化控制检测与试样的分析。

近年来，随着微机电系统（MEMS）加工技术的发展和生物医学工程领域的发展要求，出现了利用微流控芯片技术与磁性检测技术相结合的芯片级的磁性纳米材料操控及反应器件，着眼于构建一种高效、快速、集成化的基于磁流体的生物样品分离检测微流控芯片系统，正在成为研究热点[58]。它利用微/纳磁性液体的独特属性来创建可调的磁学系统，且各部件可集成在同一芯片上实现系统的微型化，有效地捕获核酸、蛋白分子、病毒颗粒甚至细胞，因此有望实现临床检测仪器进一步便携化和微型化，甚至将临床诊断技术带入现场诊断（point-of-care testing，POCT）的时代。

磁感应微流控芯片由聚合物材料制备的微流控通道和镍铁合金材料制备的软磁性微元件以及玻璃基底构成。基本理念是：通过对磁感应微系统外加一个磁场，软磁性微元件被强烈磁化，在微流控通道局部产生磁场，当磁性流体溶液以一定流速流经微通道的该区域时，将受到磁场力的作用，而被吸附到磁性微元件上。因此，磁感应微流控芯片系统中的磁场控制一般通过外加磁场、加工集成永磁体或电磁体等方式对微通道中磁性纳米粒子进行有效操纵来实现[59]。

例如，Kim[60]等在微流体芯片上研究了层流条件下磁珠与样品混合及其流向操控。虽然使用的是外置永磁铁，集成度不够高，但是成功制作了复合结构用于并行的磁珠生物反应及操控，简单决定微通路开关即可实现同一片上对不同性质的生物样品进行分离，结合荧光实现在片检测，实现了对两种不同 IgG 的分离检测，具有很高选择性且易于操控。图 9-16 所示即为芯片设计及实景。

此外，基于磁场对磁性微粒的非接触式操控，Pamme 等[61]提出了类似于电泳的创造性概念——磁泳（magnetophoresis）。通过外置磁场对磁性粒子的偏移作用对粒子尺寸和磁化系数的分辨性，在垂直流场方向上不同大小或磁化系数的磁性粒子将得到不同的偏移量，从而实现分离。图 9-17 为其分离原理示意及芯片实景。

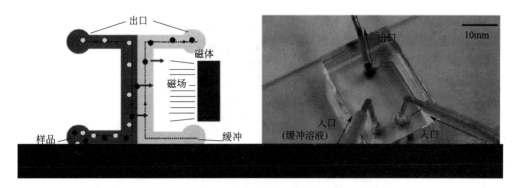

| (a) 芯片设计示意图 | (b) 芯片实物图 |

图 9-16　磁珠操控芯片

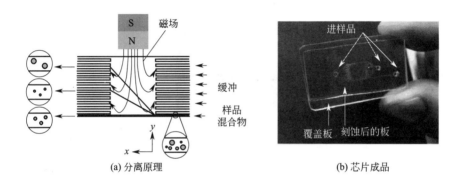

| (a) 分离原理 | (b) 芯片成品 |

图 9-17　磁泳分离原理及微芯片

关于这种磁感应性的微流控芯片系统，许多研究者将其用于核酸提取、蛋白分离、病原体检测、免疫分析等生物医学领域[62~66]。如 Lehmann 等[62,63]利用印刷电路板(printed circuit board，PCB)加工成微线圈，如图 9-18 所示，他们在微线圈上面涂覆一层局部亲水的疏水 Teflon 膜，于是可以在 Teflon 表面形成固定位点的水溶液滴，这些液滴分别含有细胞裂解液、杂交液和洗脱液等成分。接着，通过二维磁场控制含有磁性微球的液滴依次经过这些液滴，完成吸附、清洗和洗脱等步骤，实现核酸提取和酶反应等操作。再如，Morozov 等[64]则将电场和磁场相结合，来提高系统灵敏度。他们首先利用电泳，使得溶液中的抗原与固定在通道侧壁的抗体充分结合，再加入表面功能化的磁珠与抗原结合，利用光学显微镜检测，最低可以检测到 10~17mol/L 的链霉亲和素。

当然，磁场控制微流控芯片系统也面临一些亟待解决的问题：例如，如何通过集成电磁线圈程序化地控制磁珠精确定位和移动方向及速度？如何提高芯片单次处理样本的数量？如何改善现有集成电磁线圈加工工艺，制作具有更高磁场梯度和强度的微磁体。

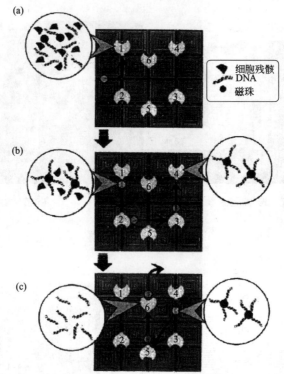

图 9-18　细胞中 DNA 提取过程

(a)磁珠捕获 DNA；(b)清洗；(c)释放 DNA

总而言之，对于多数系统来讲，微型化、自动化和高通量仍然是将来发展的一个重要方向，生物分析包括临床诊断和现场检测，将成为磁控微流控系统发展的重要突破。

9.4.3　基于磁性材料的飞行时间质谱技术

将磁性材料应用于飞行时间质谱技术是目前分子诊断技术的一种。分子诊断技术在生物和医学等领域发挥着越来越重要的作用，但分子诊断技术主要基于 PCR、DNA 芯片等方法，这些方法在实现准确性、稳定性和复杂性上大都有待提高。而飞行时间质谱技术则具有准确性高、稳定性好、灵敏度高、重复性好、高通量、可自动化等优势，大大弥补了传统方法的不足[67]（见表 9-2）。

表 9-2　液体芯片-飞行时间质谱技术与主要传统技术手段比较

技术手段	PCR	DNA 芯片	液体芯片-飞行时间质谱
应用	医学检验学	快速检测样品中的突变序列	癌症早期诊断
优点	技术较为成熟，应用广泛	可实现高通量、大规模的操作	准确性高、稳定性好、灵敏度高、重复性好
不足	需要明确检测样品的基因序列	准确性和重复性较差	—

将磁性材料应用于飞行时间质谱技术称为液体芯片-飞行时间质谱技术。它利用磁珠俘获肿瘤患者与健康对照体液中低丰度特异蛋白或多肽，经飞行时间质谱测定和软件分析，建立由两者差异表达蛋白或多肽组成的质谱图模型，用于预测未知样品的归属[67]。

液体芯片-飞行时间质谱技术中所谓的芯片是指作为样品载体的纳米级的磁珠，目前主要分为糖蛋白磁珠、免疫亲和磁珠、离子交换磁珠、金属螯合磁珠和疏水作用磁珠等[68]。这些磁珠表面通过化学或生物化学的手段，与从细胞上清液、血液、尿液等生物液体中提取出的蛋白等生物标志物偶联，经过选择性清洗后与能量吸收分子结合，进而形成晶体[68]。

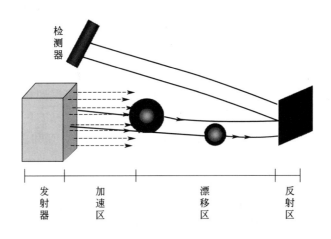

图 9-19　液体芯片-飞行时间质谱技术原理图

如图 9-19 所示，样品在发射器内受到特异激光照射而带电，加速电场电势差为 V，则每个磁珠的动能为：

$$mv^2/2 = qeV \qquad (9\text{-}7)$$

式中，m 为磁珠及其负载的样品的质量；q 为带电分子所带电荷；v 为负载样品的磁珠离开加速区时的速度[69]。此后，磁珠经过漂移区和反射区，最终被检测器捕获。由于不同生物标志物的质荷比不同，其离开加速区时的速度 v 就不同，到被检测器捕获所历经的时间也就不同，质荷比小的先到达检测器[70]。质谱仪即通过记录负载不同样品的磁珠的飞行时间，与质谱图分析比对，从而获得各样品表达及含量等相关的信息[69]。

液体芯片-飞行时间质谱技术的优越性在于：①目前已研制出不同表面功能性的磁珠，可满足各种实验要求；②纳米磁珠比表面积大，使蛋白的俘获具有良好的重复性；③磁珠可俘获各种类型的蛋白，且具有良好的特异性；④质谱系统技术已很成熟，可直接应用于生物医学领域并获得较为理想的结果；⑤液体芯片-飞行时间质谱技术可实现样品处理的高通量;⑥该技术操作简单快捷,且成本相对低廉[71]。

鉴于其显著的优越性,基于磁性材料的飞行时间质谱技术已广泛应用于卵巢癌、急性淋巴白血病、脑胶质瘤等疾病的临床诊断[67],特别是其高灵敏度的特征,使其成为极富潜力的恶性肿瘤早期诊断工具[71]。

9.4.4 基于磁性纳米颗粒的色谱检测技术

近年来,纳米颗粒作为一种新型的功能材料在生物医学工程领域得到了广泛关注,特别是磁性纳米颗粒(MNP)的发展和应用为纳米材料的发展提供了新的方向,也为生物分离和检测方法提供了新的思路。

色谱是基于不同物质在流动相和固定相之间的分配系数不同而将混合组分分离的技术。其原理在于当待分离的混合物随流动相通过固定相时,由于各组分的理化性质存在差异,与两相发生相互作用(吸附、溶解、结合等)的能力不同,在两相中的分配(含量比)不同,且随流动相向前移动,各组分不断地在两相中进行再分配。分别收集流出液,可得到样品中所含的各单一组分,从而达到将各组分分离的目的,主要用于微量样品的分析和大量样品的纯化制备。常见的色谱分离方法主要有:吸附色谱,分配色谱,离子交换色谱,凝胶过滤色谱,亲和色谱,纸色谱,气相色谱,高效液相色谱等。

其中,亲和色谱是利用待分离物质和它的特异性配体间具有特异的亲和力,从而达到分离的目的。将可亲和的一对分子中的一方以共价键形式与不溶性载体相连作为固定相吸附剂,当含混合组分的样品通过此固定相时,只有和固定相分子有特异亲和力的物质,才能被固定相吸附结合,而无关组分随流动相流出。改变流动相组分,可将结合的亲和物洗脱下来。具有专一亲和力的生物分子对主要有:抗原与抗体,DNA与互补DNA或RNA,酶与底物,激素与受体,维生素与特异结合蛋白,糖蛋白与植物凝集素等。亲和色谱可用于纯化生物大分子、稀释液的浓缩、不稳定蛋白质的储藏、分离核酸等。

目前,抗体的分离纯化主要使用亲和色谱法,通常使用固定有葡萄球菌A蛋白(SPA)的分离介质,一般为多孔性的微米级固相载体,例如琼脂糖凝胶、葡聚糖凝胶或合成高分子树脂等。但是传统的色谱法具有耗时长,寿命短,易堵塞,不易大规模连续操作等缺陷,而基于磁性纳米颗粒的色谱检测技术则具有快速、简便、选择性高、回收率高、重复性好且易于自动化操作等显著优势。该技术的关键在于先将葡萄球菌A蛋白与磁性颗粒进行交联,制备出葡萄球菌A蛋白磁性纳米颗粒载体(SPA-MN),再将SPA-MN与待分离抗体进行特异性结合,利用色谱法进行分离。由于结合了SPA-MN的SPA-MN-待分离抗体复合物的分子大小和分子量都增大了,所以较传统色谱技术来说,抗体的分离速度变快,大大提高了分离效率。并且分离后还可以利用磁分离技术实现进一步提纯和收集。基于磁性纳米颗粒的色谱技术与传统的 A 蛋白亲和色谱法相比成本低，分离速度快且易于操控和放大化，是一个颇具应用潜力和市场潜力的分离载体，将为今后开发新型快速的抗体分离纯化方法提供新的方向。

9.4.5　基于免疫磁分离的全自动管式化学发光检测技术

化学发光检测技术具有检测灵敏度高、线性范围宽、检测仪器简单等诸多优点，而基于磁性纳米颗粒的全自动管式化学发光技术由于其操作简便，成本低廉，利用磁性纳米颗粒的便于磁分离性质可以实现检测材料的循环使用，而受到越来越广泛的关注。近年来，全自动管式化学发光检测技术在核酸分析、蛋白质分析、免疫分析、基因分析、发光成像分析、细胞分析等方面得到了许多应用。

全自动管式化学发光检测技术的原理如图 9-20 所示：第 1 步，在含有待测抗原的反应管中，加入连接有抗体 1 的磁性纳米颗粒（MNPs-Ab1）和修饰了抗体 2 的特异性酶（enzyme-Ab2）；第 2 步，由于抗原-抗体的特异性识别，待测抗原的两端分别与抗体 1 和抗体 2 结合，形成（MNPs-Ab1-待测抗原-Ab2-特异性酶）复合物；第 3 步，引入一个外加恒磁场（可以简单地通过在管壁旁放置一块静磁铁实现），带有磁性的复合物则会吸附在管壁上，而未结合的抗原和抗体则游离在反应体系中；

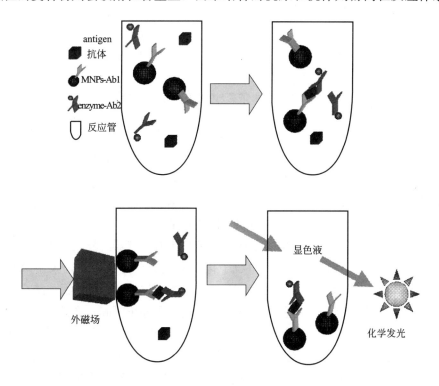

图 9-20　全自动管式化学发光检测技术的原理

第 4 步，将这些游离的成分去除之后，加入化学发光所需要的显色液（氧化剂和特定的底物），在含有酶的复合物的催化作用下，底物会被氧化为能发光的产物，进而通过发光的强弱对待测抗原进行定性甚至定量检测。该方法将磁性分离技术、免疫学方法与化学发光检测技术三者相结合，大大节省了抗体包覆的复杂过程，简化了操作，节省了时间。

目前，此类化学发光显色剂的典型代表是由双氧水与鲁米诺（Luminol，氨基苯二酰一肼）组成，以氧化铁为主要代表的磁性纳米颗粒则广泛用作该类反应的载体，实现了对癌胚抗原（CEA）、人体绒膜促性腺激素（HCG）和甲胎蛋白（AFP）等众多肿瘤标志物的灵敏检测。鲁米诺的氧化发光过程如图 9-21 所示，在碱性条件下，鲁米诺带上负电荷，此时在双氧水等氧化剂的作用下，被氧化成带羧基的产物并释放出光子发生化学发光现象。

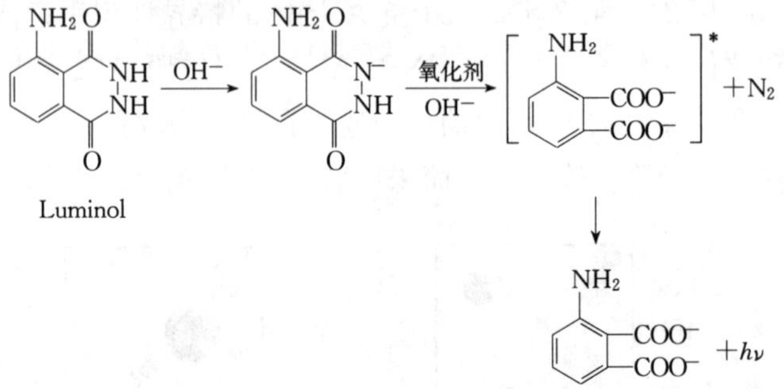

图 9-21　鲁米诺参与的化学发光的原理

利用这类化学发光检测技术有着许多实际应用。Pronovost[72]等利用异鲁米诺-过氧化物酶发光系统对 AFP 进行了检测；Haggart [73]等采用以 Luminol- H_2O_2-对碘苯酚的增强化学发光酶免疫法，对 CEA 进行了检测；章竹君[74,75]利用辣根过氧化物酶（HRP）催化 H_2O_2 氧化曙红的反应和 HRP 催化 H_2O_2 与发光剂鲁米诺的化学发光反应相耦合，测定血液中甲胎蛋白的含量。

全自动管式发光检测技术的普及应用还依赖于检测仪器的发展。美国贝克曼库尔特公司推出的 ACCESS® 全自动微粒子化学发光免疫分析系统，采用 AMPPD-ALP 微粒子化学发光系统，以微粒子（0.7μm）作为载体，表面积大、结合快、达到最大发光信号时间短、反应及分离速度快，缩短了分析时间，有效提高了灵敏度和准确性。美国拜耳公司最新诊断产品——ACS：180 系列全自动化学发光免疫分析系统以吖啶酯（AE）作为标记，测量吖啶酯标记物化学反应所产生的光强度，灵敏度可达 10～15pg/mL。我国也自行研制了一些化学发光分析仪，中国科学院生物物理研究所研制开发的微弱发光测定仪 BPCL(-1-KGC) 以及福州大学化学系研制的 FG83-1 型化学发光仪都已经达到了临床运用水平。

综上所述，全自动管式化学发光检测技术作为一种高灵敏度、线性范围宽的检测方法，必将在化学，生物，医学等领域中发挥越来越重要的作用。

9.4.6　基于磁性微球分离技术的条形码与免疫 PCR 检测

生物条形码检测技术最先出现于 2000 年的早期，能够高灵敏度地检测蛋白质（抗原，抗体）和 DNA，是一个很有前景的分析工具[76~78]。基于磁性材料的生物条形码检测一般可分为以下几个步骤：第 1 步为偶联上多克隆抗体的磁性材料（磁

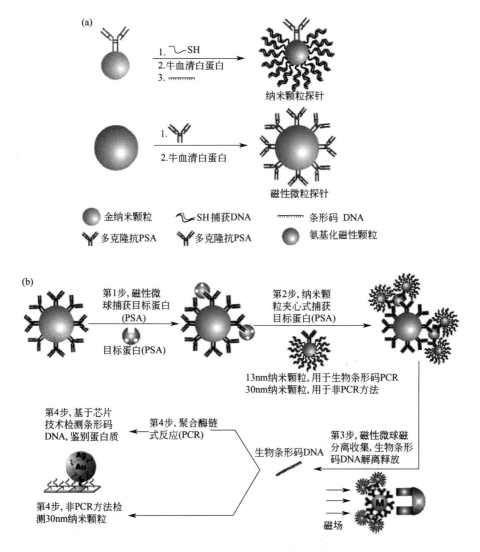

图 9-22　（a）为基于磁性材料的生物条形码实验前的准备工作：纳米颗粒 NP 与多克隆抗体的偶联和在带有巯基（—SH）的捕获 DNA 条件下，运用生物条形码（特定 DNA）对 NP 的标记；对磁性微球（MMP）进行单克隆抗体的偶联。（b）为运用基于磁性材料的生物条形码对靶标分子（蛋白质或 DNA）进行检测的示意图[76]

性微球 MMS 或磁性微珠 MMB）与待检测的靶标分子（蛋白质或 DNA）的结合；第 2 步为加入标记生物条形码的纳米颗粒 NP，形成 MMS/蛋白/NP 三明治复合结构；第 3 步是外加磁场，利用磁性材料的磁性将 MMS 或 MMB/蛋白或 DNA/NP 三明治结构的复合物从其他生物分子中分离出来，再移除恒磁场将沉积物重新分散在去离子水中导致生物条形码的杂交；第 4 步如果靶标分子为蛋白质，先进行 PCR，然后再对生物条形码 DNA 片段进行检测用于蛋白质的鉴定，如果靶标分子为 DNA，则只需要进少量的 PCR 扩增再对生物条形码 DNA 片段进行检测。见图 9-22。

　　基于磁性材料的免疫 PCR 检测主要由以下几个步骤完成：第 1 步，通过化学键或静电吸附等方法将待检测抗原 Ag 与磁性材料（如磁性微球）结合；第 2 步，首先通过恒磁场将连接有磁性材料的待检测抗原固定在微孔板上，然后加入相应的特异抗体，于是抗体就与抗原结合形成抗原抗体复合物；第 3 步，加入蛋白 A-链霉亲和素（protein A-streptavidin）嵌合体（重组融合蛋白），其蛋白 A 部分可与抗原抗体复合物中的抗体 Ab 结合，而其链霉亲和素部分可与生物素化的质粒 pUC19（biotin-pUC19）中的生物素反应，从而可将 biotin-pUC19 间接吸附在微孔板上；第 4步，就是将生物素化的 pUC19 进行 PCR 扩增，生物素化的 pUC19 在相应引物存在的条件下在几小时内经过 PCR 扩增可被放大数百万倍，PCR 产物的多少与固定在微孔板上抗原的量成正比，而且该比例即为 PCR 扩增的放大倍数。相比常规的

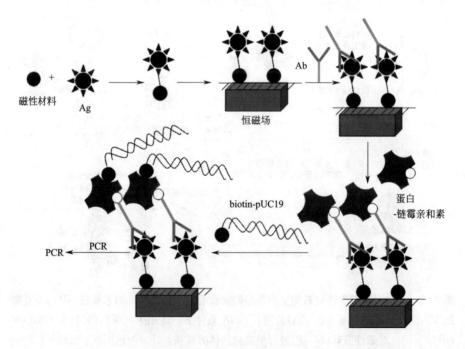

图 9-23　基于磁性材料的免疫 PCR 检测示意图

免疫 PCR 检测技术，该方法的优点主要在于运用磁性材料的磁性在恒磁场的作用下可将待检测的抗原或用作抗原的抗体稳定地吸附在微孔板上。在与待检测的抗原偶联的磁性材料是顺磁性或超顺磁性的条件下，实验结束后移除恒磁场，实验中使用的微孔板还可方便清洗及重复使用。见图 9-23。

（张宇，东南大学）

参考文献

[1] Alivisatos A P. The use of nanocrystals in biological detection. *Nature Biotech*., **2004**, 22: 47-52.

[2] Bruchez M, Moronne M, Gin P, Weis S, *et al*. Semiconductor nanocrystals as fluorescent biological labels. *Science*, **1998**, 281: 2013-2016 .

[3] Chan W C W, Nie S M. Quantum dot bioconjugates for ultrasensitive nonisotopic detection. *Science*, **1998**, 281: 2016-2018.

[4] Elghanian R, Storhoff J J, Mucic R C, *et al*. Selective colorimetric detection of polynucleotides based on the distance-dependent optical properties of gold nanoparticles. *Science*, **1997**, 277: 1078-1081.

[5] Hirsch L R, Jackson J B, Lee A, *et al*. A whole blood immunoassay using gold nanoshells. *Anal. Chem*., **2003**, 75: 2377-2381.

[6] Cao Y C W, Jin R C, Mirkin C A. Nanoparticles with Raman spectroscopic fingerprints for DNA and RNA detection. *Science*, **2002**, 297: 1536-1540.

[7] Cui Y, Wei Q Q, Park H K, Lieber C M. nanowire nanosensors for highly sensitive and selective detection of biological and chemical species. *Science*, **2001**, 293: 1289-1292.

[8] Chen R J. Noncovalent functionalization of carbon nanotubes for highly specific electronic biosensors. *Proc. Natl. Acad. Sci. USA*, **2003**, 100: 4984-4989.

[9] Perez J M, O′Loughin T, Simeone F J, *et al*. DNA-based magnetic nanoparticle assembly acts as a magnetic relaxa-tion nanoswitch allowing screening of DNA-cleaving agents. *J. Am. Chem. Soc*., **2002**, 124: 2856-2857.

[10] Miller M M, Prinz G A, Cheng S F, *et al*. Detection of a micron-sized magnetic sphere using aring-shaped anisotropic magnetoresistance-based sensor: A model for a magnetoresistance-based biosensor. *Appl. Phys. Lett*., **2002**, 81: 2211-2213.

[11] Xiaolian Sun, Don Ho, Lacroix L M, *et al*. Magnetic nanoparticles for magnetoresistance-based biodetection. *NanoBioscience，IEEE Transactions on*, **2012**, 11(1): 46-53.

[12] Ejsing L, Hansen M F, Menon A K. Planar hall effect sensor for magnetic micro- and nanobead detection. *Appl. Phys. Lett*., **2004**, 84: 4729-4731.

[13] Li G X, Joshi V, White R L, *et al*. Detection of single micron-sized magnetic bead and magnetic nanoparticles using spin valve sensors for biological applications. *Appl. Phys*., **2003**, 93: 7557-7559.

[14] Chemla Y R, Grossman H L, Poon Y, *et al*. Ultrasensitive magnetic biosensor for homogeneous immunoassay. *Proc. Natl. Acad. Sci. USA*, **2000**, 97: 14268-14272.

[15] L Z Gao, J Zhuang, L Nie, *et al*. Intrinsic peroxidase-like activity of ferromagnetic nanoparticles. Nat. *Nanotechnol*., **2007**, 2: 577-583.

[16] An-Hui L, E L Salabas, Ferdi S, *et al*. Magnetic nanoparticles: synthesis, protection, functionalization, and application. *Angew. Chem. Int. Ed*., **2007**, 46: 1222.

[17] Sophie L, Delphine F, Marc P, *et al*. Magnetic oxide nanoparticles: synthesis, stabilization, vectorization, physicochemical characterizations, and biological applications. *J. Chem. Rev*., **2008**, 108: 2064.

[18] Pieters B R, Bardeletti G, Coulet P R. Glucoamylase immobilization on a magnetic microparticle for the continuous hydrolysis of maltodextrin in a fluidized bed reactor. *Appl. Biochem. Biotechnol*., **1992**, 32: 37-53.

[19] Debuire B, Chabli A, Frenoy N. Fast, manual, nonradioactive method for DNA sequencing. *Clin. Chem*., **1993**, 39(8): 1682-1685.

[20] Jiang X Y, Bai S, Sun Y. Fabrication and characterization of rigid magnetic monodisperse microspheres for protein adsorption. *J. Chromatogr. B, Analyt. Technol. Biomed. Life Sci.*, **2007**, 852(1-2): 62-68.

[21] Konishi Y, Lindholm K, Yang L B, *et al*. Isolation of living neurons from human elderly brains using the immu-nomagnetic sorting DNA-linker system. *Am. J. Pathol.*, **2002**, 161(5): 1567-1576.

[22] Leigh D R, Steinert S, Moore L R, *et al*. Cell tracking velocimetry as a tool for defining saturation binding of magnetically conjugated antibodies. *Cytometry A*, **2005**, 66(2): 103-108.

[23] Gupta P K, Hung C T. Magnetically controlled targeted micro-carrier systems. *Life Sci.*, **1989**, 44(3): 175-186.

[24] Sun Y, Wang B, Wang H, *et al*. Controllable preparation of magnetic polymer microspheres with different mor-phologies by miniemulsion polymerization. *J Colloid Interface Sci*, **2007**, 308(2): 332-336.

[25] Chung T H, Lee W C. Preparation of styrene-based, magnetic polymer microspheres by a swelling and penetration process. *Reactive & Functional Polymers*, **2008**, 68: 1441-1447.

[26] Kondo A, Kamura H, Higashitani K. Development and application of thermo-sensitive magnetic immunomicrosph-eres for antibody purification. *Appl. Microbiol. Biotechnol.*, **1994**, 41(1): 99-105.

[27] Horák D. Magnetic polyglycidylmethacrylate microspheres by dispersion polymerization. *J. Polym. Sci.*, A, *Polym. Chem.*, **2001**, 39: 3707-3715.

[28] Senna M, Lee J. Preparation of monodispersed polystyrene microspheres uniformly coated by magnetite via het-erogeneous polymerization. *Colloid Polym. Sci.*, **1995**, 273: 76-82.

[29] Liu X Q, Guan Y P, Xing J M, *et al*. Synthesis and properties of micron-size magnetic polymer spheres with epoxy groups. *Chin. J. Chem. Eng.*, **2003**, 11(6): 731-735.

[30] Daniel J C. Magnetic polymer latex and preparation process, US Patent, 4 358 388, 1982-11-09.

[31] http: //zh. wikipedia. org/wiki/% E5% B7% A8% E7% A3% 81% E9% 98% BB% E6% 95% 88% E5% BA% 94

[32] 王明, 吴昌哲, 宋涛. 基于巨磁电阻(GMR)效应的生物分子识别器件研究. *中国机械工程*, **2005**, 16(增刊): 79-81.

[33] Edelstein R L, Tamanaha C R, Sheehan P E, *et al*. The BARC biosensor applied to the detection of biological war-fare agents. *Biosens. Bioelectron.*, **2000**, 14(10-11): 805-813.

[34] Rife J C, Miller M M, Sheehan P E, *et al*. Design and performance of GMR sensors for the detection of magnetic microbeads in biosensors. *Sensors and Actuators A*, **2003**, 107(1-3): 209-218.

[35] Graham D L, Ferreira H, Bernardo J, *et al*. Single magnetic microsphere placement and detection on-chip using current line designs with integrated spin valve sensors: Biotechnological applications. *Appl. Phys.*, **2002**, 91: 7786-7788.

[36] Ferreira H A. Biodetection using magnetically labeled biomolecules and arrays of spin valve sensors. *J. Appl. Phys.*, **2003**, 93: 7281-7286.

[37] 吴畅, 兰中文, 余忠等. 磁标记自旋阀巨磁阻生物传感器的研究现状. *传感器与微系统*, **2007**, 26: 13-16.

[38] Daughton J M. GMR applications. *Journal of Magnetism and Magnetic Materials*, **1999**, (192): 334-342.

[39] Tondra M, Porter M, Lipert R J. Model for detection of immobilized superparamagnetic nanosphere assay labels using giant magnetoresistive sensors. *J. Vac. Sci. Technol. A*, **2000**, 18 (4): 1125-1129.

[40] 赖仙红, 官月平, 侯涛等. 巨磁阻传感器对聚苯乙烯磁性微球的探测及丙肝病毒磁性免疫检测技术研究. *CMBB*, **2010**: 544-546.

[41] Erne B H, Butter K, Kuipers B W M, *et al*. Rotational diffusion in iron ferrofluids. *Langmuir*, **2003**, 19: 8218-8225.

[42] Klokkenburg M, Erne B H, Philipse A P. Thermal motion of magnetic iron nanoparticles in a frozen solvent. *Langmuir*, **2005**, 21: 1187-1191.

[43] Klokkenburg M, Vonk C, Claesson E M, *et al*. Direct imaging of zero-field dipolar structures in colloidal disper-sions of synthetic magnetite. *J. Am. Chem. Soc.*, **2004**, 126: 16706-16707.

[44] Luis F, Bartolome J. Competitive effects of dipolar interactions and a bias magnetic field on the magnetic relaxa-tion times of Co clusters. *J. Appl. Phys.*, **2003**, 93: 7032-7034.

[45] Chung S H, Hoffmann A, Bader S D. Biological sensors based on brownian relaxation of magnetic nanoparticles. *Appl. Phys. Lell.*, **2004**, 85：2971-2973.

[46] Connolly Joan, Pierre Timothy G St. Proposed biosensors based on time-dependent properties of magnetic fluids. *Journal of Magnetism and Magnetic Materials*, **2001**, 225(1-2)：156-160.

[47] Valter Strom, Kjell Hultenby, Cordula Gruttner, *et al*. A novel and rapid method for quantification of magnetic nanoparticle-cell interactions using a desktop susceptometer. *Nanotechnology*，**2004**, 15：457-466.

[48] Gao L, Zhuang J, Nie L, *et al*. Intrinsic peroxidase-like activity of ferromagnetic nanoparticles. *Nature Nanotechnology*, **2007**, 2：577-583.

[49] Hui Wei, Erkang Wang. Fe_3O_4 magnetic nanoparticles as peroxidase mimetics and their applications in H_2O_2 and glucose detection. *Anal. Chem.*, **2008**, 80：2250-2254.

[50] Xiao-Qing Zhang, Shang-Wenyan Gong, Yu Zhang, *et al*. Prussian blue modified iron oxide magnetic nanoparticles and their high peroxidase-like activity. *J. Mater. Chem.*, **2010**, 20：5110-5116.

[51] YihangWu, Mengjie Song, Zhuang Xin, *et al*. Ultra-small particles of iron oxide as peroxidase for immunohistochemical detection. *Nanotechnology*, **2011**, 22：1-8.

[52] 杨洋，汤华. 液相芯片技术在检验医学和生物医学中的应用. *中国生物化学与分子生物学报*，**2007**, 23(4)：256-261.

[53] 谢冲，王国民. Luminex 液相芯片的发展及应用. *复旦学报(医学版)*，**2010**, 37(2)：241-244.

[54] http：//www. bioon. com. cn/ewebeditor/uploadfile/201004/20100402153509320. pdf

[55] 张晓清. *生物活性物质的分离分析新方法研究*. 重庆：重庆医科大学, **2009**.

[56] 牛婉婷. *基于纳米磁珠和量子点的液相芯片关键技术研究*. 浙江：浙江大学, **2010**.

[57] 方肇伦. *微流控分析芯片*. 北京：科学出版社, **2003**.

[58] Pipper J, Inoue M, Ng L F P, *et al*. Catching bird flu in a droplet. *Nat. Med.*, **2007**, 13：1259-1263.

[59] Lee H, Sun E, Ham D, *et al*. Chip-NMR biosensor for detection and molecular analysis of cells. *Nat. Med.*, **2008**, 14：869-874.

[60] Kim K S, Park J K. Magnetic force-based multiplexed immunoassay using superparamagnetic nanoparticles in microfluidic channel. *Lab on a chip*, **2005**, 5：657-664.

[61] Pamme N, Manz A. On-chip free-flow magnetophoresis：Continuous flow separation of magnetic particles and agglomerates. *Anal. Chem.*, **2004**, 76：7250-7256.

[62] Lehmann U, Hadjidj S, Parashar V K, *et al*. Two-dimensional magnetic manipulation of microdroplets on a chip as a platform for bioanalytical applications. *Sens. Actuator B Chem.*, **2006**, 117：457-463.

[63] Lehmann U, Vandevyver C, Parashar V K, *et al*. Droplet-based DNA purification in a magnetic lab-on-a-chip. *Angew. Chem. Int. Ed.*, **2006**, 45：3062-3067.

[64] Morozov V N, Groves S, Turell M J, *et al*. Three minutes-long electrophoretically assisted zeptomolar microfluidic immunoassay with magnetic-beads detection. *J. Am. Chem. Soc.*, **2007**, 129：12628-12629.

[65] Aytur T, Foley J, Amwar M, *et al*. A novel magnetic bead bioassay platform using a microchip-based sensor for infectious disease diagnosis. *J. Immunol Methods*, **2006**, 314：21-29.

[66] Li Y, Xu X Q, Yan B, *et al*. Microchip reactor packed with metal-ion chelated magnetic silica microspheres for highly efficient proteolysis. *J. Peoteome Res.*, **2007**, 6：2367-2375.

[67] Time-of-flight mass spectrometry，Wikipedia, the free encyclopedia.

[68] Guilhaus M，Mlynski V，Selby D. Perfect Timing：Time-of-fight Mass Spectrometry. *RAPID COMMUNICA-TIONS IN MASS SPECTROMETRY*, **1997**, 11：951-962.

[69] 侯可勇，董璨等. 飞行时间质谱仪新技术的进展及应用. *化学进展*, **2007**, 19：385-391.

[70] 赵冰，沈学静. 飞行时间质谱分析技术的发展. *现代科学仪器*, **2008**, 4：28-30.

[71] 温新宇. 液体芯片-飞行时间质谱技术. *中国检验医学杂志*, **2007**, 30：823-824.

[72] Pronovost A D, Baumgarten A. Comparison of chemiluminescence and absorptiometry in enzyme immunoassays for protein quantification. *Cellular And Molecular Life Sciences*, **1982**, 38(3)：304-306.

[73] Haggart R, Thorpe G H, Moseley S B, *et al*. An enhanced chemiluminescent enzyme immunoassay for serum carcinoembryonic antigen based on a modification of a commercial kit. *J. Biolumin. Chemilumin.*, **1986**, 1

(1)：29-34.

[74] 章著君，张书圣，张新荣. 偶合反应化学发光酶联免疫分析测定人血清甲胎蛋白. *分析化学*，**1994**，22 (6)：539-542.

[75] 曾常茜，王琰，杨蜜. 化学发光免疫测定技术在检测肿瘤患者 CEA 中的应用. *北华大学学报(自然科学版)*，**2001**，2(4)：303-305.

[76] Nam J, Taxton C S, Mirkin C A. Nanoparticle-based bio-barcodes for the ultrasensitive detection of proteins. *Science*, **2003**, 301：1884-1886.

[77] Stoeva S I, Lee J-S, Thaxton S, *et al*. Multiplexed DNA detection with biobarcoded nanoparticle probes. *Angewandte Chemie*，**2006**，45：3303-3306.

[78] Nicole J R, Claude M, Yann C, *et al*. Biosensors and bio-bar code assays based on biofunctionalized magnetic microbeads. *Sensors*，**2007**，7：589-614.

第 10 章　生物医学影像用磁性纳米探针

医学影像在临床医学实践中扮演着越来越重要的角色,已经发展成为医学中独特且不可缺少的分支学科,即医学影像学及工程。从 1895 年德国物理学家 W. K. 伦琴发现存在 X 射线并直接导致在医学中出现 X 射线摄片术以来,许多新原理和新方法、装备与技术不断出现,推动了临床医学诊断与治疗新技术的长足发展。

仅从成像原理与成像方式上划分,医学影像就包括光学成像、X 射线成像或摄像[X 射线计算机断层成像(X-CT)、数字摄片(DR)、数字减影血管造影(DSA)等]、正电子放射型断层成像和光子发射型断层成像(PET 和 SPECT)为主的核素成像、超声成像(US)、光声成像(PAI)、核磁共振成像(MRI)和热成像等。如果从使用目的划分,又可以分为诊断用影像以及治疗用影像装备等。当然,治疗用影像也应该结合实时与可视化的诊断功能。

医学影像的发展受到医学临床需求的牵引,同时,更是和医学成像以及相关图像处理方法与技术的快速发展紧密联系。特别是随着集成电路、计算机与相关硬件、软件技术的出现以及现代制造技术的高速发展,目前的医学影像及技术已经达到了很高的水平,其先进性直接为许多临床新技术的产生与发展奠定了基础,或者形成巨大的推动。医学影像的下一步发展,除了继续依靠数据获取以及处理的器件、系统以及算法的进步外,目前,以分子影像等为代表的基于分子探针和纳米技术的新方向也越来越受到关注,必将成为医学影像领域中的全新发展方向。

本章在简要介绍与医学影像增强以及分子影像学发展及其对相关纳米材料、影像装备研发等各自特定需求的基础上,将重点介绍目前基于磁性纳米材料研发医学影像增强剂以及分子影像用纳米探针的研究现状,并分析了存在的问题与挑战。

10.1　医学影像增强与分子影像

医学影像工程涉及医学影像装备、影像学方法与技术,以及影像学人才培养等各个方面,包括了从影像产生、获取、处理、特征提取与分析及其在生物医学临床中的运用方法等一系列任务。医学图像处理与相关特征参数的提取分析等,是医学影像中的一个关键步骤,直接关系到后续相关影像数据的临床应用效果或质量。

图像处理通常定义为将图像信号转换为数字信号,采用各种方法对其进行处理的过程,包括采用硬件的处理、采用软件的处理以及综合处理等。其目的是为了改善图像质量,并为尽可能从图像中获取有用信息提供基础或准备。

　　图像处理一般包括图像变换、图像的编码压缩、图像或影像增强、图像的分割与描述以及图像的分类（识别）等。这其中，图像增强的目的就是为了提高图像的质量，如去除噪声，提高图像的清晰度、突出边缘以及结构细节等，直接关系到后续的相关分析应用，具有十分重要的作用。图像增强一般不考虑图像降质，而重点突出图像中所感兴趣的部分，如强化图像高频分量，可使图像中被观察物体的轮廓更清晰、细节更明显，这在人体器官或组织相关界面识别中很有帮助[1]。

　　医学影像增强主要包括硬件处理增强、软件处理增强以及结合影像对比剂的图像增强等。以下对医学影像增强的主要内容进行简介，重点介绍基于纳米材料的影像对比剂进行医学图像增强的有关研发情况。在此基础上，对分子影像及其发展，包括相关纳米探针的概念进行基本的介绍。

10.1.1　医学影像增强与基于纳米材料的影像对比剂

　　医学影像增强的主要任务是为了改善图像质量，以提高图像的视觉效果并尽可能地表现出被观察物体的更多细节。目前，医学影像增强技术的支撑，在于计算机与相关运算器件以及一系列处理算法等的快速发展。在图像增强的硬件方面，除了一些降噪或滤波电路外，还包括将许多图像增强算法及时固化的器件与模块等；在形成算法以及相关软件方面，图像增强技术主要分为空域法与频域法，空域法又主要包括了直方图变换与均衡化、灰度拉伸与翻转、局部对比度增强、平滑滤波和反锐化掩模等。直方图均衡化是最常见的图像增强方法，其主要缺点是图像容易出现不平滑灰度过渡。当图像直方图含多个波峰时，会出现过度增强，不仅丢失了部分图像细节信息，而且会明显放大噪声，影响图像增强的效果。平滑滤波可去除一定的噪声，但会使图像模糊，对比度增强不明显。反锐化掩模可以增强图像的边缘和细节，但同时也会增强噪声。此外，图像的高频细节区域相对低频区域增强显著，容易出现过增强现象。利用这些空间域图像增强算法处理医学图像，存在对噪声敏感且易陷入欠增强或过增强等不足。由此可见，医学影像增强方法的研究非常活跃，新的方法也在不断出现。一般医学图像具有大噪声、低对比度等特征，用较传统的增强算法往往很难获得满意的效果。现阶段，基于小波变换的方法提供了可能克服该方面困难的新途径。小波变换领域中，图像信号的能量绝大多数集中在绝对值较大的尺度系数中；图像细节部分以及存在的噪声，主要为高频成分，集中在小波系数中。应对这种情况，为了更好地去除噪声增强图像，可以分别对小波变换得到的尺度系数和小波系数进行不同的处理。对尺度系数主要进行增强处理，对小波系数主要进行去噪处理，最后进行综合，进行小波反变换，可获得较理想的图像增强效果。此外，正在发展中的图像增强技术还包括自适应增强方法、偏微分方程（PDE）增强技术以及数学形态学增强技术等[2,3]。

　　因为人体的各个脏器与组织形态及特性各异，又存在生理与病理等条件的不同，所以，医疗实践中的医学影像增强往往是根据具体的实际情况，而采用各种不同的增强技术，故而很难形成统一的标准；再者，各个方法或技术也都存在各自的长处和不足，例如一些方法还会在图像增强的过程中增加新的噪声，或损失原本结构的细节信息等。因此，要达到医学影像的去噪、边缘锐化与突出细节等最终目标，包括结合后续的有关分析需求，还需要不断探索新的方法和技术。

在医学图像获取过程中采用影像对比剂，是从另一个角度进行医学影像增强的有效方法。影像对比剂，又称为造影剂、显影剂，或者影像增强剂，是一些以成像或图像增强为目的，用来改变机体局部组织影像对比度的特定分子或材料，即在成像过程中，在人体内注入可对特定脏器进行图像增强的材料，即可对相关影像进行增强。它们是一定的外源性材料，这些材料基于其特定的物理与化学特性，例如对 X 射线的高吸收特性，可以对某种成像或摄片中的相关图像附加上增强的图像信号，以此获得对该图像的高对比度。同时，因为这些外源性物质需要注入人体，因此医学影像对比剂需要具有规定的生物安全性或生物相容性。此外，还应具有相应于成像等检查所需要的合适的体内循环时间。

用于医学影像增强的对比剂，实际上在 1896 年紧随 X 射线的发现（1895 年）就出现了。这就是通常消化道 X 射线摄片造影用的铋剂和之后的钡剂（钡餐），针对 X 射线计算机断层成像（X-CT）又出现了碘对比剂等。现在，已经陆续出现了应用于实际临床的各种医学影像对比剂，依据成像方式不同而分为 X 射线对比剂，超声影像对比剂、磁共振影像对比剂，以及 PET 造影剂、光学造影剂等。

此外，若根据对比剂在体内运行基本过程的特点，也可将医学对比剂大致分为两类：其一是非特异性的对比剂，即对比剂通过血管等注入人体后，主要停留在血管等管腔内，显示血供等情况，基本是用于增强对比剂所循行部分的图像的增强，对比剂也有可能渗漏到血管屏障破坏的部位，而显现或增强出该处的病损结构；其二是特异性的对比剂，可通过对比剂中携带的某些分子或者对比剂本身的理化特性（如尺寸、化学结构等）而在人体特定部位富集，从而达到对该处特异性增强的目的。这种特异性的对比剂，又可以依据所用分子探针的特点，分为代谢特异性对比剂、免疫系统对比剂、疾病特异性对比剂等。例如代谢特异性对比剂（PET 对比剂），就是在对比剂中结合一定的葡萄糖分子，可对糖代谢旺盛的结构进行相关图像的增强。相比于通过软硬件的图像增强方式，基于对比剂的影像增强因为是从信息获取的部分着手，从根本上增加所采集图像的信息量，因此具有明显的优势。特别是因为分子与材料的种类丰富且研究发展迅速，为对比剂的发展及相关医学影像增强与应用，更是提供了巨大的发展空间。图 10-1 是医学影像图像增强方式的总结，通过这两种途径，目前临床医学影像技术在疾病的诊断以及药物治疗的评价方面发挥了越来越重要的作用。

10.1.1.1　基于纳米材料的影像对比剂

纳米技术很重要的一个研究方向是研发具有各种功能的纳米材料或结构。到目

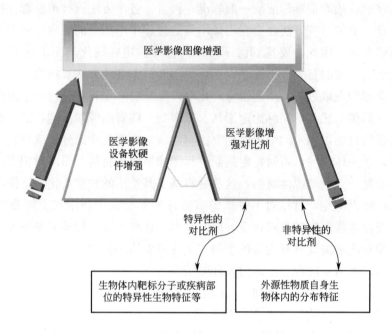

图 10-1　医学影像增强目前研究的增强方式

前为止发现和制备的纳米材料种类繁多，在电学、工程学、生物学和医学等各个领域也都得到了广泛的应用，尤其在生物与医学领域。由于纳米材料具有独特新颖的光学、电学和结构学特征，可与生物分子在细胞表面和细胞内部相互作用，从而诊断并治疗疾病，在疾病的早期检测、准确诊断和个体化治疗中显示了极大的潜力。通过对这些纳米材料进行功能化的修饰，还能够在分子水平特异性地与特定器官或组织进行相互作用，在检测疾病标志物进行分子显像成像的同时，运载大剂量化学治疗药物或基因治疗药物，仅杀伤疾病细胞，而几乎不损害健康正常细胞。这种"智能"多功能纳米分子探针将有可能在疾病发生初期进行早期特异性检测和有效靶向治疗，为影像医学的发展注入新的活力。这类标记或修饰制备（纳米）分子探针的技术将会导致新学科"医学影像化学"的形成和发展，并使影像医学从对传统的解剖和生理功能的研究，深入到分子水平的成像，去探索疾病的分子水平变化，对各种重大疾病做出更准确的早期诊断[4~6]。

　　尽管目前高分辨率 X 射线 CT、高磁场强度的 MRI、更先进的超声影像仪、SPECT、PET 等医学影像设备和新技术使医学影像在时空分辨率方面得到了显著提高，但为了达到微米或纳米级的分子诊断能力，仅依靠医学影像仪器还十分困难，迫切需要纳米材料和分子生物学等相关技术的协助。例如，纳米材料对比剂最具潜力的医学应用主要在心血管显影和治疗方面，因为在心血管系统中的生物屏障较少，纳米颗粒能有效传输到达疾病部位或通过渗透性增加进入肿瘤组织的血管，从而能更多地聚集到这些疾病部位[7]。已有大量文献报道纳米材料能利用渗透性增加效应(EPR 效应)有效靶向血管或肿瘤细胞，但是由于目前应用的大多数纳米材料的粒径大约在 20nm 左右，它们从血管中渗出或进入血管近端的可能性很小，因此这种被动性的靶向研究还存在效率不足的缺点[8]，而且为了使纳米材料能够真正进入临床，更多体内外实验研究结果和数据的支持仍然显得十分重要。

此外，进一步的研发还应该关注纳米材料靶向的特异性和有效性，以及基于纳米材料的影像设备的升级和成像后图像的处理和优化等。

10.1.1.2　基于纳米材料的影像对比增强剂的作用特点和分类

基于纳米材料的医学影像对比剂，已经发展了较长的时间。归纳起来，目前，研发对比剂所涉及到的纳米材料，主要包括金属纳米材料(如纳米金、纳米银、纳米钴等)、氧化物或合金纳米材料(如氧化铁、锰锌铁氧体、铁铂、铁金等纳米颗粒)、碳纳米材料、复合纳米材料或结构(如氧化铁/聚合物胶束微球与微囊、磁性微气泡、结合无机颗粒的树枝状化合物等)。这些纳米材料的体内影像对比增强剂几乎在目前所有的影像模式中都有所应用，包括近红外光学成像(NIRF)、磁共振成像(MRI)、正电子放射型断层成像和光子发射型断层成像(PET／SPECT)、计算机断层成像(CT)、超声成像(US)和近期新研究的光声成像(PAI)[9,10]。

与传统的医学影像对比增强剂相比，基于纳米材料的影像对比增强剂能够作为极具潜力应用的医学诊断工具是由于其具有以下几个主要的优点：通过增加体内循环时间提高了组织或器官的靶向效率；体内清除过程可以被设计；纳米颗粒表面积大可进行各种成分的修饰和改造。

根据纳米材料自身的特点，基于纳米材料的影像对比剂的研究主要分为两类。一类是纳米材料自身即可作为影像对比增强剂使用，如光学成像用的量子点纳米材料，这种无机荧光半导体纳米颗粒由于具有产量高、高的摩尔消光系数、能较强地耐受光猝灭和化学降解、在紫外到近红外(700～900nm)有连续吸收、具有长的荧光周期($>$10ns)和发射光谱窄等优点，而获得了光学成像研究的日益青睐。大量的体外和细胞标记实验发现，尺寸依赖的量子点双光子吸收成像比普通荧光探针具有 2～3 个数量级的信号放大作用；聚合物包裹的 Bi_2S_3 纳米颗粒具有比常规 CT 造影剂碘更高的增强效果且具有较长的体内长循环周期；磁性纳米颗粒也是目前研究较多的用于磁共振成像增强的纳米材料，大量文献表明其 MRI 效果良好。另一类是纳米材料本身不具有影像增强效果，但是以该类纳米材料为相关影像对比剂的载体平台，构建纳米载体平台影像探针，可实现某种医学影像模式的影像增强效果[11,12]。如具有笼状结构的富勒烯纳米材料可包裹一个或两个重金属元素进行 X 射线造影；在树枝状聚合物纳米材料或单壁碳纳米管中标记 ^{18}F，可进行 PET 显影成像。表 10-1 对当前主要的纳米材料应用于医学影像对比增强剂的研究的情况进行了总结，从表中可以看出，不同的纳米材料根据各自独特的理化性质，在应用于目前临床诊断研究中的各种影像模式增强时，在分辨率和灵敏度等多个方面的性能都有很大程度的提高。

表 10-1　部分基于纳米材料的影像对比增强剂的特性

纳米材料种类	造影成像模式	分辨率	检测深度	敏感性/(mol/L)
量子点、装载染料分子的纳米颗粒、单壁碳纳米管等	光学荧光成像	$1\sim3mm$	$<1cm$	生物发光：$10^{-17}\sim10^{-15}$　化学发光：$10^{-12}\sim10^{-9}$
氧化铁纳米颗粒、装载 Gd(Ⅲ)的纳米颗粒等	MRI	$50\mu m$	无限制	$10^{-9}\sim10^{-6}$
标记核素分子(^{18}F，^{11}C，^{64}Cu，^{124}I 等)的纳米颗粒	PET	$1\sim2mm$	无限制	10^{-15}
标记放射性同位素(^{99}Tc，^{111}In 等)的纳米颗粒	SPECT	$1\sim2mm$	无限制	10^{-14}
碘标记的纳米颗粒、金纳米颗粒、氧化铁掺杂的纳米材料	CT	$50\mu m$	无限制	10^{-6}
微气泡、纳米乳、二氧化硅纳米颗粒、聚苯乙烯纳米颗粒	US	$50\mu m$	几个厘米	10^{-8}
金纳米壳、金纳米笼、金纳米棒、单壁碳纳米管、染料掺杂的纳米颗粒	PAI	$50\mu m$	$<5cm$	10^{-12}
脂质体、胶束、树枝状分子等其他纳米材料	依赖于标记的造影剂成分而成像或进行多模式联合显影成像	多种模式共同决定	多种模式共同决定	多种模式共同决定

　　纳米颗粒除作为医学影像增强对比的物质以外，更重要的一个用途是在纳米颗粒材料上进行生物标记，以实现分子显影成像或装载治疗药物分子实现诊断和治疗相结合的目的。各种纳米材料自身的成分除外，纳米材料的表面结构功能化通常要求所制备的纳米颗粒具有靶向性和避免吞噬细胞吞噬的长循环时间，各种生物标志物，如特异性蛋白、DNA、RNA、寡核苷酸、多肽、模拟肽、酶、抗原抗体片段分子以及肿瘤标志物，如叶酸、Her2、新生血管生成因子等都可以通过化学或物理的方法被耦合到纳米颗粒表面，实现在分子、靶细胞或靶组织水平上的显影成像[13]。为了避免纳米颗粒被体内的吞噬系统作为异物而快速排出体外，增加体内循环时间以及改善其在体内血液中的分散性和溶解性，还可在纳米颗粒表面修饰一些大分子，如 PEG、生物相容性良好的聚合物、脂质材料、右旋糖酐等。

　　然而，不管在这些纳米颗粒表面进行何种修饰，都必须在保证纳米颗粒自身优良性能的同时，维持装载的其他相关成分的活性。图 10-2 表明纳米材料要应用于医学影像增强时，其尺寸、表面修饰及电性、溶解性等各种理化性质的研究都十分重要的因素，它们直接影响了纳米颗粒的生物相容性和体内过程，从而影响体内医学显影成像效果。

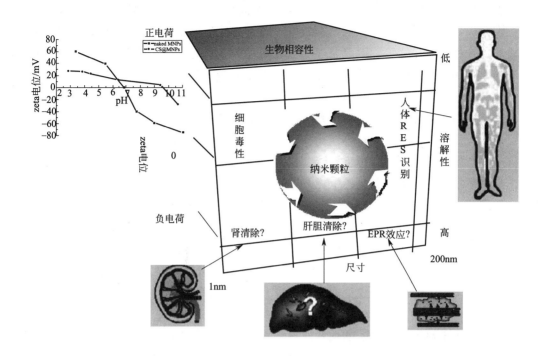

图 10-2　纳米颗粒的各种理化性质（尺寸、表面修饰及电性、溶解性等）都直接影响了纳米
颗粒的生物相容性和体内过程行为，从而影响体内医学显影成像效果

此外，每种理化性质也要受到其他因素的影响，如纳米颗粒的表面电荷就与所处环境的 pH 有很大关系，在不同 pH 条件下，纳米颗粒的 zeta 电位正负性可能发生变化，从而导致其体内行为、毒副作用和生物有效性发生很大的变化。

10.1.1.3　基于纳米材料的影像对比增强剂面临的挑战

纳米颗粒作为影像造影剂虽极具潜力，但仍然存在许多问题。归纳起来目前面临的挑战主要包括以下几个方面：

① 制备的纳米颗粒的可重复性差，制备的批次间差异性大。同一个实验室、不同实验室之间以及不同制备方法之间制备出的同一种纳米材料，尽管在化学成分上相同，但是在结构形貌的调控上还存在一定差异，如尺寸分布的一致性、表面生物分子连接数量的一致性等。而且对纳米材料的在线、离线、在体等不同状态下的结构表征也还存在需要统一的标准和规范。当前大量研究纳米颗粒在体内外的实验研究报道表明，对纳米材料本身的结构表征以及体内追踪上还存在很大的不足，各种报道的纳米材料在结构表征上也存在很大的差异性，表面修饰的成分的规范化定量分析还十分欠缺。

深入理解在生物体系环境中纳米材料结构与活性之间的关系，是设计良好医学造影剂纳米材料势在必行的工作，纳米颗粒的各种性质包括：尺寸（真实尺寸和水动力尺寸)和尺寸分布，形状和形状分布，表面积，表面电荷，表面化学性质，颗粒表面成分的定量分析，颗粒表面结构的成分、厚度和表面形貌，晶体结构以及杂质的去除和表面孔隙等。除此之外，针对不同的影像模式对不同的纳米颗粒还有不同的要求和表征，如对 NIR 成像还要求纳米颗粒要有紫外-可见-近红外吸收谱，定量荧光光谱分析，光吸收截面积的计算，光半衰期定量数据等。对磁性纳米颗粒还要求具有高的磁敏感性，而对于光声成像的纳米材料需要进行热弹性表征。此外，目前的大量实验主要还是在小动物实验水平，其实验结果还与人体的真实环境相差很多，更复杂的问题，如穿透深度、长期和短期毒性、生物分布、非特异性吸收以及纳米颗粒的体内清除途径等生物效应问题，仍需进一步的大量临床前研究。

② 作为影像对比剂，还应该考虑其给药途径和生物利用度。目前纳米材料在用于医学影像增强时的主要给药方式还是静脉注射，因此通过结构控制和修饰优化以控制其体内循环时间至关重要。为了提高纳米材料的水溶性，通常会在纳米颗粒的表面修饰 SiO_2、PEG 或聚合物大分子等，这会导致纳米颗粒在使用过程中的尺寸比制备出的未经修饰的裸纳米颗粒本身大很多，经修饰后的纳米颗粒由于自身尺寸的变化可能导致对疾病部位的靶向耦合率降低，同时也会影响在血液循环中的时间。因此纳米材料影像造影剂和其他药物制剂一样，开发除可进行静脉注射的剂型外，也可以研发肌内注射、口服、透皮、吸入等其他给药途径。当然要实现这一目的，首先主要依赖于表 10-1 所示的不同造影模式和各种纳米材料自身的特点。

不同的给药途径会经历不同的生物循环路径，如口服给药需要经过胃这个极酸(pH＝1～2)的部位，因此，要求制备的纳米颗粒或材料要能够耐受酸性环境而保持稳定和活性。如果是需要脑部的显影成像，则要求纳米颗粒能够穿过人体的血脑屏障。因此，在现阶段研究基础上，拓宽纳米影像对比剂的给药剂型，并细致全面了解其生物利用度还是一个非常艰巨的任务。纳米颗粒进入体内后如若不能极大程度发挥其功能，或者不能正确靶向到疾病部位，也即其生物利用度很低的话，其影像效果必然会受到很大程度的影响，进一步应用于临床的可能性将很小。

③ 基于纳米材料的显影技术和设备的研发。随着新型纳米材料的不断出现，除目前临床使用的常用造影剂模式，其他模式的医学影像成像方式可能也会随之引入。如金、银和铂等纳米颗粒可进行拉曼增强，因此拉曼显影技术引入体内显影成像也被提上了日程；MRI/PET 双模纳米探针的出现使得在诊断过程中可通过 PET 获取一些代谢功能信息，同时通过 MRI 给出高分辨率的解剖结构信息。然而MRI/PET 双模扫描设备在 2007～2008 年才开始出现，因此与基于纳米材料的影像对比增强剂相配套的扫描成像设备的及时更新和换代也是迫切需要的。

除需要及时在医学影像技术中引入新的成像模式外，基于纳米材料可构建多模式影像探针，经后耦合光学、磁共振、放射性核素等的多模式影像设备的研发也是一个非常重大的任务。只有一方面对基于纳米材料的影像对比剂的研究进行定量研究和分析，另一方面同时提升医学影像设备的软硬件升级，尤其是纳米颗粒造影增强后图像结果的软件分析，才能真正达到应用于临床，发挥比目前传统造影剂更优良的性能，提高临床诊断水平。

由此可见，基于纳米材料的影像对比增强剂能否成功应用于临床影像诊断还依赖于许多因素。这些新型的纳米材料以及构建的各种影像对比剂，必须保证具有与目前常规影像对比剂相同功能的同时，还应具有更优良的性能且价格合理，否则作为临床使用的纳米材料造影剂就失去了临床研究的价值和意义。

诊断的同时进行治疗、疾病发生发展过程的监控、药物治疗效果的评估这三方面是目前纳米材料应用于医学影像的极具潜力的临床应用方向。尤其是将一些已经在临床上使用的材料、器械结合纳米材料的联合使用，应该更加切实可行，因此基于纳米材料的影像对比剂能否成功很大程度上还依赖材料科学、化学、生物学、电学等多学科研究人员与外科医生、临床医生的共同合作和努力。

10.1.2　分子影像学概要

近年来出现的分子影像学(molecular imaging)，是目前分子生物学、各种生物组学与细胞生物学的飞速发展，结合分子科学、纳米技术等高新技术进步所带来的产物；也受到了图像处理与医学影像学装备及技术、模式动物技术等不断发展的巨大推动。从整个生命科学领域看，很多生命系统，包括人类基因组序列草图的完成、基因功能组学和蛋白质功能组学、代谢组学、系统生物学等研究为主的后基因组时代的开始，DNA、RNA 等核酸分子的分离提纯、杂交、测序以及各类蛋白分子结构、功能及其表达、生物芯片、生物微流道器件等分子生物学技术、纳米生物技术，不断在生物医学领域中的各个方面获得应用，为在亚细胞与分子水平上理解生命，包括深入研究各种生理与病理以及为临床诊治病人提供了重要的支持，这其中一个非常明显的标志就是分子影像学的出现。单从医学影像技术的发展也可以看出，上述科学技术的进步，也促使医学影像从单纯地以图像方式研究或提供解剖结构信息，向结合分子靶向进行生物功能、生物过程的信息获取与分析方向发展，由此对图像的高空间分辨与时间稳定，高特异性等，也提出了更高的要求。

分子影像学是利用影像学的手段，研究在体条件下细胞内的正常或病理状态过程，在分子或细胞水平上反映生物体生理、病理的变化，为疾病病程在体监测、基因治疗在体示踪、药物在体疗效评测、功能分子在体活动规律研究提供了新的技术手段，具有传统成像手段所没有的无创、实时、活体、特异、精细显像等优点。如在临床诊断中，传统的医学成像技术只能反映肿瘤大小的变化等疾病后期症状，分子影像并不是替代传统影像技术的另一种成像形式，而是通过特定的体内免疫靶标来提高诊断的准确性，力争实现重大疾病的早期检测与诊断。

自从 1999 年 Weissleder 提出分子影像学的概念后，分子影像学及相关的靶向影像增强对比剂的研究取得了飞速的发展，尤其核素分子是目前临床成功实现分子影像的造影剂，而其他造影模式则由于具有分子靶标的特异敏感性也具有研究和临床应用价值。分子影像能够在活体状态下给出体内的相关信息，从而在疾病诊断评价以及药物研究和药效评价中极大程度上降低了工作量和研究成本。

目前的所有医学影像方式（光学、靶向超声、MRI，PET/SPECT）只要有足够的仪器分辨率和相应的对比剂，均可实现在分子或细胞水平的生物过程和特征成像。两种或两种以上的影像设备（如 PET/optical，MRI/optical 和 SPECT/MRI 等）以及复合多模式影像对比剂的研究在分子影像研究中的应用也备受关注，通过多个模式的医学影像诊断结果，在一定程度上也能对疾病在分子或细胞层面进行分析和判断。此外，有些影像模式尽管主要用于结构成像（如 CT 成像），在传统意义上并不能认为是分子影像模式，但是纳米材料对比剂的引入可使该模式影像也成为分子影像模式。

要在活体状态下进行特定的分子成像，一方面需要有高分辨率、敏感、快速的成像技术及本章中提到的相关图像处理方法，尽管近年来这方面的进展也是突飞猛进，但是其研究由于涉及软件、硬件以及相互融合等问题，在制造技术上要求高，设备成本价格相对昂贵。另一方面，是在目前已有软硬件基础上研究制备分子影像用的影像对比剂，也称为分子探针的造影剂材料，但是要达到分子影像图像增强用的对比剂，需要满足如下几个条件：①对生物体内的特异性组织或器官具有高亲和力。这类探针可以是小分子，如受体配体、酶底物，也可以是大分子，如单克隆抗体、重组蛋白等。它须在有效浓聚后与靶结构结合，并持续一定时间。活体分子成像与离体分子成像比较，其特殊之处在于无法去除未结合的探针，结果导致背景噪声加大，影响图像质量，解决的方法可通过药物动力学的最佳化，等到这些未结合探针清除出去后再成像，或在成像前加特定的示踪复合物，使一些配体从循环内经由网状内皮系统清除。②这些分子探针能克服各种生物传递屏障，如血管、细胞间隙、细胞膜等。这是分子影像学目前的最大难点与挑战。③活体内应用化学或生物的方法使信号放大。由于 DNA、信使 RNA（mRNA）在细胞内的含量十分有限，需要相当水平的放大后才能用来成像，故其应用有限。目前的分子影像学一般为蛋白质表达水平的成像，其信号放大策略可通过提高靶结构的浓度或利用探针与靶结构作用后物理特性改变等方法实现。

归纳起来，分子成像技术最关键的技术涉及分子探针、信号放大和高灵敏度影像成像设备三个方面，这三个条件相互牵连，缺一不可。分子影像探针是进行分子影像学研究的先决条件，主要以受体，离子通道，酶，抗原及特异结合蛋白，核酸等为研究对象；信号放大则以新型材料、生物信息处理、信号处理及数理计算等为研究对象；高灵敏度的影像设备如 PET、MRI 等更是大量现代科技技术和进展的集成。

10.1.3　分子探针与纳米探针

分子探针是指能与其他分子或细胞结构结合、用于这些分子或细胞结构的定位、性质等分析的分子。通常经过标记(如放射性、荧光、抗原、酶标记等),以便追踪检测。如核酸杂交所用的寡核苷酸、标记的抗体等都是常用的分子探针,这类分子探针大多数是蛋白质等生物活性成分或大分子。

基于分子影像学和纳米载体平台的概念,出现了纳米探针的概念。纳米探针定义为将各种能够靶向于特定细胞、组织或器官的分子探针和影像增强对比剂相结合,实现在分子或细胞水平上显影成像,甚至获得进一步医疗功效的目的。

纳米探针的实现,需要三个必要因素:一是具有针对疾病靶点的特定分子;二是具有可明显增强图像的纳米材料;三是分子探针与纳米材料的可靠结合,包括稳定且运用某种成像技术可被正确检测和分析。目前研究的各种纳米探针,如结合各种特定分子的脂质体纳米颗粒、胶粒、全氟碳纳米乳、氧化铁纳米颗粒、碳纳米颗粒系统等,主要应用于干细胞在体示踪、动脉粥样硬化和血栓成像、药物靶向释放等方面。

10.1.3.1　纳米探针的构建方法和特点

纳米探针的构建方法主要是在各种纳米粒子表面连接大量特异性物质,包括细菌、蛋白、癌细胞和单个分子等,使其具有特异性靶向作用。纳米粒子与生物分子的连接主要有以下两种方法:

① 静电吸附法,在合适的 pH 条件下,利用纳米粒子表面所带的静电荷与生物分子所带的相异电荷,利用静电力相连,为非共价吸附机制。

② 偶联剂法,常用的偶联剂有 EDC[1-乙基-3-(3-二甲基氨基丙基)碳化二亚胺盐酸化物]和 SPDP[3-(2-吡啶二巯基)丙酸-n-羟基琥珀酰亚胺酯],偶联剂活化纳米粒子表面活性基团后,生物分子所带活性官能团可以更有效率地与纳米粒子连接,此种机制为共价连接,生物分子连接后较为稳定,但对生物分子活性有影响。各种不同偶联剂法对生物分子活性影响各不相同,为了达到特定的成像效果要求,应该根据具体情况进行选择,从而在保证成像效果有效性的基础上保持表面生物分子的活性。

目前文献报道中还涉及到一些其他方法,如抗原-抗体原理的组装等,在实际应用过程中要针对不同的造影模式,依据不同纳米颗粒的不同特性选择适当的方法进行构建[14]。

通过在纳米粒子基础上构建各种分子造影剂的分子影像技术有可能检测到机体在出现疾病解剖结构变化前的分子改变,如癌细胞早期转移、心血管初步纤维化的形成等疾病早期生物特性变异等,可称为早期诊断恶性肿瘤、冠心病和脑部重大疾病的有效手段。如构建 MRI 纳米探针时,根据铁氧化物纳米颗粒的性质,如尺寸、电荷、修饰材料和水动力尺寸等都不仅会影响磁共振成像的效果,而且还会影响它们在体内的稳定性、分布、代谢、调理以及血管系统的清除等理化特性，可进行涉及体内巨噬细胞的成像的研究，可能会在检测肝转移、淋巴结转移、炎症和其他变性疾病的早期检测方面实现临床应用[15]。在干细胞移植和免疫细胞示踪和氧化铁纳米颗粒靶向探针的分子影像学研究方面也备受关注[16]。

通过纳米靶向探针实现分子影像的优点主要体现在以下四个方面：

① 成千上万或更多的造影剂分子可以分别或联合连接到单个纳米颗粒上，使体内非常小的信号得到相当大的放大，从而可进行早期体内信号的微小变化检测；

② 纳米颗粒表面修饰后的各种功能靶向配体可提高靶向抗体的亲和力和特异性；

③ 纳米颗粒能够通过一些生物屏障从而提高靶向效率；

④ 各种不同的靶向配体、造影标记物、治疗药物和许多其他物质联合标记到纳米颗粒表面，可有效而控制性地释放装载的各种成分，达到可控分子靶向诊断和治疗的多功能目的。

总体来说，基于纳米颗粒或材料构建的纳米探针需要满足如下基本条件：①在体内循环的半衰期长；②纳米微粒表面能够被靶向分子修饰；③使用造影剂后的图像能达到高信噪比；④毒副作用小；⑤易于生产和临床使用；⑥可适用于目前的各种商业化的影像模式；⑦能够克服各种生理屏障，包括血管壁、细胞间隙、细胞膜、血脑屏障等；⑧能连接上一些治疗药物，在诊断的同时可进行早期治疗。

10.1.3.2　氧化铁纳米探针

常用的磁性纳米材料有金属合金、γ-Fe_2O_3、Fe_3O_4、铁氧体等，其中纳米磁性 Fe_3O_4、γ-Fe_2O_3 材料应用非常广泛，也是目前的主要研究对象。磁性液体（magnetic fluids）是纳米磁性材料的一种具体应用，是指将纳米磁性颗粒包覆表面活性剂后，弥散分布在载液中所构成的磁性流体，是一种具有超顺磁性和流动性的新型功能材料，其在外磁场作用下磁化，通常显示超顺磁特性，当撤去外磁场后，其磁畴分子又恢复成无序状态。磁性液体（尤指磁性纳米氧化铁）在生物医学中具有广泛的应用，主要包括磁致肿瘤热疗、磁性药物靶向载体、生物分离与提纯、磁共振成像造影剂等几个方面。

在氧化铁纳米颗粒基础上制备的氧化铁纳米探针主要应用于磁共振分子显影成像。对氧化铁纳米探针进行体外和体内研究，都要求氧化铁纳米粒子具有水溶性、胶体稳定性及表面活性。作为 MRI 造影剂，同时要求氧化铁纳米粒子具有较高的弛豫率(r)。影响磁性纳米粒子弛豫率大小的因素有粒子的饱和磁化强度、晶体组成成分、晶格形式、尺寸大小以及粒子优化修饰等，已有研究报道，较大的粒子尺寸和粒子的聚集均会提高粒子弛豫率。在相同条件下，较大的饱和磁化强度、超顺磁性和尺寸较大的粒子所在胶体体系的弛豫时间较短。因此制备性能优良的氧化铁纳米颗粒，并能在裸氧化铁纳米颗粒上修饰活性成分，设计制备出的氧化铁纳米探针才能真正实现比目前临床使用的磁共振显影造影剂更好的 MRI 显影成像效果[17~19]。

氧化铁纳米颗粒可被生物高分子的核壳结构进行表面修饰，不但具备良好的磁导向性，也具有良好的生物相容性，可与多种功能分子结合，如蛋白质，核酸，生物素等，在细胞分离，固定化酶和免疫诊断及靶向运输等方面得到广泛应用。近年来，在医学影像诊断方面的应用尤为突出，以氧化铁纳米颗粒为核心制备医学影像增强用的磁性纳米探针可划分为两个大类。一类是非特异性图像增强，主要利用磁性纳米颗粒本身作为磁共振成像造影剂，利用这些纳米粒子良好的磁学性质和尺寸效应以及表面的合理修饰（如硅烷化葡聚糖、PEG 等大分子），进入体内后能够非特异性地被吞噬细胞摄取，尤其尺寸效应能非特异性地在肝脏、脾脏和淋巴结聚集，从而进行这些脏器的显影增强。也可利用肿瘤组织的血管渗透性从而聚集到肿瘤部位进行肿瘤疾病的诊断。它们能够在极低浓度下被检测到，甚至被单个细胞吞噬后也能被磁共振显影检测到，因此被广泛应用于细胞标记以及体内的生物分布动力学过程等。另一类是特异性图像增强，也称靶向性增强。即可通过物理化学靶向，利用纳米颗粒的 pH、热敏、磁性等特点在外部环境（如外加磁场）发生变化时对病灶实施靶向。如磁性纳米颗粒可利用外加磁场使其富集于疾病特异性部位，减少纳米颗粒与正常组织的接触，从而提高特异性分布，实现靶向影像增强效果。生物靶向是利用细胞膜表面抗原、受体或特定基因片段的专一性作用，将抗体、配体结合在载体上，通过抗原-抗体、受体-配体的特异性结合，使纳米颗粒能够准确输送到病灶，实现其主动靶向治疗[20]。在磁性纳米颗粒表面修饰连接药物、蛋白、酶、抗体或者核酸等。

总之，构建的氧化铁纳米探针通过磁共振成像技术，可实现对细胞、病理组织器官的成像，达到医学诊断检测的目的。到目前为止，氧化铁纳米探针的应用涉及到了体内外以及小动物水平，大部分的体外应用集中在对病毒、寡核苷酸、蛋白和 DNA 分子的超灵敏性探测和分离上面；体内应用研究主要集中在对细胞的标记、追踪、成像、靶向给药和肿瘤热疗等方面[21~23]。其具体应用情况归纳如图 10-3 所示。

10.1.3.3　纳米探针的设计与优化

除了开发本身具有造影能力的纳米材料并设计成纳米探针外，一些"智能"型的纳米探针的研究正日益受到青睐，这些所谓的智能纳米探针能够在靶器官或靶组织发挥功能而对其他正常组织没有损伤。目前的医学诊断技术主要用于检测疾病的位置分布（如肿瘤疾病）或者区分特异性细胞与正常细胞的差异，通过静脉注射后，这些纳米探针要能选择性地到达疾病部位，通常需要利用疾病的物理特性（如肿瘤的 EPR 效应）或特异性生化指标。

对于肿瘤疾病仅依赖 EPR 效应非常耗时且不一定能够得到良好的图像对比度和信号强度，目前构建的针对肿瘤疾病的纳米探针，实现真正意义上的肿瘤靶向显

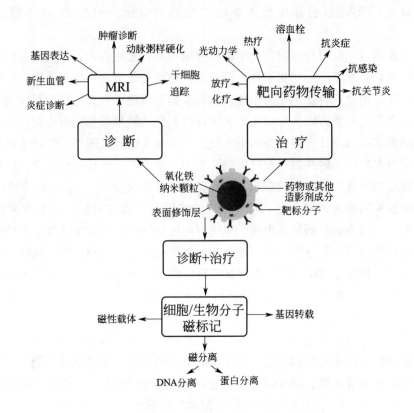

图 10-3　磁性纳米颗粒的诊断和治疗应用情况

影诊断还需要解决很多问题，因此提高这些探针的靶向效率任重道远。将来，纳米探针作为影像对比剂不仅是简单发现肿瘤，而且还需要能够对生物过程和细胞机制进行勾勒和阐述，从而发挥纳米探针优于目前临床使用的各种造影剂的优势。

此外，在纳米材料基础上将多种造影模式的成分或治疗药物构建到一个纳米载体平台上，制备多模式显影或在显影同时进行治疗的多功能纳米探针是一个很重要的发展趋势，然而如何保证在纳米平台上耦合这么多成分同时保持其有效性和活性仍是一项任重道远的工作。

最后，在磁性纳米颗粒平台上装载各种造影剂成分或治疗药物成分后的形貌表征，定量分析和生物活性检测，也是纳米探针在设计和优化中必须考虑的问题。

10.2　磁性纳米材料应用于磁共振影像的增强

磁共振成像（magnetic resonance imaging，MRI）技术是利用生物体内不同组织在外加磁场下产生不同的磁共振信号来成像，磁共振信号的强弱取决于组织内水分子中质子的弛豫时间，一些成分中的未成对电子自旋产生的局部磁场能够缩短或增加临近水分子质子的弛豫时间，从而增大临近区域的磁共振信号强度，提高影像的对比度。研究表明，改变质子周围的局部磁场，T_1 和（或）T_2 弛豫时间就会发生一定的改变。具体来说，质子处于剧烈变动的磁性环境中，临近的质子和不对称的电子产生的磁矩影响这种磁场环境，从而影响 T_1、T_2 弛豫时间。当病变组织具有类似正常组织的 T_1 和 T_2 值时，利用固有组织特性产生的对比度不能确定病变性质时，则需要有适合特性的药物，经静脉注射或胃肠道给药后，引起不同组织之间影像对比度的某种改变，从而有利于做出正确的诊断。

具有较大磁矩的磁性物质接近共振着的氢质子时，能有效改变氢质子所处的磁场。这类物质用于 MRI 检查，能改变组织的 T_1 和 T_2 弛豫时间，从而使组织的信号强度发生改变，提高了组织的对比度，通过施用药物改变磁共振特征性参数，实现影像对比度增强的方法称为对比度的外因增强法，为此目的而设计的药物称为对比度外因增强剂，简称对比剂。

临床上目前使用较多的磁共振对比剂是二乙二胺五乙酸钆（Gd-DTPA），它是 MRI 血管成像的主要对比剂。Gd-DTPA 在临床应用中存在一些明显的不足之处，如：体内清除太快，并迅速集聚于肝脏；而且体内分布没有特异性，使 MRI 图像对比不能明显改善，同时还需配置价格较贵、能够快速扫描的设备；尤其近年来在使用中还发现了对预先存在的肾脏疾病病人有较大的毒性等。

使用最广泛的 MRI 对比剂是通过增进弛豫时间为原理。Fe^{3+} 等过渡金属离子具有不成对电子，当这些物质靠近共振的氢质子时，能有效地改变氢质子周围的局部磁场环境，从而造成 T_1 和（或）T_2 弛豫时间明显改变。纳米氧化铁包含有数千个铁原子，其 MRI 增强的基本原理是超顺磁性氧化铁颗粒内的铁在磁场内能够重新排列，产生的净磁矩较顺磁性分子大许多，引起颗粒周围的磁场干扰（磁化率效应）致使临近弥散的水质子的相位离散增加。如 T_2 效应，T_2 弛豫率升高，结果 T_2^* 上信号消失，表现为阴性对比剂。

超顺磁性氧化铁纳米颗粒（SPIO）在体内的分布具有显著的特异性，与钆造影剂相比，超顺磁性氧化铁纳米颗粒以其在体内组织分布特异性高、安全性好等特点，而在磁共振显影成像方面受到了临床的欢迎。由磁性纳米颗粒以及表面修饰的各种分子构成的用于磁共振显影成像的对比剂称为磁性氧化铁纳米探针，通常可通过运用不同的扫描序列对不同浓度 SPIO 进行磁共振扫描，来了解随着 SPIO 浓度的变化引起 MR 信号变化的趋势，加上具有较强的磁矩和优良的生物相容性，从而使得 SPIO 成为一种具有巨大应用前景的新型 MRI 对比剂。如研究表明，氧化铁纳米探针与临床常规使用的钆造影剂相比，能够在肿瘤组织停留更长的时间，以有利于进行观察和诊断。随着氧化铁纳米颗粒作为磁共振成像对比增强剂的应用研究不断取得进展，目前已有很多商品出售，目前应用于临床 MRI 显影成像的超顺磁性纳米颗粒主要有两种：Ferumoxides（Endorem®——欧洲，Feridex®——美国和日本）和Ferucarbotran(Resovist®——欧洲和日本），分别修饰右旋糖酐和羧基化葡聚糖。这两种制剂都具有中等尺寸，通过静脉注射靶向肝脏。另外还有几种超顺磁性纳米颗粒应用于人体成像研究，如ferumoxtran-10（右旋糖酐）、VSOP（柠檬酸）、feruglose（聚乙二醇淀粉）和SHU555C（羧基化葡聚糖）。

制备磁性纳米材料的方法有很多，如共沉淀法、水热法、高温分解法、微乳液法、溶胶-凝胶法等，同时需要对颗粒表面采用有机小分子、有机高分子、无机材料等各种成分进行修饰以满足磁性纳米材料的各种生物医学特定应用需要。通过这些方法制备出的磁性纳米材料在尺寸、电荷、表面性质等理化性质方面具有显著的区别，而这些性质不仅会影响磁共振成像的效果，还会影响它们在体内的稳定性、分布、代谢、调理以及血管系统的清除等。在磁共振影像增强研究方面，将磁性纳米颗粒或超小超顺磁性纳米颗粒的表面进行各种化学修饰和结构改性后，归纳起来可用于各种实体瘤、炎症、基因表达、干细胞追踪、心血管、动脉粥样硬化和神经系统疾病等方面的MRI诊断[23]。

目前纳米氧化铁磁性液体作为MRI造影剂已经进入临床应用阶段，国外包括美国Advanced Magnetics公司及德国Schering公司等已经开发出十几种产品并上市。鉴于磁性纳米氧化铁造影剂的广泛应用和临床及生产对产品质量的要求，亟需相应标准样品的研制，以便于规范磁性纳米氧化铁造影剂的研制、生产以及保证其性能指标。如体外实验发现，随着SPIO中铁浓度的增加，磁共振T_2成像效果依次增强（图10-4)[24]，因此制备性能更佳、更标准化的磁共振氧化铁纳米材料，对磁性纳米氧化样品以MRI弛豫率为标准进行标准化的基础实验研究具有举足轻重的地位。

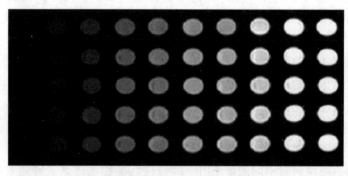

| 2.500 | 1.250 | 1.000 | 0.625 | 0.500 | 0.312 | 0.250 | 0.156 | 0.125 | 0 |

Fe浓度/(μg/mL)

图10-4　SPIO不同浓度条件下的体外磁共振T_2加权

成像典型照片(TR：2500ms，TE：220ms)

10.2.1　纳米颗粒尺寸对 MRI 的影响

纳米颗粒的尺寸通常指磁核和修饰层的总尺寸。人体最小的毛细血管的尺寸为 $4\mu m$。较大的颗粒或者小颗粒的聚集会被截留，主要在肺部，引起肺部毛细血管床的阻塞。颗粒尺寸小于 $4\mu m$，将被网状内皮系统所摄取，主要集中在肝（60%～90%）、脾（3%～10%）。大多数 100nm 左右的颗粒将被吞噬到肝部，大于 200nm 的颗粒趋向于达到脾的静脉窦。

根据颗粒的尺寸，细胞摄取可分为吞噬作用（phagocytosis）和胞饮作用（pinocytosis）。大的颗粒能够被有吞噬能力的细胞所摄取；小的颗粒（<150nm）被所有的有胞饮能力的细胞所胞饮。在正常的生理条件下，大于 10nm 的颗粒不能透过内皮。但是在病理条件下（如炎症、肿瘤浸润），通透性会增加。这种通透性的阈值会增加到使 700nm 的颗粒通过。这也可以通过药物、免疫调节、加热或者射线来瞬时获得。由此可见，磁性纳米颗粒探针的尺寸对体内磁共振显影成像的效果有非常大的影响。

有文献报道研究了 12.5nm、17.3nm 和 22.5nm 三个尺寸的氧化铁纳米颗粒的磁学性质。在常温下，三个尺寸颗粒的磁滞回线都服从 Langevin 函数，矫顽力和剩磁为零，表明它们都是超顺磁性的。当磁场强度达到 3000Oe 时，12.5nm、17.3nm 和 22.5nm 颗粒的磁化强度都趋于饱和，曲线几乎与 H 轴平行。它们的饱和磁化强度分别为 $40emu/gFe_3O_4$，$49emu/gFe_3O_4$，$56emu/gFe_3O_4$，表明饱和磁化强度随着颗粒的尺寸增大而增大，从而其磁共振成像效果也将大不相同[25]。

亦有对合成的水溶性 DMSA 修饰的不同粒径的氧化铁纳米粒子的 MRI 信号进行研究，结果表明，随着磁性纳米氧化铁尺寸的增加，T_2 加权 MRI 信号减小，表现在 MRI 图像上则随之逐渐变暗。通常认为粒径为 3～10nm 的超顺磁性氧化铁纳米颗粒通过静脉注射人体后，与血浆蛋白相结合，并在调理素作用下被网状内皮系统所识别，吞噬细胞就会把超顺磁性氧化铁纳米颗粒作为异物而摄取，从而使超顺磁性氧化铁沉积在网状内皮细胞丰富的组织和器官中。组织中的巨噬细胞（如肝脏中的 Kupffer 细胞）对微米级或纳米颗粒等外源性物质非常敏感，极易被其认为是异物而快速清除，因此，如果纳米颗粒进入体内后很快发生聚集形成大尺度的团聚体，就很难发挥对疾病的诊断和治疗功能。目前有研究认为 10～100nm 尺寸的纳米颗粒能够比较好地发挥其功效，高于 200nm 或低于 10nm 的颗粒由于已被网状巨噬细胞清除而在生物医学的应用方面受到了限制[26]。因此，超顺磁性氧化铁适合作为网状内皮系统的对比剂，可用于肝、脾、淋巴结、骨髓等富含网状内皮细胞的组织和器官的 MRI 增强。

近年来，研究微米尺度的磁性纳米颗粒探针（micrometer-sized paramagnetic iron oxide，MPIO）作为 MRI 对比增强剂的工作也有了一定的进展，可能会在检测肝转移、淋巴结转移、炎症和其他变性疾病方面实现临床应用。

当然，纳米颗粒的尺寸在体内外条件下可能有很多的不同，生物体内的环境远比体外环境复杂得多，当纳米颗粒进入体内血液循环后，尺寸、形貌和表面电荷是影响其在血液循环中的行为很重要的三个因素，而且这三个因素可能在生物体系内会出现与体外条件下很大的差异性，因此进一步研究不同尺度的纳米颗粒进入体内循环后的结构特征是十分重要的。此外，体外尺寸均匀、分散良好的纳米颗粒，进入体内血液循环系统后还可能会发生团聚，而不能以单分散的尺寸大小发挥作用，但是目前的一些研究也认为，作为磁共振显影成像的磁性纳米探针，其在体内特定部位的聚集能进一步增强磁共振显影增强效果。由此可见，体内生物环境是一个复杂的体系，我们在研究纳米颗粒不同尺寸对 MRI 显影效果影响的同时，进一步深入细致研究体内生物环境条件下纳米颗粒的尺寸行为仍是一个极具挑战的工作。

10.2.2　纳米颗粒表面修饰对 MRI 的影响

磁性纳米颗粒在没有任何表面修饰的情况下，具有较高的比表面积和大量的悬空键，具有强烈的聚集倾向。而且颗粒之间具有强磁极吸引作用，当两个颗粒的磁畴接近，彼此都在其临近磁域，在颗粒间吸引力的作用下，每个颗粒都在相邻的磁场，磁性颗粒的共振引起相互的磁化，结果加剧团聚。所以通过表面修饰降低纳米粒子的表面能是得到适合生物医学应用的纳米粒子的重要手段之一。磁性纳米颗粒在生物医学应用时，必须具有良好的水溶性、可分散性、稳定性和生物相容性，能够延长循环半衰期等特征，这样才不会出现在生物体内团聚，吸附血浆蛋白，被网状内皮系统(RES)清除等现象。同时，适当的表面修饰还可以调节磁性纳米粒子与其他材料的相容性和反应特性，从而赋予其特殊的功能。目前通过采用表面聚合反应、表面连接化学、表面吸附沉积等手段，可在磁性纳米颗粒的表面修饰无机材料、有机分子和聚合物等。常用的无机材料包括金、铂和二氧化硅，非聚合物有机分子包括硅烷偶联剂、有机酸(油酸、谷氨酸、二巯基丁二酸等)。聚合修饰材料包括合成的和天然的，聚合物如聚乙烯基吡咯烷酮、聚乙二醇、聚乙烯醇、各种嵌段聚合物等，都是典型的合成物质系统。天然的材料包括葡聚糖、凝胶、壳聚糖和支链淀粉等。近年来聚乙二醇修饰的磁性纳米颗粒由于具有长循环和良好生物相容性成为一种常用的表面修饰材料。

在实验研究方面，对不同修饰表面的磁性纳米粒子 T_2 成像中信号强度的变化进行研究，结果表明，表面修饰也能够影响磁性纳米氧化铁的 MRI 信号，亲水高分子(聚亚乙基亚胺，PEI)修饰的纳米氧化铁比两亲性高分子(聚十八烯马来酸酐，PMO)修饰和多价聚合物配体(PEG-g-PEI)修饰的纳米氧化铁具有更好的阴性显影对比效果。这是由于亲水高分子修饰更有利于表面和溶液中水分子的快速交换和扩散。据报道，当 $30\mu g/mL$ 包覆二氧化硅的超顺磁性氧化铁纳米颗粒与细胞共孵育1h 后，用 1.5T 磁共振成像仪可检测到约 1×10^4 个细胞[27]。用 $20\mu g/mL$ 聚赖氨酸修饰的超顺磁性氧化铁纳米颗粒标记人脐血间充质干细胞(MSCS)，用 1.5 T 磁共振成像仪可观测到培养 1 天后 1×10^6 个以及 8 天后 5×10^5 个标记细胞的磁共振信号明显增强。$15\mu g$ 的壳聚糖修饰的氧化铁纳米颗粒与癌细胞共孵育 2h 时，1×10^4 个标记的细胞就可以观察到 T_2^* WI 信号的改变[28,29]。

利用硅烷化葡聚糖(TMSD)修饰超顺磁性氧化铁纳米粒子，可得到稳定的水相复合物，通过小鼠 MRI 实验，证明氧化铁纳米粒子具有良好的肝部造影效果，并具有较长造影时间。利用末端为羧基的 PEG 合成出 PEG 化的氧化铁纳米粒子，平均粒径为 9.8nm，静脉注射入小鼠体内，利用 MRI 研究了纳米粒子在小鼠肝部和肾部的富集情况。注射 9min 后，小鼠肝部和肾部的信号分别降低了 29％和 15％，肾部的信号在 2h 后开始增强，但肝部信号会持续减弱超过 10h 以上。这充分证明，经过 PEG 修饰后的氧化铁纳米粒子具有较好的生物相容性和很低的细胞毒性，在血液循环中有较长的循环时间[30]。

从上面的实例可以看出，对磁性纳米粒子表面进行修饰，可以提高氧化铁纳米粒子的水溶性、胶体稳定性和生物活性，其基本点在于：

① 对氧化铁纳米粒子的表面进行修饰，能够使其具有良好的水溶性。刚制备出的磁性纳米粒子表面包覆有烃类分子，虽可以使粒子更为稳定，但也使粒子疏水性增强，降低了粒子的水溶性，使粒子只能溶于非极性或极性较小的溶剂中，不利于生物应用。通过恰当的化学修饰后(共价键偶联、静电吸附以及直接包裹等方法)，氧化铁纳米粒子表面有效官能团获得改进，粒子能够分散于水相中，且在不同 pH、盐浓度和温度范围内能够保持稳定，这些性质对于粒子的生物学应用，尤其作为影像对比剂至关重要。

② 氧化铁纳米粒子的修饰对于氧化铁磁流体在生物培养液和磁场条件下保持稳定，不发生团聚至关重要。磁流体能够稳定存在，其内部的吸引力与排斥力必须能够达到平衡。解决纳米粒子稳定性的重要方法之一就是在所合成的纳米粒子表面进行合理的修饰，连接上合适的稳定基团，从而达到稳定的目的，使其具有良好的分散性。如包覆 Fe_3O_4 纳米粒子表面的油酸就是起到了这个作用，包覆油酸后，粒子的稳定性增强，且单分散性更为良好。

③ 经过表面修饰后的磁性纳米颗粒，在一定程度上其生物活性能够得到提高。为了满足诊断、治疗等各种生物需求，粒子表面官能团必须进行合理的设计，如在粒子表面连接上带有羧基、氨基或者巯基的修饰物，活化连接上恰当的蛋白、抗体或者 DNA 片段后，可以制成灵敏的靶向纳米探针，用于相关蛋白、抗原或者抗体的检测。同时，经过修饰后，可以提高氧化铁纳米粒子的生物相容性，并降低粒子本身的细胞毒性，从而更有利于进行体内的相关生物医学应用。

根据修饰物本身性质的差异，磁性纳米颗粒表面的修饰物大体上可以分为三类：无机材料修饰，主要是 Si、Au 和 Ag 修饰；有机小分子修饰，主要是偶联剂和表面活性剂修饰，如羧酸盐、磷酸盐、磺酸盐官能团的有机小分子；有机高分子修饰，包括天然生物大分子、合成高分子以及两者复合修饰，如右旋糖苷、聚乙二醇(PEG)、聚乙烯醇、聚乙烯吡咯烷酮(PVP)、海藻酸盐、壳聚糖等。目前关于氧化铁纳米颗粒的修饰种类繁多，各有优缺点。无机修饰物和有机小分子大多通过共价键连接在氧化铁纳米粒子表面，性质稳定，粒子单分散性好，但其生物相容性不如有机大分子修饰的纳米粒子优异，同时，细胞毒性也较高[31]。实际应用中，必须针对不同的应用目的权衡利弊，选择恰当的修饰物修饰纳米粒子表面。

10.2.3　MRI 分子与细胞成像

传统的磁共振影像学是以生物体的物理、生理特性作为成像对比的依据；分子水平的磁共振成像是以特殊分子作为成像依据，将非特异性物理成像转为特异性分子成像，定性和(或)定量地表现生物组织内病变细胞的基因表达、代谢活性及细胞内生物活动状态等结构及功能变化的生理过程，甚至能在活体上研究病变的病理机制。所以，对于疾病的评价将更加完善和具备特异性，可提供较传统的组织学检查以获得更立体、快速的信息。磁共振分子影像学的优势在于它的高分辨率(已达到微米级)，同时可获得解剖及生理信息。

磁共振分子影像学也有其弱点，即敏感性较低(微克分子水平)，与核医学成像技术的纳克分子水平相比，低几个数量级(见表 10-1 的对比)，因此 MRI 分子成像研究尚处于基础与临床前阶段。随着分子生物学的不断进步，MRI 分子水平成像也将不断发展，相信将成为研究疾病的病理机制、基因治疗、评价治疗效果等方面的一种重要手段[32]。

分子影像要求纳米探针对疾病组织变化的靶标分子具有高度的敏感性和特异性，因此需要在磁性纳米颗粒表面修饰靶向小分子、多肽或抗体等，如整合素 αvβ3 抗体、纤维蛋白靶向抗体、叶酸、单克隆抗体(mAb)、转铁蛋白(transferrin)、乳铁传递蛋白(lactoferrin)、Annexin Ⅴ、RGD peptide、Tat-peptide 等。如在纳米颗粒表面标记细胞凋亡蛋白 Annexin Ⅴ，可通过 MRI 靶向定量检测细胞的凋亡过程。对于肿瘤特异性显像，目前已将针对癌胚抗原、表皮生长因子受体、人胶质瘤细胞表面抗原等的单克隆抗体连接到超顺磁性氧化铁纳米颗粒上，并在体外实验和动物实验中证实了其特异性效果。通过碳化二亚胺(EDC)键将磁性纳米颗粒表面的活化羧基与抗心肌肌钙蛋白Ⅰ连接，实验结果表明抗体与磁性颗粒结合后仍然保持其活性，同时用未结合抗体的磁性颗粒做对比，发现磁性颗粒本身对心肌肌钙蛋白Ⅰ没有非特异吸附现象[33]。

在磁性氧化铁纳米颗粒表面连接抗人 Sp17 抗体，构建新型的免疫磁性纳米探针 Anti-Sp17-MNPs，可作为特异性靶向卵巢癌的磁共振分子影像探针。在偶联剂作用下，将壳聚糖修饰磁性氧化铁纳米颗粒与抗人 Sp17 抗体结合，得到免疫磁性纳米探针(Anti-Sp17-MNPs)，可通过透射电镜、非变性聚丙烯酰胺凝胶电泳、蛋白质分析、铁含量测定、酶联免疫吸附实验等手段，评价免疫磁性纳米探针的制备效果。实验结果亦表明，此探针具有在生理环境下稳定、高免疫活性等优点。将 Anti-Sp17-MNPs 分别与转染人 Sp17 的卵巢癌细胞 HO-8910 和人肝癌细胞 HepG2 共孵育，体外磁共振成像研究表明 Anti-Sp17-MNPs 对于 HO-8910 细胞具有较高的靶向性，无明显的非特异吸附。体内动物磁共振成像实验和肿瘤组织化学分析结果进一步表明 Anti-Sp17-MNPs 能够特异性地靶向到达肿瘤部位[34]。

　　一般情况下，氧化铁纳米颗粒在人体血液循环系统中的半衰期要长于动物。例如，注射 $30\sim40\mu mol/kg$ 的 Ferumoxtran 10，在人体内的血液半衰期为 $24\sim36h$，而鼠的血液半衰期为 $2\sim3h$。超顺磁氧化铁纳米颗粒在血液中滞留较长的时间有利于到达较深的器官。由于在病理条件下（如炎症、肿瘤浸润），病灶部位的通透性会增加，而且随着肿瘤的增殖和外侵，原有组织的血管也必须增殖，所以肿瘤部位新生血管丰富，有利于分子靶向探针到达靶部位。当注入磁性靶向纳米探针后，随着血液在体内循环，在一定时间范围内，对于肿瘤部位的 T_2 信号强度具有持续增强的作用，但是随后出现 T_2 信号强度减弱的现象。这可能有两方面的原因：一方面有一部分纳米探针随着血液循环通过抗原-抗体的特异性作用靶向到达肿瘤部位，并沉积在肿瘤组织上；另一方面还有部分纳米探针利用其独特的尺寸效应通过血液循环，越来越多地进入到血供丰富的肿瘤部位，T_2 信号强度进一步增强。此后随着时间的延长，纳米探针会随着血液循环被代谢，导致 T_2 信号强度减弱。当连接 Herceptin 这样的超灵敏分子影像探针的时候，也发现在注射探针 2h 的时候有最强的 T_2 磁共振信号强度。目前，尽管会有部分未连接抗体的 MNPs 也会通过渗透扩散到达肿瘤部位，但是连接特异性抗体分子的 MNPs 探针会明显增强肿瘤部位的 T_2 信号强度，这说明动物肿瘤部位 T_2 信号强度的降低主要是由特异性的纳米探针靶向作用实现的[35]。

　　此外，用于磁共振成像纳米探针还需要满足几个基本条件：①具有高亲和力。分子探针可以是小分子，如受体配体、酶底物，也可以是大分子，如单克隆抗体、重组蛋白等。它须在有效浓聚后与靶结构结合，并持续一定时间。活体分子成像与离体分子成像比较，其特殊之处在于无法去除未结合的探针，结果导致背景噪声加大，影响图像质量，解决的方法可通过药物动力学的最佳化，等待这些未结合探针清除出去后再成像，或在成像前加特定的示踪复合物，使一些配体从循环内经由网状内皮系统清除。②表面能够被靶向分子修饰，使用分子探针成像时图像能达到高信噪比。③这些探针能克服各种生物传递屏障，如血管、细胞间隙、细胞膜等。既要保持纳米探针在体内的长循环时间又要能够进入各种靶向脏器，这是分子影像学最大的难点与挑战之一。④半衰期适当，毒副作用小，易于生产和临床使用。

　　在满足上述条件的基础上，为了有效实现活体内的分子成像，实现磁共振分子成像，磁性纳米探针分子显影需要经过以下几个步骤：①在磁共振成像造影剂上通过化学、物理或生物方法耦合特异性分子靶标，制备得到磁共振成像的分子探针。②将分子探针注入体内，靶向特异性组织或器官，使体内的分子水平微弱信号通过分子探针进行信号放大。由于 DNA、信使 RNA 在细胞内的含量十分有限，需要相当水平的放大后才能用来成像，故其应用有限。目前的分子影像学一般为蛋白质表达水平的成像，其信号放大策略可通过提高靶结构的浓度或利用探针与靶结构作用后物理特性改变等方法实现。③磁共振成像技术方面可使该信号以图像的形式表现出来，通过对图像的处理和分析获得分子水平的结构或功能信息。

　　然而，尽管现阶段磁性纳米颗粒探针在活细胞 MRI 成像技术方面已显示出巨大的潜力，但是要制备磁性纳米分子探针达到真正的分子水平磁共振显影增强还存在诸多困难。合理的表面改性和修饰、纳米化学和连接相关的生物分子能够有效克服当前细胞成像的一些局限性，例如迅速有效地摄取纳米粒子、有效放大成像信号和提高成像质量等。此外，在纳米粒子上连接生物分子提供了一种研究亚细胞器成像和阐明细胞摄取过程的有效手段。更好的了解纳米粒子对细胞的影响和细胞摄取的机制将对纳米粒子细胞 MR 成像技术的发展产生深远的影响。

　　磁性纳米粒子的物理化学性质包括尺寸、聚集态、表面电荷、蛋白质吸附容量、毒性、表面亲疏水性、稳定性、特异的表面性质等，必然会影响细胞的摄取。由于细胞内化纳米颗粒的模式直接影响纳米粒子在亚细胞定位和纳米粒子的稳定性，所以对活细胞成像研究必须考虑这些因素。一般来说，纳米粒子的设计，包括磁核的控制、壳层的修饰和在壳层上连接生物分子，都会影响细胞摄取纳米粒子的效率和机制。如在磁性纳米颗粒表面标记细胞凋亡蛋白 Annexin V，可通过 MRI 靶向定量检测细胞的凋亡过程。连接叶酸的磁性纳米颗粒已被成功地定位到叶酸受体过度表达的癌细胞。用两端分别是氨基和羧基的聚乙二醇与叶酸结合，然后通过碳二亚胺(EDC)和 N-羟基琥珀酰亚胺(NHS)交联剂将聚乙二醇带有的羧基与颗粒表面的氨基结合，形成叶酸-聚乙二醇-磁性纳米颗粒核壳结构。这种磁性纳米颗粒进入乳腺癌细胞 BT20 的量远远大于单独用聚乙二醇或者叶酸修饰的颗粒进入 BT20 的量。同样，叶酸连接聚乙二醇-磁性纳米颗粒比分别用葡聚糖或者聚乙二醇修饰的颗粒更能靶向细胞，而且它们进入宫颈癌细胞的量多于人骨肉瘤细胞 MG-63[36]。

　　此外，磁性纳米颗粒磁共振成像探针 MRI 效果还依赖于纳米颗粒本身的性质，如尺寸和粒子的结晶度等。目前制备的纳米颗粒通常在较低温度下，结晶度低，尺寸分布的单一性还较差，因此进一步提高和优化纳米探针的制备方法能更好地实现磁共振显影成像。目前，磁性纳米材料的 MRI 探针研究的热点和难点在于制备在水溶液中具有良好单分散性的性质颗粒，以及在颗粒表面耦合生物特异性靶标分子。

10.3　磁性纳米材料对超声、CT 等影像的增强

　　目前磁性纳米材料在医学影像上的研究主要集中在传统的磁共振影像增强方面，且日趋成熟，与此同时，磁性纳米材料在医学影像学的其他诸如超声成像、

CT 技术领域的研究也崭露头角。

10.3.1　超声显影增强

在超声成像方面，有研究人员采用一种利用超顺磁性纳米粒子簇增强脉冲磁动力超声显影的方法。磁动力超声显影检测的是外加磁场激发下体系中磁性纳米粒子的机械反应（如移动等）。由于正常组织反磁性较差，它们对于外磁场没有反应。但是当组织被标记上磁性纳米粒子时，它便倾向于向更低磁场方向移动。磁场诱导内部的磁性粒子的位移以及与纳米粒子相关联的组织可以被超声成像检测出来。在脉冲磁动力超声显影中，磁场激励是以短脉冲形式出现的，这样就可以消除磁标记的组织和磁场激励硬件所产生的热量，从而缩短作用时间。

借助于超小磁性纳米粒子的脉冲磁动力超声显影技术（pMMUS）已经成为分子和细胞水平的成像手段。pMMUS 系统的灵敏度取决于以下几个参数：纳米粒子的尺寸、几何形状以及磁性。在相同的磁场下，纳米结构越大，它受到的磁力就越大，就能因此产生更大的位移和信噪比，这样就提高了 pMMUS 成像的灵敏度。然而，大的磁性铁氧体纳米粒子是典型的铁磁体，这样就很难稳定地对抗胶体聚合（单分散性不好）。在柠檬酸帽状配体存在的条件下，用 3nm 的铁前驱体合成了两种尺寸（平均尺寸为 15nm 和 55nm）的水溶性纳米粒子簇。用定制的 pMMUS 成像系统在含有单分散磁性纳米粒子、两种尺寸纳米粒子簇的仿组织体膜中观察的成像效果表明 pMMUS 成像的灵敏度还取决于其他的一些因素：作用于磁性纳米粒子上的磁动力，考虑到组织位移的范围很小，黏性介质（比如软组织）表现出线性行为，这样磁性纳米粒子的位移就正比于磁动力的大小。研究人员预测在相同的磁场条件下，pMMUS 成像的效果与磁性纳米粒子的大小，几何形状有关，因而磁性纳米粒子簇的磁动力超声显影效果要好于单分散的磁性纳米粒子的磁动力超声显影效果，而且纳米粒子簇的尺寸越大，显影效果也会相对越好，而实验结果也验证了这个预测[37,38]。

10.3.2　CT 显影成像

首先，铁氧体磁性液体对 X 射线的吸收性十分优异，在胃液中停留的时间较长，而且较少被稀释溶解，从而用来进行 X 射线造影要比传统的硫酸钡造影剂有着更好的黏着性。此外，磁性纳米材料在 CT 方面的应用在 PET-CT 方面居多。有文献报道过一种[18]F 修饰的三模式纳米粒子（[18]F-CLIO）的合成与体外表征。这种粒子通过点击化学形成氧化铁核心和表面功能化了高通量的放射性核素[18]F 的核壳型粒子，同时表面交联了右旋糖酐，这种粒子可以被 PET，荧光分子断层照相技术和磁共振检测到。此外，[18]F 的存在可以很强地降低检测阈值[39]。

在磁性纳米粒子表面修饰上聚合物的方法可以有效地扩展磁性纳米粒子的生物功能，研究者构建的生物纳米粒子，是以氧化铁纳米粒子为核心，右旋糖酐为壳，并在表面修饰上高通量的[18]F 放射性核素的核壳型纳米粒子。这种纳米粒子用于

PET-CT 成像，与 MRI 相比具有很高的灵敏度，该研究小组曾经用^{64}Cu 修饰到纳米粒子表面，结果表明，采用这种复合纳米粒子应用于 PET-CT 成像与 MRI 成像相比，剂量降低为 1/100，此外还可以用于炎性动脉粥样硬化中巨噬细胞的成像。但是由于^{64}Cu 在现实生产生活中难以取得，而^{18}F 在很多大型医院的回旋加速仪及配送中心都可以找到，非常容易获得，因而成为了 PET 的一种常用的同位素。与^{64}Cu 相比，^{18}F 还有很多优势：更高的灵敏度，更短的半衰期以及不可逆的共价结合能力[40,41]。

还有采用点击化学的方法制备该类复合物，然后用琼脂体膜和小鼠分别进行 PET-CT 实验，实验结果表明采用^{18}F 复合纳米粒子的检测阈值比传统的 T_2-MRI 降低了 200 倍左右。小鼠实验中，从尾部注射提纯的复合纳米粒子，分别检测 2h，7h，16h 的 PET 信号强度，结果表明，在一开始的时候，发现在血液中信号能维持很高的强度，表明心室中 PET 的信号非常强。随着时间的推移，这个信号虽然减弱了，但是在肝和脾中却检测出了信号的增强，通过分区分析发现，这种复合纳米粒子在肝和脾中的摄取率远远高于其在肾脏中的摄取率。动态 PET 成像显示这种复合粒子的注入使得图像具有很高的信噪比，很好地增强了 PET-CT 的显影效果。

10.4 基于磁性纳米材料或结构的多模态影像探针与诊疗器件

10.4.1 多模态磁性纳米材料影像探针

各种影像技术，包括共聚焦和双光子荧光显微与成像、磁共振成像(MRI)、单光子发射计算机断层成像术/正电子发射断层成像术(SPECT-PET)、超声成像(US)等为研究人员和临床专家在动物和人体内获取解剖学和生理学信息提供了强有力的诊断手段，但是，各种影像技术本身由于在时空分辨率等方面各有优缺点，因此没有任何一种成像方式可以全面而完整地获取人体信息。这为临床诊断成像的模式选择带来了困难，通常高灵敏度的成像技术其分辨率相对低，而那些具有较高分辨率的成像模式其灵敏度又较低，如光学成像模式对人体深部组织很难获得定量信息；MRI 具有高分辨率，但是，其敏感度相对低；放射性核素成像有很高的敏感度，但是分辨率较低；超声诊断具有安全、适用面广、实时、灵活性高及价廉等优点，但是，由于有些病变组织的声学特征与正常组织并无明显的差异，加上仪器灵敏度和医生判断能力的限制，很难直接从显示图像上区分正常组织和病变组织。因此近年来，多种成像模式的联合使用成为研究的热点，各种影像模式的联合使用具有的互补优势能最大程度为临床诊断提供更准确可靠的依据[42~44]。

多模式成像技术逐渐成为研究的主流得益于 1998 年 Townsend 等人与西门子公司合作开发 PET 和 CT 联合使用的设备，使第一台商业化的 PET-CT 双模态影像设备于 2001 年上市。随后逐渐出现商业化的 SPECT-CT 联用的双模态设备。这些临床使用的联合扫描影像设备主要通过软件和硬件的联合，并进行图像融合处理后，能够在一次检测中得到人体结构和功能变化的较精确信息，通过 CT 准确定位于局部病灶进行结构检测，然后通过 SPECT 和 PET 获取精确的病灶部位代谢信息[45,46]。

随着多模态成像设备研究技术的日臻完善以及临床上对多模式成像技术需求的增加，从而引发了新型多模式成像技术用的造影剂或探针的设计和开发。目前多模式造影剂或探针的研究非常多，尤其纳米制备技术的发展和进步促使对于纳米尺度的材料能够更精确的控制，通过各种制备方法对纳米材料的组成、尺寸、形貌和表面化学进行控制，从而在纳米材料平台上制备多模式纳米探针获得了广泛的研究。

磁性纳米材料是一类智能型的纳米材料，既具有纳米材料所特有的性质如粒径小、比表面极大、偶联容量高，又具有磁响应性及超顺磁性，并且具有可以在恒定磁场下聚集和定位、在交变磁场下吸收电磁波产热进行热疗的功能，因此基于磁性纳米材料或结构的多模态影像探针在实现 MRI 成像的基础上，还可实现其他如光学、核素、超声等其他模式的成像。

众所周知，SPIO 已经被制备成 MRI 造影剂应用于临床诊断，通常情况下在 T_2 加权像时表现为低信号，基本成像原理是由于超顺磁性氧化铁颗粒内的铁质子在磁场内能够重新排列，产生的净磁矩较顺磁性分子大许多，引起颗粒周围的磁场干扰（磁化率效应），致使临近弥散的水质子(H)相位离散增加（T_2 效应），T_2 弛豫率升高，在 T_2WI 成像时表现为低信号，是阴性造影剂。在此基础上，氧化铁纳米材料能够通过各种方法修饰而形成实现多模态显影的造影剂平台。

目前研究中的基于磁性纳米材料的多模态造影剂的制备方法主要有四种。①络合法：磁性纳米颗粒表面经修饰后可带有氨基、羧基等可修饰的基团，因此可以通过共价键的方式将其他模式显影的探针耦合到磁性纳米颗粒表面。②脂质或胶束法：由于脂质膜材或胶束结构具有亲水的表面和疏水的内部空间，因此能够将两种或两种以上的不同造影剂成分根据各自理化性质相对容易地装载到脂质体或胶束载体平台上。首先将单个或多个磁性纳米颗粒包裹到脂质体或胶束中，然后将其他模式造影剂成分耦合到该脂质或胶束平台中以实现多模态显影成像。③核壳结构制备法：基于磁性纳米颗粒材料实现 MRI 显影的基础上拟实现其他模式显影的造影剂材料也是纳米材料时，可采用核壳结构的制备方法实现。如在磁性纳米颗粒基础上耦合荧光成像的量子点纳米颗粒时，磁性纳米颗粒就可以包被到量子点纳米颗粒的表面。④掺杂法：用该方法制备基于磁性纳米材料的多模态影像探针的方法还相对较少，主要用于 MRI 和光学双模式探针的制备[47,48]。

基于上述制备方法，目前磁性纳米材料或结构的多模态影像探针的应用研究主要包括了以下几个方面：

① MRI 和光学成像双模式影像探针　将光学探针分子耦合到磁性纳米颗粒上，可将 MRI 高时空分辨率、组织穿透力好的优点和光学探针影像的敏感性优点相结合。如首先将磁性纳米颗粒装载到脂质体结构上，然后将荧光基团修饰到脂质膜材表面、中间等方法制备装载荧光成分的磁性脂质体探针，可实现荧光和磁共振双模式成像。这种磁性脂质体如携带 Annexin A5 荧光分子，可用于 T 淋巴细胞凋亡生化过程的荧光和 MRI 显影实时监控，通过该双模式显影还能进一步评估纳米颗粒的体内分布和动力学过程。利用 FITC 的异硫氰酸根与氨基的共价结合得到具有荧光性质的改性海藻酸，然后通过微乳液法制备了一种双模式显影的海藻酸微球。制备得到的微球粒径均一，同时具有较好的荧光和磁学性能，可作为磁共振成像的造影剂和荧光检测探针。细胞毒性实验结果表明，该荧光磁性海藻酸微球亦具有较好的生物相容性[49]。

② MRI 和 CT 联合成像影像探针　将 MRI 造影剂和 CT 造影剂联合使用，从而通过磁共振成像可获得软组织的各种信息，通过 CT 成像获得清晰的骨骼图像。如铁铂合金纳米粒子可作为 CT-MRI 分子成像的双模式造影剂方面的研究，双模式分子成像能力是通过利用和单克隆抗体共轭的铁铂合金纳米粒子标记小鼠肿瘤区 Her2/neu 癌基因而实现的。此外，不同粒径的铁铂合金纳米粒子的体内生物分布显示所有的纳米粒子都依据尺寸而表现出不同的循环半衰期，同时在 CT 和 MRI 中都显示出了最强的影响对比增强[50,51]。此外，因其具有高频感应的潜在性能，这种纳米粒子也将在未来的医疗平台上发挥出强大的潜能。

③ MRI 和 SPECT 或 PET 联合成像影像探针　这类研究目前还比较少，主要是研究了装载放射性核素 ^{166}Ho，同时装载超顺磁钆磁共振造影剂的纳米脂质体，可在一个脂质体纳米平台上实现 SPECT 和 MRI 双重显影的目的[52]。

④ MRI 和 US 联合成像影像探针　将磁性纳米颗粒与超声造影剂微气泡耦合后可进行超声显影和磁共振显影的联合显影成像方式。如制备结合氧化铁纳米颗粒的聚合物微气泡（图 10-5），氧化铁纳米颗粒是很好的磁共振成像造影剂，经体内外实验研究表明，携带磁性纳米颗粒的微气泡不仅可以用于超声成像，还具有良好

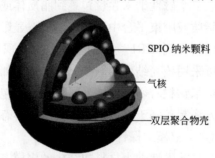

SPIO 纳米颗料

气核

双层聚合物壳

图 10-5　US 和 MRI 双模式影像探针示意图

MRI 成像效果[53]。在动物实验研究方面，将血管黏合分子 1（VCAM-1）（CD106）耦合到超声显影成像的微气泡表面后再与磁性纳米颗粒耦合后，可在磁场介导作用下实现主动脉动脉粥样硬化的靶向超声分子显影，也为靶向分子显影的动脉粥样硬化检测提供了临床前实验研究的依据[54]。

　　当然，尽管磁性纳米材料或器件的研究正日益成熟，但是，用于不同成像模式的造影剂自身的理化性质和成像机理各有差异，而且在磁性纳米材料或结构平台上耦合其他多种造影剂时，各种成分的装载效率、稳定性的保障等因素仍极具挑战，磁性纳米材料的进一步优化是实现 MRI 多模态影像探针的保证。

10.4.2　基于磁性纳米材料或复合结构的医学诊疗器件

　　医学的发展，需要同时既具有诊断功能又具有治疗功能或携带治疗药物工具，尤其对个体化医疗，更是非常迫切。应运而生的是，基于纳米技术及材料的医学诊疗器件，一方面能在疾病早期做出判断，另一方面可运输治疗药物到达特定的疾病部位，从而增强治疗效果，尤其在治疗过程前后通过实时无损的影像进行追踪，能够为医生对治疗效果的评估提供关键的判断依据。这类基于各种影像技术与治疗相结合的综合技术，是近年来出现的一种结合药物治疗和疾病诊断的新型治疗模式，也成为医学诊疗学（theragnostics 或 theranostics）的新手段，可从分子层面评价药物对疾病部位的分子治疗，并实时无损监控药效和毒副作用[55,56]。

　　正如多模态磁性纳米影像探针能够将多种影像成分装载到一个探针载体上，在磁性纳米颗粒载体平台上也可以将疾病治疗成分同时装载上去，使其具有诊断和治疗多重功能，其目的在于以影像为监控手段对疾病进行有效的治疗。尽管目前各种磁性纳米颗粒已逐渐在磁分离和纯化、传感、酶固定化、免疫分析、磁转染、肿瘤热疗、药物载体、体内磁共振显影成像、组织修复等特定领域有了飞速的发展，但是随着临床诊疗医学的进步，制备具有自身优良特性同时具有多种生物学功能的磁性纳米颗粒诊疗器件平台成为发展趋势。磁性纳米材料诊疗器件涉及了磁共振靶向显影成像监测的药物传输、磁靶向光动力学治疗、磁靶向热敏感化疗以及光致/近红外、多模态显影成像等各种技术的联合应用。该器件的结构主要包括氧化铁纳米核心、多层稳定的膜壳层，具有可修饰的膜壳层是实现磁性纳米颗粒诊疗器件实现药物传输、医学显影成像和热疗等应用的必要条件。在磁纳米颗粒表面修饰多种功能性分子，如抗体、药物分子、报告基因进入体内后能靶向疾病部位，可对疾病进行靶向治疗（释放装载药物治疗或磁致热疗），同时通过 MRI 对该治疗过程进行实时无损诊断和在线评估[57,58]。此外，由于磁性纳米颗粒对外磁场能够进行响应，因此还可将其耦合到其他载体系统中，利用 SPIO 对外磁场的响应制备基于磁性纳米颗粒的复合医学诊疗器件，如制备装载磁性纳米颗粒和药物的微囊器件，可通过外界交变磁场的诱导，使微囊结构处于开和关的不同状态，从而实现微囊内外成分的交换，实现诊断和治疗相结合的目的。如图 10-6 所示，就是将 SPIO 耦合到微囊聚合物膜壳内，然后外加交变磁场，使微囊内装载的造影剂成分或治疗药物在到达疾病靶向部位后释放出来，起到诊断、治疗或联合作用的效果[59]。

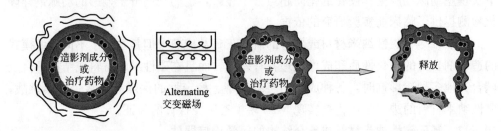

图 10-6　交变磁场诱导多模态、多功能影像诊疗器件示意图

　　总体来说，磁性纳米颗粒诊疗器件研究的用途主要包括无损评估其他影像造影剂成分或药物的体内分布、治疗药物分子在靶器官的富集状态、药物体内动力学过程、优化药物治疗方案和实时预测药物治疗效果等。基于磁性纳米材料或复合结构的医学诊疗器件大体上分为以下几个方面的研究。

　　① 磁性纳米颗粒介导药物靶向传输　治疗性药物特别是抗肿瘤药物通常对正常组织和细胞具有较强的毒副作用，因此将药物靶向输送到病灶部位并缓慢释放出来，减少药物在正常组织中的分布和释放，同时通过影像技术实时监控具有重要意义。在药物传输系统中掺入磁性纳米颗粒，可以在外加磁场的控制下，将载药系统定向输送到靶向部位，并通过磁热效应或磁性纳米粒子在微囊内的机械运动诱导药物在病灶部位释放。这样既能有效提高靶向性和药物利用率，还可以控制药物在正常组织中的浓度从而降低药物的毒副作用。

　　另外，当热效应和磁性纳米粒子在微囊内的机械运动非常显著时还可以使聚合物微囊发生解体，可以起到快速释放药物的目的。根据药物分子的性质可以通过包裹、层层组装和化学键等多种方式进行装载，研究中的药物有各种化疗药物，如米托蒽醌、三苯氧胺、阿霉素、顺铂、氨甲蝶呤、丝裂霉素、紫杉醇等。还包括对DNAs/RNAs 等生物大分子的转载和磁共振监控。有报道制备同时装载 SPIO 纳米颗粒和阿霉素器件可用于肿瘤的靶向治疗和超敏感 MRI 监控，该磁性纳米诊疗器件由三段嵌段共聚物采用复乳法制备而成，长 PEG 链段上连接了具有肿瘤靶向性的甲氧基/叶酸分子，短链 PEG 链段通过丙烯酸酯基团的修饰使内部 PEG 层能通过自由基聚合物的交联增强该纳米结构的体内稳定性，通过实验结果发现，该纳米载体平台具有良好的肿瘤靶向性，同时由于较高的 SPIO 装载率和 SPIO 在聚合物中的聚集能够获得比市售 Feridex® 更好的磁化率，从而具有更好的 MRI 显影效果[60]。

　　② 磁、光动力学治疗　如前所述，制备磁性纳米核壳结构能够使磁性纳米颗

粒的应用更加广泛。有研究组制备了对人上皮肿瘤细胞株 A431 细胞具有良好生物相容性的 Au-Fe_3O_4 核壳结构，发现该纳米结构使 A431 细胞的磁共振横向弛豫率达到 80.4L/(mmol·s)，同时在 590～650nm 处具有很强的反射，因此标记了该纳米结构的细胞可通过共聚焦显微镜进行显影观察，且 Au 壳成分含量只需 90pmol/L，其也能得到很好的光学成像结果。同时外部磁场进行磁致热疗或 Au 纳米颗粒的光热疗[61]。

综上所述，磁性纳米材料或结构的研究已经涉及到非常广泛的生物医学应用领域，尤其多功能诊疗磁性纳米颗粒载体平台的出现不仅可实现多种显影模式联合使用，而且可在纳米颗粒平台上同时实现治疗和多重显影联合的功能，使纳米颗粒在影像技术的协助下能够有效、特异地在体内传输药物、降低药物的系统毒性、提高药物治疗指数，从而在个体化医疗中发挥举足轻重的作用。

尽管目前具有多种功能的磁性纳米诊疗器件的应用还较少，但是通过进一步大量深入细致的研究，必将为临床诊疗学提供更优异的器件平台。当然多功能磁性纳米诊疗器件应用于临床研究还有许多因素值得考虑，如各种治疗成分和影像成分装载到磁性纳米颗粒平台上后各自的装载效率能否满足临床应用需要？耦合到同一个平台后各自的性质是否会发生变化？多种成分同时装载到一个器件后的生物相容性和急/常毒效应等。因此多功能磁性纳米诊疗器件在诊疗医学中的进一步开发和应用有待于得到公众的认可和临床实验结果的进一步确证。

10.5　小结与展望

当今生命科学遇到的挑战主要表现在，如何对生命现象在分子水平上的运动规律定量和精确地描述，同时在时空分辨率上具有足够的准确性。为了更深入了解生命现象，分析生命运动规律，融合临床医学、化学、物理学、数学、计算机科学、分子生物学、基因技术等多学科的影像技术应运而生。在机体完整的微环境状态下通过无损的影像方式观察生物系统的病理过程，与现今仍然以人体解剖学和病理学为基础的生物医学影像技术相比，先进的医学影像技术已深入到在纳米尺寸的单个生物分子水平上进行研究，为了使疾病在基因水平上的早期诊断和监测以及更进一步的微观评价疗效成为可能，近年来，医学诊断成像设备(CT、MRI、US、PET-SPECT 等)和图像增强技术都在不断地发展和完善，相关的新型诊断技术和影响增强造影剂也在不断创新和进步，尤其纳米材料的介入，可使影像诊断从单一依靠形态变化，发展成为集形态、功能和治疗为一体的综合性诊断体系。

纳米技术在疾病的早期检测、准确诊断和个体化治疗中极具潜力。纳米材料因其独特新颖的光学、电学和结构学特征，与生物分子在细胞表面或细胞内部相互作用，从而能用于准确诊断并治疗疾病，其构建成装载药物、多种造影剂并有效靶向分子或细胞的纳米探针可克服体内生理屏障，在分子水平与特定器官或组织相互作用，在检测疾病标志物分子显像的同时，运载大剂量化学治疗药物或基因治疗药物，仅靶向疾病部位，而几乎不损害健康正常细胞。这种多功能纳米分子探针将有可能在疾病发生初期进行早期特异性检测和有效靶向治疗，使影像医学从对传统的解剖和生理功能的研究，深入到分子水平的成像，探索疾病的分子水平变化，对疾病做出更准确的早期诊断，它们有可能为生物学家和医学家进行无损伤疾病发生、发展机制的研究提供崭新的技术平台。

　　磁性纳米颗粒是众多纳米材料中的一类具有良好生物相容性的纳米材料，在生物医学领域尤其是医学影像增强对比剂研究方面，已表现出了独特的优势和潜在的应用前景，当磁性纳米颗粒用于医学影响增强造影剂研究时，其颗粒尺寸，颗粒尺寸的分布，颗粒的形状和晶体结构、表面修饰等诸多因素都直接影响着其应用效果，深入研究磁纳米颗粒的各种理化特性和医学显影成像技术之间的关系，找到合适的制备方式并对其进行标准化研究，以达到令其造影能力性能最大化的目的。另一方面，良好的稳定性是氧化铁纳米颗粒在生物医学领域应用的一个重要参数，也是一个重要前提。但迄今为止，颗粒的稳定性依然没有得到系统的研究。因此，进一步深入系统地研究生物大分子，如各种蛋白成分在磁性纳米颗粒表面以及不同表面形状的颗粒吸附蛋白能力的结合机理，以提高靶向性和特异性，发展针对不同应用目的的修饰制备方法，必将加速推动磁性纳米材料的基础研究和在生物医学领域的应用研究工作，为进一步的临床实验研究提供实验基础。此外，由于氧化铁纳米材料的特定性质、粒子大小、合成原料和物理特性对于氧化铁纳米粒子的性质具有重要影响，因此都需要进行更深入的充分、全面和标准化的研究。

（顾宁、杨芳，东南大学）

参考文献

[1]　Senthil Periaswamy, Hany Farid. Elastic registration in the presence of intensity variations. *IEEE Trans. Med. Imaging*, **2003**, 22(7): 865-874.

[2]　Mohammed H, Abou-Chadi F, Obayya M. A computer-aided system for classifying computed tomographic (CT) lung images using artificial neural network. *2011 Seventh International Computer Engineering Conference*, **2012**: 93-96.

[3]　Zhang W H, Shi B C. Application of lattice boltzmann method to Image filtering. *J. Math. Imaging. Vis.*, **2012**, 43(2): 135-142.

[4]　Geho D H, Jones C D, Petricoin E F, *et al*. Nanoparticles: potential biomarker harvesters. *Curr. Opin. Chem. Bio.*, **2006**, 10(1): 56-61.

[5]　Cai W, Chen X. Nanoplatforms for targeted molecular imaging in living subjects. *Small*, **2007**, 3(11): 1840-1854.

[6]　Groneberg D A, Giersig M, Welte T, *et al*. Nanoparticle-based diagnosis and therapy. *Curr. Drug. Targets*, **2006**, 7 (6): 643-648.

[7]　Sukhorukov G B, Möhwald H. Multifunctional cargo systems for biotechnology. *Trends Biotechnol.*, **2007**, 25

(3)：93-98.

[8]　Weissleder R, Pittet M J. Imaging in the era of molecular oncology. *Nature*, **2008**, 452(7187)：580-589.

[9]　Grodzinski P, Silver M, Molnar L K. Nanotechnology for cancer diagnostics：promises and challenges, *Expert Rev. Mol. Diagn.*, **2006**, 6 (3)：307-318.

[10]　Thierry B, Al-Ejeh F, Brown M P, *et al.* Immunotargeting of functional nanoparticles for MRI detection of apoptotic tumor cells. *Adv. Mater.*, **2008**, 20：1-6.

[11]　Koo H, Huh M S, Ryu J H, *et al.* Nanoprobes for biomedical imaging in living systems. *Nano Today*, **2011**, 6：204-220.

[12]　Hahn M A, Singh A K, Sharma P, *et al.* Nanoparticles as contrast agents for in-vivo bioimaging：current status and future perspectives. *Anal. Bioanal. Chem.*, **2011**, 399：3-27.

[13]　Herschman H R. Molecular imaging：looking at problems, seeing solutions. *Science*, **2003**, 302(24)：605-608.

[14]　Motornov M, Roiter Y, Tokarev I, *et al.* Stimuli-responsive nanoparticles, nanogels and capsules for integrated multifunctional intelligent systems. *Prog. Polym. Sci.*, **2010**, 35(1-2)：174-211.

[15]　Yallapu M M, Othman S F, Curtis E T, *et al.* Multi-functional magnetic nanoparticles for magnetic resonance imaging and cancer therapy. *Biomaterials*, **2011**, 32：1890-1905.

[16]　Lascialfari A, Sangregorio C. Magnetic nanoparticles in biomedicine. *Chim. Oggi.*, **2011**, 29(2)：20-23.

[17]　Mahmoudi M, Sahraian M A, Shokrgozar M A, *et al.* Superparamagnetic iron oxide nanoparticles：promises for diagnosis and treatment of multiple sclerosis. *ACS Chem. Neurosci.*, **2011**, 2：118-140.

[18]　Sun C, Lee J S H, Zhang M. Magnetic nanoparticles in MR imaging and drug delivery. *Adv. Drug Deliver Rev.*, **2008**, 60：1252-1265.

[19]　Lee J H, Huh Y M, Jun Y. Artificially engineered magnetic nanoparticles for ultra-sensitive molecular imaging. *Nature Medicine*, **2007**, 13：95-99.

[20]　Mahmoudi M, Sant S, Wang B, *et al.* Superparamagnetic iron oxide nanoparticles (SPIONs)：Development, surface modification and applications in chemotherapy. *Adv. Drug. Deliver. Rev.*, **2011**, 63：24-46.

[21]　Moore A, Josephson L, Bhorade R M, *et al.* Human transferrin receptor gene as a marker gene for MR imaging. *Radiology*, **2001**, 221：244-250.

[22]　Lewin M, Carlesso N, Tung C H, *et al.* Tat peptide-derivatized magnetic nanoparticles allow in vivo tracking and recovery of progenitor cells. *Nat. Biotechnol.*, **2000**, 18：410-414.

[23]　Corot C, Petry K G, Trivedi R, *et al.* Macrophage imaging in central nervous system and in carotid atherosclerotic plaque imaging using ultrasmall superparamagnetic iron oxide in magnetic resonance imaging. *Invest. Radiol.*, **2004**, 39：619-625.

[24]　Wang C Y, Hong J M, Chen G, *et al.* Facile method to synthesize oleic acid-capped magnetite nanoparticles. *Chinese Chem. Lett.*, **2010**, 21：179-182.

[25]　Chen Z P, Zhang Y, Zhang S, *et al.* Preparation and characterization of water-soluble monodisperse magnetic iron oxide nanoparticles via surface double-exchange with DMSA. *Colloid Surface*, A, **2008**, 316(1-3)：210-216.

[26]　Chen Z P, Xu R Z, Zhang Y, *et al.* Effects of proteins from culture medium on surface property of silanes-functionalized magnetic nanoparticles. *Nanoscale Res. Lett.*, **2009**, 4(3)：204-209.

[27]　Moore A, Josephson L, Bhorade R M, *et al.* Human transferrin receptor gene as a marker gene for MR imaging. *Radiology*, **2001**, 221：244-250.

[28]　Ge Y, Zhang Y, He S, *et al.* Fluorescence modified chitosan-coated magnetic nanoparticles for high-efficient cellular imaging. *Nanoscale Res. Lett.*, **2009**, (4)：287-295.

[29]　Ge Y, Zhang Y, Xia J, *et al.* Effect of surface charge and agglomerate degree of magnetic iron oxide nanoparticles on KB cellular uptake in vitro. *Colloid Surface.*, B, **2009**, (73)：294-301.

[30]　Lewin M, Carlesso N, Tung C H, *et al.* Tat peptide-derivatized magnetic nanoparticles allow in vivo tracking and recovery of progenitor cells. *Nat. Biotechnol.* **2000**, 18：410-414.

[31]　Mout R, Moyano, D F, Rana S, *et al.* Surface functionalization of nanoparticles for nanomedicine. *Chem. Soc. Rev.*, **2012**, 41(7)：2539-2544.

[32]　Pinker K, Stadlbauer A, Bogner W, *et al.* Molecular imaging of cancer：MR spectroscopy and beyond. *Eur. J.*

Radiol., **2012**, 81(3): 566-577.

[33] Zhang S, Bian Z, Gu C, *et al*. Preparation of anti-human cardiac troponin I immunomagnetic nanoparticles and biological activity assays, *Colloid Surface*, B, **2007**, 55: 143-148.

[34] Zhang S, Zhang Y, Liu J, *et al*. Preparation of anti-sperm protein 17 immunomagnetic nanoparticles for targeting cell, *J. Nanosci. Nanotechnol.*, **2008**, 8: 2341-2346.

[35] De M, Chou S S, Joshi H M, *et al*. Hybrid magnetic nanostructures (MNS) for magnetic resonance imaging applications. *Adv. Drug Deliver Rev.*, **2011**, 63(14-15): 1282-1299.

[36] Gianolio E, Stefania R, Di Gregorio E, *et al*. MRI paramagnetic probes for cellular labeling. *Eur. J. Inorg. Chem.*, **2012**, 12: 1934-1944.

[37] Hu G, He B. Magnetoacoustic imaging of magnetic iron oxide nanoparticles embedded in biological tissues with microsecond magnetic stimulation. *Appl. Phys. Lett.*, **2012**, 100(1): 013704.

[38] Mehrmohammadi M, Qu M, Ma L L, *et al*. Pulsed magneto-motive ultrasound imaging to detect intracellular accumulation of magnetic nanoparticles. *Nanotechnology*, **2011**, 22: 415105.

[39] Chowdhury F U, Scarsbrook A F. The role of hybrid SPECT-CT in oncology: current and emerging clinical applications. *Clin Radiol*, **2008**, 63(3): 241-251.

[40] Rabin O, Manuel Perez J, Grimm J, *et al*. An x-ray computed tomography imaging agent based on long-circulating bismuth sulphide nanoparticles. *Nat. Mater.*, **2006**, 2: 118-122.

[41] Ajeesh M, Francis B F, Annie J, *et al*. Nano iron oxide-hydroxyapatite composite ceramics with enhanced radioopacity. *J. Mater. Sci. Mater. Med.*, **2010**, 21(5): 1427-1434.

[42] Townsend D W. Multimodality imaging of structure and function. *Phys. Med. Biol.*, **2008**, 53: R1-R39.

[43] Louie A. Multimodality imaging probes: design and challenges. *Chem Rev*, **2010**, 110: 3146-3195.

[44] Flamen P, Vanderlinden B, Delatte P, *et al*. Multimodality imaging can predict the metabolic response of unresectable colorectal liver metastases to radioembolization therapy with Yttrium-90 labeled resin microspheres. *Phys. Med. Biol.*, **2008**, 53(22): 6591-6603.

[45] Townsend D W, Beyer T, Blodgett T M. PET/CT scanners: a hardware approach to image fusion. *Semin. Nucl. Med.*, **2003**, 33(3): 193-204.

[46] Townsend D W. Dual-modality imaging: combining anatomy and function. *J. Nucl. Med.*, **2008**, 49(6): 938-955.

[47] Fattahi H, Laurent S, Liu F, *et al*. Magnetoliposomes as multimodal contrast agents for molecular imaging and cancer nanotheragnostics. *Nanomedicine*, **2011**, 6(3): 529-544.

[48] Bolog N, Pfammatter T, Müllhaupt B, *et al*. Double-contrast magnetic resonance imaging of hepatocellular carcinoma after transarterial chemoembolization. *Abdom Imaging*, **2008**, 33: 313-323.

[49] Liu J, Zhang Y, Wang C, *et al*. Magnetically sensitive alginate-templated polyelectrolyte multilayer microcapsules for controlled release of doxorubicin. *J. Phys. Chem.*, C, **2010**, 114: 7673-7679.

[50] Chou S W, Shau Y H, Wu P C, *et al*. In vitro and in vivo studies of FePt nanoparticles for dual modal CT/MRI molecular imaging. *J. Am. Chem. Soc.*, **2010**, 132: 13270-13278.

[51] Rappeport E D, Loft A. Liver metastases from colorectal cancer: imaging with superparamagnetic iron oxide (SPIO)-enhanced MR imaging, computed tomography and positron emission tomography. *Abdom. Imaging*, **2007**, 32: 624-634.

[52] Zielhuis S W, Seppenwoolde J H, Mateus V A, *et al*. Lanthanide-loaded liposomes for multimodality imaging and therapy. *Cancer Biother. Radiopharm.*, **2006**, 21: 520-527.

[53] Yang F, Li Y, Chen Z, *et al*, Superparamagnetic iron oxide nanoparticle-embedded encapsulated microbubbles as dual contrast agents of magnetic resonance and ultrasound imaging. *Biomaterials*, **2009**, 30: 3882-3890.

[54] Wu J, Leong-Poi H, Bin J, *et al*. Efficacy of contrast-enhanced US and magnetic microbubbles targeted to vascular cell adhesion molecule-1 for molecular imaging of atherosclerosis. *Radiology*, **2011**, 260(2): 463-471.

[55] Pene F, Courtine E, Cariou A, *et al*. Toward theragnostics. *Crit. Care. Med.*, **2009**, 37(1): S50-S58.

[56] Melancon M P, Elliott A, Ji X, *et al*. Theranostics with multifunctional magnetic gold nanoshells. *Invest. Radi-*

　　　　ol. , **2011**, 46(132)：132-140.

［57］　Sanson C, Diou O, Thevenot J, *et al*. Doxorubicin loaded ; magnetic polymersomes：theranostic nanocarriers for MR imaging and magneto-chemotherapy. *ACS Nano*, **2011**, 5(2)：1122-1140.

［58］　Jabr-Milane L, van Vlerken L, Devalapally H, *et al*. Multi-functional nanocarriers for targeted delivery of drugs and genes. *J. Control Release*, **2008**, 130(2)：121-128.

［59］　Yang F, Chen P, He W, *et al*. Bubble microreactors triggered by an alternating magnetic field as diagnostic and therapeutic delivery devices. *Small*, **2010**, 6(12)：1300-1305.

［60］　Zeng H, Sun S. Syntheses, properties, and potential applications of multicomponent magnetic nanoparticles. *Adv . Funct. Mater.* , **2008**, 18：391-400.

［61］　Janib S M, Moses A S, MacKay J A. Imaging and drug delivery using theranostic nanoparticles. *Adv. Drug Deliver Rev.* , **2010**, 62：1052-1063.

第 11 章　基于磁性纳米材料的肿瘤热疗

纳米技术在生物医药领域中的发展，初期应集中力量于发展新型且有效的技术，以应对严重影响人类健康的重大疾病的诊断与治疗需求，已成为国内外相关发展的一个特征。恶性肿瘤是目前国内外严重影响人类生存的重大疾病。我国卫生部 2008 年公布的第三次全国居民死亡原因调查结果显示，恶性肿瘤继续占据城市首位死因(占城市死亡总数的 25.0%)，在农村为第二位死因(占 21.0%)。肺癌、肝癌、食管癌、胃癌、结直肠癌、乳腺癌、宫颈癌及鼻咽癌等成为我国重点防治的 8 种癌症，且部分癌症死亡率及其构成呈明显上升趋势，其中肺癌和乳腺癌上升幅度最大，在过去 30 年分别上升了 465% 和 96%。虽然现代医学针对肿瘤治疗形成了以手术、放疗、化疗三大疗法为主的较为成熟的方法，但总体治疗效果仍然不佳，恶性肿瘤的发病率和死亡率持续走高。对于肿瘤的病理病因研究以及探索有效治疗肿瘤的新方法一直是科研和临床领域所共同关注的焦点。

"用药治疗不了的疾病，手术刀可以做到；手术刀治疗不了的，火可以治疗；而火治疗不了的，那就一定没治了。"西医之父希波克拉底(公元前 430~370 年)很早就提出了热疗的思想。热疗是指通过相关方法对肿瘤组织进行加热，以达到破坏和杀死肿瘤细胞的目的。传统的热疗方法包括水热、微波、射频和聚焦超声等。

不同于通常的热疗方法，磁滞肿瘤热疗通过外加交变磁场作用，使注入肿瘤组织内部的磁性材料升温而直接对肿瘤组织加热，解决了靶向性差和穿透能力弱的问题。随着加热所需磁性介质逐渐发展为磁性纳米颗粒后，磁滞肿瘤热疗更是结合了独特的纳米生物效应，使其优势越来越明显，并有望成为继手术、放疗、化疗后的又一重要的肿瘤治疗方法。

11.1　磁性材料在交变磁场作用下的产热机制

磁性材料在交变磁场作用下，吸收磁场能量产热的机制非常复杂，受到涡流效应、磁滞效应、磁后效应、畴壁共振等多因素影响，而且不同强度和频率的交变磁场对不同形状和尺寸的磁性介质的产热机制也不相同。一般来说，对于长轴在毫米水平的体相磁性材料，其产热主要靠涡流(eddy current)和磁滞(hysteresis)效应；而热疗用微纳米尺度的磁性颗粒属于多磁畴(multi-domain)粒子，涡流损耗减小了，其产热机制以磁滞效应为主；而直径为几十纳米的铁磁颗粒属于亚磁畴(sub-domain)粒子，其产热效应可能由磁滞、布朗损耗和奈尔弛豫(Brown and Néel relaxation)共同贡献；若粒子直径更小，以 Fe_3O_4 和 $\gamma\text{-}Fe_2O_3$ 纳米粒子为例，当粒子尺寸小于 10nm 时，粒子呈现超顺磁性，其产热机制以奈尔弛豫为主[1]（图 11-1）。

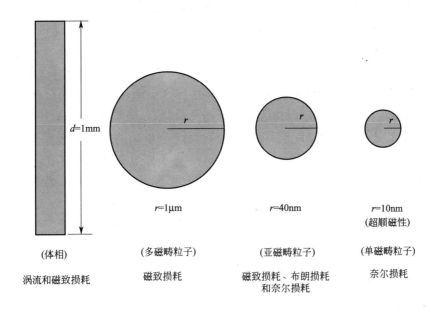

图 11-1　磁性介质（$\gamma\text{-}Fe_2O_3/Fe_3O_4$）在交变磁场中的产热机制

处于交变磁场中的铁磁体因磁滞损耗在单位体积内产生的热量为：

$$P_{FM} = \mu_0 f \int H dM \qquad (11\text{-}1)$$

式中，μ_0 为真空磁导率；f 为交变磁场频率；H 为外加磁场强度；磁化强度 M 为材料单位体积内磁性材料的磁矩。磁性颗粒的磁滞回线与尺寸相关，颗粒尺寸较大时（100nm 以上）存在多种畴基态，畴壁移动所需要的能量小（低矫顽场），因此磁滞回线所围的面积也较小（消耗磁场能量小）。对于较小尺寸的磁性纳米颗粒，其单一的畴基态导致矫顽场提高，从而磁滞回线所围的面积较大（消耗磁场能量大）。但是，当磁性纳米颗粒小于某一尺寸，剩余磁化强度不再固定在被颗粒形状或晶体各向异性决定的方向上。室温的热运动能量可能已大到足以使磁矩在两个不同的磁化强度稳定取向间跳跃，这与布朗运动相似。其磁化强度随磁场强度的增高而上升，并显示零矫顽力，在去掉外加磁场后无剩余磁化强度，呈现超顺磁性。

对于纳米级的超顺磁性颗粒来说，其产热机制主要是磁性颗粒的磁矢量（magnetic vector）旋转和颗粒本身的物理旋转，即奈尔弛豫（Néel relaxation）。磁滞损耗产热和奈尔弛豫产热都不是随着颗粒大小单调变化的。对于磁滞损耗产热，颗粒越小剩磁和矫顽力都越大，因而产热也越多。当尺寸小到临界尺寸后，剩磁和矫顽力会突然急剧下降，直至出现超顺磁性，在超顺磁性颗粒中通过奈尔弛豫机制产热。

以往的研究发现不同粒径的 Fe_3O_4 和 γ-Fe_2O_3 纳米粒子在交变磁场作用下具有不同的产热机制，表现在它们在磁场下的比能量吸收率(specific absorption rate, SAR)具有强烈的尺寸依赖性[2]。对于 40nm 以上的 Fe_3O_4 粒子而言，随着尺寸的增大，粒子逐渐由亚铁磁性的单畴过渡到多畴，粒子在交变磁场下磁热效应的物理机制主要是磁滞损耗。当 Fe_3O_4 和 γ-Fe_2O_3 纳米粒子的粒径从 40nm 向 10nm 变化的时候，粒子由单畴的亚铁磁性快速过渡到超顺磁性，其磁热效应由磁滞损耗、奈尔弛豫和布朗弛豫导致的损耗共同产生，并且这个区域的粒子在交变磁场下的 SAR 值虽然略低于单畴的 40nm 左右粒子的 SAR 值，但是要明显高于完全超顺磁性的 10nm 以下粒子的 SAR 值。磁性颗粒尺寸在 10nm 左右时，磁滞损耗基本消失，布朗和奈尔弛豫占据主要作用。Fortin 等为了区分布朗和奈尔机制，研究了 5～16.5nm 的铁磁颗粒，他们发现高度磁各向异性(high magnetic anisotropy)的 $CoFe_2O_4$ 纳米粒子在交变磁场下的产热效应以布朗弛豫为主，而 γ-Fe_2O_3 纳米粒子则以奈尔弛豫为主[3]。除尺寸外，磁流体的产热机制还与颗粒成分、溶剂性质等具有很大的关系。

11.2 磁致肿瘤热疗的原理

11.2.1 磁致肿瘤热疗的概念

传统肿瘤热疗是利用各种方法(水热、微波、射频、超声波等)加热肿瘤组织，使组织温度上升至有效治疗温度范围(>41.0℃)，并维持一段时间，以达到杀灭肿瘤细胞的一种治疗方法，因其对肿瘤的靶向能力差，穿透能力有限，易导致周围组织的温度升高和(或)具有一定的创伤性等，其临床应用范围有限。磁滞肿瘤热疗(magnetically mediated hyperthermia, MMH)作为肿瘤热疗方法的一种新类型，其核心概念是将磁性材料定位于肿瘤组织，然后施加一外部交变磁场，材料在交变磁场下被加热，这些热量再传递到周边的肿瘤组织中，使肿瘤组织升温并导致细胞的凋亡及坏死，从而实现对肿瘤的治疗[4](图 11-2)。

不同于高温(60℃以上)直接导致细胞死亡的热消融，热疗杀死肿瘤细胞的主要机制是引起细胞凋亡。现代医学研究已充分证明，哺乳动物肿瘤细胞受热升温至 41.0℃以上并维持数十分钟可以被灭活；肿瘤组织的毛细血管丰富，但生长畸形、散热能力低、含氧不足，加热至 42.0℃ 就可明显破坏或减弱肿瘤细胞代谢和分裂需要的酶系统及其 DNA 和 RNA 的合成，破坏细胞膜体系、细胞骨架及各种细胞器结构；肿瘤细胞内 pH 值较低，增强了高温对癌细胞的杀伤效应，并可抑制肿瘤细胞对热损伤的修复和产生耐热性。加热杀死肿瘤细胞的分子机制可能包括：①线粒体途径的激活；②死亡受体途径；③氧化应激；④细胞内 Ca^{2+} 浓度加大；⑤其他途径如 p53，Bcl-2 家族基因的表达等[5]。

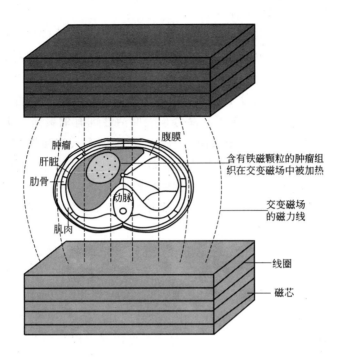

肿瘤

肝脏

肋骨

动脉

肌肉

腹膜

含有铁磁颗粒的肿瘤组织在交变磁场中被加热

交变磁场的磁力线

线圈

磁芯

图 11-2　磁致肿瘤热疗示意图

11. 2. 2　热疗用磁性材料

磁性材料作为磁热疗技术最重要的组成部分，直接决定着治疗效果。肿瘤热疗技术对材料提出了很高的要求：①高产热率，这是由于通常肿瘤的尺寸为数厘米大小，因而输送至肿瘤内部的总的药物剂量一般不超过 1mL，故磁性颗粒的使用量大大受到限制，为保证肿瘤组织的温度升高到 43℃ 以上，要求材料具备很高的产热率；②磁性材料在人体内与组织细胞直接接触，要求材料具有很好的生物安全性和生物相容性；③磁性材料的热效应与材料的分散状态密切相关，要求材料必须具有优良的分散稳定性，否则一旦发生团聚，产热率会大大下降。热疗常用的材料或制剂方式主要包括三种：磁流体、磁性脂质体和低居里点磁性纳米粒子。

（1）磁流体

早期磁介导热疗所用的磁性材料包括纳米尺度的磁性微针，磁性支架等，由于需要手术放置，且产热效率低，产热不均匀等，临床应用受到很大限制。随着纳米技术的进步，磁性纳米颗粒介导的磁流体热疗成为研究的热点。

磁流体是磁性纳米粒子用表面活性剂处理后，均匀分散在基液中形成的稳定的胶体悬浮液，主要由基液、表面活性剂和磁性纳米粒子组成。它既具有固体磁性材料的磁性，又具有液体的流动性，表面活性剂起到中间介质作用，用于维持溶液的稳定性。磁流体的独特优势在于，在外加交变磁场作用下，具有很高的热效应，并且还可由外加磁场定位引导其流动。

由于人体的体液主要成分是水，故大多数磁热疗用磁性材料选用水做分散介质。为使纳米粒子稳定地分散在水中，要选择合适的表面活性剂对其进行表面改性，一方面便于使用，另外还可显著提高磁性材料的产热率。常用的表面活性剂可分为小分子表面活性剂和高分子表面活性剂两类。小分子表面活性剂主要有氨基酸、多肽衍生物、柠檬酸、叶酸等；高分子表面活性剂有葡聚糖、明胶、壳聚糖、聚乙烯醇、聚乙二醇等。由于葡聚糖、明胶、壳聚糖等天然高聚物具有可生物降解、安全无毒的特性，故在临床应用潜力最高。另一方面，碘化油也经常被当作分散介质使用，原因是碘化油在临床上常被用作栓塞剂，将磁性纳米粒子分散在碘化油中制成栓塞磁热剂，不但可以发挥热疗和栓塞的双重抗癌作用，同时还可赋予热疗良好的靶向性。

可用于制备磁流体的纳米粒子包括 Fe、Co、Ni 及铁氧体等。由于 Fe、Co、Ni 等在空气中易被氧化而使磁性减弱，造成产热能力的下降，因此目前常用于制备磁流体的磁性纳米粒子主要是 Fe_3O_4 和 $\gamma\text{-}Fe_2O_3$ 两类。

国内外众多研究组对 Fe_3O_4 和 $\gamma\text{-}Fe_2O_3$ 的合成方法、产热效率、生物安全性以及热疗效果等进行了大量研究。Jordan 等在交变磁场中测得包覆葡聚糖和氨基硅烷的 Fe_3O_4 的 SAR 分别为 120W/g 和 146W/g[6,7]。后又将单畴 Fe_3O_4 粒子与多畴的磁颗粒做了比较，其 SAR 分别为 160 W/g 和 60 W/g，其差异是因为单畴粒子的产热是 Néel 弛豫和 Brownian 弛豫造成的，而多畴颗粒的产热则是由畴壁位移引起的。研究还发现热效应分别与磁场强度的平方和频率成正比。对 $\gamma\text{-}Fe_2O_3$ 的研究思路和方法与 Fe_3O_4 基本一致。Chan 等人用共沉淀法制备了粒径 3～15nm 的 $\gamma\text{-}Fe_2O_3$ 粒子，在其表面包覆不同的材料，分散在水中，制成磁流体，在交变磁场中测量这几种磁流体的热效应，发现未经包覆的 $\gamma\text{-}Fe_2O_3$ 和包覆柠檬酸的 $\gamma\text{-}Fe_2O_3$ 的 SAR 值为 110～150W/g，包覆葡聚糖的为 140～180W/g，经过超声波处理的包覆葡聚糖的 $\gamma\text{-}Fe_2O_3$ 的 SAR 值为 250～370W/g[8]。后经进一步改进制备工艺：将葡聚糖和氨水预先混合在一起，然后加入到铁盐溶液中，在反应的同时用超声波处理，最终得到了 SAR 为 500W/g 的产品[9]。人们还尝试用其他工艺制备出粒径单分散的磁粒子，以提高其产热率，例如，Hergt 等用趋磁细菌合成粒径为 38nm 的氧化铁粒子，测得其在交变磁场下的 SAR 高达 960W/g[10]。产热率在目前报道的磁性材料中是最高的。

1979 年 Gordon 等首次采用 6nm 的 Fe_3O_4 磁流体治疗鼠乳腺肿瘤，发现材料可迅速富集于肿瘤细胞内部[11]。而在 20 世纪 90 年代以 Jordan 为首的团队对 $Fe_3O_4/\gamma\text{-}Fe_2O_3$ 热疗进行了一系列研究[6,12]，证明了其易制备、稳定、低毒、可重复治疗等优点。例如，在大鼠前列腺注射氨基硅烷包裹的磁流体后第 10 天，83.7% 的磁性纳米粒子仍然分布在前列腺组织中，而在肝、肺、脾的分布量只有

2.3%、0.2%和0.2%；纳米粒子较高的发热效率和肿瘤细胞吞噬磁性纳米粒子的特性还可以实现细胞内热疗，他们发现肿瘤细胞摄取纳米磁性粒子的能力是正常细胞的8~400倍，并且磁性纳米粒子的表面涂层经修饰后在肿瘤细胞内部的富集能力更强[13]。

磁性纳米材料的另一个突出优势是其可以通过偶联抗体靶向结合肿瘤细胞。通常情况下，热疗前需通过静脉导入和直接注射等方法将磁性纳米材料输送到肿瘤部位，靶向作用较差，容易损伤肿瘤周围的正常组织。而热疗理想的要求是纳米粒子只存在于肿瘤组织中，而不出现在其他组织中，从而将治疗局限于病灶，不致损伤正常组织。将磁性纳米粒子与抗体或受体结合，利用肿瘤细胞膜表面抗原、受体或特定基因片段的专一性作用，通过抗原-抗体、受体-配体的特异性结合，能够使磁粒子能够准确输送到病灶，实现靶向热疗。Grüttner 等采用高压均化法制备了包覆葡聚糖的氧化铁纳米粒子，粒子直径在 25~70nm，在交变磁场下具有良好的热效应。然后分别在粒子表面接上三种不同类型的兔抗羊抗体，免疫反应实验结果显示，该抗体对肿瘤有明显的靶向作用[14]。Sonvico 等采用叶酸对 $\gamma\text{-Fe}_2\text{O}_3$ 纳米粒子进行了表面修饰。叶酸作为靶向癌症治疗的配位体，可与人体肿瘤相关的叶酸受体特异性结合。实验结果同样显示叶酸修饰后的 $\gamma\text{-Fe}_2\text{O}_3$ 纳米粒子具有良好的肿瘤靶向性[15]。

总而言之，利用磁性纳米颗粒作为肿瘤磁感应热疗介质，在导入肿瘤靶区后可实现更均匀的分布，并且具有高效的能量吸收产热效率，因而可以有效地克服传统热疗中的问题，实现对肿瘤靶区的均匀加热，提高热疗效果。同时，表面修饰的磁性纳米颗粒还具有无毒性、更好的生物相容性、可注射导入肿瘤靶区、高灌注率等诸多优点。更重要的是，磁性纳米颗粒表面还可以进一步进行功能化，连接肿瘤抗体或药物分子，靶向杀死肿瘤细胞。结合其 MRI 影像增强功能，磁性纳米颗粒更是可以作为对肿瘤检测和治疗的多功能纳米平台。

（2）磁性脂质体

脂质体是人工制备的类脂质小球体，化疗过程中常被用作药物的载体。由于它具有可生物降解性、无毒性和无免疫源性，因而药物由脂质体携带后，能改变其在体内的药物动力学行为，降低毒副作用并提高疗效。磁性脂质体是包裹了磁性纳米粒子的脂质体，作为一种新型的药物靶向载体，每个磁性脂质体能包裹 10^3~10^4 个药物分子以及磁性纳米粒子，因而具有磁流体和脂质体的双重功能。磁性脂质体在低于临界温度时保持稳定，达到临界温度后磷脂分子由原来排列紧密的全反式构象变为结构疏松的歪扭构象，膜的流动性和通透性增加，包封的药物释放速度增大，加上磁性粒子的加热作用，可发挥化疗与热疗的双重作用治疗肿瘤。

Viroonchatapan 等制备了含有尿嘧啶的磁性脂质体，在交变磁场中加热，11.6mg Fe$_3$O$_4$（在 1.5mL 的脂质体的水分散液中）在 20s 内由 37℃上升至 50℃，当升至 42℃后，药物释放量较 37℃时增加了 3～4 倍[16]。Shinkai 等使磁性脂质体带上正电，从而可以与带负电的细胞膜表面紧密结合，实验表明脂质体带上正电时与细胞的结合力要比中性情况下强 10 倍。然后他们将 0.4mL 阳离子脂质体（含 3mg 粒径 10nm 的 Fe_3O_4）注射进 F344 大鼠腿部的胶质瘤中，在交变磁场中加热 15min 后，肿瘤温度上升到 43℃，结果发现超过 80% 的大鼠在经过热疗后肿瘤完全消退[17]。张东生等用改良的湿化学法制备出粒径为 20～40nm 的锰锌铁氧体磁性纳米粒子，在交变磁场中加热 10min，温度即可上升到 43℃。将该粒子与 As_2O_3 溶液包封在卵磷脂中，制成磁性脂质体，用该材料治疗裸鼠人宫颈癌移植瘤，抑制率达到 80.84%[18,19]。

（3）低居里点磁性纳米粒子

近年来，磁热疗经过不断的研究探索，已经取得了许多可喜的进展。但是也面临着一些障碍，最突出的就是如何准确控制肿瘤部位的温度：温度太低，无法产生热疗效果；温度过高，会损伤正常组织。低居里点磁性材料可望解决磁热疗的温度控制问题。不同磁性材料都有其特定居里温度，可通过居里点现象，在肿瘤磁感应治疗中实现自控温的作用。将磁性材料置于交变磁场中，开始感应加热，当其温度升高并达到居里点时，便失去磁性而导致加热升温能力急剧下降，当温度下降到居里点以下时，材料又具有磁性而恢复加热能力，并最终使要加热的区域达到同磁性材料居里点相近的温度，因而达到对肿瘤热疗的自动控温和升温的目的，这对深部肿瘤的热疗具有重要意义。一般铁氧体的居里点都较高，远远超过人体承受范围，利用引入某些离子取代铁离子可减弱交换作用，以降低铁氧体的居里温度，从而在磁感应热疗中起到自动控温的作用。

以锰锌铁氧体居里温度与组成的关系为例，可根据经验公式 $T_C = (1280Y - 850Z - 354) \pm 5℃$，设计出具有合适居里点的铁氧体组成（$Y$、$Z$ 分别是配方中 Fe_2O_3 和 ZnO 的摩尔分数）。Tang 等制备了居里点为 89.56℃的锰锌铁氧体，并对含有不同浓度磁性颗粒的磁流体进行了动物试验，发现在外加交变磁场下作用 20min，肿瘤所能达到的最高温度仅为 49.4℃，远远低于材料的居里点。这是由于肿瘤内部结构复杂，以及血液流动损失等因素的影响，大量热量会被带到机体的其他部位[20]。除锰锌铁氧体外，对其他低居里点的磁性颗粒也展开了大量的研究。例如，Seongtae 等制备了粒径为 35nm 的 $NiFe_2O_4$ 纳米粒子，其居里点为 45℃，并具有良好的热效应。Hajime 等人[21]也利用 Fe_2O_3，CuO，ZnO，MgO 按照一定比例混合制成的居里点为 43℃的磁性颗粒成功地在 C57BL/6 鼠上进行了自动控温热疗[22]。

11.2.3　磁致肿瘤热疗的治疗方式

对于磁致肿瘤热疗的实现方法，目前研究较多的主要有三种：动脉栓塞热疗（arterial embolization hyperthermia，AEH），直接注射热疗（direct injection hyperthermia，DIH)和细胞内热疗(intracellular hyperthermia，IH)(图11-3)[23,24]。

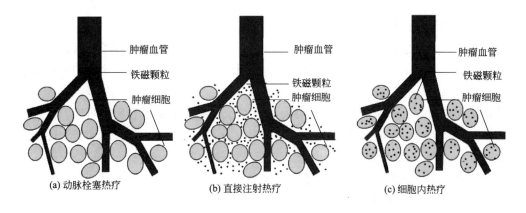

图11-3　磁致肿瘤热疗的治疗方式

（1）动脉栓塞热疗

将磁性颗粒通过供应肿瘤的动脉栓塞于肿瘤的内部或周围，在交变磁场下加温，通过直接的热传导，磁性颗粒将热量传递到周围肿瘤组织，使周围肿瘤组织迅速升温；由于栓塞的颗粒同时阻断了肿瘤的血液供应，从而达到杀死肿瘤细胞的目的。栓塞加温常用的磁性颗粒主要是直径＞100nm的铁磁微球。这种方法主要适用于体内血管丰富的深部组织肿瘤，如肝癌、肾癌等。

（2）直接注射热疗

将磁性颗粒通过直接注射的方式注入到肿瘤内部，然后在交变磁场下加温，从而达到杀死肿瘤细胞的目的。理论上它适用于所有的实体肿瘤。此方法的磁性颗粒主要是各种铁磁微球或磁流体(magnetic fluid，MF)。

（3）细胞内热疗

包裹肿瘤特异性抗体或者相关介质的磁性颗粒通过直接注射、动脉或静脉注射的方式到达肿瘤内部，这些颗粒通过抗体或介质被肿瘤细胞选择性吞噬而很少被正常的细胞吞噬。肿瘤细胞吞噬颗粒以后再在交变磁场下加温，导致细胞内部升温而正常组织保持正常的温度。通过这种方式加温的磁性颗粒通常是直径小于100nm的磁流体，通过奈尔弛豫或布朗弛豫的产热机制升温。因为肿瘤细胞摄取纳米磁性粒子的能力往往是正常细胞的数十倍到数百倍，且随着细胞分裂，磁性颗粒能分配到子代细胞中去，因而使细胞内热疗成为可能。细胞内热疗与动脉栓塞热疗、直接注射热疗的区别是后两者的磁性颗粒位于细胞外，而前者位于细胞内。但实际上，动脉栓塞热疗及直接注射热疗可能与细胞内热疗联合起作用。

11.2.4　热疗剂量的确定

热剂量学(thermal dosimetry)就是为了更科学地评价热疗效果而确立的一种方

法。热疗的目标是能精确地把 100％的癌组织加热到有效治疗温度范围，并维持一段时间（如 30～60min），以使癌细胞受到毁灭性的杀伤与打击；同时要避免靶区外正常组织的过热损伤，因此对于热剂量学的研究就极为重要。

一方面，交变磁场（alternative magnetic field，AMF）的频率和场强直接影响磁性材料的升温效果，要满足磁介导热疗所需温度，就首先需要提供相应的磁场发生设备。根据磁性材料在交变磁场作用下的产热机制，在一定范围内，磁场频率越高，场强越大，则升温效果越好。因此，提高交变磁场的强度和频率可以直接提高纳米磁流体的产热功率。然而，实际设备的磁场参数还受到工程技术和安全性因素限制。一般来说，100kHz 频率附近的交变磁场较为适宜，这个频率的交变磁场既具有良好的生物安全性，又能满足加热磁性材料的要求。而磁场强度则取决于工程技术难度和安全因素的综合考虑，一般在 10kA/m 左右。

1960 年，美国一些研究小组进行了肿瘤热疗设备的探索性研究。感应线圈工作时频率为 100～500kHz。随后研究在德国、美国、日本、澳大利亚和韩国开展，其中德国汉堡大学 Jordan 研究组走在世界前沿。1999 年，Jordan 组将交变磁场发生设备用于体内和体外研究，两个磁极间距只有 20mm。工作频率范围 0～500kHz，磁场强度升高到 10kA/m。2000 年，设计了一个交变磁场热疗系统，工作频率为 100kHz，磁场强度为 0～15kA/m；2003 年，发明了磁感应加热设备用于医学实验，两个磁极间距从 21cm 至 45cm 不等，工作频率为 100kHz，磁场强度为 0～15kA/m。通过上述实验装置的一步步修改，他们最终与德国 MagForce Nanotechnologies AG 联合完善了磁感应热疗仪器（模型 MFH-300F）用于临床试验，该仪器的工作频率为 100kHz，磁场强度为 12～18kA/m（图 11-4）。

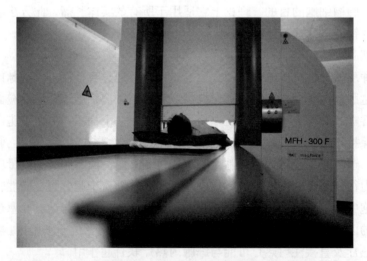

图 11-4　德国 MagForce 公司临床试验所用交变磁场设备[25]

最近几年，我国一些单位也进行了热疗设备的研制。2004 年，东南大学开发了一种用于小动物试验的热疗装置，磁场空间约为 3cm×3cm×3cm，2007 年又与有关企业联合研制了一台可用于人体试验的样机，设计频率为 100kHz，磁场强度 0～10kA/m。清华大学研究组于 2004 年设计了一台用于大型动物肿瘤的热疗机，该装置两极间距为 300mm，工作频率为 40kHz，磁场强度为 0～20kA/m；在此基础上，2007 年成功研制了第三代磁感应热疗临床应用设备，进一步修改了参数，使之更适合磁介导热疗临床试验。

另一方面，肿瘤要达到满意的加热，除选择合适的外加交变磁场设备外，还需要可靠的测温技术来监测和评价，因而说测温技术是确定加热是否满意，决定疗效好坏的另一个关键技术问题。肿瘤组织温度过低，将出现冷点，达不到治疗目的，温度过高，易产生热斑，危及正常组织。

体内温度的监控目前还没有合适的测温方法，临床上现多为有损（浸入式）测温，即将测温探头（一般为光纤）置于肿瘤中，测量点有限，不能满足时刻监控的需要；另外，根据不同病人肿瘤大小、形状、时期、位置等不同的要求，需要给出不同的处方剂量和实施治疗的方案。基于上述原因，人们在肿瘤热疗中引进了热疗计划（hyperthermia treatment planning，HTP），即根据有限关键测温点的数据及靶区断层图，采用相关算法实现计算机模拟该区域的加热升温过程，并显示稳定以后的温度分布，进而通过选择合适的交变磁场强度、频率、开关时间等治疗参数，以获取理想的治疗温度，达到治疗目的[26]。

德国 MagForce 公司在针对脑胶质瘤的临床试验中，采用直接注射热疗（DIH）的方式。为了模拟治疗过程，他们设计了一套"NanoPlan"软件，通过采集磁场强度、磁性纳米颗粒在组织中的密度分布以及颗粒在磁场中的 SAR 值等参数[27]，根据有限元分析方法求解生物热量转移方程，从而得到组织内的温度升高状况。顾宁等[28,29]建立了用来计算动脉栓塞热疗（AEH）中组织热量分布情况的模型，该模型只需通过光纤测温系统获得磁性凝胶中的 SAR 值便可以仿真得出组织内的温度分布，从而避开了难以通过测量手段获得的磁场参数，为建立动脉栓塞热疗计划提供了可行的方案。

11.2.5　磁介导热疗与其他治疗方法的联合应用

除了直接杀死肿瘤细胞外，热疗很大的优势在于它对于放、化疗具有协同增效以及免疫增强作用，因为可以作为临床放、化疗的重要补充和辅助手段，对于减轻放、化疗的毒副作用，改善患者预后具有重要意义（图 11-5）。

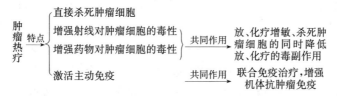

图 11-5　热疗具有放、化疗增敏以及免疫增强作用

放疗的特点是肿瘤四周富氧部分敏感，中心的乏氧、低 pH 值区的细胞及 S 期细胞相对抗拒；热疗的特点是肿瘤四周富氧部分抗拒，中心敏感，热疗可以杀伤对放疗不敏感的细胞，阻止细胞损伤后的修复，还可导致肿瘤组织血管内皮细胞损伤，血管修复能力下降，抑制肿瘤血管生成，从而增强放疗效果[30]。

Johannsen 等将 96 个雄性哥本哈根鼠诱导成肿瘤模型，并将动物随机分成 8 个组，包括单纯放疗组，单纯热疗组，以及既注射磁流体热疗又给予射线照射的试验组。热疗进行了两次，第一次热疗期间瘤内的平均最高和最低温度分别是 58.7℃和 42.3℃，第二次热疗期间是 55.4℃和 42.3℃。热疗结合 20Gy 的照射效果明显比单独用 20Gy 的照射好，相对于对照组来说，试验组使肿瘤生长减少 87.5%～89.2%。20Gy 的照射结合纳米磁性颗粒热疗被证明是相加效应，效果相当于单独使用 60Gy 照射剂量[31]。

同样，高温可以增加化疗药物对细胞的毒性。热疗时，扩张肿瘤内部的血管，加速血液循环，增加肿瘤组织内部化疗药的浓度；催化药物与癌细胞 DNA 的加合反应，提高化疗疗效；还通过抑制 DNA 修复和多药耐药性 P-糖蛋白的表达，来增加癌细胞对化疗药的敏感性，减少或逆转肿瘤耐药性的发生[32]。

Mohamed 等研究了泰索帝、紫杉醇、草酸铂、吉丙他滨和美法仑在中等温度(41.5℃，30min)下对小鼠自发纤维肉瘤的细胞毒性，发现热疗增加了泰索帝、吉西他滨的细胞毒性，当草酸铂和泰索帝的剂量增加时，其热敏感作用相应增加，但未增加紫杉醇的细胞毒性[33]。Urano 等利用 9 种不同抗癌药物进行体外试验，结果显示正常情况下(生理温度)的药物选择有别于热疗条件下用药。Ito 等将针对黑色素瘤的化疗药物 4-S-半胱氨基酚(4-S-cysteaminylphenol)和磁性阳离子脂质体(magnetite cationic liposome，MCL)组装起来，构造了一种复合磁性药物颗粒 4-S-CAP/MCL，将该化合物注入小鼠黑色素瘤模型中，并置于交变磁场中加热治疗，结果发现该试验组的治疗效果比单纯注射 MCL 热疗与单纯注射 4-S-cysteaminylphenol 的效果明显要好，表现出热化疗协同增效的治疗效果[34]。

有研究发现，在大鼠躯干两侧分别建立神经胶质瘤模型，而只将磁性阳离子脂质体注射到一侧的瘤体中，外加交变磁场热疗后，两侧瘤体均消失，表示大鼠产生了针对该肿瘤的免疫反应[35]。Suzuki 等[36]用鼠的 B16 恶性黑色素瘤做实验也得到了类似的结果[36]。Ito 等针对小鼠黑色素瘤采用磁介导热疗的同时注射(GM-CSF)，结果热疗联合注射 L-2 和联合注射 GM-CSF 组的肿瘤完全消退率分别为 75% 和 40%，而对照组、单纯热疗组、单纯注射组都没有观察到肿瘤完全消退[37]。Ito 等[38]又采用重组的热休克蛋白(HSP)结合磁介导热疗，也发现治愈的小鼠产生了系统的抗肿瘤免疫[38]。这些研究成果表明免疫联合热疗可以明显增强机体的抗肿瘤免疫，其机制可能在于：①局部热疗使细胞表面 MHCⅠ分子表达增加；②促进树突状细胞(DC)的成熟；③增加 NK 细胞的活性；④解除肿瘤表面免疫封闭因子；⑤热休克蛋白(HSP)的作用等[39]。可以预见，热疗对机体的免疫增强作用在临床上有很大的应用空间。

11.3 磁致肿瘤热疗的临床进展

1957 年 Gilchrist 等首次将磁性微粒用于医学应用，将 Fe_2O_3 注射到肿瘤病人的淋巴结中，然后在外部施加一个交变磁场诱导加热，3min 内淋巴结温度升高了 14℃[40]。之后由于致热材料和加热设备的限制，肿瘤热疗技术一直没有很大发展。直到 20 世纪 90 年代纳米磁性材料的出现，极大地推动了肿瘤热疗向靶向定位和精确控制方向的发展，才使得热疗成为肿瘤治疗新的研究热点。

Mitsumori 等[41]将葡聚糖包裹的铁磁微粒悬浮在碘油或淀粉微球中，经动脉栓塞兔肾后，置于交变磁场下加热，温度升高 12℃，用该方法治疗兔 VX2 植入性肝癌，3 天后，癌灶弥漫性坏死，体积缩小 30%[41]。其他学者也有类似的报道[42]。Moroz 等将 $\gamma\text{-}Fe_2O_3$ 粉悬浮在碘油中，经肝动脉灌注治疗兔 VX2 肝癌，癌中铁的浓度是正常肝组织的 5.3 倍，癌的温升率比正常肝组织高 11.5 倍，说明 AEH 具有很好的靶向治疗作用[43]。为了进一步证实该方法的临床可行性，Moroz 等又进行了大动物实验，将铁磁颗粒注入猪的肾脏中，置于交变磁场下加热，发现当组织中铁的浓度达到 1.55~4.05mg/g 时，组织温升率在 0.5~1.0℃/min，且周围肾组织温度没有明显变化，说明通过动脉栓塞热疗，铁磁颗粒可以达到深部组织并保证治疗部位温度升高到有效治疗范围(>42℃)[44]。并且，Moroz 等发现直径为 32 μm 的铁磁微球对猪的肝脏有很好的耐受作用，认为该方法是安全的[45]。鉴于现代医学对于肝癌的整体治疗效果仍然不佳，动脉栓塞热疗凭借其独特的优

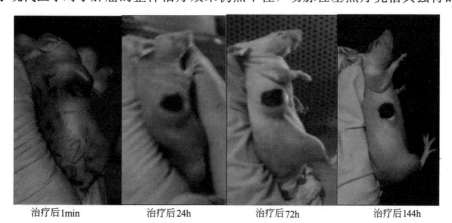

治疗后1min　　　治疗后24h　　　治疗后72h　　　治疗后144h

图 11-6 小鼠肝癌实体瘤模型 MFH 治疗效果(三次重复热疗后，瘤体质量减小 70% 以上)

势，很有希望在该领域取得成功。

1997年，Jordan等首次使用磁性纳米粒子进行肿瘤热疗，取得了比以往微米级磁性粒子更好的效果，这种新方法被称为磁流体热疗（magnetic fluid hyperthermia，MFH）[46]。之后，磁流体热疗迅速发展，相应的细胞和动物实验在多个国家迅速进行，并得到了广泛验证。马明等建立了小鼠肝癌模型并对其进行了磁流体热疗，发现小鼠肿瘤生长被极大抑制，瘤体质量显著减小[47]（图11-6）。为了进一步推动磁流体热疗的发展，德国自由柏林大学医学院等研究力量成功融资并成立了MagForce公司，采用商业模式全面推动磁流体热疗的临床试验，获得了很好进展。后面，将以这个公司的有关技术发展为例进行分析。

磁流体热疗临床一期试验是由MagForce公司在2003年3月至2005年1月期间主持进行的，试验对象是14位患多形性胶质细胞瘤（GBM）的病人[47]。治疗时，首先给患者进行全身麻醉并瘤内注射氨基硅烷修饰的氧化铁纳米粒，与此同时进行肿瘤的3D图像采集。值得注意的是，德国之所以能够快速启动临床研究是由于磁性纳米颗粒是已批准医疗设备不含药物的一部分，因此极大缩短了冗长的药物审批过程。磁流体注射完毕以后便可以将病人置于交变磁场中进行热疗，热疗期间病人既无需固定也不用麻醉，而且整个治疗过程只需要2h。经检测，治疗时最高瘤内温度约为44.6℃。因为磁流体能长时间停留在肿瘤部位，因而病人只要注射一次，便能进行多次热疗，实际共进行了六次（一周两次）。治疗结束后发现，该疗法被全部病人接受，很少或无副作用，没有出现头疼、恶心、呕吐、过敏反应和神经功能缺损等症状，在治疗途中或治疗后无出血，无脑肿胀或者颅内压升高的发生。治疗后观测到局部肿瘤受到抑制的标志，中位生存期很有可能达到14.5个月。一期临床试验显示了磁流体热疗的可行性，耐受性以及有效性。

随着一期试验的成功，2005年1月开始MagForce公司又紧接着进行了临床二期试验，这项试验一直持续到2009年9月，共有65位多形性胶质细胞瘤患者接受了磁流体热疗的有效性评估，其中59名为多发性患者[48]。对他们的治疗采用了放疗与磁流体热疗相结合的方式，试验结果表明，采用了磁流体热疗治疗的病人中位生存期达到了13.4个月（99％置信区间为9.7～17.1个月），相较于传统疗法的6.2个月中位生存期有了显著提高（$P < 0.01$）。2010年6月，磁流体热疗治疗脑部肿瘤正式得到欧洲监管部门批准[49]，历经了20多年的基础与临床研究，磁流体热疗终于进入临床应用，迎来了光明的前途。除了多形性胶质细胞瘤，磁流体热疗的一期临床试验相继也在前列腺癌和胰腺癌上进行。目前胰腺癌的一期试验已经结束[50]，同样取得了满意的结果，前列腺癌的试验还在继续进行中。

虽然取得了一定的成功，磁流体热疗的应用并不仅仅限于此。从2009年开始一直到目前，磁性纳米载体用于联合热疗与药物缓释（magnetic nanocontainers for combined hyperthermia and controlled drug release)的一系列基础研究相继开展起来[51]。相信在不久的将来，磁流体热疗及磁性纳米材料能够广泛地进入临床领域并发挥极大作用。

11.4　小结与展望

　　磁滞肿瘤热疗的提出已有 50 多年，但直到近些年来，随着临床技术、纳米技术、材料科学、电磁学等学科的飞速发展，该方法才开始逐渐成熟。为了真正将该技术应用到临床治疗肿瘤，依然还有许多问题需要解决。磁滞肿瘤热疗很可能会在以下方面进一步完善与发展：①肿瘤热疗用磁性纳米颗粒的批量制备与标准化研究，及其在体内的代谢和生物安全性研究，从应用的角度考虑，这些是磁滞肿瘤热疗进入临床的先决条件；②适用于人体治疗的大型交变磁场发生装置的研制，目前只有德国报道生产，我国清华大学、东南大学等多个单位都在积极研究，并已开发了样机，为后续的发展奠定了坚实的基础；③构造多功能复合磁性纳米颗粒，国内外很多学者已经开始尝试将磁性纳米颗粒与肿瘤抗体或肿瘤化疗药物分子组装起来，以实现同时对肿瘤组织进行 MRI 造影诊断、化疗与靶向热疗，这种方法有望快速发展；④热疗计划的发展，一方面，CT、MRI 的应用可能使无损测温与温度模拟取得极大进展，另一方面，热疗以及热疗联合放、化疗的剂量学(热疗的温度和时间)研究将随着临床试验的大量开展而发展；⑤热疗联合免疫治疗肿瘤，局部热疗不仅可以起到免疫增强作用，人们还想到利用这种效应制造肿瘤疫苗以及发展基因疗法和生物疗法，所有这些都将为肿瘤治疗提供新的空间和领域。

（陈忠文、顾宁，东南大学）

参考文献

[1] Jordan A, Wust P, Fahling H, *et al*. Inductive heating ferromagnetic particles and magnetic fluids：physical evaluation of their potential for hyperthermia. *Int. J. Hyperthermia*, **1993**, 9: 51-68.

[2] Ming Ma, Yu Zhang, Ning Gu, *et al*. Size-dependence of specific power absorption of Fe_3O_4 particles in AC magnetic field. *J. Magn. Magn. Mater.*, **2004**, 268：33-39.

[3] Jean-Paul Fortin, Claire Wilhelm, Jacques Servais, *et al*. Size-sorted anionic iron oxide nanomagnets as colloidal mediators for magnetic hyperthermia. *J. Am. Chem. Soc.*, **2007**，129：2628-2635.

[4] Andreas Jordan, Regina Scholz, Peter Wust, *et al*. Endocytosis of dextran and silan-coated magnetite nanoparticles and the effect of intracellular hyperthermia on human mammary carcinoma cells in vitro. *J. Magn. Magn. Mater.*, **1999**, 194：185-196.

[5] 彭远飞, 郑民华. 肿瘤热疗的细胞分子作用机制及应用进展. *世界华人消化杂志*, **2007**, 15(12)：1319-1323.

[6] Jordan A, Scholz R, Wust P, *et al*. Endocytosis of dextran and silane-coated magnetite nanoparticles and the effect of intracellular hyperthermia on human mammary carcinoma cells in vitro. *J. Magn. Magn. Mater.*, **1999**，194：185-196.

[7] Jordan A, Scholz R, Maier-Hauff K, *et al*. Presentation of a new magnetic field therapy system for the treatment of

human solid tumors with magnetic fluid hyperthermia. *J. Magn. Magn. Mater.* **2001**，225：118-126.

[8]　Chan C, Kirpokin D, Bunn A. Synthesis and evaluation of colloidal magnetic iron oxide for the site-specific radiofrequency induced hyperthermia of cancer. *J. Magn. Magn. Mater.*，**1993**，122：374.

[9]　Hafeli U, Schutt U, Teller J. *Scientific and clinical applications of magnetic carriers*. New York: Plenum Press, **1997**.

[10]　Hergt R, Hiergeist R, *et al*. Magnetic properties of bacterial magnetosomes as potential diagnostic and therapeutic tools. *J. Magn. Magn. Mater.*，**2005**，293：80.

[11]　Gordon R T, Hines J R, Gordon D. Intracellular hyperthermia a biophysical approach to cancer treatment via intracellular temperature and biophysical alterations. *Medical Hypotheses*, **1979**, 5：83.

[12]　Jodan A, Wust P, Scho lz R, *et al*. Effects of magnetic fluid hyperthermia (MFH) on C3H mammary carcinoma in vivo. *Int. J. Hyperthermia*, **1997**, 13：587.

[13]　Jodan A, Wust P, Scholz R, *et al*. Cellular uptake of magnetic fluid particles and their effects on human adenocarcinoma cells exposed to AC magnetic fields in vitro. *Int. J. Hyperthermia.*, **1996**, 12：705.

[14]　Grüttner C, Müller K, Teller J. Synthesis and antibody conjugation of magnetic nanoparticles with improved specific power absorption rates for alternating magnetic field cancer therapy. *J. Magn. Magn. Mater.*, **2007**, 311: 181.

[15]　Sonvico F, Mornet S, Vasseur S, *et al*. Folate-conjugated iron oxide nanoparticles for solid tumor targeting as potential specific magnetic hyperthermia mediators：synthesis, physicochemical characterization, and in vitro experiments. *Bioconj. Chem.*, **2005**, 16：1181.

[16]　Viroonchatapan E, Sato H, Ueno M. Release of 5-fluorouracil from Thermosensitive Magnetoliposomes Induced by an Electromagnetic Field. *J. Controlled Release*, **1997**, 46：263.

[17]　Shinkai M, Yanase M, Suzuki M. Intracellular hyperthermia for cancer using magnetite cationic liposomes. *J. Magn. Magn. Mater.* **1999**, 194: 176.

[18]　邢宝玲, 张东生. 纳米 As_2O_3 磁性脂质体的制备及表征. 南京医科大学学报(自然科学版), **2005**, 1：9-13.

[19]　张东生, 唐秋莎, 王子好等. 纳米 As_2O_3 磁性脂质体磁感应加热治疗裸鼠人宫颈癌移植瘤. 中华物理医学与康复杂志, **2006**, 28：102.

[20]　Tang Q S, Zhang D S, Cong X M, *et al*. Using thermal energy produced by irradiation of Mn-Zn ferrite magnetic nanoparticles(MZF-NPs) for heat-inducible gene expression. *Biomaterials*, **2008**, 29：2673-2679.

[21]　Saito H, Kazutaka M, Ito A, *et al*. Self-regulating hyperthermia induced using thermosensitive ferromagnetic material with a low Curie temperature. *Cancer Sci.*, **2008**，99(4)：805-809.

[22]　Seongtae B, Sang W L, Takemura Y. Applications of $NiFe_2O_4$ nanoparticles for a hyperthermia agent in biomedicine. *Appl. Phys. Lett.*, **2006**, 89: 252503.

[23]　Moroz P, Jones S K, Gray B N, *et al*. Magnetically mediated hyperthermia：current status and future direction. *Int. J. Hyperthermia.*, **2002**，18(18)：267-284.

[24]　胡润磊, 刘轩, 唐劲天等. 铁磁颗粒诱导加温治疗恶性肿瘤的研究进展. 中国医学物理学杂志, **2005**, 22：384-387.

[25]　http://www. magforce. de/en/produkte/nanoactivatortm. html.

[26]　杨雄伟. 肿瘤磁感应加温治疗计划系统相关研究与实现. 广东工业大学, **2008**.

[27]　Maier-Hauff, K, Rothe R, Scholz R, *et al*. Intracranial thermotherapy using magnetic nanoparticles combined with external beam radiotherapy：results of a feasibility study on patients with glioblastoma multiforme. *J. NeuroOncol.*, **2007**, 81：53-60.

[28]　Ruizhi Xu, Yu Zhang, Ning Gu, *et al*. Measurement of specific absorption rate and thermal simulation for arterial embolization hyperthermia in the maghemite-gelled model. *IEEE Transactions on magnetics*, **2007**, 43(3): 1078-1085.

[29]　Ruizhi Xu, Hui Yu, Yu Zhang, *et al*. The 3-D model for determining inhomogeneous thermal dosage in the liver tumor during arterial embolization hyperthermia incorporating magnetic nanoparticles. *IEEE Transactions on Magnetics*, **2009**, 45(8)：3085-3091.

[30] Bert Hildebrandt, Peter Wust, Olaf Ahlers, *et al*. The cellular and molecular basis ofhyperthermia. *Critical Reviews in Oncology/Hematology*, **2002**，43: 33-56.

[31] Johannsen M, Thiesen B, Gneveckow U, *et al*. Thermotherapy using magnetic nanoparticles combined with external radiation in an orthotopic rat model of prostate cancer. *Prostate*, **2006**，66: 97-104.

[32] Stein U, Jurchon K, Walther W, *et al*. Hyperthermia-induced nuclear translocation oftranscription factor YB-1 leads to enhanced expression of multidrug resistance-related ABC transporters. *J. Biol. Chem.*，**2001**，276(30): 28562-28569.

[33] Mohamed F, Marchettini P, Stuart O A, *et al*. Thermal enhancement of new chemotherapeutic agents at moderate hyperthermia. *Ann. Surg. Oncol.*，**2003**，10: 463-468.

[34] Akira Ito, Hiroyuki Honda, *et al*. 4-S-cysteaminylphenol-loaded magnetite cationic liposomes for combination therapy of hyperthermia with chemotherapy against malignant melanoma. *Cancer Sci*, **2007**，98(3): 424-430.

[35] Yanase M, Shinkai M, Honda H, *et al*. Antitumor immunity induction by intracellular hyperthermia using magnetite cationic liposomes. *Jpn. J. Cancer Res.*，**1998**. 89: 775-782.

[36] Suzuki M, Shinkai M, Honda H, *et al*. Anticancer effect and immune induction usingmagnetite cationic liposome. *Melanoma Res.*，**2003**，13(2): 119-135.

[37] Ito A, Shinkai M, Honda H, *et al*. Tumor regression by combined immunotherapy and hyperthermia using magnetic nanoparticles in an experimental subcutaneous murine melanoma. *Cancer Sci.*，**2003**，94(3): 308-313.

[38] Ito A, Matsuoka F, Honda H, *et al*. Antitumor effects of combined therapy of recombinant heat shock protein 70 and hyperthermia using magnetic nanoparticles in an experimental subcutaneous murine melanoma. *Cancer Immunol Immunother*, **2004**，53(1): 26-32.

[39] 胡润磊, 刘轩, 唐劲天等. 肿瘤局部热疗与抗肿瘤免疫. *中国免疫学杂志*, **2006**，22: 684-687.

[40] Gilchrist R K, Medal R, Shorey W D, *et al*. Selective inductive heating of lymph nodes. *Ann. Surg.*，**1957**: 146-596.

[41] Minamimura T, Sato H, Kasaoka S, *et al*. Tumor regression by inductive hyperthermia combined with hepatic embolization using dextran magnetite incorporated microspheres in rats. *Int. J. Oncol.*，**2000**，16(6): 1153-1158.

[42] Jones S K, Winter J G, Gray B N, *et al*. Treatment of experimental rabbit liver tumors by selectively targeted hyperthermia. *Int. J. Hyperthermia*, **2002**，18(2): 117-128.

[43] Moroz P, Jones S K, Winter J, *et al*. Targeting liver tumors with hyperthermia: ferromagnetic embolization in a rabbitliver tumor model. *J. Surg. Oncol.*，**2001**，78(1): 22-29.

[44] Moroz P. Jones S K, Gray B N, *et al*. Arterial embolization hyperthermia in porcine renal tissue. *J. Surg. Res.*，**2002**，105(2): 209-214.

[45] Moroz P, Jones S K, Metcalf C, *et al*. Hepatic clearance of arterially infused ferromagnetic particles. *Int. J. Hyperthermia.*，**2003**，19(1): 23-34.

[46] Jordan A, Wust P, Scholz R, *et al*. Effects of magnetic fluid hyperthermia(MFH) on C3H mammary carcinoma in vivo. *Int. J. Hyperthermia*, **1997**，13(6): 587.

[47] 马明. 肿瘤热疗用磁性纳米材料研究. *东南大学生物科学与医学工程学院*, **2004**.

[48] Maier-Hauff, K, Ulrich F, Nestler D, *et al*. Efficacy and safety of intratumoral thermotherapy using magnetic iron oxide nanoparticles combined with external beam radiotherapy on patients with recurrent glioblastoma multiforme. *J. NeuroOncology*，**2011**，103: 317-324.

[49] http://www.magforce.de/en/presse-investoren/news-events/detail/browse/3/article/magforce-nanotechnologies-agerhaelt-europaeische-zulassung-fuer-die-nano-krebsR-therapie.html

[50] Johannsen M U, Gneveckow, Jordan A, *et al*. Clinical hyperthermia of prostate cancer using magnetic nanoparticles: Presentation of a new interstitial technique. *Int. J. hyperthermia*, **2005**，21(7): 637-647.

[51] http://www.magnifyco.eu/node/1.

第12章 生物医用磁性微纳传感器

12.1 引言

12.1.1 生物医学传感器简介

生物医学传感器[1]是在工程学与生物医学相结合的基础上发展起来的，是利用各种物理、化学、生物效应制成的一类特殊的电子器件，它能把各种被观测的生物医学中的非电学量转换为易观测的电学量，是构成各种医疗分析和诊断仪器与设备的关键部件，是获取生理和病理信息的工具，是生物医学工程学中的重要分支，对于化验、诊断、监护、控制、治疗和保健等都有重要作用。

生物医学信号的一般特点是信号微弱，随机性强，噪声和干扰背景强，动态变化和个体差异大等，因此，生物医学传感器首先要具有较高的灵敏度和信噪比，以保证能检测出微小的有用信息；其次要具有良好的线性特征和快速响应，以保证信号转换后不失真并能使输出信号及时跟随输入信号变化；再次要具有良好的稳定性和互换性，以保证输出信号受环境影响小而保持稳定[2]。另外生物医学传感器的设计与应用必须考虑人体因素的影响及生物信号的特殊性、生物相容性、可靠性、安全性、使用对象的特殊性及复杂性等[3]。此外，在生物医用领域通常采用传感器不与被测介质直接接触的非接触测量；传感器的形状、尺寸和结构应和被检测部位的结构相适应，使用时不应损伤组织，不给正常生理活动带来干扰。总的来说，与一般工业用传感器相比，生物医学传感器应更注重使用方便、舒适、稳定、可靠、安全、耐用、快捷等。

12.1.1.1 生物医学传感器的分类及用途

生物医学传感器的分类方法有很多种，其中最基本的分类方法[3]是按被测量目标分为物理传感器、化学传感器、生物传感器三大类。

物理传感器 用于测量血压、体温、血流量、血黏度、生物组织对辐射的吸收、反射或散射以及生物磁场等物理量，设计传感器时多利用这些非电量的物理效应。按工作原理可分为电阻式传感器、电容式传感器、电感式传感器、压电式传感器、磁电式传感器、热电传感器和光电传感器等。按测量的物理量可分为位移传感器、压力传感器、振动传感器、流量传感器、温度传感器等。

化学传感器 用于测量人体体液中离子的成分或浓度（如 Ca^{2+}、K^+ 等）、pH值、氧分压及葡萄糖浓度等化学量，不过这些被测物质的分子量一般都不太大，利用电化学原理或物理效应可以制成化学传感器。

生物传感器　利用某些生物活性物质所具有的选择识别待测生物化学物质的能力制成的传感器，用于酶、抗原、抗体、受体、激素、DNA、RNA 等化学物质的传感，不过它们的分子量一般较大，分子结构比较复杂，一般的化学传感器很难对它们进行识别。生物传感器的敏感部分具有生物识别功能，有很强的特异性和高度的敏感性，能有选择地与被测物质起作用。

另外，不同层次的传感技术需要不同尺寸的传感器，按尺寸划分有常规毫米级传感器、微米级传感器和纳米级传感器，分别可用于组织检测、细胞内检测、细胞核检测。

生物医学检测涉及生物体各层次的生理、生化和生物信号[1]，如：心电、脑电、肌电、眼电等生物电信号，心磁、脑磁、眼磁等生物磁信号，血压、体温、呼吸、血流、脉搏等非电磁生理信号，血液、尿液、血气等生物化学量信号，酶、蛋白、抗体、抗原等生物量信号等。而由于研究者的立场、目的以及采用的检测方法不同，生物医学检测技术的分类方法也呈现出多样化，主要有无创和微创检测技术、体内信息的直接检测技术、离体检测技术等。因此，生物医学传感器的主要用途有四点[2]：①提供生物医学检测的信息；②提供连续监护的信息；③提供人体疾病治疗和控制的信息；④提供临床检验的信息。

12.1.1.2　生物医学传感器的发展现状及发展趋势

生物医学传感器技术与其他传感器一样都是 21 世纪人们在高新技术领域争夺的一个制高点。目前，在国际上，物理传感器已经实用化，许多化学传感器已达到实用水平，大多数生物传感器尚处于实验开发阶段。生物医学传感技术的研究是同步或超前于生物医学发展的，其重大前沿课题都是围绕着如何提高诊疗技术与深化生物医学研究展开的。众多生物医学、物理、化学、电子和材料上的发现和发明都很快在生物传感器领域获得重要的应用[1]。而国内生物医学传感器技术虽然起步较晚，但是发展较快。1986 年，国务院发布的《传感器技术白皮书》中就开始明确地安排了发展有关生物医学传感技术的规划，"七五"、"八五"期间都安排了研究生物医学传感技术的内容；目前在科学院系统、国家教育部所属的大学和各部委所属的研究所中都建立了相关实验室，并开展了生物医学传感技术的研究工作。

随着分子生物学、生物技术、微电子技术、光电子技术与传统传感技术相结合，用于检测复杂生物物质的生物医学传感器的研究将展现出更为广阔的前景，它的发展方向概括起来有微型化、高度集成化、多参数化、多功能化、数字化、智能化和实用化等几个方面[1,2]。在此过程中，要对发展生物医学传感器所需要的新技术、新原理、新材料和超微细加工技术等进行研究，促进集微传感器、微处理器和微执行器于一体的微系统的问世和应用等。新型的科学技术前沿成果和生命科学进步的结合是新型生物医学传感器研究和产品开发的推动力。未来生物医学传感技术将在床边监测、生物分析器、体内监测、无损监测、细胞内监测、智能分子系统、智能人工脏器、仿生传感器、基因探测、分子脑研究等领域[1]广泛应用。

12.1.2　磁性微纳传感器简介

磁传感器是最古老的传感器，指南针是磁传感器最早的一种应用。但是作为现代传感器，为了便于信号处理，磁传感器需要能将磁信号转化为电信号输出。应用最早的是根据电磁感应原理制造的磁电式的传感器，这种传感器曾在工业控制领域做出了杰出的贡献，但是到今天已经被以高性能磁敏感材料为主的新型磁传感器所替代。一般来说，磁传感器是指基于各种磁效应制作而成的传感器。它们主要用来探测磁场量，或者将其他物理量转化为磁场量进行探测，如温度探测、压力探测、电流探测、光探测等，其应用领域包括航天工业、汽车工业、电力系统、生物医学以及物联网等，其突出特点是非接触、耐污染、抗噪声能力强、可靠性高（即使在很恶劣的环境下也能够可靠工作）、寿命长、坚固耐用、价格低廉、宜批量生产等。

12.1.2.1　磁性微纳传感器的分类

随着现代科学技术的发展，磁传感器已经形成种类繁多、用途广泛的一种器件，例如霍尔传感器、磁通门磁强计、感应式磁敏传感器、高灵敏度超导量子干涉仪（SQUID）、使用块状铁氧体磁芯的应力传感器、以热敏铁氧体为磁芯的温度传感器、铁磁薄膜各向异性磁阻（AMR）传感器、巨磁阻（GMR）传感器、巨磁阻抗（GMI）传感器、光泵磁力仪等都属于磁传感器的范畴。而在微纳米尺度经常提到的磁传感器主要有霍尔传感器、磁阻传感器、GMI 传感器、SQUID 等。

其中霍尔传感器是基于霍尔效应制成的，霍尔效应是指当电流垂直于外磁场通过导体时，在导体的垂直于磁场和电流方向的两个端面之间会出现电势差的现象。

巨磁阻抗（GMI）传感器是基于 GMI 效应制成的，GMI 效应是指磁性材料交变阻抗随外磁场显著变化的效应[4]。

高灵敏度超导量子干涉仪（SQUID）是一种新型的灵敏度极高的磁敏传感器，是以约瑟夫逊（Josephson）效应为理论基础，用超导材料制成的、在超导状态下检测外磁场变化的一种新型磁测装置[5]。

磁阻传感器是基于磁电阻效应制成的。所谓磁电阻（magnetoresistance，MR）效应就是指在外磁场作用下，物体的电阻率发生改变的现象[6]。磁电阻现象在金属、合金和半导体等材料中均有发现。磁电阻效应的大小通过磁电阻变化率来表示，磁电阻变化率（简称磁电阻率）定义如下：

$$MR = \frac{R_H - R_0}{R_0} = \frac{\rho_H - \rho_0}{\rho_0} \tag{12-1}$$

其中，R_0 和 R_H 分别表示未加磁场和加磁场下的电阻。一般情况下，磁电阻 MR 的值通常用百分比的绝对值表示。根据磁性材料的类型、磁电阻幅值大小以及磁电阻效应产生机理的不同，磁电阻效应可分为各向异性磁阻（AMR）效应、巨磁阻（GMR）效应、庞磁阻（CMR）效应、隧道磁阻（TMR）效应，它们的对比见表 12-1。

表 12-1　MR 类型及参数对比

MR 类型	典型材料组合	磁电阻率/%	饱和场/Oe	灵敏度/(%/Oe)
AMR	坡莫合金等铁磁体	2～5	5～20	0.4
多层膜 GMR	(铁磁体/导体)$_n$	10～80	100～2000	0.1
自旋阀 GMR	反铁磁体/铁磁体/非磁体/铁磁体	5～20	10～75	1.0
颗粒膜 GMR	Co-Cu、Co-Ag 等	8～40	800～8000	0.01
CMR	掺杂稀土锰氧化物	100～2000	1000～2000	0.1
TMR	铁磁体/绝缘体/铁磁体	40～200	1～100	2.0

12.1.2.2　磁性微纳传感器的应用现状及发展趋势

磁传感器是传感器产品的一个重要组成部分，已经广泛地应用在航天、汽车、工业、消费、电力系统、生物医学等许多领域，而汽车领域占据了磁传感应用市场大约 70% 以上的份额。它在汽车中主要被用于车速、倾角、角度、距离、位置等参数检测以及导航、定位等方面的应用，比如车速测量、踏板位置、变速箱位置、电机旋转、曲轴位置、倾角测量、防抱死检测（ABS）、电子导航、泊车定位等[8,9]。近些年手机、GPS 市场的发展带动了对导航功能的需求，由于具备功能优势，MEMS 与磁传感器集成的产品预计会越来越受到欢迎。在手机中磁传感器还被用于翻盖开关、保护、界面操作等[8,9]。在物联网中，磁传感器可用于环境保护和智能交通，比如在交通管制、道路的车流检测中，由于磁阻传感器具有体积小、灵敏度高、不会损坏路面的特点，它有可能成为线圈的替代品。而环境保护方面主要是使用多种大量的传感器对各个环境参数（温度、气压、大气成分、噪声等）的监测[8,9]。在智能电网中，磁传感器可应用于电力系统的电压、电流、功率等参数的监测和交流变频调速器、逆变器、整流器、通信电源、信号监测、故障定位检测等许多方面[10]。

在国外，由于磁传感器已逐渐被广泛而大量使用，有许多企业竞相研制和生产，形成了一定规模的磁传感器产业。霍尔器件是半导体磁传感器中最成熟和产量最大的产品[11]。就市场占有情况来看，国外磁敏传感器主要品种依然是霍尔元件、磁阻元件等。近期的 GMR 元件也有良好的发展空间。国外磁传感器中霍尔元件的代表厂商有日本东芝、美国 Honeywell 公司等；而磁阻器件的代表厂商有日本 Sony 公司、荷兰 Philips 公司等。目前国内的磁传感器研究和应用情况与国外还有一定差距。

现代整机的发展要求所用磁传感器即使对微小空间内物理量的变化也能够做出灵敏、迅速的响应，迫切希望提高其工作速度、检测分辨率和灵敏度[12,13]等。磁传感器新材料的出现是推动磁传感器发展的根基，新技术、新工艺的使用对磁传感器的发展也有推动作用。总之，进一步推广应用半导体大规模集成电路制造技术、微电子机械系统（MEMS）制造技术、微组装技术，进一步开发磁性薄膜、非晶、多层膜、纳米磁性丝等新材料，进一步研究平面线圈微磁器件制造工艺及表征手段，将为磁传感器的小型化、微型化、高灵敏度、高速度等性能的提升奠定可靠的基础，加速磁传感器的进步和市场推广等。

12.1.3　磁性微纳传感器在生物医学中的应用

生物医用传感器正在朝集成化、高灵敏度、微型化、实用化等方向逐步发展，在生命科学研究和医疗诊断中具有越来越广阔的研究意义和应用价值，而其中的磁性微纳传感器在生物医学中也发挥了重要作用。本部分将对磁性微纳传感器在生物医学中的技术特点、应用原理、应用现状和发展趋势等进行介绍。

12.1.3.1　磁性微纳传感器在生物医学中的技术特点

目前研究最多的生物传感技术多以光、电为测量参数，如利用各种荧光标记、同位素标记、电化学标记和酶标记技术，结合免疫反应、杂交反应和酶催化反应，从而对蛋白质、DNA、多糖和其他生物分子进行分析。但是这些传感技术都存在不同的优缺点：同位素标记免疫分析仪器简单、灵敏，但存在放射性污染的缺点；荧光标记灵敏度较高，但仪器昂贵、操作复杂；电化学标记仪器简单，但灵敏度较荧光标记等要低[14]。与前面提到的荧光检测等方法相比，磁生物传感器即使在很小的磁场下也具有高灵敏度，且不存在磁背景信号的干扰。而且这种传感器的检测设备尺寸小而轻巧、获取检测电信号的方法直接简单、检测成本较低、操作简便，即使是非专家用户也能使用[15,16]。而且，同生物电检测相比，生物磁场检测还具有非接触、安全性好、可定位测量、在生物体内的传播不会失真等许多特点。

因此，利用磁场来检测生物信号的研究已成为生物医学测量的前沿和热点课题之一，并展现出良好的应用前景，生物磁场检测手段即磁性微纳传感器将会逐步进入临床应用阶段。

12.1.3.2　磁性微纳传感器在生物医学中的应用原理

前面已经提到生物医学检测涉及到生物体各层次的生理、生化和生物信号，而磁性微纳传感器在生物医学中主要用来检测心磁、脑磁等生物磁信号以及酶、蛋白、抗体、抗原等生物量信号等。

（1）生物磁场的直接检测

生物磁场的来源主要是生物体内伴随生物电活动而产生的磁场，如心磁、脑磁、肌磁、眼磁和神经磁等。此外，也包括由生物体组织内磁性介质在外磁场作用下产生的感应场和侵入生物体内的强磁性物质产生的剩余磁场，如肝的感应磁场和肺磁场等[1]。目前，已能在实验室条件下探测到上述种种磁场。但是，生物磁场一般都很微弱，例如肺磁场强度低于 10^{-8} T 量级，心磁场强度约为 10^{-10} T 量级，眼磁场强度为 10^{-11} T 量级，脑磁场强度约为 10^{-12} T 量级。因此，一般需要用置于液氮容器中的超导量子干涉仪（SQUID）进行检测，并且测量系统需处于特殊的磁屏蔽环境中。

（2）生物量信号的检测

在对磁性微纳传感器检测生物量信号的方法进行介绍之前，首先要对应用到的磁标记进行简单介绍。1979 年，John Ugelstad 等人成功地制备了一种均匀性和粒度适宜的聚苯乙烯微球，将其磁化并与抗体连接后，即成为一种分离细胞效果极佳的免疫磁标记——dynabeads，也叫做磁珠、磁性微球或磁粒子。从此，免疫磁标记得到广泛应用，尤其在免疫学检测、细胞分离、蛋白质纯化等方面取得巨大的进展。现在国外已经有多家公司专门生产磁标记产品，如比较著名的 Dynal，Nanomag，Micromer 公司等。国内生产该方面产品的公司有宁波新芝生物科技股份有限公司、杭州联科生物技术有限公司等。其中，Dynal 公司的 M-280 是目前最常用于 GMR 生物传感器检测的免疫磁标记，直径 $2.8\mu m$，具有超顺磁性。

免疫磁标记既可结合活性蛋白质（抗体），又可被磁铁所吸引，经过一定处理后，可将抗体结合在磁标记上，使之成为抗体的载体，磁标记上抗体与特异性抗原物质结合后，则形成抗原-抗体-磁标记免疫复合物。免疫磁标记的功能基团主要与蛋白质结合，但是借助亲和素-生物素系统，还能使免疫磁标记与非蛋白质结合，如各种 DNA、RNA 分子等，从而使免疫磁标记发挥更大作用。磁标记的使用有很多优势，如样品背景带来的干扰可忽略不计、长时间稳定性、制作多分析物阵列的可能性、分离速度快、效率高、可重复性好、操作简单等。磁珠检测系统的基本要求[17]如下：粒子与传感器之间间隔最小时的磁场灵敏度高；精度和产能高；缩放性好；允许功能化的传感器表面；与 CMOS 工艺和基于 GaAs 的电路兼容；成本低。

用阵列传感器进行生物检测是以磁性颗粒为标记物，采用直接标记法或两步标记法，在施加一定方向的外加磁场的情况下，用磁敏传感器对磁性标记产生的寄生磁场进行检测，从而实现对生物目标的定性定量分析[18]。目前已经有各种使用磁标记技术的磁传感器被开发出来用于生物医学，虽然它们的工作原理不同，但基本上可归纳为两种用途[19]：①用来检测单个微米或纳米磁珠存在的微米尺寸传感器，具体可应用于单分子检测、结合力研究、磁性镊子的研究等方面；②可提供大量磁标签统计计算的、有效面积为几百平方微米的、大覆盖范围的传感器，这类传感器集中于研究如何确定磁珠的面密度而不是单独计算磁珠数，能绑定足够多的磁珠来获得一个统计学的有意义的结果，更接近于诊断学的应用，如定点护试验装置。

总之，在全世界范围内，基于生物标签和超顺磁粒子检测的医学诊断和生物筛分的仪器发展吸引了很多研究者。而这种低成本、高选择性的技术在检测人类流体和有害的空中毒素目标分析物方面，以及在分子识别过程的基础研究方面有很大的潜力[17]。

12.1.3.3　磁性微纳传感器在生物医学中的应用领域及应用现状

磁性微纳传感器在生物医学中可用于免疫分析、免疫传感器和生物芯片等。其中免疫分析和免疫传感器都是通过抗体对抗原的特异性分子识别来进行分析的系统，通常是研究抗体-抗原之间的结合，以及游离抗原与抗原-抗体复合物之间的识别。免疫传感器应主要在实际分析中寻求发展，着力于提高灵敏度和选择性、加快分析速度，尤其是提高分析效率（例如采用免疫传感阵列或微流控系统等）。目前具有低检测限和高灵敏度的免疫传感器已广泛应用于各个领域，尤其是临床分析，可用于解决临床药物分析、食品工业分析及生物技术中的化学分析问题。

而生物芯片是一种生物微阵列装置，被广泛研究并已实现了对大量基因组、蛋白质组和功能基因组的分析，包括 DNA 微阵列、蛋白质微阵列和微流控芯片。微阵列的网络结构中具有特殊的结合位点，可同时分析成百上千个样品。微流控芯片已用于样品的转移、分离和纯化处理。集成有微流控和微阵列的系统，即微全分析系统（也称芯片实验室，lab on chip）已经生产问世。其最大的应用领域是生物研究和疾病诊断[20]，由于低消耗、高通量和微型化的优势，使该技术在临床、诊断、药物、毒理等研究方面具有很大的应用潜力[21]。尽管生物芯片具有巨大的应用潜力，但一些关键因素仍然使其大规模应用受到了限制：首先，生物芯片的分析步骤太多，且需要训练有素的专业人员才能进行；其次，生物芯片的检测过程依赖于昂贵的生化及光学检测设备，不仅成本高，也使其应用总依赖于庞大的中心实验室[20]。

当前，国际上已经开展了基于不同技术的生物磁场检测设备研究，涉及感应传感器、自旋阀传感器、超导量子干涉仪、各向异性磁阻环式传感器、小规模的霍尔组合传感器以及隧道结传感器等。由于生物医学信号的磁场一般比较微弱，直接测量时为了达到足够的精确度和灵敏度多采用超导量子干涉仪。例如应用 SQUID 磁测仪器可测量心磁图、脑磁图等。另一种方案是采用免疫磁性微球标记生物信号，进而通过测量磁性微球的磁场测量生物化学物质浓度等参数。由于磁性微球产生的磁场较大，可以使用新型的磁性微纳传感器，例如 GMR 传感器、MTJ 传感器、GMI 传感器等，其中 GMI 传感器可以诊断脑瘤等。相对来说，目前 GMR 多层膜和自旋阀（SV）传感器是生物医学中应用较多的磁性微纳传感器，TMR 和 GMI 传感器等仍然是比较新型的传感器，多在实验研究中使用。

从 Kriz 等人[22]开展研究以来，已经开展了很多关于磁珠检测的工作[19]。由于磁通门和基于 SQUID 的传感器[23]的实现、操作更加困难，大多数研究小组都依赖于磁阻传感器或霍尔效应传感器。目前在大覆盖范围的检测中最流行的是 MR 传感器，而 TMR 阵列传感器的应用也是可以预见的。不过，因霍尔传感器简单的单层结构和相对较高的信噪比简化了与被检测标签尺寸类似的传感器的制作，看起来它可能最适合检测尺寸为 50 nm 或更小尺寸的磁标签[24]。

12.1.3.4　磁性微纳传感器在生物医学中的发展趋势

虽然微流体和静流中的单磁珠检测已经由霍尔组合（Crosses）传感器和磁阻传感器实现，而且大覆盖范围传感器朝向实际生物鉴定方面已取得显著进步，但是就 J. Llandro 等人[24]所知，还没有人展示出一个完整的、多路复用的生物鉴定系统，主要的障碍似乎是传感器和用来有效传输磁珠和试剂的微流体的集成，以及为了达到信号最大化的目的、用于控制磁珠的位置的方法的设计（对于更小的磁粒子尤为重要）。目前在这个方面人们已经在做大量的努力。另外，在"细胞内"体内磁生物传感器的应用中，尽管进行过一些控制细胞功能的磁执行[25]用 TMR 传感器[26]检测内在产生的磁纳米粒子的尝试等，但这仍然是未来的挑战。

而在免疫分析方面，虽然 20 多年前，最突出的特点是特异性的免疫分析技术就已出现，但是现在仍有很多研究者致力于它的研究。而目前人们的研究重点[21]是如何使抗体以最佳方式排列在固相上，同时空间位阻最小；以及寻求可以同时检测多种待测物的一体化的免疫传感器阵列。随着这些研究的进行，免疫分析和免疫传感器的灵敏度无疑会得到提高；同时微型化免疫分析仪器的发展会得到促进，这有利于发展快速在线诊断及临床诊断的掌上仪器，特别是适应逐步家庭化的诊断需要。在不久的将来，免疫分析和免疫传感器技术会有长足的发展。

总之通过促进分析物的检测、操纵和分类等[24]，磁生物传感有补充或者代替现有的基于荧光的体外生物传感器技术的潜力，拥有非常好的发展前景。

12.2　巨磁电阻(GMR)传感器及其在生物医学方面的应用

1988 年，Baibich 等人[27]在由 Fe、Cr 交替沉积而形成的多层膜 $(Fe/Cr)_N$（N为周期数）中，发现了超过 50% 的磁电阻比，由于这个结果远远超过了多层膜中 Fe 层磁电阻比的总和，故称这种现象为巨磁电阻(giant magnetoresistance，GMR)效应。在复合薄膜结构中由电子自旋导致的磁阻，其变化的幅度比通常磁性金属、合金等材料的磁电阻约高 10 余倍。GMR 效应最早在以 Fe、Co、Ni 及其合金作为铁磁层，以 Cu、Ag、Au、Cr 作为非磁性层的很多材料体系中都被观察到。

12.2.1　GMR 传感器简介

12.2.1.1　GMR 效应的机理及分类

（1）GMR 的机理

Fe、Co、Ni 作为铁磁金属，它们不同于普通金属，具有自发磁化的特性，这种特性源于原子内层未填满的 d 或者 f 电子。在过渡金属中，s 和 d 电子共存，3d 和 4s 的电子交叠，如图 12-1 所示，左边所示的 s 能带电子是自旋简并的，自旋向上和向下的子带能量相同，所以电子数量相等，不会有多余磁矩导致磁性的产生。

对于右边的 d 能带，由于泡利不相容原理和电子交换不变性，电子波函数的交叠导致 d 能带分裂成为两个子带，并且在能量上形成非对称的形式。能量较低的子带在费米能级 E_F 以下，又由于电子一般位于费米能级之下，所以整个子带被自旋向上电子占满；能量较高的子带被费米能级 E_F 穿过，所以高能子带没有被自旋向下的电子填满。不同自旋方向的自旋电子的数目上的不对称导致了多余磁矩的存在[6, 28]。

Mott[29]在 1936 年提出了自旋相关散射的概念，说明了铁磁金属电子在传导过程中的散射不同于普通金属。普通金属的传导电子在输运过程中主要是 s 电子之间的散射，铁磁金属由于在费米面存在 s 电子和 d 电子，其散射机理为 s-d 散射，这种散射强度远大于 s 散射。而 d 能带分裂成两个子带，每个子带具有不同的电子密度和电子自旋方向，这样自旋向上和自旋向下的电子就会有不同的平均自由程（λ）。正是因为不同自旋方向的电子散射不同，才会最终导致磁电阻现象的产生。

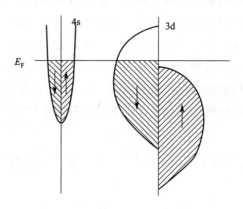

图 12-1　铁磁金属电子能态密度示意图[28]

在交换作用导致能级分裂和自旋相关散射的理论下，有人提出了铁磁性金属导电的理论，即所谓的"二流体"（two current）模型[30]来解释 GMR 多层膜的磁电阻效应。在自旋相关散射下，电子的平均自由程（λ）对自旋向上和自旋向下方向的电子是不同的，假设与铁磁层磁矩同向的自旋电子散射的电阻率为 ρ_+，与铁磁层磁矩反向的自旋电子散射的电阻率为 ρ_-。另外，假设 GMR 多层膜中两种自旋方向不同的电子的电流输运存在于两条不同的通道（这代表它们对电阻的不同贡献）。在有 N 个界面存在的 GMR 多层膜中，当所有铁磁层磁化方向均平行时，自旋电子受到散射的电阻率分别为：

$$\rho_\uparrow = N\rho_+ \tag{12-2}$$

$$\rho_\downarrow = N\rho_- \tag{12-3}$$

总电阻是这两个电阻的并联，为：

$$\rho_P = \frac{N\rho_+\rho_-}{\rho_+ + \rho_-} \tag{12-4}$$

当铁磁层反平行排列时，有 $N/2$ 个铁磁层的磁化方向与自旋方向平行，$N/2$ 反平行，所以自旋电子受到散射的电阻率分别为：

$$\rho_\uparrow = (N/2)\rho_+ + (N/2)\rho_- \tag{12-5}$$

$$\rho_\downarrow = (N/2)\rho_+ + (N/2)\rho_- \tag{12-6}$$

这两个电阻大小是相等的，所以总电阻为它们的并联：

$$\rho_{AP} = \frac{N(\rho_+ + \rho_-)}{4} \tag{12-7}$$

因为在自旋相关散射下，$\rho_+ \neq \rho_-$，所以当铁磁层方向平行和铁磁层方向不平行的状态下，总电阻 ρ_P 和 ρ_{AP} 是不相等的。

二流体模型的唯象解释如图 12-2 所示，当所有铁磁层平行排列时，自旋方向和它们磁化方向相同的电子可以自由通过，而与它们自旋方向相反的电子则会发生散射。这样相当于两条并行的电流通路，一条通路电阻很小，另一条电阻很大，并联以后会得到比较小的电阻。当铁磁层反平行排列时，不论自旋向上还是自旋向下的电子，都可能发生散射，两条并行的电流通路电阻都较大，并联以后的总电阻也相对较大。GMR 的磁电阻大小其实和两个方向自旋电子的比例有关，这两种自旋电子相差越大，则 GMR 的磁电阻就越大[28,30]。

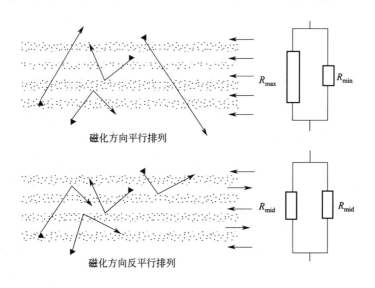

磁化方向平行排列

磁化方向反平行排列

图 12-2　二流体模型唯象图[28]

（2）GMR 的结构分类

从结构上来说，GMR 包括多层膜 GMR（图 12-3）、自旋阀 GMR（图 12-4）、颗粒膜 GMR 等[31]。其中多层膜 GMR 包括两层或更多的被非磁导电层（例如 Cu）隔开的 Fe-Co-Ni 合金，例如坡莫合金等。磁层约 4～6nm 厚，导电层约 3～5nm 厚，所以层间的磁耦合比较小，MR 值约 4%～9%，线性范围在 50Oe 左右。此外，这类器件的性质可以通过连续重复基本结构来进行改进。自旋阀 GMR 是多层膜 GMR 中的一个特例，在自旋阀中，附加反铁磁层（钉扎层）到结构的顶端或底端。在这类结构中，反平行的磁化排列不需要外部的激励。虽然如此，被钉扎方向（易磁化轴）通常通过提高温度超过 Néel 温度（反铁磁耦合消失）来固定，接着在固定磁场下冷却。显然，这样获得的器件可承受温度限制在 Néel 温度以下。自旋阀典型的 MR 值是 4%～20%，饱和磁场在 0.8kA/m 到 6kA/m（即 10～75Oe）之间。颗粒膜 Co-Cu 和 Co-Ag 也具有 GMR 效应。在这些器件中，巨磁电阻效应的产生是因为自旋相关散射发生在嵌入在主晶格间的 Co 团簇的边界处。因为这些二元物系不相溶，器件的性质多由生长条件和淀积后的处理决定。

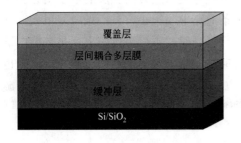

图 12-3　多层膜 GMR 的结构

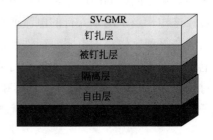

图 12-4　自旋阀 GMR 的结构

其中多层膜和自旋阀 GMR 都是在 Si/SiO₂ 衬底上通过磁控溅射制备的，上面依次有缓冲层、关键结构、覆盖层等。其中缓冲层对生长在其上的多层膜的晶格织构有很大的影响，预先溅射的缓冲层能使生长在其上的各层材料形成比较好的晶格织构[6]。β-Ta 的（200）织构对生长在其上的各层金属薄膜的织构有很大改善，从而改善其性能，因此多选择 Ta 作为缓冲层的材料。此外，还有为增加自旋相关散射率，进而提高磁电阻率而采用的复合缓冲层。覆盖层能够保护整个自旋阀，防止水汽沾染和空气氧化，一般采用 Ta。

① 多层膜的关键结构又称层间耦合多层膜，组成层间耦合多层膜的材料有很多，如(Co/Cu)ₙ、(CoFe/Co)ₙ、(Co/Ag)ₙ、(NiFe/Cu)ₙ 等结构。这些材料在室温下的磁电阻率都达到 10% 以上甚至更高。虽然交换耦合的多层膜结构可以表现出较大的磁电阻效应，但是较高的饱和磁场导致其磁场灵敏度较低，在实际器件中的应用受到限制[6]。磁性金属多层膜的巨磁电阻效应与磁场方向无关，它仅依赖于相邻铁磁层的磁矩的相对取向，而外磁场的作用不过是改变相邻铁磁层的磁矩的相对取向[6]。

② 典型自旋阀的基本结构包括钉扎层/被钉扎层/隔离层/自由层,分别为反铁磁层 AFM、铁磁层 FM、非磁性层 NM、铁磁层 FM。自旋阀的基本结构从底层到顶层可以为"自由层/隔离层/被钉扎层/钉扎层",也可以为"钉扎层/被钉扎层/隔离层/自由层",即分为"被钉扎层/钉扎层"在上方和在下方的"顶钉扎"和"底钉扎"两种结构。为了满足应用要求,需要研制低饱和场、稳定性好、灵敏度高、GMR 效应大的自旋阀。要达到上述要求,需要对各层材料提出一定的要求[6]。希望反铁磁层具有高电阻、耐腐蚀性且热稳定性好的特点,通过交换偏置作用,能将相邻铁磁层的磁矩"钉扎"在某一方向。目前常用的反铁磁性材料包括 FeMn、IrMn[32]、NiMn、PtMn、NiO、α-Fe$_2$O$_3$,选择何种材料要综合考虑临界厚度、失效温度、交换偏置场、抗腐蚀性等各个参数。自由层一般采用矫顽力较小且巨磁电阻效应大的材料,如 Co、Fe、CoFe、NiFe、NiFeCo、CoFeB 等,也有采用 NiFe/CoFe 复合自由层[33]等。被钉扎层选择巨磁电阻效应大的材料,多数采用 CoFe 或者特殊结构,如合成反铁磁(AAF 或 SAF)结构(例如 CoFe/Ru/CoFe)等。缓冲层的厚度优化也需要进行研究[34]。另外要采用退火[35~37]等工艺来对自旋阀的矫顽力等性质进行优化,同时对该结构的热性能[38]进行研究。

③ 多层膜 GMR 的磁电阻率高,饱和磁场大,即线性磁场可测量范围大。而相对于其他结构,自旋阀 GMR 具有如下优点[6]:

a. 磁电阻率 $\Delta R/R$ 可对外磁场的响应呈线性关系,频率特性好;

b. 低饱和场,工作磁场小;

c. 电阻随磁场变化迅速,灵敏度高;

d. 利用层间转动磁化过程能有效地抑制 Barkhausen 噪声,信噪比高。

12.2.1.2　GMR 传感器的工作原理

常用的 GMR 传感器有多层膜 GMR 传感器和自旋阀 GMR 传感器,在实际的版图设计及应用中经常采用单条传感器和惠斯通电桥等形式。

(1) 单条传感器

当被检测磁场的大小在 GMR 单条传感器的敏感范围内时,在"Si/SiO$_2$"衬底上的自旋阀薄膜的电阻随着外部被检测磁场变化,通过铝压焊块测量自旋阀薄膜的电阻,从而得到被检测磁场的大小。定义传感器长边方向为长,用 l 表示,短边方向为宽,用 w 表示,被检测磁场沿着自旋阀薄膜电阻的短边方向施加[6]。GMR 单条传感器可以用于角度检测和线性磁场检测。

GMR 单条传感器的主要性能指标有:灵敏度、线性范围、矫顽力、工作偏置点、线性度、交换失效场和噪声。其中 GMR 单条传感器的线性范围 H_{range} 定义为传感器电阻线性变化区对应的检测磁场范围大小。线性度定义为线性范围内传感器电阻变化曲线的线性拟合度,单位为%。灵敏度 S 定义为传感器电阻线性范围内磁电阻率变化值和磁场变化值的比值,单位为%/Oe,大小受自旋阀薄膜的磁电阻率大小和线性范围大小影响。矫顽力定义与自旋阀薄膜的矫顽力定义一样，用 H_{cs} 表示，单位为 Oe，大小与自旋阀薄膜的矫顽力相关。工作偏置点 H_{set} 是当传感器电阻为中间值时所对应检测磁场的大小，单位为 Oe，大小与自旋阀薄膜的耦合场有关。交换失效场 H_{ex} 就是自旋阀薄膜材料的交换场，当外加磁场超过失效场的数值时，自旋阀的被钉扎层和自由层的磁化方向强行被改变为平行排列，使自旋阀的电阻变小，传感器失去效用。GMR 单条传感器的噪声分为 l/f 噪声和热噪声。热噪声主要在高频领域对总噪声做贡献。传感器的 l/f 噪声随着传感器 w 的减小而减小，另外传感器的信噪比 SNR 随着传感器面积 wl 的增加而增加[6]。

在这些性能指标中，线性范围和灵敏度越大越好，但两者会互相制约，需要进行折中考虑；矫顽力和噪声越小越好，才能提高分辨率；工作偏置点需要根据具体的应用进行调整；而线性度和交换失效场一般来说越大越好[39]。

（2）惠斯通电桥

GMR 传感器的应用大都用多层膜·GMR 或者自旋阀 GMR 的基本结构形成惠斯通电桥（如图 12-5 所示），利用被测量元件的磁场变化，导致桥路产生相关输出电压。以全桥结构为例，若供给传感器内部的惠斯通电桥的工作电压为 V_b，传感器的铁磁合金带的长度方向将通过一个电流。在铁磁合金带的宽度方向施加磁场，导致对角上的两个电阻的内磁化方向朝着电流方向转动，θ 角减小，电阻增大；另外两个电阻的内磁化方向背向电流转动，θ 角增大，电阻减小。靠电阻值的变化将外加磁感应强度转换成差动输出的电压，该输出电压可用下式表示：

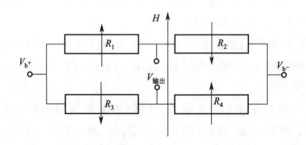

图 12-5　磁阻传感器内的惠斯通电桥

$$V_{out} = \frac{\Delta R}{R} V_b \tag{12-8}$$

式中，R 为薄膜电阻；ΔR 为阻值的相对变化量；V_b 为传感器的工作电压。多层膜 GMR 和自旋阀 GMR 在使用惠斯通电桥结构方面是有一定区别的，多层膜 GMR 多采用半桥结构，方向性和温度稳定性不如自旋阀 GMR 好，但是测量范围大。自旋阀 GMR 多采用半桥和全桥结构。

12.2.1.3　GMR 传感器的应用领域和研究进展

实际应用中，GMR 磁阻传感器由于其尺寸小、稳定性好、抗恶劣环境能力强、磁电阻率高等优点，正在逐步扩大测量范围和应用面，在磁传感器中表现出很强的竞争力，主要用来探测磁场、角速度、线速度、角位移、线位移、加速度、电流、生物化学物质浓度等，在机电自动控制、汽车工业、航天工业、生物医学、物联网等领域均有广泛的应用。目前利用巨磁电阻效应的传感器已处于开发及实用化阶段。

其中，GMR 传感器应用较多的是多层膜 GMR 和自旋阀 GMR。前者多用于线性探测，后者包括探测磁场有无的开关式 GMR 传感器、探测模拟量的线性 GMR 传感器以及探测角度的角度 GMR 传感器。开关式的 GMR 传感器件由于原理简单，对器件性能的要求比较低，发展比较快，目前已经在验钞机、齿轮转速探测等领域产品化[6]。而应用于模拟量测量的线性 GMR 传感器对器件性能的要求比较高，要求制备出性能稳定的高磁电阻率、低矫顽力、高交换场、磁电阻曲线线性范围大，且线性区中心在零点两侧对称的 GMR 材料，对这个领域的研究和应用仍处于初步阶段[40~43]。角度 GMR 传感器主要用于电子罗盘、汽车中轮速的测量、节流阀的角度探测等[44,45]。

在 GMR 效应被发现之前，市场上的磁传感器件主要有半导体霍尔（Hall）传感器和基于 AMR 效应的传感器两种。半导体霍尔磁电阻元件具有磁电阻率大及线性度好的优点，但所需磁场较高，灵敏度和温度稳定性不够好。而 AMR 传感器的磁电阻率虽数值不高，但饱和磁场低，温度系数小，稳定性好，耐恶劣环境能力强，制作工艺简单，价格便宜，主要缺点是灵敏度较低，探测磁场的范围较弱。而 GMR 传感器[2]虽然出现较晚，但它除了具有 AMR 同样的优良性能外，磁电阻率更高，扩大了测量范围和应用领域，表现出更强的竞争能力。几种传感器的比较见表 12-2。

表 12-2　GMR 传感器与传统的 AMR 传感器以及霍尔传感器的性能比较

器件性能	霍尔	AMR	GMR	器件性能	霍尔	AMR	GMR
物理尺寸	小	大	小	价格	低	高	低
输出信号	小	中等	大	灵敏度	低	高	高
功耗	低	高	低	温度稳定性	低	中等	高

由于 GMR 薄膜的制备技术和 GMR 器件的半导体加工技术的要求都比较高，因此真正提供 GMR 商用传感器的公司并不多，目前主要有美国的 Nonvolatile Electronics（NVE）和德国的 Infineon Technologies。除此之外，IBM、Philips、Siemens、Honeywell 等公司和一些科研机构如 Standford 等都有相关的研究小组。在国内，由于技术和设备的限制，能生产 GMR 传感器的公司非常少。清华大学微

电子所与深圳华夏磁电子公司合作生产的各种开关式应用传感器在验钞机、齿轮传感方面已经拥有一定的市场[46]。国内研究机构包括清华大学[6]、中科院物理所[47~49]、北科大[50~52]、兰州大学、上海交通大学等科研院所，研究理论和应用的较多。

12.2.2　GMR 传感器在生物医学中的应用

12.2.2.1　GMR 传感器在生物医学中的用途

近年来，新型磁电阻材料和磁性微粒领域的科研进步，使研究开发基于 GMR 效应的生物传感器成为可能。GMR 传感器可以用于生物和医学探测[6, 19, 23, 53, 54]：首先用微米级或者纳米级的磁性小颗粒采用直接标记法或两步标记法标记各种各样的细胞、蛋白质、抗体、抗原、病毒、DNA、RNA 等，即"磁性化"这些被探测的对象，再用高灵敏度的 GMR 传感器对磁性标记产生的寄生磁场进行检测来探测它们的具体位置。标记反应完成后，用外加梯度磁场将未参与标记的多余磁性颗粒分离，再施加激励磁场将磁标记磁化，磁化的磁标记产生的寄生磁场引起传感器阻值的变化，从而导致反映生物反应的信号输出，进而得到它们的分布、浓度等参数。这种生物传感器可用于医学及临床分析、DNA 分析、环境污染监测等领域。高灵敏度的 GMR 传感器也可用在脑电图、心肌图等高精度的仪器设备上，来诊断类似于脑肿瘤病变的疾病[6]。利用 GMR 磁场传感器可以检测眼球运动、眼睑运动，这有助于定量评价和研究困倦、视力疲劳现象以及诊断某些眼科疾病。

（1）GMR 生物传感器的原理

通常来说，用阵列传感器进行生物检测，是以磁性颗粒为标记物，采用直接标记法或两步标记法，在施加一定方向的外加磁场的情况下，用磁敏传感器对磁性标记产生的寄生磁场进行检测，从而实现对生物目标定性定量分析。图 12-6 分别介绍了磁性标记法检测的具体步骤。

直接标记法：如图 12-6(a)所示，直接标记法是将标记物直接结合到探针上。首先在传感器表面结合特定的生物探针，再将已预先绑定磁性颗粒的样本溶液加入传感器的反应池中，溶液中特定的目标分子被探针捕获，完成标记。

两步标记法：如图 12-6(b)所示，以 DNA 检测为例，第一步将已知序列的 DNA 探针链结合在包埋了自旋阀传感器的芯片表面，加入用生物素标记的 DNA 目标链溶液，进行充分杂交；第二步，加入被抗生素包裹的磁性颗粒，形成生物素-抗生素共价键，从而选择性地捕获磁性标记。

标记反应完成后，用外加梯度磁场将未参与标记的多余磁性颗粒分离，再施加激励磁场将磁标记(磁性颗粒)磁化，磁化的磁标记产生的寄生磁场引起传感器阻值的变化，从而输出反映生物反应的信号[18]。

而对具体的 GMR 传感器来说，通常在单晶硅衬底上制备多层结构的 GMR 传感器件；然后在传感器件上做一层保护层；为了更好地与生物分子连接，要在保护

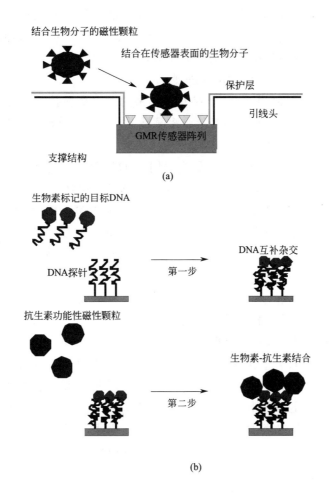

图 12-6　直接标记法与两步标记法[43]

层上做支撑层；最后通过生物固定层固定待测病原体的免疫抗体(生物探针)。当待测样品中的病原体(抗原)流经传感器表面时，与被固定的抗体产生抗原-抗体免疫反应，就把作为特异抗体标记的纳米磁球固定起来。这样纳米磁球的感应磁场就会被传感器探测到，并转换成电信号输出，从而判断样品之中是否存在待测抗原。如果在硅衬底的表面加工许多传感单元阵列，并在不同位置的传感单元上面固定不同的抗体，则通过辨别不同位置上传感单元所输出的电信号，达到一次同时检测多种抗原的目的，制成多通量 GMR 生物芯片。同理，GMR 生物传感器还可用于核酸(DNA 片段)、蛋白质、酶、甚至细胞上的病原体检测。

　　整个 GMR 生物检测系统由微流部分、GMR 阵列、驱动部分、分析处理部分组成。为了减小外界环境对传感器输出稳定性的影响，传感器单元往往与参考单元一起组成惠斯通电桥。GMR 电阻对组成惠斯通半桥，其中一个电阻表面覆盖软磁性屏蔽层，不受外加磁场的影响；另一个电阻作为应变电阻，在外加磁场作用下，阻值发生变化，导致电桥输出微伏级的差分电压值，输出的电压经过过滤、放大等信号处理后，再输送到后端的采集检测设备，做进一步分析。

（2）GMR 生物检测系统的研究进展

生物芯片技术是 20 世纪 90 年代发展起来的一门高新技术，其出现给生物医学、化学、国防、食品与环境监督等众多领域带来巨大的革新，其影响目前正在不断显现。

1998 年，作为美国国防部高级研究规划局（DARPA）支持项目，美国海军研究实验室（Naval Research Laboratory，NRL）与 NVE 公司合作，由 Baselt 等[55]开展了基于巨磁阻技术的生物传感器研究，开发了世界上第一个 GMR 生物传感器原型，并取名为"磁粒子计数阵列"（bead array counter，BARC）。在其 2.5mm × 2.5mm 原型基片上制造了 8 个点阵，每个点阵中有 8 条 $5\mu m \times 8\mu m$ 的 GMR 传感器单元，采用 Dynal 公司 M-280 商品化的磁性微球作为标记粒子，GMR 传感器则由美国 NVE 公司制造。这个芯片尽管十分原始，但已显示了良好的特异性和灵敏度，有磁标记的信号比无标记的背景信号高出 10 倍以上。他们通过测量 DNA、抗原抗体、施体和受体等实验，证明了其原理的可行性。在此之后该研究小组相继推出了 BARCⅡ、BARC Ⅲ型 DNA 阵列芯片原型进行生物杂交分析，将传感器、微流体单元、感应电磁场及其他部件整合为一个桌上型的生物分析系统[16, 23, 53]。

除了美国的上述研究外，国际上其他实验室基于上述基础也做了进一步的研究，例如德国比勒菲尔德（Bielefeld）大学、美国佛罗里达州立大学、美国斯坦福大学[56,57]、葡萄牙里斯本计算机系统与工程研究所（INESC-MN）[58]等研究机构也相继开展了磁性传感器阵列的生物检测研究。葡萄牙里斯本计算机系统与工程研究所进一步研究了利用锥形铝导线控制单个磁性粒子标记的位置，利用 GMR 传感器进行探测，分析了其信号大小和噪声的问题，并给出了他们测量装置的测量极限是 Nanomag 公司的单个 250nm 的磁球标记。美国斯坦福大学则改良了磁标记探测的设计，采用锁相放大技术，使测量极限提高到 1～10 个 11nm 的 Co 纳米颗粒，并宣称其适用于 DNA 片段的探测。Li G 等[57]在约 7mm×8mm 的芯片表面上制备的自旋阀传感器阵列，阵列包含 60 个亚微米级的条形自旋阀传感器，呈 2 个纵列排列，每列 30 个传感器单元，每个单元两头通过 ion 束沉积厚约 300nm 的铝作为引线，而中间未被覆盖的条形区域作为生物反应区，用于感应与其异轴同向的磁场分量。2005 年，加利福尼亚大学物理系 Wood 等人[59]研制的亚微型新一代 GMR 生物传感器，可实现对小尺寸磁珠（直径 200nm）的探测，且灵敏度更高。虽然磁性生物检测系统取得一定的成绩，但距离实用化仍有很大的距离。总之，国际上开展此项研究的单位主要还是几个发达国家的一流研究机构。目前，国际上还未见到基于上述原理的生物传感器的规模化产品。

就国内研究情况来看，国内多所高校和研究所，如中科院物理研究所、清华大学、同济大学、电子科技大学、中山大学等，自 2005 年起，对巨磁阻生物传感器阵列设计、传感器材料的选取、磁性标记与传感器尺寸关系、输出信号处理等方面进行了广泛的研究，实现了单个纳米尺度颗粒的检测，并申请了相关的专利。上述研究中采用的阵列方案和传感器形态各异，从布局上可以分为规则排列阵列或分区排列阵列；矩形传感器或蛇形传感器。

2005 年起，清华大学开始与国内有关单位合作，组建了跨学科从事本方向研究的课题组，已经在材料、器件、集成工艺、检测系统等方面开始了一系列前期研究工作。经过深入的分析和验证，完全可以通过合成磁性能（饱和磁化强度，超顺磁性等）更为优越的标记磁球以及 GMR 表面超薄保护层结构的设计，大大提高 GMR 生物传感器的检测灵敏度。更重要的是，利用已经建立的 MEMS/NEMS 加工平台，可以将大量上述传感器阵列集成在一个芯片上，并且使样品处理通过微流体芯片进行；GMR 电阻变化的信号则可以通过与 CMOS 电路的集成得到处理。已基于 GMR 磁传感器芯片实现了液态环境下对纳米磁球的高灵敏度检测。另外，在磁电阻技术的产业化方面，与国内外有关企业、研究机构建立了紧密合作关系，依托企业开始了磁电阻技术应用及市场推广工作，已有多个系列的 GMR 磁场传感器实现了批量化生产，并成功推向了市场。此外，北京博奥生物芯片有限责任公司、浙江大学生物医学工程研究所、中国科学院微生物研究所、山东省科学院生物研究所等单位均在生物传感器方面有一定的研究基础，但至今几乎还没有进行关于磁生物传感器、特别是 GMR 生物传感器方面的研究。

12.2.2.2　GMR 传感器在生物医学中的前景展望

简单、快速、准确的多指标生物检测芯片将会有很大的市场需求。除此之外，该类生物芯片还可用于药物滥用、兴奋剂、肿瘤标记物检测等多个方面，能满足检测设备小型化、低成本、高灵敏度的检测需求，将会改变现有免疫检测方式，具有重要的科学价值和广阔的市场前景。综合现有技术，提高磁性生物检测系统的性能，可以在传感器特性、磁性颗粒的选择以及外围电路的设计等方面进行改进。

而目前制约 GMR 传感器阵列生物检测性能的关键是制备工艺和材料的问题，在进一步的研究中，需要采用生物分子尺度相同、高灵敏的新型 GMR 传感器，研究新的生物机能性保护膜，在避免互扰的基础上，在芯片上布局更密集、有效生物结合面更大的阵列，改善传感器的线性度，保证亚微米级的超顺磁颗粒形态的均一，才能有效促进 GMR 传感器阵列在生物检测上的应用[53]。由于 GMR 传感器携带方便，价格低廉，在生命科学、医学和国防等领域的应用潜力巨大[60]。

12.3　超导量子干涉仪及其在生物医学方面的应用

　　超导量子干涉仪(SQUID)是 superconducting quantum interference device 的英文缩写，实质是一种将磁通转化为电压的磁通传感器，其基本原理是基于超导约瑟夫逊效应和磁通量子化现象。以 SQUID 为基础可制作出传感器和测量仪器等，用于测量磁场、电流、电压、电阻、电感、磁感应强度、磁化率、温度、位移等物理量[61,62]。

12.3.1　SQUID 简介

12.3.1.1　SQUID 的原理及分类

　　(1) SQUID 的工作原理

　　SQUID 基本原理就是当两块超导体被一薄势垒层分开后构成一个约瑟夫逊隧道结，含有约瑟夫逊隧道结的超导体闭合环路被适当大小的电流偏置后，会呈现一种宏观量子干涉现象。此时隧道结两端的电压是该闭合环路孔中的外磁通量变化的周期性函数，其周期为单个磁通量子。通过测量隧道结两端的电压即可获得被测外磁场，该方法测量分辨率可达到 $10^{-8}\,\mathrm{nT}$。

　　约瑟夫逊结能够通过很小超导电流的现象，称为超导隧道结的约瑟夫逊效应，也称直流约瑟夫逊效应。超导结在直流电压作用下可产生交变电流，从而辐射和吸收电磁波，这种特性称为交流约瑟夫逊效应。约瑟夫逊的直流效应受到磁场的影响。而临界电流 I_C 对磁场亦很敏感，即随着磁场的加大临界电流 I_C 逐渐变小。根据量子力学理论，超导结允许通过的最大超导电流 I_{max} 与 φ 的关系式为：

$$I_C(\varphi)=I_C(0)\left|\frac{\sin\dfrac{\varphi}{\varphi_0}\pi}{\dfrac{\varphi}{\varphi_0}\pi}\right| \tag{12-9}$$

　　I_C 是 φ 的周期函数。式中，φ 是沿介质层及其两侧超导体边缘透入超导结的磁通量；φ_0 是磁通量子；$I_C(0)$ 是没有外磁场作用时超导结的临界电流。临界电流随外磁场周期起伏变化，这是由于在一定磁场作用下，超导结各点的超导电流具有确定的相位。相位相反的电流互相抵消；相位相同的电流互相叠加。超导结临界电流随

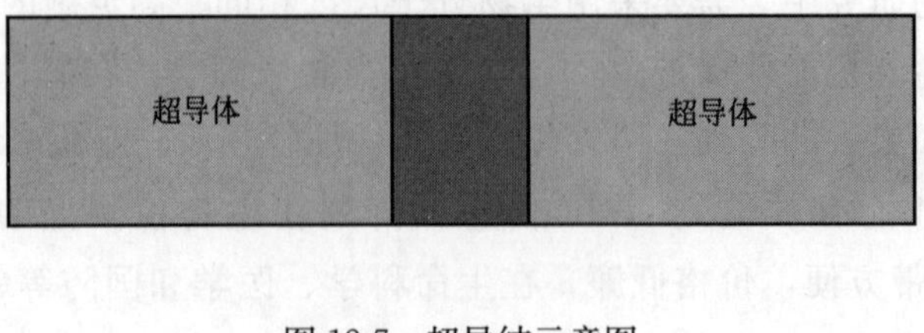

图 12-7　超导结示意图

外加磁场而周期起伏变化的原理，完全可用于测量磁场中。例如，若在超导结的两端接上电源，电压表无显示时，电流表所显示的电流为超导电流；电压表开始有电压显示时，则电流表所显示的电流为临界电流 I_C，此时，加入外磁场后，临界电流将有周期性的起伏，且其极大值逐渐衰减，振荡的次数 n 乘以磁通量子 φ_0，可得到透入超导结的磁通量 $\varphi=n\varphi_0$。而磁通量和磁场 H 成正比关系，如果能求出 φ，磁场 H 即可求出。同理，若外磁场 H 有变化，则磁通量亦随之变化，在此变化过程中，临界电流的振荡次数 n 乘以 φ_0 即得到磁通量的大小，亦反映了外磁场变化的大小。因此，可利用超导技术测定外磁场的大小及其变化。超导结见图 12-7。

(2) SQUID 的技术特点

SQUID 磁强计对于直流交流信号有很高的灵敏度，频带可从直流到 MHz，同时具有噪声低等优点，这是其他方法暂时无法比拟的。SQUID 的特点总结如下[62]：

① 灵敏度极高：可达 10^{-15} T，比灵敏度较高的光泵式磁敏传感器要高出几个数量级。

② 测量范围宽：可以测量的最大磁场接近于所用超导材料的临界磁场，可从零场测量到几千特。

③ 线性好：SQUID 仪器本质上是线性的，已做到 10^{-6}。它的非线性来源于结构材料中的顺磁性杂质，另外，薄膜 SQUID 也显现非线性效应。使用更纯的结构材料或改用块状超导体，非线性可以小于 10^{-7}。

④ 频带宽：响应频率可从零响应到几百兆赫兹。

⑤ 摆率大：摆率决定于噪声及调制频率，噪声愈小和调制频率愈高，则摆率愈大。

(3) SQUID 的分类

根据所使用的超导材料，SQUID 可分为低温超导 SQUID 和高温超导 SQUID。又可根据超导环中插入的约瑟夫逊结的个数分为 RF-SQUID 和 DC-SQUID[61]。RF-SQUID 只有一个约瑟夫逊结，常采用射频偏置，DC-SQUID 有两个约瑟夫逊结，常采用直流偏置。

① 低温 DC-SQUID 目前大部分低温 DC-SQUID 采用 $Nb/AlO_x/Nb$ 隧道结工艺制作，并包含一个铌膜制成的平面方形垫圈。在垫圈上沉积多匝的铌输入线圈，并在中间插入绝缘层，与 SQUID 环孔有效耦合[61]。不同的电路与输入线圈相连接，将如电阻、电压、电流等物理量转化成 SQUID 可检测的磁场，并转化成对应的电压，从而构成各种测量装置。

② 高温 DC-SQUID 因为没有成熟的高温约瑟夫逊结工艺，以及 77 K 的温度对热噪声有很大的影响，所以最初高温 DC-SQUID 比低温 DC-SQUID 难以制作。但是随着高温超导薄膜技术的发展，外延生长高温超导薄膜的技术正在日趋成熟，

目前比较成熟的是应用 YBCO 高温超导外延薄膜制备人工晶界结。

自 20 世纪 80 年代高温超导体发现以来，高温 SQUID 由于工作在液氮温区，便于操作和携带，成本低廉，成为了研究热点[61]。在无磁屏蔽条件下工作的高温 SQUID，可以避免使用昂贵的磁屏蔽室，对 SQUID 广泛应用和商业化都十分有利。

③ RF-SQUID　RF-SQUID 的优点在于只有一个约瑟夫逊结，样品制备和设备安装拆卸都比较简单，在同样尺寸的衬底上可以获得更大的有效面积[61]。其中低温 RF-SQUID 在 20 世纪 70 年代应用很广泛，但是后来逐渐被 DC-SQUID 所取代。随着高温超导的发展，通过采用平面磁通变换器和多匝输入线圈，高温 RF-SQUID 在 77K、1kHz 以上磁场噪声可达 $12fT/Hz^{1/2}$，因此在很多方面得以应用。但是由于薄膜质量很大程度上会对高温 RF-SQUID 低频的噪声造成影响，因此仍然需要不断改进。

12.3.1.2　SQUID 的应用领域

SQUID 特别是高温 SQUID 已经获得了广泛的应用，可应用于生物磁测量、无损探伤、大地测量等领域，用来测量磁场强度、磁场梯度、电压、磁化系数等物理量。目前研制的 SQUID 系统用于以下几方面[61, 63~65]：

（1）生物磁测量

近 20 年，世界上学术界和工业界的研究人员在发展和提高 SQUID 磁强计性能的同时，着重研究用这项技术探测心、脑、肺、肝、神经、躯体肌肉、胃、肠、眼睛及其他器官的磁信号[61, 63]。在生物磁测量方面 SQUID 目前的应用重点主要是心磁和脑磁的研究。研究和生产脑磁图仪和心磁图仪的公司至少有 CTF、Neuromag、4-D NeuroImaging 等公司。

（2）无损探伤

无损探伤是一种材料、机械等领域广泛使用的检查材料的不连续性和缺陷的方法，其通过缺陷的磁性反常来探伤。由于 SQUID 可以工作到 10Hz 以下，直到直流，这一点在金属材料的深层检测中具有很大的优势。使用高温 SQUID，探测线圈与室温样品可距离更近，信噪比高，价格便宜，这将给无损探伤带来很好的前景。

（3）大地测量

目前 SQUID 磁强计已经在石油勘探以及海底沉积物研究中得到充分使用。另外，可以通过地表测得电磁信号反演地下电阻率分布，由此推断大地构造和矿床。大地电磁测量所涉及到的频率范围约为 $10^{-4}\sim10^4$ Hz，越低频率的信号反映了越深深度的信息。SQUID 有很高的灵敏度，特别是在低频段，因而对于深层的大地电磁测量，有十分明显的优越性。

12.3.1.3 SQUID 的研究进展和发展趋势

弱电磁信号检测方面的应用主要是基于超导量子干涉仪，这是目前人类所掌握的能测量弱磁场的手段中最灵敏的磁测量传感器，它的灵敏度比现有其他任何方法都要好 2～3 个数量级，可以探测强度为地磁场十亿分之一到百亿分之一的磁信号，在弱电磁检测领域具有不可替代的优越性[66]。目前最好的高温 SQUID 磁场灵敏度可达 $10fT/Hz^{1/2}$，而低温 SQUID 磁场灵敏一般可达 $1fT/Hz^{1/2}$[63]。

低温 SQUID 由于其成熟的技术，在目前应用中仍然处于主导地位，而且还有很大的市场。另一方面，高温 SQUID 由于其价格低廉，一直是研究的热点，包括单层平面梯度计、工作于无磁屏蔽条件下的高温 SQUID 器件和信号处理技术的研究等。但是对于高温 SQUID 而言，没有成熟的约瑟夫逊结工艺，也缺乏有柔韧性的高温超导线材，如果能在材料和制作工艺上有所突破，它必将发挥更重要的作用。此外，关于磁屏蔽和冷却问题也一直是 SQUID 应用的障碍：在大地测量和无损检测中一般无法使用磁屏蔽室，而且磁屏蔽室费用过高[61]。这些问题都有待进一步解决。

我国在低温 SQUID 方面已经有相当基础和一定应用经验，但是由于液氦价格昂贵、技术复杂，实际应用并不广泛，所以仍然应该将高温 SQUID 作为研究重点。SQUID 涉及到多门学科和技术，必须集合电子、机械、低温、真空、计算机等厂家和研究单位的优势，同步开展各个方向的研究。此外应利用国外的设备，关注国外的发展动态，加强国际交流，以减少重复研究，并争取国际合作[61]。

12.3.2 SQUID 在生物医学中的应用

12.3.2.1 SQUID 在生物医学中的用途

高温超导量子干涉仪作为一种已知的最灵敏的磁性检测设备已被应用于生物磁性免疫测定中。为了满足良好的生物适应性，具有超顺磁性的 Fe_3O_4、Fe_2O_3 等纳米磁性微粒表面通常要覆盖一层具有亲水性的表面活性剂，选择的表面活性剂不仅要使磁性粒子能够分散在水中形成磁流体，还要通过自身携带或表面功能化包裹一层含功能基团的聚合物，从而形成具有核壳式结构的免疫功能磁珠作为磁性标记物对待测物(如蛋白质、DNA、RNA)进行标定。除了对某种蛋白质进行直接测定外，还可以利用抗原抗体的特异性反应制备磁珠-抗体-抗原免疫复合物形成大的磁性微粒，或借助亲和素-生物素系统偶联成团簇，从而实现基于 SQUID 的磁性测量[67]。

（1）SQUID 在生物医学中的研究进展

SQUID 成像，一种非侵入性方法，过去的研究中就已经开始应用来追踪人体器官中自然产生的磁粒子[68]，例如，检查人肝中的铁含量[69]、肺中的铁积累[70]。也曾有人尝试过进一步应用 SQUID 到目标磁纳米粒子，例如为乳腺癌检测定位哨位淋巴结、生物免疫鉴定[71～73]。这个方案更有前景，因为它大大地改进磁纳米粒子的质量，使它具有更高的生物兼容性和与表面接合的多功能配体[74,75]。

SQUID 的检测方法与磁纳米粒子的尺寸相关[76]。当磁颗粒变得比最大的单畴尺寸更小时，热能会变得足够高来随机化单独的粒子和内部磁矩的取向[77]，在这种情况下，关闭偏置磁场后粒子无剩磁，磁纳米粒子这种独特的行为被称为顺磁性，磁化机理被称为 Brownian 弛豫和 Néel 弛豫[76,78]。基于这些磁性质，主要有三种测量源于磁纳米粒子的磁信号的手段：剩磁[79~81]，弛豫[71, 82~85] 和磁化率[86,87] 测量。在这些方法中，都是检测磁纳米粒子产生的磁场的变化。

目前大多数研究小组选择测量剩磁是因为它的纳米粒子的灵敏度比磁弛豫方法更高，而且尺寸依赖性小于磁弛豫方法[87]。典型的用于剩磁检测的 Fe_3O_4 纳米粒子平均直径为 25nm。在这个尺寸附近，Brownian 旋转发生在无法观察到的微秒级，而 Néel 弛豫可以花费几个小时，当纳米粒子绑定到目标时就出现差别了。典型的剩磁测量要求样品运动来产生一个磁信号变化，而 SQUID 则检测这个变化。代替之前报道过的利用横向位移的方式，S. Ge 等人的系统使用竖直摆动，从平移扫描中解放了水平面，开发了一个 1D 扫描 SQUID 剩磁测量系统来检测作为体内对比剂的纳克含量的磁纳米粒子，用锁相检测法减小了噪声，达到了高灵敏度（1.7 cm 的距离检测 25nm 的 Fe_2O_3 纳米粒子）。

Weitschies，Kotitz 和他们的同事们倡导了 SQUID 在磁免疫鉴定方面的应用。他们开发了一个磁弛豫免疫测定法，根据不同的弛豫时间，从未绑定的粒子中区别出绑定在目标上的磁粒子；使用低 T_c 的 SQUID，该研究小组实施了固态磁弛豫免疫测定来检测人的 IgG。Enpuku 等人[87] 使用了高 T_c 的 SQUID 来检测人体 IFN-β，他们将目标抗原固定在表面上，用磁粒子标记它们，施加一个磁场来磁化这些粒子，然后测量通过 SQUID 下的样品的磁通量的变化[82]。后来，Enpuku 等人又采用了剩磁的测量方法，他们利用 25nm 的磁标签 Fe_3O_4 粒子和高温 SQUID 检测了抗原和相应的抗体之间的生物结合力-反作用，该系统可以检测 0.1pg 质量的IL8（抗原），并且研究了标签到 IL8 的结合力效率和信号磁通对样品和 SQUID 的几何参数的依赖[88]。

（2）SQUID 在生物医学中的应用领域

在生物医学方面，应用 SQUID 磁测仪器可测量心磁图、脑磁图等，从而出现了神经磁学、脑磁学等新兴学科，为医学研究开辟了新的领域。

① 脑磁图

脑磁图（magnetoencephalography，MEG）探测神经元兴奋时细胞内电流在颅外产生的磁场变化，是一种无创伤性脑功能检测技术，通过脑磁图设备所具备的超导量子干涉仪（SQUID）可精确地测量大脑产生的微弱的电磁信号[89]。脑磁图在语言功能研究，神经内、外科疾病的诊断和治疗等方面有重要应用价值[90]，目前主要应用于初级体感皮质定位、初级听觉皮质定位、运动皮质定位、语言皮质定位、视觉皮质定位[89]。随着影像设备等的发展，脑磁图检查将会在医用科学领域得到越来越广泛的应用。MEG 测量生物磁场的优点如下：

a. 磁场不受头皮软组织、颅骨等结构的影响；

b. 检测发生源的误差可小于数毫米，有良好的空间分辨率；

c. MEG 直接测量脑的电生理活动而且可以毫秒级实时记录神经生理学变化，因此 MEG 具有良好的时间分辨率；

d. MEG 只能测量出平行于头皮表面的电流所产生的磁场，偶极源垂直于半球表面为零磁场；

e. 对人体无侵害，检测方便。

虽然 MEG 具有上述优点，但也存在某些不足，它的价格昂贵，分析结果需要大量的时间，探测的信号易受周围环境影响导致该设备必须置入磁屏蔽室内，为了维持 SQUID 呈超导状态，每周需要充填液氦，即日常维护费用高[90]，全球只有少数地方安装此设备。

目前在脑磁图设备方面，还处在一个早期的发展阶段，发展进程主要受限于技术的复杂性和昂贵性，目前主要有三大厂家：芬兰的 Neuromag 公司、加拿大 CTF 系统公司和美国的 Bti 公司[91]。与国外的 MEG 设备发展现状相比，国内虽然已经开始重视，但是还有很大的差距。未来随着 MEG 设备成本的不断降低及使用技术的不断提高，MEG 的脑功能研究和临床应用将会在国内外得到进一步发展。

② 心磁图

心肌在兴奋过程中产生除极和复极电流，心脏的活动电流在胸部周围空间产生极微弱的 pT 级磁场信号[92]。心磁图（magnetocardiography，MCG）是对心脏产生的电磁场的变化，也就是磁场强度或磁感应强度的时间函数的记录。心磁图仪是超导弱磁探测技术与计算机技术结合的产品，是心脏无创检查领域的最新、最先进技术之一。与现行检查方法相比[93]，避免了有创检查操作难度大、有一定危险的弊端，使无创检查灵敏度从 50%（如运动心电图）提高到 95% 以上。心磁图的特点[92]是非接触无损检测，不受皮肤接触电阻的干扰，能进行三维测量，具有优于心电图的定位测量精度和较高的灵敏度。

心磁图仪在心脏病发病风险分级、普查、介入诊治效果评估等方面有着较为突出的优势和广泛的临床应用前景。超导心磁图仪可应用于[93]：无创性心脏鉴定；心肌缺血的研究；冠心病患者血管成形术或搭桥术治疗前后的监测；心电图正常或仅有轻微改变的冠心病患者药物治疗前后效果监测；心肌梗死患者诊断；心电图 T 波倒置患者；不明原因胸痛、胸闷患者；心脏病高危人群筛查；心脏病患者及心律失常性右室发育异常；旁路通道和异位起搏点定位；介入诊治效果评估等方面。

心磁图仪在国外和我国一些单位已有一些应用，并已取得良好的结果。目前低温 SQUID 生物磁图仪已经较为成熟，使用少量液氦即可保证工作，而且不需要专门的磁屏蔽室。高温超导 SQUID 灵敏度对于脑磁测量还有一些难度，但对于心磁测量则比较轻松。在无磁屏蔽条件下应用于临床的高温 SQUID 也正在研究当中[63]。相信高温 SQUID 技术的成熟将会使心磁图仪像心电图一样广泛应用于临床。此外，建立类似心电图一样具有一定诊断能力的专家系统也相当重要。总之，目前心磁图的测量技术已日趋完善，适于在临床推广。

12.3.2.2　SQUID 在生物医学中的前景展望

人体磁测量方面主要运用高温 SQUID，但是高温 SQUID 仍然有待在材料和制作工艺上进行突破。此外，磁屏蔽问题和冷却问题一直是 SQUID 应用的障碍，也有待解决。随着使用技术的进步，SQUID 的成本将不断降低。未来 SQUID 在 MEG、MCG 等方面的功能研究和临床应用将会得到进一步发展。

另外，单一位置的心磁系统由于只能提供一系列时序心磁信号，而不能比心电信号提供更多的信息，所以在心脏病学领域的作用微乎其微。多通道系统能提供从生物信号中获得的最丰富的信息。但是这无疑会大大提高系统的成本，而且高速率、高精度、多通道的数据采集系统对目前技术而言是很大的挑战[63]，这些问题都有待工业界和学术界的研究人员来解决，进而推动 SQUID 在生物医学领域的应用。

12.4　其他生物医用磁性传感器

其他可在生物医学领域应用的磁性微纳传感器包括霍尔传感器、AMR 传感器、TMR 传感器、GMI 传感器等。它们各自的原理、特点和在生物医学方面的应用都有所差别，接下来将对它们进行介绍。

12.4.1　霍尔传感器及其在生物医学方面的应用

12.4.1.1　霍尔传感器简介

（1）霍尔效应

霍尔效应是美国物理学家霍尔（A. H. Hall）于 1879 年在研究金属的导电结构时发现的。当电流垂直于外磁场通过导体时，在导体的垂直于磁场和电流方向的两个端面之间会出现电势差，这一现象便是霍尔效应。这个电势差也被称为霍尔电势差，如图 12-8 所示。实验表明，霍尔电压 V_H 与电流 I、磁感应强度 B 都成正比，与板的厚度 d 成反比。霍尔电压 V_H 的表达式如下：

$$V_H = R_H IB/d \tag{12-10}$$

对二维电子气（2DEG）系统来说，霍尔系数 $R_H = \dfrac{1}{ne}$ 由导体（或半导体）材料的性质所决定。一般来说，金属和电解质的霍尔系数很小，霍尔效应不显著；半导体的霍尔系数则大得多，霍尔效应显著。

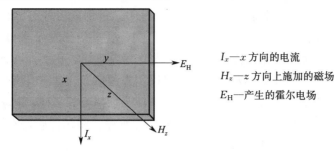

I_x—x 方向的电流

H_z—z 方向上施加的磁场

E_H—产生的霍尔电场

图 12-8　霍尔效应示意图

（2）霍尔效应及器件的研究进展

霍尔效应在 19 世纪 70 年代已经被发现，但是由于其非常微弱，导致七八十年内都没有被实用化。20 世纪 50 年代末，人们才找到了电子迁移率非常大的新材料：三、五价化合物半导体材料，例如锑化铟等，这成为霍尔器件制造所必需的新材料，使霍尔器件进入实用阶段。随着半导体、导体生产工艺的进步，霍尔器件的水平也大大提高，并发展到单晶、多晶薄膜化、硅霍尔集成化阶段[94]。

霍尔效应在当今科学技术的许多领域都有着广泛的应用，如测量技术、电子技术、自动化技术等。近年来，由于新型半导体材料和低维物理学的发展使得人们对霍尔效应的研究取得了许多突破性进展[94]，如量子霍尔效应、分数量子霍尔效应、反常霍尔效应和自旋霍尔效应等。其中德国物理学家 K. V. Klitzing 因发现量子霍尔效应而荣获 1985 年度诺贝尔物理学奖；美籍华裔物理学家崔琦、美籍德裔物理学家 H. L. Stormer 和美国物理学家 R. B. Laughlin 因在发现分数量子霍尔效应方面所做出的杰出贡献而荣获 1998 年度诺贝尔物理学奖。

最近几年里，人们的兴趣主要集中在量子霍尔器件上，而电子在量子霍尔磁场中的自旋已成为研究领域的课题。自旋霍尔效应在理论方面也受到了很大的关注，很大程度上是因为它与电流的产生、电流的传输和非平衡激化的控制息息相关，同时实验的发现也为理论研究打下了基础，尤其是在半导体材料方面的研究[95]。

（3）霍尔效应的应用领域

常规霍尔效应有着广泛的应用，如确定半导体的导电类型，测定载流子浓度和迁移率，以及制造霍尔传感器等[95]。从 20 世纪 60 年代起，半导体材料和工艺技术飞速发展，因为用半导体材料制成的霍尔元件具有体积小、结构简单、对磁场敏感、频率响应宽、输出电压变化大和使用寿命长等优点，广泛应用于电磁测量、非电量测量、自动控制、计算与通信装置中[94]。

以霍尔效应原理构成的霍尔元件、霍尔集成电路、霍尔组件统称为霍尔传感器[94, 96]。利用霍尔电压与外加磁场成正比的线性关系可做成多种电学和非电学测量的线性传感器，如控制一定电流时，可以测量交、直流磁感应强度和磁场强度；控制电流电压的比例关系，令输出的霍尔电压与电压乘电流成比例，可制成功率测量传感器；当固定磁场强度大小及方向时，可以用来测量交、直流电流和电压。它可以精确测量力、位移、压差、角度、振动、转速、加速度等各种非电学量，其中测转速用的是霍尔开关传感器，其余为霍尔线性传感器。霍尔传感器在日常生活、工业生产、航天工业、军工及通信中应用广泛。

12.4.1.2　霍尔传感器在生物医学中的应用

生物医用磁珠传感的研究大部分集中于 GMR 的研究，但是实际上，硅霍尔传感器[97]、高电子迁移率外延 InSb 薄膜微霍尔传感器[99]等都可以替代 GMR 技术来检测单个磁珠。特别是霍尔效应传感器，它的灵敏度好、缩放性好，制备传感器阵列以及与传统信号处理电路集成时的工艺技术成熟，非常适合做生物医学中的磁珠检测[99]。目前在这方面研究较多的有 Sandhu 小组和 Mihajlović 小组等。

Sandhu 等人曾经展示了对相位改变灵敏、使用 InSb 霍尔组合（Crosses）的检测方法[98]，他们用面内的交流激励磁场检测了 $2.8\mu m$ 直径的磁珠，而直流磁场沿垂直平面的方向通过永磁铁施加[23]。对使用磁阻传感器[55]和基于 Si 的霍尔传感器[97]检测相似的粒子做了对比，比较后发现 $5\mu m \times 5\mu m$ 的 InSb 霍尔组合（Crosses）展示了更好的信噪比，而且因为它到磁珠（约 250 nm）的距离更近，能检测更小的超顺磁粒子。参考文献［100］报道了一个改进的采用了霍尔组合（Crosses）阵列的、磁场灵敏度更高的器件，可用于多路复用，其中 $30\mu m \times 30\mu m$ 的 InSb 传感器成功检测了 200 nm 直径的磁粒子。为了减小霍尔传感器的成本，Sandhu 及其同事应用伪形态 AlGaAs/InGaAs/GaAs-2DEG 异质结构（p-HEMT）制作了霍尔生物传感器，并在 4in（101.6mm）圆片上大量生产[100,101]。他们使用 p-HEMT 生物传感器用直径为 120nm 的磁珠来检测 DNA 标签[102]，也用霍尔传感器阵列做了实验，能够区分超顺磁粒子在霍尔传感器某行的存在，因此使潜在的多路检测成为可能。另外他们在关于适用于霍尔生物传感器的不同材料的对比研究中[99]，推断出基于半导体异质结（如 InAs-AlGaSb）的传感器的灵敏度最高，特别是用于大量磁珠检测的、磁珠可置于器件边缘的情况[23,103]。2008 年，Sandhu 小组的 Kumagai 等人描述了 AlGaAs/InGaAs 二维电子气霍尔效应传感器中有效表面区域的磁灵敏度随位置和超顺磁微球数量的变动的数值分析和实验分析。实验在 10 个面积为 $5\mu m \times 5\mu m$ 的传感器组成的线性阵列中进行。霍尔传感器的边缘和角落最为灵敏，有线性响应。这些结果对具有宽动态范围的高灵敏霍尔效应生物传感器的商业化很重要[103]。

　　而 Mihajlović 等人[104] 2005 年报道了一个基于 InAs/AlSb 量子阱半导体异质结构（QWSH）制作的霍尔传感器，它可以检测单个 $1.2\mu m$ 直径的超顺磁微球，信噪比超过了当时报道的磁阻器件检测同样尺寸磁珠的信噪比。另外，半导体霍尔传感器的动态磁场范围更大，在超顺磁粒子需要大磁场来诱导磁矩或者操纵磁性物质的应用中具有重要的优势。2007 年，他们[105] 又报道了室温下 InAs/AlSb 制作成的微米尺寸霍尔组合（Crosses）传感器的性质研究，该传感器可以在低频下检测最小单个直径为 250 nm 的超顺磁微球，适用于生物应用，并且讨论了如何优化器件性能。第一，进一步小型化来改进磁矩分辨率；第二，高频下操作，主要挑战是如何有效地缩小寄生感应信号效应，某一可能的解决方法是在芯片上制作线圈来提供高局域化的、大的交流磁场；第三，使用性质更好（如更长的平均自由程）的材料制作器件。这种器件将在生物物理和磁生物检测单个分子的领域开辟很多有趣的研究。

　　目前，关于传统霍尔效应的研究已接近成熟，但是新的霍尔效应，如反常霍尔效应和自旋霍尔效应等，还需要进一步的研究和解释；在霍尔效应的材料方面，还需进一步探索和优化制备条件，寻找高迁移率、高霍尔系数的材料；具有霍尔效应的金属和半导体结构也需要进一步开拓、优化，以利于霍尔器件的应用。

　　因霍尔组合（Crosses）传感器与半导体工业材料和工艺兼容，几何结构制备简单，并且具有潜在的高灵敏度和磁场分辨率的优点，虽然目前尚不清楚它能多好地探测具有滞后磁化行为的铁磁微球[23]，但是它的确有在生物医学方面应用的潜力，具体应用前景还有待进一步的探索。

12.4.2　各向异性磁阻（AMR）传感器及其在生物医学方面的应用

12.4.2.1　AMR 传感器简介

（1）AMR 效应

铁磁金属和合金多晶体（如 Fe、Co、Ni 及其合金等）具有各向异性磁电阻（anisotropic magnetoresistance，AMR）效应，即外加磁场方向与测试电流方向平行时测量得到的电阻率和外加磁场方向与测试电流方向垂直时测量得到的电阻率不相等的效应。

各向异性磁电阻效应来源于各向异性散射，而各向异性散射主要由自旋-轨道耦合和低对称性的势散射中心引起，前者降低了电子波函数的对称性，使电子的自旋与其轨道运动相关联，目前人们比较普遍接受这一机制[6]。具有各向异性磁电阻效应的材料的电阻率通常可表示为：

$$\rho = \rho_\perp (\sin\theta)^2 + \rho_{||} (\cos\theta)^2 \qquad (12\text{-}11)$$

　　式中，θ 为测试电流方向与外加磁场方向的夹角；$\rho_\perp$ 为测试电流方向与外加磁场方向垂直时材料的电阻率；$\rho_{||}$ 为测试电流方向与外加磁场方向平行时材料的电阻率，见图 12-9。各向异性磁电阻的磁电阻率大小由下式给出：

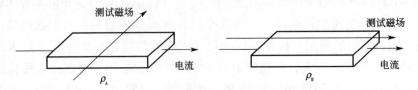

图 12-9　各向异性磁电阻效应示意图

$$AMR = \frac{\rho_{||} - \rho_{\perp}}{\rho_0} = \frac{\Delta\rho_{||}}{\rho_0} - \frac{\Delta\rho_{\perp}}{\rho_0} \qquad (12\text{-}12)$$

式中，ρ_0 为铁磁材料在理想退磁状态下的电阻率。常用的薄膜型磁阻传感器是用标准半导体技术在硅片或其他基底上制备的铁磁薄膜长条，厚度只有几十纳米，宽度为几十微米，长度则从几百微米至几千微米不等。这类传感器的灵敏度约为半导体霍尔效应的 100 倍，常用于弱磁场的测量[106]。AMR 薄膜元件具有以下特点[106]：

① 在弱磁场作用下有较高的灵敏度。磁电阻传感器通常用于测量 1μOe 到 10Oe 的磁场，且磁场强度越小，灵敏度越高。

② 灵敏度的方向特性：使膜面与主要干扰磁场相垂直，可提高抗干扰能力，使膜面与待测磁场方向平行，可提高测试的灵敏度。

③ 饱和特性。

④ 频率特性：薄膜磁电阻由于厚度很小，涡流很小，具有良好的高频响应特性。

⑤ 温度特性：将磁电阻元件接成桥式电路，可使温度系数进一步降低，且薄膜磁电阻元件的一般温度特性符合线性变化规律，易于通过补偿来提高温度稳定性。

（2）AMR 传感器的研究进展

AMR 于 1857 年由 Thomson 等发现，从那以后，人们开展了各种理论和实验研究，最显著的是 Smit[107]、McGuire 和 Potter[108]、Fert 等人[109~111] 和 Campbell 等人[109,111]。一个与 AMR 效应紧密联系的现象是平面霍尔效应（PHE）[112]：在导体中施加面内磁场时将出现一个横电压。这与传统的霍尔效应不同，传统的霍尔效应是在施加一个垂直于电流和电压所在平面的外加磁场后，产生横电压。

最基本的传感器包括单层 AMR 材料（如 NiFe 或 CoNi）和合适的衬底［如玻璃[113]，Si(100)[113]，Si(111)[113]，MgO(001)[114] 等］。早期，人们采用 Ni 制成的平面霍尔传感器来检测超顺磁微球。后来由于坡莫合金比 Ni 具有更好的 AMR 性质，坡莫合金更多地作为 AMR 磁传感器的传感材料。生长这些薄膜的技术包括溅射、电子束蒸发、热蒸发和脉冲激光消融[114~117] 等。其中 NiFe 系统是被最广泛研究的 AMR 材料，PHE 传感器的其他潜在候选者可以是 GaAs 上的 Fe_3Si[118]，

GaAs 上的 (Ga，Mn)As[119]，MgO 上的 Fe_3O_4[120] 等。室温下 $Ni_{80}Fe_{20}$ 的体材料具有 >5% 的 AMR 值，而薄膜材料的 AMR 值 >2%[108]，是室温下各种材料的最高 AMR 值。同时，相对较低的成本使它成为商业可用的磁场传感器制造的理想材料[113]。

从器件应用角度来看，最重要的指标是平面霍尔灵敏度 S_H。文献 [113] 中展示了最高灵敏度为 340Ω/T 的单层 NiFe 传感器，而文献 [121] 中的 Fe_3O_4 展示了 400Ω/T 的灵敏度。Arnab Roy 等人[112]在 Si(100) 上 PLD 生长了厚度为 13nm 的 NiFe 薄膜，室温下在磁场变化约 10Oe 时相应的灵敏度约为 900Ω/T，这是这个系统目前报道的最高的灵敏度。

(3) AMR 传感器的应用领域

虽然 AMR 出现晚于霍尔器件、电磁感应及磁通门等传感器，但由于各向异性磁电阻传感器的功耗低、响应于传感器的切向磁场或法向磁场、灵敏度高、体积小、噪声小、可靠性高及耐恶劣环境能力强等优点，它在磁敏传感器中所占的比重越来越大，应用范围也逐步扩大[106]。

AMR 传感器在磁记录磁头[121,122]和磁性旋转编码器中都得到大量应用，其中磁记录磁头是读取高密度磁记录信号的理想手段，磁性编码器在高精度测量和控制领域中的应用不断增加。近年来，随着磁性薄膜的 AMR 效应和铁磁/非磁金属多层薄膜的 GMR 效应在国外引起了基础理论研究和应用方面的高度重视，薄膜磁阻传感器迅速成为磁性传感器技术中最活跃的一个分支，广泛应用于弱磁场的测量、物体识别检测、测姿态与空间定位以及其他技术领域，如磁罗盘、电流测量、流动检测、转速检测、阀位控制、点火定时、活门位置检测、位移和力的测量、直线或旋转运动及位置检测以及磁场分布的测量和铁磁材料磁滞回线的测量等[123]。

12.4.2.2　AMR 传感器在生物医学中的应用

平面霍尔效应已作为一个极灵敏的检测磁化相对于电流方向的小偏差技术而出现，而且具有更小的背景信号。因此，它对探测微米和纳米尺寸下的磁系统中的磁化翻转和畴结构很有帮助。而且这类传感器的信噪比与其他传感器相比高了几个数量级，使得其对微米尺寸和纳米尺寸磁珠检测更为有效，更适合于生物芯片应用[124~127]。平面霍尔效应传感器与 GMR 传感器相比有一些优势：一是因为平面霍尔传感器的十字几何结构，它使用全部的有效表面来检测磁珠/生物分子，这与曲折的 GMR 传感器不同，后者中几乎一半的目标生物分子在非传感区域；二是平面霍尔传感器理论上比 GMR 传感器拥有更高的信噪比 SNR。对于可比较的传感区域，虽然自旋阀传感器产生的信号高了 5~10 倍，但是平面霍尔传感器低频下的 $1/f$ 噪声大约为原来的 1/20，使得单个纳米尺寸的磁珠检测成为可能[124]。

目前很多小组在研究基于 PHE 的器件的潜在应用，最显著的是 Ejsing 等人，Schuhl 等人和 Van Dau 等人。目前已报道的两个应用了 AMR 的生物传感器，其中一个是与霍尔组合（Crosses）类似的十字组合[124,125]，另一个是环状的 AMR 传感器[128]。前者由两个厚度为 20nm、尺寸为 $60\mu m \times 10\mu m$ 的 $Ni_{80}Fe_{20}$ 或坡莫合金（Py）条十字组成，响应于面内磁场，电压垂直于电流方向产生[129]。为了控制各向异性，为了达到一个界限清楚的单畴初始磁化态，Ejsing 等人将坡莫合金层与 IrMn 反铁磁层交换耦合，使得 200Å 厚的交换耦合坡莫合金层的等效各向异性磁场增加，进而报道了基于 PHE 和应用了 IrMn 做反铁磁钉扎层的磁场传感器，灵敏度约 $38.6\Omega/T$，已经将它用于微米磁珠的检测（商业用的 $2\mu m$ 和 250nm 的超顺磁微球），也就是说它有作为磁生物传感器的潜力，例如，检测脱氧核糖核酸。但是该传感器只有在磁珠数量很少时才足够灵敏，同时也可以检测样品中少量的生物分子[124]。Van Dau 等人早期开展的工作基于类似器件的噪声分析，展示了器件的检测阈值在 10nT 量级，灵敏度为 $100\Omega/T$。之后，大量的研究朝向适合生物传感应用的传感器构造发展。而环形的 AMR 传感器是由 Miller 等人[128]研究的，外围直径 $5\mu m$，坡莫合金的里层直径 $3.2\mu m$，厚度 20nm，用来检测单个磁珠；磁珠（$4.3\mu m$ 的 $Ni_{70}Fe_{30}$ 球）通过修正的原子力显微镜（AFM）悬臂放在环上，这提高了 AMR 的水平，使之与组成惠斯通电桥相反桥臂的相同参考环相关；一种标准的锁入技术用来测量二次谐波时电桥中产生的 AC 电压不平衡[23]。

　　另外，在传感器表面采用合适的生物化学涂料，可以使平面霍尔传感器通过磁珠检测 DNA 或蛋白质的存在。在检测少数磁珠时灵敏度足够高。因为制作简单，平面霍尔传感器可以轻易集成到片上实验室（LOC）系统中，而且磁珠检测的磁场是通过传感电流产生的，也就是说不需要外加磁场，这有利于芯片集成[125]。

　　此外，Jiang 等人[129]已经成功设计、制作和测试了一个集成的微流体单元（IMC），该集成器件包括叉状微流通道（两侧有独立的锥形电流线，用于粒子分类）以及成群的惠斯通电桥形式的四个传感器。电桥在检测离有效传感器 $4.7\mu m$ 远的单个 $9\mu m$ 的铁磁微球时有足够的灵敏度。可以通过距离超过 $200\mu m$ 的分类条线产生的磁场梯度操纵微球在 $75\mu m$ 宽、$75\mu m$ 深的通道中流动，这与基于通过 Brownian 漂移速度均衡化的磁化微球的临界速度的简单理论模型相符。其已经证明了这种设计在检测和分类磁珠时的可用性。

　　目前，由于 GMR 和 TMR 的迅速发展，以其磁电阻变化率大的优点，正在逐步取代 AMR 在生物医学方面的应用。但同时可以看到，AMR 单元单层膜的制备工艺较为简单，而考虑到材料的磁致伸缩效应及耐高温性能等特点，AMR 传感器仍然有很大的应用空间[2]。未来的工作包括将平面霍尔传感器用作生物传感器和将信号（μV）与流体生物芯片集成；以及将 AMR 传感器用于单个纳米尺寸磁珠的检测[125]。

12.4.3　隧道磁电阻(TMR)传感器及其在生物医学方面的应用

12.4.3.1　TMR 传感器简介

（1）TMR 效应

1975 年 Slonczewski 提出"磁性金属/非磁绝缘体/磁性金属"的隧道结，如图 12-10 所示。如果两铁磁电极的磁化方向平行，一个电极中多数自旋子带的电子将进入另一个电极中的多数自旋子带的空态，同时少数自旋子带的电子也从一个电极进入另一个电极的少数自旋子带的空态；但如果两电极的磁化方向反平行，则一个电极中的多数自旋子带电子的自旋与另一个电极的少数自旋子带电子的自旋平行，这样，一个电极中的多数自旋子带的电子必须在另一个电极中寻找少数自旋子带的空态，因而其隧道电阻必然与两电极磁化方向平行时的电阻有所差别。Slonczewski 将隧道电阻与铁磁电极的磁化方向相关的现象命名为磁隧道结效应（magneto-tunneling junction，MTJ），由此引起的磁电阻效应称为隧道磁电阻（tunneling magnetoresistance，TMR），也称为自旋相关隧道效应（spin dependent tunneling，SDT）[6,7]。

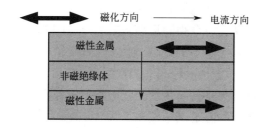

图 12-10　TMR 基本结构示意图

① Julliere 理论

1975 年，Julliere[130] 在 Phys. Lett. 上的一篇文章里首先报道了在铁磁体/绝缘体/铁磁体结构的磁性隧道结 Fe/Ge/Co 中发现了 TMR，并给出了如下的计算磁电阻的公式：

$$\frac{\Delta G}{G}=\frac{G_P-G_{AP}}{G_P}=\frac{2PP'}{1+PP'} \tag{12-13}$$

式中，G_P 和 G_{AP} 分别为两铁磁层磁化方向平行和反平行时的电导；P 和 P' 分别是左右铁磁层的有效输运电子态密度的自旋极化率[131]。进一步分析可以导出，零结电压下的磁电阻为：

$$\frac{\Delta R}{R_P}=\frac{R_P-R_{AP}}{R_P}=\frac{G_{AP}^{-1}-G_P^{-1}}{G_P^{-1}}=\frac{2PP'}{1-PP'} \tag{12-14}$$

② Slonczewski 理论

1989 年，Slonczewski[132] 基于能带理论提出了另一个有关隧道磁电阻、被称为量子力学隧穿方法的理论模型。Slonczewski 的理论与早期的实验结果基本符合并被广泛应用于计算 TMR，取得了很大的成功[131~136]。根据该理论，一般来说，制备磁性隧道结的技术难点主要是要控制绝缘层的厚度和膜的质量。如果绝缘层太厚，电子就无法穿过绝缘层，那么隧道磁阻将会减小，通常需要将绝缘层厚度控制在几个纳米乃至几个埃的尺寸。

Julliere 的理论分析简单明了，抓住了磁隧道效应的主要特征和基本物理内涵，揭示了自旋极化率是决定隧道结磁电阻的基本参量。但是实际上 Julliere 公式只是在温度不高，外加电场不太大时所做近似才可以成立。而且根据他的结果，只能得到磁隧道结电阻的最大理论值（考虑的是磁化强度从反平行到平行的极限情况），而不能说明磁电阻隧道磁性层的磁化强度之间的夹角的变化规律，Slonczewski 的理论结果虽然形式上复杂些，但它明确表达了磁电阻和磁化强度之间夹角的变化关系，也就是余弦规律[137]。

（2）TMR 结构的研究进展

磁性隧道结的研究可分为两种类型[131]：一种是利用两种不同矫顽力的铁磁材料作为铁磁层的软-硬结构的隧道结；另一种是利用反铁磁材料钉扎其中一层铁磁层的磁化方向的钉扎结构的隧道结。利用外加磁场大小来控制两铁磁层中磁化方向的平行或反平行排列，从而可获得隧道结磁电阻效应（TMR）。

此外，磁性隧道结除了基本的铁磁/绝缘层/铁磁结（F/I/F）外，还有 F/I/N/I/F 双结、F/V（真空）/F、N/F/I/F、FM/I/半导体（SM）等类型。近年来，研究人员采用了一些新的磁性材料来代替传统的铁磁材料制作磁性隧道结，其中包括在用一纳米碳管连接两铁磁层的隧道结中发现了 TMR 效应[138,139]，特别是最近实验用磁性半导体做磁性层。此外，从实验上和理论上，人们也研究了含有超导的各种各样的隧道结，如铁磁/超导体，铁磁/超导体/铁磁，超导体/铁磁/超导体等[131]。

随着纳米技术的发展和制备技术的提高，磁性隧道结的质量也获得了大幅度的提高，从而使这种隧道磁电阻效应的值被不断提高。尤其是到了 20 世纪 90 年代，隧道磁电阻材料取得巨大进展。1995 年 Miyazaki 等研究 $Fe-Al_2O_3-Fe$ 隧道结[140]，获得了室温时隧道磁电阻 18％ 和 4.2K 下 30％ 的巨磁电阻。Lu 等人[141]在由 $La_{0.67}Sr_{0.33}MnO_3/SrTiO_3/La_{0.67}Sr_{0.33}MnO_3$ 组成的隧道结中发现了高达 83％ 的磁电阻率，而且在室温下也有较大的磁电阻率[131]。近来 Parkin 等人[142]和 Yuasa 等人[143]展示了室温下 TMR 值为 150％～350％ 的 TMR 结构，在 CoFeB 或 Fe 磁层以及 MgO 阻挡层的结构方面有些变动[23]。

（3）TMR 传感器的应用领域及发展趋势

与已经实用的自旋阀磁电阻材料相比，铁磁隧道结在室温下仍具有更高的磁电阻、更大的磁场灵敏度、高结电阻、低功率消耗等特点。例如 $Fe/Al_2O_3/Fe$ 和 $CoFe/Al_2O_3$ 的磁场灵敏度分别为 8％/Oe 和 5％/Oe，这些结果是多层膜的 GMR 及氧化物的 CMR 远所难及的。虽然制备工艺较为复杂，但易与半导体平面工艺兼容，故极有可能在磁随机存储器(MRAM)、磁电阻读出磁头、磁传感器等方面获得成功应用[137]。因此，磁性隧道结具有很好的应用前景。

TMR 可用于制作更高速度的存储器 MRAM，兼有非挥发性、低功耗、高速存取、无限次读写、抗辐射等优点，相对于其他类型的存储器，在空间、军事、移动通信等领域的应用有很大的优势。而磁电阻(GMR/TMR)传感器是一个集软、硬磁材料、纳米技术和半导体集成技术于一体的高新技术产品，由于其磁电阻效应大，易使器件小型化、廉价化，可广泛应用于工业、国防、电力系统、生物医疗等各个领域。如应用于军工产品如核潜艇之自动导航系统、高级罗盘；民用产品如汽车之喷油器、点火器、ABS 刹车系统；电力系统如远程抄表系统及各类开关电源等领域，还可以制成高灵敏度磁成像系统。

尽管 TMR 具有较高的低磁场灵敏度，且隧道结本身电阻值较大可实现低功耗的应用，但在应用方面仍然有一些难题需要解决：TMR 的磁电阻率往往随外加电压发生变化，在较大的外电压下会发生不可逆转的隧道击穿，较高的电阻还会导致很大的 RC 常数；TMR 磁电阻性质与非磁性绝缘层(往往在 1nm 以下)的淀积质量密切相关，这在大规模生产时会遇到比较大的困难[144]。今后如能解决氧化层的稳定制备和制备过程中铁磁层的氧化问题，其工业应用前景非常可观。

12.4.3.2　TMR 传感器在生物医学中的应用

TMR 传感器在生物医学中的用途与 GMR 传感器类似，但是由于 TMR 本身的一些特殊性质，使得 TMR 传感器在生物医学中某些领域可以替代 GMR 传感器，起到更好的作用。

虽然 GMR 传感器检测单个微米尺寸的磁珠具有很好的信噪比，但是其在生物鉴定应用时，传感器尺寸(当传感器和磁珠的尺寸匹配时，检测单个磁珠的效率最高)和磁珠的生物分子结合能力之间存在一个折中。事实上，更小的、亚微米到纳米尺寸的磁珠结合 DNA 更容易，但是由于 GMR 传感器是全金属结构，在这样的尺寸下制备具有可测量的高电阻的 GMR 传感器难度增加。而用超薄的绝缘势垒层替代非磁金属隔离层，也就是采用磁隧道结(MTJ)可以避免这个问题。

但是在 MTJ 的 CPP 工作模式下，制备高质量、超薄的氧化层和必要的电极也是个挑战，更不用说在生物兼容液体中操作它们了。这也是为什么尽管 MTJ 拥有很多潜在优势，但使用 MTJ 做生物传感的研究小组仍然很少的原因。那些报道过用 MTJ 做磁珠检测的基本上是制作存储芯片或磁场传感器的公司，如 Micro Magnetics 公司等[145]。Wang 等人[56]报道了生物传感的功能化的 MTJ 阵列，Bielefeld 的人[146]展示了 $70\mu m$ 直径的蜿蜒结构条状 GMR 和 $20\mu m$ MTJ 的输出对比，都是约 6％的区域覆盖了 $0.86\mu m$ 的磁珠。MTJ 的响应大约是 GMR 传感器信号的 4 倍[23]。IBM 的员工[56]考虑了 GMR 和 TMR 生物传感器的设计，得到 MR 值约为 50％的 TMR 传感器，甚至可以检测单独的基于 Fe_2O_3 的"纳米标签"微球，传感元件的尺寸一般是亚微米($0.3\mu m$)。文献［147］中展示了使用 MgO 做隔离层的、可以检测 16nm Fe_3O_4 微球的 TMR 传感器阵列，信噪比是 25。Shen 等人使用带有 $600\mu m$ 宽的通道的 $2\mu m \times 6\mu m$ 的椭圆形商业 MTJ 传感器，通过 AC 电桥配置和两个正交的面内 DC 磁场，能够探测单个 $2.8\mu m$ 直径的 M-280 Dynabeads[23, 53]。

　　在 GMR 传感器和 TMR 传感器的选择方面，主要取决于某个实验的生物学灵敏度要求以及待检测标签的数量和尺寸。不过，有人推测，TMR 传感器一旦实现优化，在生物鉴定中将超过 GMR 传感器的能力[23]。氧化层的稳定制备、制备过程中铁磁层的氧化问题以及制备必要的电极都是 TMR 传感器中存在的挑战，如能解决这些问题，其生物医学应用前景将非常可观。此外如果技术手段可以保证的话，制备多层氧化隧道结也许可以获得更为丰富的物理效应和应用价值。总之，在不久的将来，TMR 传感器在生物医学方面的应用将更为广泛。

12.4.4　巨磁阻抗(GMI)传感器及其在生物医学方面的应用

　　随着信息技术的不断提高，各种信息设备、机电设备、武器装备、航空设备、医疗电子设备和工业设备等的发展都对磁传感器提出了越来越高的要求。而利用 GMI 效应的传感器不但继承了传统磁传感器的优点，而且磁阻抗变化率高，能传感微弱磁场，在各方面呈现出广阔的应用前景。

12.4.4.1　GMI 传感器简介

（1）GMI 效应

　　1992 年，日本名古屋大学的 Mohri[149] 教授等人首先观察到在几个"Oe"磁场下$(Fe_{0.06}Co_{0.94})_{72.5}Si_{12.5}B_{15.0}$非晶软磁丝材料的 $\Delta Z/Z_0$ 高达 50% 以上，灵敏度比金属多层膜 Fe/Cr 或 Co/Ag 中的巨磁电阻率高一个数量级，这一现象引起了广泛的关注。所谓 GMI 效应，就是给低磁致伸缩非晶丝或者图形化薄膜元件加上高频($>10kHz$)电流时，受外部磁场的作用，敏感元件的磁导率和趋肤效应随磁场变化，结果，电感和电阻即阻抗发生急剧变化的现象，它的表达式如下：

$$\frac{\Delta Z}{Z_0} = \frac{Z_H - Z_0}{Z_0} \tag{12-15}$$

　　Z_0、Z_H 分别表示无外磁场和在外加磁场下软磁材料的交流阻抗，其比值的大小表示材料对磁场变化的敏感程度。GMI 效应可以通过经典电动力学理论来解释：当交流电流通过导体时由于趋肤效应，趋肤深度为：

$$\delta_m = \sqrt{\frac{2}{\mu_\phi \omega \sigma}} \tag{12-16}$$

　　式中，μ_ϕ 为丝的环向磁导率；ω 为电流角频率；σ 为电导率。外磁场可以影响材料内部的等效场，使材料的有效磁导率发生变化，从而使材料的趋肤深度发生变化，而趋肤深度变化意味着驱动电流流过样品的有效面积发生了变化，从而引起样品的有效阻抗发生变化，最后导致巨磁阻抗效应的产生[149]。因此 GMI 传感器可以检测捆绑在线上的功能磁珠产生的离散磁场引起的阻抗扰动[23]。GMI 效应的基本特点如下[149]：

① 在低场范围(H<1Oe)，磁阻抗随磁场增加而增大，其灵敏度为 50％/Oe 左右，非线性度小于 0.1％FS(fullscale)；在高场范围，磁阻抗随磁场增加而急剧减小，最后趋于饱和，饱和场约 10Oe，磁阻抗最大变化率为 100％以上。

② 磁阻抗与磁场的依赖关系几乎不存在磁滞。

③ 磁阻抗对外磁场的响应与驱动电流的频率有关，通常存在一个最佳频率。

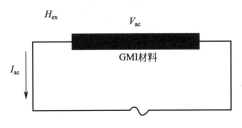

图 12-11　GMI 原理示意图

由于 GMI 效应(图 12-11)本身的优点，自其发现以来，吸引了很多科学工作者的注意，目前在实验和理论上他们都做了很多工作，GMI 的理论分析对更好的理解现有实验结果以及研究具有 GMI 效应的新材料及其器件应用有着重要的指导意义。通过对 GMI 效应 10 多年的研究，该效应在材料种类、样品形式以及理论解释等方面均取得了很大的突破[149]。早期对 GMI 效应的研究主要集中在具有零或负磁致伸缩系数的 Co 基非晶软磁合金丝[150,151]，因为它们的 $\Delta Z/Z_0$ 值大，灵敏度高，这与它们的软磁特性和各向异性有关[152]。例如，直径为 $15\mu m$ 的 CoFeSiB 合金纳米线的 GMI 响应可以达到 $40\sim100$(％/Oe)[153]。但是，灵敏度的范围有所限制，GMI 响应随磁场迅速下降，改良的合金和工艺技术可以使纳米线的 GMI 响应在 $\pm50\sim\pm80$Oe 范围内超过 100％[154]。在 CoFeSiB 非晶玻璃包裹的微米线中发现了高达 600％的 GMI 响应(频率接近 10MHz)[155]。很快研究范围扩展到 Co 基薄带[156-158]薄膜[159,160]。后来在材料上扩展到了以 FeCuNbSiB 及 NiFe 等为代表的 Fe 基材料[161]，主要是因为它们比 Co 基材料更经济、实用，更有研究价值。在样品种类上也进一步扩展到了薄带、薄膜、粉末、复合结构丝和复合结构薄膜等[162]。

(2) GMI 传感器的应用领域

巨磁阻抗(GMI)传感器是基于非晶磁性材料的高灵敏巨磁阻抗效应的一类新型传感器。与传统的磁电式传感器相比，它具有体积小、灵敏度高、响应快、无磁滞、非接触、热稳定性好等优点[148]，因此在传感器技术和磁记录技术中具有巨大的应用潜能，可以作为测量研究铁磁性材料其他磁性参数的一种有力的工具[149,163]。

目前对 GMI 传感器的开发主要集中在与磁场相关的传感器和磁记录头方面，例如无接触型磁编码器、便携式地磁场传感器、GMI 汽车交通检测系统、汽车传感器、磁性导航系统、GMI 生物传感器等[149]，可广泛应用于交通运输、生物医疗、自动控制、安全生产、国防等各行业，还可以用于磁场、位移、扭矩、测速、无损探伤等方面的检测[148]。GMI 传感器已经被用于检测铁磁流体层[152]、微米磁珠[155,164]和（大量）人体细胞占据的 Fe_3O_4 纳米粒子[154,165]。不过，因为 GMI 依赖于有效的趋肤深度，它对纳米线的表面改性也很敏感。GMI 传感器有可能不仅能检测与磁标记绑定的生物分子，也能通过表面形态或各向异性的变化来检测无标签模式下的生物分子间的结合力[23]。

（3）GMI 传感器的研究进展及前景展望

目前，在对 GMI 效应的研究过程中，理论预测最大的阻抗变化可以达到 10000%[167]，然而实验值比理论预测的低一到两个数量级[168]。因此，目前人们除了在理论上对 GMI 效应做进一步深入的研究之外，还要采用各种方式改善器件的灵敏度，以适应实际传感器应用的需求[169]。现在 GMI 传感器应用研究仍以弱磁场探测为主，同时在磁敏开关、高分辨率磁编码器读头、生物磁场传感和材料无损探伤等方面也有应用潜力，这些方面人们还在不断地进行探索。

由于巨磁阻抗效应在磁记录头和传感器方面的巨大应用前景，非晶丝巨磁阻抗效应的研究最近几年引起了广泛的关注[149]。美国波士顿大学教授 Humphrey F B、瑞典皇家工学院 Rao K B、日本 Unitikaltd 公司对 GMI 效应的产生机制做了深入系统的分析研究，就实验数据做了理论解释。我国从 1993 年就开展"Fe-Si-B 系非晶丝的制备和应用"的研究。目前，我国自行研制成直径 30 μm 的冷拔和张应力退火的 GMI 非晶丝，填补了国内空白，GMI 性能指标达到了国际先进水平；但国内利用非晶丝的巨磁阻抗效应研制的新型磁场传感器还处于初步阶段。

随着巨磁阻抗传感器投向市场，在工程和工业中得到广泛应用。现已投向市场的 GMI 传感器有：电子罗盘、nT 传感器、高灵敏度交流磁场探测器、有磁场补偿装置的微型高斯计等。未来 GMI 传感器将得到市场化应用的有：电子指南针、转角传感器、旋转传感器、高分辨率测角传感器、汽车自动导航传感器、电流传感器、直流无刷电机转速传感器等。在货币检测、食物中异物探测、生物动力磁场无损探测方面可能有潜在的应用[170,171]。

12.4.4.2　GMI 传感器在生物医学中的应用

在过去的 10 年里，为了发展新一代非技术人员也可以操作的、在腐蚀性媒介中也能工作的、高灵敏度、小尺寸传感器，人们进行了大量的研究工作。最近在很多电子器件中应用了磁电阻 MR 和磁阻抗 MI[171~173]。同时，很多基础方面研究如微磁学、磁动力学、MR 和 MI 材料的兼容性等仍在发展中。MR 敏感元件最大的优势是小尺寸，而缺点是它们的灵敏度，小于 2%/Oe；不过，MI 材料中报道了非常高的灵敏度 100%/Oe[174~176]。现代传感器应用中一个重要的领域是化学/生物传感器，生物传感器是一种精简的分析器件，它使用了生物的或来源于生物的敏感元件，集成了生物化学传感器[133,176]。

巨磁阻抗生物传感器的测量原理是：在一定的高频交流电和低频外加磁场下，巨磁阻抗材料具有一定的阻抗变化比率（$\Delta Z/Z$），当结合有一定数目生物分子的（微米或纳米级大小）磁性小球靠近时，外加磁场的大小受到影响，从而导致原阻抗变化率的改变，然后通过阻抗变化率的改变值来对生物分子进行定量分析[149]。

在生物领域的应用中，首先将磁性颗粒表面包上一层抗体，这种抗体只与特定的被分析物结合，因而可附着在生物样本上作为磁性标记。在 GMI 传感器上也附着同样的磁性标记，当利用传感器检测含有被分析物的溶液时，两磁性标记间磁场的变化将引起巨磁电阻传感器输出的变化，因而可根据输出信号的变化确定被分析物的浓度等信息[149,177,178]。

GMI 生物传感器可用于生物样本中，在选定组分的含量、生物分子间交互作用情况的检测等领域将有很大的发展潜力，具有以下特点[149]：

① 易微型化：可制成便携式。

② 灵敏度极高：GMI 传感器的灵敏度为 40~100（%/Oe）左右，比 GMR 传感器高 10~100 倍。

③ 外加磁场低：只需 0~50Oe 的外加磁场即可。

④ 线性度好：由于巨磁阻抗材料无磁滞和具有非常低的 Barkhausen 噪声的特点，因而在保证高灵敏度的同时，GMI 传感器具有非常好的线性度。

⑤ 稳定性好：工作温度范围为 −195~300℃，可在常温下使用。

⑥ 使用寿命长：GMI 传感器中的磁性材料在工作时不同分析物质接触，不会被污染或变化，可以长期使用。

⑦ 成本低：组成简单，价格低于一般的光分析仪器。

由于 GMI 效应具有非常明显的优异特性，在传感器技术和磁记录技术中具有重大的应用潜能，其研究在短时间里飞速发展，成为近几年来国际凝聚态物理领域的一个热点。巨磁阻抗传感材料及应用被国家发展和改革委员会、科学技术部、商务部列入 2004 年"当前优先发展的高技术产业化重点领域指南"[149]。

目前国内外的研究大多在宏观层次上进行 GMI 效应理论的描述，尚需进一步的深入；在 GMI 材料方面，大多数 GMI 材料实际的灵敏度与理论值还有差距，还需进一步探索和优化制备条件，寻找低电阻率、高磁导率、高饱和磁化强度、低阻尼系数的 GMI 软磁材料，进而提高传感器的巨磁比率；应用自偏置线性传感器电路开发新型 GMI 传感器智能测量和控制系统[149,170]；基于 GMI 效应的生物传感器目前还处于概念和初步研究阶段，而且 GMI 测量设备没有集成化的仪器，也没有适合于生物传感器要求的探头装置，距离具有定性定量分析功能的 GMI 生物传感器还有一定距离[149]。但由于巨磁阻抗传感器符合生物传感器的要求，在生物医学中巨磁阻抗传感器将占据一席之地。

12.5　小结与展望

随着生物医学、微电子技术、信息技术等技术的飞速发展，生物医用传感器的地位和作用将更加突出；新传感方法的研究和技术的不断革新敞开了生物医用传感器的大门，由于基于各种磁效应制作而成的磁性传感器具有非接触、耐污染、抗噪声能力强、可靠性高、寿命长、坚固耐用、价格低廉等优点，正在逐步扩大其在生物医学领域的应用面和测量范围，并将起到更重要的作用。

目前，在巨大的经济前景和众多的研究机会的推动下，人们在生物医用的微纳米尺度的磁性传感器的性能提高和可靠性方面做出了巨大努力：可以说磁生物芯片检测的原则已经牢固建立，已经在制作各种微纳米尺度的磁性传感器。不过在检测的随时性、稳定性、可靠性、安全性等方面仍具有很大的挑战性，因此微纳米尺度的磁性传感器在生物医学方面的应用仍然是很多工作者的研究热点，基本问题如线性度、已知浓度的加标样本的恢复仍然有待处理；同样，用来加速测试的执行方面的研究工作也已经开始。

具体来说，生物医学领域的研究基本有三个发展目标[23]：①合成具有高度特异性功能的磁珠；②集中于发展能够操纵功能化单磁珠的高精度、片上静电或磁场梯度结构（“带线”），同时发展微流体电路来控制生物分子探针-磁珠复合物的传输，到生物芯片上指定位置；③发展用于单磁珠定量检测的生物兼容的固态传感器。为了达到上述发展目标，在充分利用先进的电子技术条件、研究和采用合适的外部电路以及最大限度地提高现有的生物医用的微纳米尺度磁性传感器的性价比的同时，还要寻求其发展的新途径：

① 新材料和新效应：进一步研究各种磁效应，进一步探索具有新效应的敏感功能材料，通过改变材料的组成、结构、添加物或采用各种工艺技术、利用材料形态变化来提高材料的敏感功能，并以此为基础研制出新型的传感器，以求得高性能、多功能、低成本和微型化生物医用微纳米尺度的磁性传感器的发展。

② 微型化和集成化：传感器集成化[179]包括两种含义：一是将多个相同的敏感元件或各种不同的敏感元件集成在同一块芯片上；二是多功能一体化，即将温度补偿电路、放大电路以及运算电路与敏感元件做在同一芯片上。固态功能材料的进一步开发和集成技术的不断发展，为传感器集成化开辟了广阔的前景。Megens 和Prins[19]提到，未来的挑战在于如何建立一个完整的检验分析的集成系统——在一个 Cartridge 里，包括样品预处理、（微）流体学、执行、合适的磁纳米粒子等。未来磁生物芯片检测各方面的集成化将不断进步，特别是用于医学检测方面。

③ 智能化和实用化：智能化传感器具有信号检测、转换功能、记忆、存储、分析、统计处理、自诊断、自校准、自适应等功能，如将现有的微纳米尺度的磁性传感器进行智能化，将扩大其在生物医学方面的应用。

将微纳米尺度的磁性传感器应用于生物医学领域，对生物医学相关技术水平的提升以及改善人们的健康水平有重要作用。随着研究的发展，生物医用磁性传感器的材料和结构将更加多元化，器件工艺技术将更加成熟，相信在不久的将来，生物医用微纳米尺度的磁性传感器技术将会获得更加广泛的应用。

（任天令，清华大学）

参考文献

[1] 王平，叶学松. 现代生物医学传感技术. 杭州：浙江大学出版社，**2002**.

[2] 杨玉星. 生物医学传感器与检测技术. 北京：化学工业出版社，**2005**.

[3] 彭承琳. 生物医学传感器原理及应用. 北京：高等教育出版社，**2000**.

[4] 郭成锐，江建军，邸永江. 巨磁阻抗传感器应用研究最新进展. 电子元件与材料，**2006**，25(11)：8-10.

[5] 陈林，李敬东，唐跃进等. 超导量子干涉仪发展和应用现状. 低温物理学报，**2005**，27(5)：657-661.

[6] 刘华瑞. 自旋阀结构及 GMR 传感器研究 [D]. 清华大学博士论文，**2006**.

[7] Johnson M. *Magnetoelectronics* [B]. Amsterdam：Elsevier B. V.，**2004**.

[8] 余声明. 蓬勃发展的磁传感器技术. 国家电子变压器，**2007**：107-112.

[9] 涂有瑞. 飞速发展的磁传感器. 传感器技术，**1999**，18(4)：5-8.

[10] 磁传感器在物联网与智能电网应用中增长迅速. http：//www.cnee-online.com/show.php? contentid= 621.

[11] 王海. 新型磁电材料与磁传感器. http：//www.chinamagnet.org/keji/keji058.htm.

[12] 微型磁传感器及应用市场. http：//www.cntronics.com/public/art/artinfo/id/80000490.

[13] http：//spinic.com/info/trade_news/2009-09-09/36.html.

[14] 张红燕. 基于磁性微粒的巨磁阻抗生物传感器的制备研究 [D]. 华东师范大学硕士论文，**2008**.

[15] Schotter J, Kamp P B, Becker A, *et al*. A biochip based on magnetoresistive sensors. *IEEE tran Magn*. **2002**, 38：3365-3367.

[16] 房少华，程秀兰. 高检测灵敏度的 DNA 生物传感器. 微纳电子技术，**2007**，1：34-42.

[17] Sandhu A, Handa H. Practical Hall sensors for biomedical instrumentation. *IEEE Tran Magn*, **2005**, 41：4123-4127.

[18] http：//spinic.com/desing/biotech/2009-09-25/60.html.

[19] Megens M, Prins M. Magnetic biochips：a new option for sensitive diagnostics. *J. Magn. Magn. Mater.*, **2005**, 293：702-708.

[20] 任天令，曲炳郡，刘理天等. GMR 生物传感器研究进展. 中国机械工程，**2005**，zl：23-26.

[21] 张学记，鞠熀先，约瑟夫·王(主编). 电化学与生物传感器——原理、设计及其在生物医学中的应用. 张书圣，李雪梅，杨涛等译. 北京：化学工业出版社，**2009**.

[22] Kriz C B, Radevik K, Kriz D. Magnetic permeability measurements in bioanalysis and biosensors. *Anal. Chem.*, **1996**, 68(11)：1966-1970.

[23] Carr C, Matlachov A N, Sandin H, *et al*. Magnetic sensors for bioassay：HTS SQUIDs or GMRs? *IEEE Trans Appl. Supercon.*, **2007**, 17：808-811.

[24] Llandro J, Palfreyman J J, Ionescu A, *et al*. Magnetic biosensor technologies for medical applications: a review. *Med. Biol. Eng. Comput.*, **2010**, 48：977-998.

[25] Pankhurst Q A, Thanh N K T, Jones S K, *et al*. Progress in applications of magnetic nanoparticles in biomedicine. *J. Phys. D*, **2009**, 42：224001.

[26] Ionescu A, Darton N J, Vyas K N, *et al*. Detection of endogenous magnetic nanoparticles with a TMR sensor. *Philos. Trans. R. Soc. A.*, **2010**, doi：10.1098/rsta.2010.0137.

[27] Baibich M N, Broto J M, Fert A, *et al*. Giant magnetoresistance of(001)Fe/(001)Cr magnetic superlattices. *Phys. Rev. Lett.*, **1988**, 61: 2472-2475.

[28] 郑洋. 巨磁电阻与磁电复合材料磁场传感器研究 [D]. *清华大学博士论文*, **2010**.

[29] Mott N F. The resistance and thermoelectric properties of the transition metals. *Proceedings of the Royal Society of London*, **1936**: 368-382.

[30] White R L. Giant magnetoresistance: a primer. *IEEE Trans. Magn.*, **1992**, 28(5): 2482-2487.

[31] Reig C, Cubells-Beltran M D, Munoz D R. Magnetic field sensors based on giant magnetoresistance(GMR)technology: applications in electrical current sensing. *Sensors*, **2009**, 9: 7919-7942.

[32] 刘华瑞, 任天令, 曲炳郡等. 磁控溅射法制备 IrMn 顶钉扎自旋阀研究. *功能材料与器件学报*, **2003**, 9(4): 409-414.

[33] 曲炳郡, 任天令, 刘华瑞等. 用于集成磁传感器的热稳定巨磁电阻自旋阀. *仪器仪表学报*, **2003**, 24 (4): 89-90.

[34] 刘华瑞, 任天令, 曲炳郡等. IrMn 顶钉扎自旋阀 Ta 缓冲层的优化研究. *金属功能材料*, **2003**, 10(6): 18-21.

[35] 曲炳郡, 任天令, 刘华瑞等. RIE 对巨磁电阻自旋阀磁性能的影响. *功能材料与器件学报*, **2004**, 10 (3): 343-346.

[36] 刘鹏, 李伟, 刘华瑞等. 低矫顽力 GMR 磁传感器的自旋阀结构研究. *传感器技术学报*, **2006**, 19(5): 2061-2064.

[37] 李伟, 刘华瑞, 任天令等. Reduction of hysteresis for spin valve film by annealing method. *光学精密工程*, **2009**, 17(6): 1322-1326.

[38] 郑洋, 曲炳郡, 叶双莉等. 热稳定自旋阀磁传感器及其性能优化研究. *微纳电子技术*, **2007**, 7(8): 228-230.

[39] Swagten H J M, Strijkers G J, Bloemen P J H, *et al*. Enhanced giant magnetoresistance in spin-valves sandwiched between insulating NiO. *Phys. Rev. B.*, **1996**, 53: 9108-9114.

[40] Pakala M, Huai Y, Anderson G, *et al*. Effect of film microstructure on exchange bias of IrMn/CoFe films. *J. Appl. Phys.*, **2000**, 87: 6653-6655.

[41] Hu J G, Jin G J, Ma Y Q. Thickness and angular dependencies of exchange bias in ferromagnetic/antiferromagnetic bilayers. *J. Appl. Phys.*, **2002**, 92: 1009-1013.

[42] Xu M, Fan Y, Li G, *et al*. Dependence of giant magnetoresistance on the thickness of magnetic and non-magnetic layers in spin-valve sandwiches. *Phys. Lett. A*, **2000**, 31: 282-288.

[43] Zimmermann T, Zweck J, Hoffmann H. Quantification of Lorentz microscopy images of Co/Cu multilayer systems. *J. Magn. Magn. Mater.*, **1995**, 148: 239-240.

[44] Giebeler C, Adelerhof D J, Kuiper A E T, *et al*. Robust GMR sensors for angle detection and rotation speed sensing. *Sensors and Actuators A*, **2001**, 91: 16-20.

[45] Lenssen K H, Adelerhof D J, Gassen H J, *et al*. Robust giant magnetoresistance sensors. *Sensors and Actuators*, **2000**, 85: 1-8.

[46] 深圳市华夏磁电子技术. http://www. hme. com. cn.

[47] Wang L, Wang S G, Rizwan S, *et al*. Magnetoresistance effect in antiferromagnet/nonmagnet /antiferromagnet multilayers. *Appl. Phys. Lett.*, **2009**, 95: 152512.

[48] Xu Y, Wang S, Xia K. Spin-transfer torques in antiferromagnetic metals from first principles. *Phys. Rev. Lett.*, **2008**, 100: 226602.

[49] Cai J W, Lai W Y, Teng J, *et al*. Long-range oscillatory exchange interaction between antiferromagnetic FeMn layers across a Cu spacer. *Phys. Rev. B.*, **2004**, 70: 214428.

[50] Bao J, Xu X G, Liu Q L, *et al*. Dual-synthetic antiferromagnet and its effect on giant magnetoresistance. *J. Appl. Phys.*, **2008**, 103: 07F509.

[51] Feng C, Li B H, Teng J, *et al*. Influence of antiferromagnetic FeMn on magnetic properties of perpendicular magnetic thin films. *Thin Solid Films*, **2009**, 517: 2745-2748.

[52] Ding L, Teng J, Zhan Q, *et al*. Enhancement of the magnetic field sensitivity in Al_2O_3 encapsulated NiFe films with anisotropic magnetoresistance. *Appl. Phys. Lett.*, **2009**, 94: 162506.

[53]　Kasatkin S I, Vasil′eva N P, Murav′ev A M. Biosensors based on the thin-film magnetoresistive sensors. *Autom-ation and Remote Control*. , **2010**, 71: 174-186.

[54]　Wang S X, Li G X. Advances in giant magnetoresistance biosensors with magnetic nanoparticle tags: Review and outlook. *IEEE Tran. Magn.* , **2008**, 44: 1687-1702.

[55]　Baselt D R, Lee G U, Natesan M, *et al*. A biosensor based on magnetoresistance technology. *Biosensors & Bio-electronics*, **1998**, 13: 731-739.

[56]　Wang S X, Bae S, Li G X, *et al*. Towards a magnetic microarray for sensitive diagnostics. *J. Magn. Magn. Mater.* , **2005**, 293: 731-736.

[57]　Li G, Sun S, Wilson R J, *et al*. Spin valve sensors for ultrasensitive detection of superparamagnetic nanoparticles for biological applications. *Sens. Actuators.* , **2006**, 126: 98-106.

[58]　Ferreira H A, Cardoso F A, Ferreira R, *et al*. Magnetoresistive DNA chips based on ac field focusing of magnetic labels. *J. Appl. Phys.* , **2006**, 99: 08P105.

[59]　Wood D K, Ni K K, Schmidt D R, *et al*. Submicron giant magnetoresistive sensors for biological applications. *Sens. Actuators A.* , **2005**, 120(1): 1-6.

[60]　任天令, 曲炳郡, 刘理天等. GMR 生物传感器研究进展. *中国机械工程*, **2005**, zl: 23-26.

[61]　陈林, 李敬东, 唐跃进等. 超导量子干涉仪发展和应用现状. *低温物理学报*, **2005**, 27(5): 657-661.

[62]　王其俊. SQUID 仪器的发展动向. *低温与超导*, **1984**, 4: 28-34.

[63]　陈林. 超导量子干涉仪应用研究 [D]. 华中科技大学硕士论文, **2006**.

[64]　Okada Y C, Kyouhou S, Lahteenmaki A. A high-resolution system for magnetophysiology and its applications in Biomagnetism: Clinical Aspects. *Amsterdam*, *The Netherlands*: *Elsevier*, **1992**: 375-383.

[65]　Muck M. Practical aspects for SQUID applications. *Superlattices and Microstructures*, **1997**, 21 (3): 415-420.

[66]　姚文新. 超导材料与技术国外发展现状与趋势. *新材料产业*, **2003**, 12: 25-28.

[67]　高艳丽, 李绍, 王宁等. 高温超导量子干涉器件在磁性粒子标记免疫测定中的应用. *低温物理学报*, **2010**, 32(4): 299-302.

[68]　Ge S, Shi X, Jr J R, *et al*. Development of a remanence measurement-based SQUID system with in-depth resolu-tion for nanoparticle imaging. *Physics in Medicine and Biology*, **2009**, 54: N177-N188.

[69]　Brittenham G M, Farrell D E, Harris J W, *et al*. Magnetic-susceptibility measurement of human iron stores. *New Engl. J. Med.* , **1982**, 307: 1671-1675.

[70]　Cohen D. Ferromagnetic contamination in the lungs and other organs of the human body. *Science*, **1973**, 180: 745-748.

[71]　Chemla Y R, Crossman H L, Poon Y, *et al*. Ultrasensitive magnetic biosensor for homogeneous immunoassay. *Proc. Natl Acad. Sci. USA*, **2000**, 97: 14268-14272.

[72]　Enpuku K, Kuroda D, Yang T Q, *et al*. High T_c SQUID system and magnetic marker for biological immunoas-says. *IEEE Trans. Appl. Supercond.* , **2003**, 13: 371-376.

[73]　Weitschies W, Kotitz R, Bunte T, *et al*. Determination of relaxing or remanent nanoparticle magnetization provides a novel binding-specific technique for the evaluation of immunoassays. *Pharm. Pharmacol. Lett.* , **1997**, 7: 1-7.

[74]　Wang S H, Shi X Y, Van Antwerp M, *et al*. Dendrimer-functionalized iron oxide nanoparticles for specific target-ing and imaging of cancer cells. *Adv. Funct. Mater.* , **2007**, 17: 3043-3050.

[75]　Shi X Y, Wang S H, Swanson S D, *et al*. Dendrimer-functionalized shell-crosslinked iron oxide nanoparticles for in-vivo magnetic resonance imaging of tumors. *Adv. Mater.* , **2008**, 20: 1671-1678.

[76]　Landau L D, Lifschitz E M. Electrodynamics of continuous media(oxford: pergamon). **1975**.

[77]　Gubin S P, Koksharov Y A, Khomutov G B, *et al*. Magnetic nanoparticles: preparation, structure and propert-ies. *Usp. Khim.* , **2005**, 74: 539-574.

[78]　Andr′a W, Nowak H. *Magnetism in Medicine*. Berlin: Wiley-VCH. **1998**.

[79]　Enpuku K, Kuroda D, Ohba A, *et al*. Biological immunoassay utilizing magnetic marker and high Tc superconduc-ting quantum interference device magnetometer. *Japan. J. Appl. Phys.* , **2003**, 42: L1436-L1438.

[80]　Kawagishi K, Itozaki H, Kondo T, *et al*. Detection of fine magnetic particles coated on a thread using an HTS-

SQUID. *Physica C.*, **2004**, 412-414：1491-1495.

[81] Tsukamoto A, Saitoh K, Suzuki D, *et al*. Development of multisample biological immunoassay system using HTSSQUID and magnetic nanoparticles. *IEEE Trans. Appl. Supercond.*, **2005**, 15：656-659.

[82] Grossman H L, Myers W R, Vreeland V J, *et al*. Detection of bacteria in suspension by using a superconducting quantum interference device. *Proc. Natl Acad. Sci. USA*, **2004**, 101：129-134.

[83] Haller A, Matz H, Hartwig S, *et al*. Low T_c SQUID measurement system for magnetic relaxation immunoassays in unshielded environment. *IEEE Trans. Appl. Supercond.*, **2001**, 11：1371-1374.

[84] Lange J, Kotitz R, Haller A, *et al*. Magnetorelaxometry-a new binding specific detection method based on magnetic nanoparticles. *J. Magn. Magn. Mater.*, **2002**, 252：381-383.

[85] Lee S, Myers W R, Grossman H L, *et al*. Magnetic gradiometer based on a high-transition temperature superconducting quantum interference device for improved sensitivity of a biosensor. *Appl. Phys. Lett.*, **2002**, 81：3094-3096.

[86] Enpuku K, Minotani T, Gima T, *et al*. Detection of magnetic nanoparticles with superconducting quantum interference device (SQUID) magnetometer and application to immunoassays. *Japan. J. Appl. Phys.*, **1999**, 38：L1102-L1105.

[87] Enpuku K, Minotani T, Hotta M, *et al*. Application of high T_c SQUID magnetometer to biological immunoassays. *IEEE Trans. Appl. Supercond.*, **2001**, 11：661-664.

[88] Enpuku K, Ohba A, Inoue K, *et al*. Application of HTS SQUIDs to biological immunoassays. *Physica C*, **2004**, 412-414：1473-1479.

[89] 赵文清, 孙吉林. 脑磁图在神经外科中的应用进展. *现代电生理学杂志*, **2009**, 16(2)：97-100.

[90] 刁芳明, 伍少玲, 燕铁斌. 脑磁图在神经疾病诊断中的应用. *中国康复理论与实践*, **2008**, 14(2)：108-109.

[91] 胡洁, 胡净, 黄定君. 脑磁图研究进展. *生物医学工程与临床*, **2003**, 7(3)：181-184.

[92] 王自强, 陈惟昌, 杨乾声等. 高温超导心磁图仪临床应用的初步研究. *中日友好医院学报*, **2006**, 20(5)：284-286.

[93] 刘亚军, 黄华, 刘睿等. 超导心磁图仪原理及应用. *中国医疗设备*, **2009**, 24(4)：1-4.

[94] 张海涛. 霍尔效应及应用. *温州职业技术学院学报*, **2005**, 5(4)：26-41.

[95] 张俊杰. 反常霍尔效应和自旋霍尔效应的理论介绍和比较研究 [D]. *浙江师范大学硕士论文*, **2009**.

[96] 张礼林. 国内外霍尔线性传感器性能及应用. *内燃机燃油喷射和控制*, **1997**, 4：55-60.

[97] Besse P A, Boero G, Demirre M, *et al*. Detection of a single magnetic microbead using a miniaturized silicon Hall sensor. *Appl. Phys. Lett.*, **2002**, 80：4199-4201.

[98] Sandhu A, Sanbonsugi H, Shibasaki I, *et al*. High sensitivity InSb ultra-thin film micro-hall sensors for bioscreening applications. *Jpn. J. Appl. Phys.*, **2004**, 43：L868-L870.

[99] Sandhu A, Handa H. Practical Hall sensors for biomedical instrumentation. *IEEE Tran Magn.*, **2005**, 41：4123-4127.

[100] Togawa K, Sanbonsugi H, Sandhu A, *et al*. High sensitivity InSb hall effect biosensor platform for DNA detection and biomolecular recognition using functionalized magnetic nanobeads. *Jpn J Appl Phys.*, **2005**, 44(49)：1494-1497.

[101] Togawa K, Sanbonsugi H, Sandhu A, *et al*. Detection of magnetically labeled DNA using pseudomorphic AlGaAs/InGaAs/GaAs heterostructure micro-Hall biosensors. *J. Appl. Phys.*, **2006**, 99：08P103.

[102] Sandhu A, Sanbonsugi H, Abe M. Synthesis and applications of magnetic nanoparticles for biorecognition and point of care medical diagnostics. *Nanotechnology*, **2010**, 21：442001.

[103] Kumagai Y, Imai Y, Abe M, *et al*. Sensitivity dependence of Hall biosensor arrays with the position of superparamagnetic beads on their active regions. *J. Appl. Phys.*, **2008**, 103：07A309.

[104] Mihajlovi cG, Xiong P, von Molnár S, *et al*. Detection of single magnetic bead for biological applications using an InAs quantum-well micro-Hall sensor. *Appl. Phys. Lett.*, **2005**, 87：112502.

[105] Mihajlović G, Xiong P, Molnár S V, *et al*. InAs quantum well Hall devices for room-temperature detection of single magnetic biomolecular labels. *J. Appl. Phys.*, **2007**, 102：034506.

[106] 陈雁. 各向异性磁电阻传感器的研究 [D]. *中科院研究生院硕士论文*, **2006**.

[107] Smit, J. Magnetoresistance of ferromagnetic metals and alloys at low temperatures. *Physica*，**1951**, 17：612-627.

[108] McGuire T R, Potter R I. Anisotropic magnetoresistance in ferromagnetic 3d alloys. *IEEE Trans. Magn.*，**1975**, 11：1018-1038.

[109] Campbell I A, Fert A, Jaoul O. The spontaneous resistivity anisotropy in Ni-based alloys. *J. Phys. C：Solid State Phys.*，**1970**, 3：s95-s101.

[110] Fert A. Two-current conduction in ferromagnetic metals and spin wave-electron collisions. *J. Phys. C：Solid State Phys.*，**1969**, 2：1784-1788.

[111] Fert A, Campbell I A. Two-current conduction in nickel. *Phys. Rev. Lett.*，**1968**, 21：1190-1192.

[112] Roy A, Kumar P S. Giant planar Hall effect in pulsed laser deposited permalloy films. *J. Phys. D：Appl. Phys.*，**2010**, 43：365001.

[113] Jen S U, Wang P J, Tseng Y C, *et al.* Planar Hall effect of permalloy films on Si(111), Si(100), and glass substrates. *J. Appl. Phys.*，**2009**, 105：07E903.

[114] Michelini F, Ressier L, Degaque J, *et al.* Permalloy thin films on MgO(001)：epitaxial growth and physical properties. *J. Appl. Phys.*，**2002**, 92：7337-7340.

[115] Guittoum A, Layadi A, Kerdja K, *et al.* Pulsed excimer laser deposition of permalloy thin films：structural and electrical properties. *Eur. Phys. J. Appl. Phys.*，**2008**, 42：235-239.

[116] Caricato A P, Fernendez M, Frait Z, *et al.* Pulsed laser deposition of magnetic films by ablation of Co- and Fe-based amorphous alloys. *Appl. Phys. A.*，**2004**, 79：1251-1254.

[117] Luby S, Majkova E, Caricato A P, *et al.* Pulsed excimer laser deposited Co- and Fe-based magnetic films for fast magnetic sensors. *J. Magn. Magn. Mater.*，**2004**, 272-276：1408-1409.

[118] Muduli P K, Friedland K-J, Herfort J, *et al.* Antisymmetric contribution to the planar Hall effect of Fe₃Si films grown on GaAs(113)A substrates. *Phys. Rev. B.*，**2005**, 72：104430.

[119] Tang H X, Kawakami R K, Awschalom D D, *et al.* Giant planar Hall effect in epitaxial(Ga, Mn)As devices. *Phys. Rev. Lett.*，**2003**, 90：107201.

[120] Fernandez-Pacheco A, de Teresa J M, Orna J, *et al.* Giant planar Hall effect in epitaxial Fe₃O₄ thin films and its temperature dependence. *Phys. Rev. B.*，**2008**, 78：212402.

[121] 任清褒，朱维婷. 磁电阻材料及其应用的研究进展. 材料科学与工程，**2002**：2.

[122] 蔡建旺，赵见高，詹文山等. 磁电子学中的若干问题. 物理学进展，**1997**, 17(2).

[123] 裴轶，虞南方，刘奇等. 各向异性磁阻传感器的原理及其应用. 仪表技术与传感器，**2004**, 8：26-32.

[124] Ejsing L, Hansen M F, Menon A K, *et al.* Planar hall effect sensor for magnetic micro-and nanobead detection. *Appl. Phys. Lett.*，**2004**, 84：4729-4731.

[125] Ejsing L, Hansen M F, Menon A K, *et al.* Magnetic microbead detection using the planar Hall effect. *J. Magn. Magn. Mater.*，**2005**, 293：677-684.

[126] Thanh N T, Kim K W, Kim C O, *et al.* Microbeads detection using Planar Hall effect in spin-valve structure. *J. Magn. Magn. Mater.*，**2007**, 316：e238-e241.

[127] Hung T Q, Rao B P, Kim C. Planar Hall effect in biosensor with a tilted angle of the cross-junction. *J. Magn. Magn. Mater.*，**2009**, 321：3839-3841.

[128] Miller M M, Prinz G A, Cheng S, *et al.* Detection of a micron-sized magnetic sphere using a ring-shaped anisotropic magnetoresistance-based sensor：a model for a magnetoresistance-based biosensor. *Appl. Phys. Lett.*，**2002**, 81：2211-2213.

[129] Jiang Z, Llandro J, Mitrelias T, *et al.* An integrated microfluidic cell for detection, manipulation, and sorting of single micron-sized magnetic beads. *J. Appl. Phys.*，**2006**, 99：08S105.

[130] Julliere M. Tunneling between ferromagnetic films. *Phys. Lett.*，**1975**，54A：225.

[131] 蔡蕾. 磁性隧道结中隧道磁电阻效应(TMR)的研究 [D]. 扬州大学硕士论文，**2007**.

[132] Slonczewski J C. Conductance and exchange coupling of two ferromagnets separated by a tunneling barrier. *Phys. Rev. B.*，**1989**, 39：6995.

[133] Mathon J, Murielle Villeret, A Umerski, *et al.* Quantum-well theory of the exchange coupling in magnetic multilayers with application to Co/Cu/Co(001). *Phys. Rev. B.*，**1997**, 56：11974.

[134] Barnas J, Fert A. Magnetoresistance oscillations due to charging effects in double ferromagnetic tunnel junctions. *Phys. Rev. Lett.*, **1998**, 80: 1058.

[135] Yang X, Gu R Y, Xing D Y, et al. Tunneling magnetoresistance in ferromagnet/insulator/ferromagnet junctions. *Int. J. Mod. Phys. B.*, **1997**, 11: 3375-3384.

[136] Qi Y, Xing D Y, Dong J. Relation between Julliere and Slonczewski models of tunneling magnetoresistance. *Phys. Rev. B.*, **1998**, 58: 2783-2787.

[137] 陈建勇. 隧道结和颗粒膜结构与性质研究 [D]. 西南师范大学硕士论文, **2003**.

[138] Tsukagoshi K, Alphenaar B W, Ago H. Coherent transport of electron spin in a ferromagnetically contacted carbon nanotube. *Nature*, **1999**, 401: 572-575.

[139] Mehrez H, Taylor J, Guo H, et al. Carbon nanotube based magnetic tunnel junctions. *Phys. Rev. Lett.*, **2000**, 84: 2682-2685.

[140] Miyazaki T, Tezuka N. Giant magnetic tunneling effect in Fe/Al$_2$O$_3$/Fe junction. *J. Magn. Magn. Matter.*, **1995**, 139: L231-L234.

[141] Lu Y, Li X W, Gong G Q, et al. Large magnetotunneling effect at low magnetic fields in micrometer-scale epitaxial La$_{0.67}$Sr$_{0.33}$MnO$_3$ tunnel junctions. *Phys. Rev. B.*, **1996**, 54: R8357-R8360.

[142] Gallagher W J, Parkin S S P. Development of the magnetic tunnel junction MRAM at IBM: From first junctions to a 16-Mb MRAM demonstrator chip. *IBM J. Res. Dev.*, **2006**, 50: 5-23A.

[143] Yuasa S, Nagahama T, Fukushima A, et al. Giant room-temperature magnetoresistance in single-crystal Fe/MgO/Fe magnetic tunnel junctions. *Nat. Mater.*, **2004**, 3: 868-871.

[144] 温戈辉, 蔡健旺, 赵见高. 磁电子学讲座 第五讲 自旋极化输运及隧道巨磁电阻效应. *物理*, **1997**, 26: 690.

[145] Ionescu A, Darton N J, Vyas K N, et al. Detection of endogenous magnetic nanoparticles with a tunnelling magneto resistance sensor. *Phil. Trans. R. Soc. A*, **2010**, 368(1927): 4371-4387.

[146] Reiss G, Bruckl H, Hutten A, et al. Magnetoresistive sensors and magnetic nanoparticles for biotechnology. *J Mater Res.*, **2005**, 20(12): 3294-3304.

[147] Shen W, Schrag B D, Carter M J, et al. Detection of DNA labeled with magnetic nanoparticles using MgO-based magnetic tunnel junction sensors. *J. Appl. Phys.*, **2008**, 103: 07A306-1.

[148] 郭成锐, 江建军, 邱永江. 巨磁阻抗传感器应用研究最新进展. *电子元件与材料巨磁阻抗传感器应用研究最新进展*, **2006**, 25(11): 8-10.

[149] 张红燕. 基于磁性微粒的巨磁阻抗生物传感器的制备研究 [D]. 华东师范大学硕士论文, **2008**.

[150] Panina L V, Mohri K. Effect of magnetic structure on giant magneto-impedance in Co-rich amorphous alloys. *J. Magn. Magn. Mater.*, **1996**, 137: 157-158.

[151] Kawashima K, Kohzawa T, Yoshida H, et al. Magneto-inductive effect in tension-annealed amorphous wires and MI sensors. *IEEE Trans. Magn.*, **1993**, 29: 3168-3170.

[152] Kurlyandskaya G V, Sanchez M L, Hernando B, et al. Giant-magnetoimpedance-based sensitive element as a model for biosensors. *Appl. Phys. Lett.*, **2003**, 82: 3053-3055.

[153] Mahdi A E, Panina L, Mapps D. Some new horizons in magnetic sensing: high-Tc SQUIDs, GMR and GMI materials. *Sens. Actuators A*, **2003**, 105: 271-285.

[154] Blanc-Beguin F, Nabily S, Gieraltowski J, et al. Cytotoxicity and GMI bio-sensor detection of maghemite nanoparticles internalized into cells. *J. Magn. Magn. Mater*, **2009**, 321: 192-197.

[155] Chiriac H, Tibu M, Moga A, et al. Magnetic GMI sensor for detection of biomolecules. *J. Magn. Magn. Mater.*, **2005**, 293: 671-676.

[156] Beach R S, Berkowitz A E. Sensitive field and frequency dependent impedance spectra of amorphous FeCoSiB wire and ribbon. *J. Appl. Phys.*, **1994**, 76: 6209-6213.

[157] Machado F L A, Martins C S, Rezende S M. Giant magnetoimpedance in the ferromagnetic alloy Co$_{75-x}$Fe$_x$Si$_{15}$B$_{10}$. *Phys. Rev. B.*, **1995**, 51: 3926-3929.

[158] Pirota K R, Sartorelli M L, Knobel M, et al. Influence of induced anisotropy and magnetostriction on the giant magnetoimpedance effect and its aftereffect in soft magnetic amorphous ribbons. *J. Magn. Magn. Mater.*,

1999，202：431-444.

［159］　Sommer R L, Chien C L. Longitudinal and transverse magneto-impedance in amorphous FeCuNbSiB fil-ms. *Appl. Phys. Lett.*，**1995**，67：3346-3348.

［160］　Mendes K C, Maehado F L A, Pereira L G, *et al*. Giant transversal magnetoimpedance and Hall-effect measurements in Co$_{70.4}$Fe$_{4.6}$Si$_{15}$B$_{10}$. *J. Appl. Phys.*，**1996**，79：6555-6557.

［161］　Garcia C, Chizhik A, Zhukov A, *et al*. Influence of torsion and tensile stress on magnetoimpedance effect in Fe-rich amorphous microwires at high frequencies. *J. Magn. Magn. Mater.*，**2007**，9(316)：e896.

［162］　Pal S K, Panda A K, Mitra A. Effect of annealing on the second harmonic amplitude of Giant Magneto-Impedance(GMI)voltage of a Co-Fe-Si-B amorphous wire. *J. Magn. Magn. Mater.*，**2008**，320：496-502.

［163］　Steindl R, Hausleitner C, Pohl A, *et al*. Passive wirelessly requestable sensors for magnetic field measurements. *Sens. Actuators A.*，**2000**，85：169-174.

［164］　Kurlyandskaya G, Levit V. Magnetic Dynabeads® detection by sensitive element based on giant magnetoimpedance. *Biosens. Bioelect.*，**2005**，20：1611-1616.

［165］　Kumar A, Mohapatra S, Miyar V F, *et al*. Magnetoimpedance biosensor for FeO nanoparticle intracellular uptake evaluation. *Appl. Phys. Lett.*，**2007**，91：143902.

［166］　吴志明. 共振增强巨磁阻抗效应及其应用［D］. *华东师范大学博士论文*，**2007**.

［167］　Kraus L. The theoretical limits of giant magneto-impedance. *J. Magn. Magn. Mater.*，**1999**，354：196-197.

［168］　Kraus L, Medina A N, Gandra F G, *et al*. Theory of giant magneto-impedance in the planar conductor with uniaxial magnetic anisotropy. *Mater. Sci. Forum*，**1999**，224：302-303.

［169］　http：//www. Aichi-mi. com

［170］　孙智勇，赵志明，郑鹉等. 巨磁阻抗效应及其传感器. 金属功能材料，**2010**，17(5)：22-26.

［171］　Panina L V, Mohri K. Magneto-impedance effect in amorphous wires. *Appl. Phys. Lett.*，**1994**，65：1189-1191.

［172］　Beach R S, Smith N, Platt C L, *et al*. Magneto-impedance effect in NiFe plated wire. *Appl. Phys. Lett.*，**1996**，68：2753-2755.

［173］　Mohri K, Uchiyama T, Panina L. Recent advances of micro magnetic sensors and sensing application. *Sens. Actuators A*，**1997**，59(1-3)：1-8.

［174］　Nishibe Y, Yamadera H, Ohta N, *et al*. Thin film magnetic field sensor utilizing Magneto Impedance effect. *Sens. Actuators A*，**2000**，82：155-160.

［175］　Kurlyandskaya G V, Yakabchuk H, Kisker E, *et al*. Very large magnetoimpedance effect in FeCoNi ferromagnetic tubes with high order magnetic anisotropy. *J. Appl. Phys.*，**2001**，90：6280-6286.

［176］　Turner A P F. Biosensors—sense and sensitivity. *Science*，**2000**，290：1315-1317.

［177］　韩冰. 基于巨磁阻抗效应传感器的研究［D］. 吉林大学学位论文，**2005**.

［178］　张红燕，王莉清，王清江. 基于巨磁阻抗效应的生物磁敏传感器技术. 化学传感器，**2008**：1.

［179］　邱仁炜，李建飞. 传感器的应用现状及未来趋势，http：//wenku. baidu. com/view/415fd2bd960590c69 ec37677. html.

第 13 章　生物技术中的磁性纳米材料与方法

磁性纳米材料的重要应用方向之一是在生物技术中的应用，磁性纳米材料的发展推动了相关生物技术的发展，并将对人类的未来生活产生重大影响，本章重点介绍磁性纳米材料在食品与农业、生物分离和环境治理等生物技术方面的研究进展，对相关的后续发展进行适当的讨论。

13.1　磁性纳米材料在发展食品先进技术方面的作用

磁性纳米粒子作为一种新型多功能材料，在食品产业有巨大的发展潜力，在纳米食品加工、食品机械和纳米检测技术等方面的研究尤为活跃，成为磁性纳米材料在食品工业应用的研究热点。

13.1.1　磁性纳米材料在食品安全检测方面的应用

食品安全是关系国计民生的重大问题，近年来，国内外发生的"瘦肉精"、"苏丹红"、"三聚氰胺"等食品安全事件，给各国经济和人民生命财产造成重大损失，也使得消费者对食品安全忧心忡忡。为此，许多国家尤其是发达国家投入巨资，逐步建立了一整套预防、监督、评估的预警体系。而开展食品安全研究，发展准确、快速、简便、灵敏的食品安全检测技术是整个预警体系的重要组成部分，对于控制和解决食品安全隐患具有非常重要的意义。食品安全检测包括检测农药残留、兽药残留、病原微生物、生物毒素等。

目前食品检测分析一般采用化学分析法（CA）、薄层色谱法（TLC）、气相色谱法（GC）、高效液相色谱法（HPLC）[1~6]，这些方法存在检测时间长，样品前处理复杂、样品基质干扰严重等制约因素。相对于灵敏度较低的 CA 和 TLC 方法，GC、HPLC 的灵敏度较高，但操作技术要求高、仪器昂贵，并不适合现场快速测定和普及。纳米技术与生物学、电子材料相结合，制备出的新型传感器件可用于食品快速检测。所有用于生物传感的纳米材料或器件的结构都有两个特点：①它们含有针对分析物的特定的识别机制，比如抗体或酶；②它们可以从分析物中产生独特的标志信号，并且这种标志信号可以由纳米结构自身产生或者由纳米结构固定的分子或含有的分子产生。磁性纳米材料由于其在外加磁场下具有可控运动的特点，已成为分析科学中分离富集及生物分子固定的首选材料。磁性纳米粒子具有超顺磁性，即在有外界磁场的情况下能表现出很强的磁感应，而在没有外加磁场的情况下不表现磁感应的现象。基于磁性纳米材料在食品安全分析中进行目标分析物的富集、分离等均是利用其超顺磁性。

　　研究者通过化学修饰的方法在磁性纳米粒子表面接上能够识别细菌的万古霉素[7]，然后通过这样功能化的磁性纳米粒子去识别复杂体系中的革兰阳性细菌，再在外界磁场的作用下将识别的细菌进行分离富集，通过其他的方法确证分离富集的纯度及效率。还有研究在合成磁性纳米粒子的同时将荧光物质包裹在其中，在磁性纳米粒子对目标分离物（如细菌）进行分离纯化后，可以直接进行定量分析或其他作用[8]。

　　磁性纳米材料在 H_2O_2 存在下，能够与 DAB、TMB 等辣根过氧化物酶的底物反应，生成与过氧化物酶相同的反应产物，从而产生与过氧化物酶相类似的催化作用[9]。与蛋白酶比较，磁性纳米材料的酶活性具有更多的优越性，因为磁性纳米材料可以大批量制备，成本低廉，而且室温保存更稳定，易于修饰和标记。这一新功能的发现，赋予磁性纳米材料更多的新用途，磁性氧化铁纳米颗粒还被组装成传感器，用来检测食品中的过氧化氢含量。利用磁性纳米颗粒类酶活性，采用比色法检测奶制品中三聚氰胺含量，灵敏度达到 $2.5\mu g/g$。利用氧化铁纳米颗粒与葡萄糖氧化酶催化葡萄糖的反应，通过比色法检测葡萄糖，其检测灵敏度达到 $5\times10^{-5}\sim1\times10^{-3}mol/L$。磁性纳米材料的酶催化活性不仅可以直接应用于过氧化物酶所应用的范围，如作为标记分子应用于各种检测系统中分子识别和信号放大，而且还可以将磁性与酶学活性相结合，实现分离与检测一体化。

　　此外，利用磁性纳米粒子的磁学性质直接进行目标物分析的研究也在食品安全免疫分析中得到很好的应用。在利用磁性纳米粒子直接进行定性与定量分析的依据主要是磁性纳米材料的一个重要的参数——弛豫时间。处于单分散状态或聚集状态的磁性纳米粒子的弛豫时间是不同的。磁性纳米粒子聚集或分散程度是由分析体系中目标分析物的浓度决定的，因此，可以建立磁性纳米材料弛豫时间与目标分析物浓度之间的关系，从而应用于食品安全的免疫分析检测。基于弛豫时间改变的检测方法，对检测样品的前处理要求不高，只需通过简单的过柱法除去样品中明显杂质后即可直接进行检测。在医用核磁共振仪上进行检测时，由于仪器自身的特点，可同时进行检测的样品数量相当可观，且检测时间较短，检测效率高，为食品安全领域高通量的样品检测及筛选提供了一种有效的方法。在此方面，Lee 等人利用磁性纳米粒子的弛豫时间的改变以及核磁共振造影技术进行了大量的检测研究[10,11]。他们利用抗体偶联的磁性纳米粒子进行了目标蛋白 A 的检测。该方法在平均每个粒子上有 $0.1\sim1$ 个目标分子的分析条件下，能够灵敏地检测出目标分子蛋白。此外他们还利用葡聚糖包裹的磁性纳米粒子作为开关型免疫传感器的材料，实现了对 L-苯丙氨酸和 D-苯丙氨酸的检测。Ma 等对该检测方法进行了改进，将免疫分析中的竞争免疫分析法与该检测原理相结合，实现了对蓝藻毒素的高灵敏检测[12]，为基于磁性纳米材料的免疫定量分析提供了很好的理论支持。该方法为一步法反应，操作简单，有望成为免疫分析中高通量样品检测的一种最佳选择。

随着科学技术的不断发展，食品分析检测技术也在不断更新、完善和迅速发展，尤其是快速检测技术更能适应现代高效、快速的节奏和满足社会的要求。仪器分析法可以保证数据的精确性和准确性，但其流程仍比较烦琐。尽管基于磁性纳米材料分析法的开发过程需投入较多资金和较长时间，但具有简单、快速、灵敏度高、特异性强、价廉、样品所需量少等优点，其灵敏度与常规的仪器分析一致，适合现场筛选，使之在食品卫生检疫和环境检测中有着广泛的应用价值和发展前景。

13.1.2　磁性纳米材料在食品工业中的其他应用

由于磁性纳米氧化铁粒径很小，可以导致光的绕射，分散在透明介质中制成连续的薄膜时具有透明的着色效果，所以又称之为透明氧化铁。其很好的耐温、耐火、耐酸碱以及高彩度、高着色力、高透明度和强烈吸收紫外线等卓越性能，是传统氧化铁颜料无法比拟的。在控制使用偶氮类染料和颜料及合成色素的今天，严格控制了砷和重金属含量的透明氧化铁颜料对人体是安全的，可以用来对食品进行着色，如果冻、果酱调色，药用明胶。最近两年，氧化铁纳米颗粒用于食品和营养领域有了较大进展。铁的缺乏是一个全球性的问题，缺铁会导致贫血、反应迟钝、智力下降等。最近的研究表明，与目前已有的铁营养强化剂硫酸铁、乙二胺四乙酸铁钠等相比，由于纳米氧化铁小尺寸效应和比表面效应，更能通过胃肠道黏膜，而且与胃肠道的接触面变大，能够提高其在胃和小肠中的溶解速度，从而更容易被吸收。经过进一步的改进，纳米氧化铁有可能成为有应用前景的纳米级补血剂。

磁性纳米材料在食品机械中的应用主要是作为食品机械的润滑剂、纳米磁制冷工质和食品机械原材料中橡胶和塑料的改性。食品机械工作环境恶劣，对润滑剂要求较高，而通常润滑剂易损耗、易污染环境。磁性液体中的磁性颗粒尺寸仅为10nm，因此不会损坏轴承，而基液亦可用润滑油，只要采用合适的磁场就可以将磁性润滑油约束在所需的部位，保证了机器的正常运转。纳米磁制冷工质食品冷冻和冷藏设备又开辟了新食品加工储藏技术，它与通常的压缩气冷式制冷方式相比具有节能、环保、高效等特点，而纳米改性橡胶与传统橡胶相比各项指标均有大幅度提高，尤其抗老化性能可提高3倍，使用寿命长达30年以上，且色彩艳丽，保色效果优异。

13.2　磁性纳米材料应用于生物分离过程

磁性纳米材料由于其独特的磁学性质在核磁共振成像、靶向药物、酶的固定、免疫测定等诸多生物医学领域表现出潜在的应用前景，本节将重点介绍磁性纳米材料在生物分离中的应用。传统的分离技术主要包括沉淀、离心等过程，这些纯化方法的步骤繁杂、费时长、收率低，接触有毒试剂，很难实现自动化操作。生物分离是指利用功能化磁性纳米材料的表面配体与目标生物分子的受体之间的特异性相互作用（如抗原-抗体和亲和素-生物素等）来实现对目标生物分子的快速分离。利用磁性纳米材料来分离生物分子有以下优点：①磁性纳米材料尺寸小，比表面积大，具有较大的吸附容量；②分离速度快、效率高、可重复使用；③操作简单，不需要昂贵的仪器；④不影响目标生物分子的活性。

13.2.1　磁分离的基本原理[13,14]

磁分离主要利用外部磁场对磁性纳米材料的作用力来实现对目标生物分子分离的目的。外部磁场对颗粒状的磁性纳米材料的作用力以式(13-1)表示：

$$F_m = (m \cdot \nabla)B \tag{13-1}$$

式中，m 为磁性纳米材料的磁矩；B 为磁感应强度。当磁性纳米材料分散在水中时，磁性纳米材料的总磁矩可用式(13-2)表示：

$$m = V_m M \tag{13-2}$$

$$M = \Delta\chi H \tag{13-3}$$

式中，V_m 是磁性纳米材料的体积；M 为磁化强度；$\Delta\chi$ 是有效磁化率，为磁性纳米材料与水的磁化率之差；H 为磁场强度。当磁性纳米材料的水溶液浓度较低时，式(13-4)成立：

$$B = \mu_0 H \tag{13-4}$$

μ_0 为真空磁导率。将式(13-2)～式(13-4)代入式(13-1)得到式(13-5)：

$$F_m = \frac{V_m \Delta\chi}{\mu_0}(B \cdot \nabla)B \tag{13-5}$$

$$\nabla(B \cdot B) = 2B(\nabla \cdot B) + 2(B \cdot \nabla)B \tag{13-6}$$

对于静磁场来说，$\nabla \cdot B = 0$，因此磁性纳米材料受到外静磁场的作用力可用式(13-7)表示：

$$F_m = V_m \Delta\chi \nabla\left(\frac{1}{2}B \cdot H\right) \tag{13-7}$$

由式(13-7)可知，磁性纳米材料受到的作用力与静磁场能 $\left(\frac{1}{2}B \cdot H\right)$ 的微分值有关。当 $\Delta\chi > 0$ 时，磁性纳米材料受到的作用力处于磁场能量密度上升幅度最大的方向。这就解释了当磁性材料靠近一块永磁体时，它为什么会被吸附在永磁体的某一极上。这个也是磁分离的基本原理。磁分离技术主要包括以下三个步骤：①将生物分子如抗体标记于磁性纳米材料的表面；②将磁性纳米材料与待分离溶液共同孵育一定时间；③通过生物分子与靶目标之间免疫亲和作用，利用磁分离装置将靶目标分离出来。磁分离一般有直接法和间接法。直接法是将针对目标生物分子抗原的特异性抗体直接偶联于磁性纳米材料的表面，从而能够直接识别目标生物分子；间接法是将二抗偶联于磁性纳米材料的表面，先在试管中让抗体和目标生物分子反应使其形成抗原/抗体复合物，然后再利用偶联二抗的磁性纳米材料进行分离或富集。此外，利用磁性纳米材料对低浓度生物目标强大的富集能力、磁分离与一些常规检测手段相结合，能够实现对低浓度生物目标的简单、快速、有效检测和分析。目前，磁分离技术已经广泛应用于细胞、蛋白质、核酸以及病毒等生物物质的分离、纯化和检测。图 13-1 是磁分离过程的示意图[15]。最简单的磁分离装置就是将一块永磁体固定在某个位置，然后将待分离样品靠近永磁体后达到分离的目的。但是这种分离方法的富集时间长，分离效率也比较低，磁场强度不可调，因此也不易于分离不同尺寸的磁性纳米材料。目前，更有效的分离方法是用高梯度磁场发生装置替代永磁体[16]。高梯度磁场发生装置能够提供高梯度磁场，这样磁性纳米材料能够快速响应磁场，缩短富集时间，提高分离效率。此外，高梯度磁场发生装置提供的磁场强度可调，可以分离不同尺寸的磁性纳米材料。

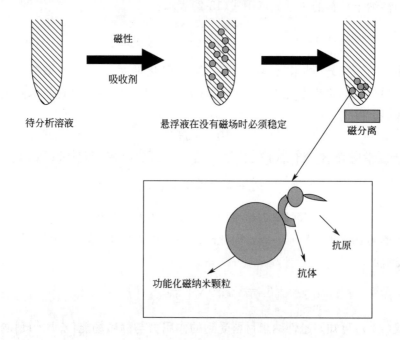

图 13-1　磁分离过程示意图

13.2.2　用于生物分离的磁性纳米材料的特点

　　用于生物分离的磁性纳米材料应该满足以下条件：①比表面积大，具有较大的吸附容量；②表面具有活性官能团，可以偶联生物分子；③在溶液中尤其在生理条件下能够形成稳定胶体分散体系，不会发生自身的聚集和沉淀；④磁响应较高；⑤尺寸均一，对外加磁场的磁响应一致；⑥生物相容性好。可以用于磁分离的磁性纳米材料很多，主要包括：铁的氧化物，如 Fe_3O_4、$\gamma\text{-}Fe_2O_3$；纯金属，如 Fe、Co、Ni；其他磁性化合物，如 $MgFe_2O_4$、$MnFe_2O_4$、$CoFe_2O_4$；磁性合金，如

$CoPt_3$、$FePt$；磁性微球。其中，Fe_3O_4 和 $\gamma\text{-}Fe_2O_3$ 这一类生物相容性较好的铁氧化合物及其磁性微球比较常见。在满足上述前提条件下，选择特定的表面配体，磁性纳米材料可以分离出不同的目标生物分子。表 13-1 列举了用于生物分离的商品化的磁性纳米材料及其生产厂家。

表 13-1　用于生物分离的商品化的磁性纳米材料及其生产厂家

表 面 配 体	应 用 范 围	商　品　名	生 产 厂 家
抗生蛋白链菌素 (streptavidin)	生物素化分子的分离	Sera-Mag® Magnetic SpeedBeads™ Streptavidin	Thermo Scientific Seradyn 和 Merck
蛋白 G (protein G)	免疫球蛋白（IgG）纯化	BioMag® Plus Protein G Particles	Polysciences, Inc.
蛋白 A (protein A)	免疫球蛋白（IgG）纯化	Protein A Magnetic Beads	New England Biolabs
淀粉 (amylose)	MBP 融合蛋白分离	Amylose Magnetic Beads	New England Biolabs
谷胱甘肽 (glutathione)	GST 融合蛋白纯化	GST MagBeads	GenScript Corporation
寡核苷酸 (oligo)	mRNA 纯化	Dynabeads® mRNA Purification Kit	Invitrogen Dynal AS
镍 (nickel)	带有多聚组氨酸的蛋白的纯化	MagneHis™ Protein Purification System	Promega
亚氨基二乙酸 (iminodiacetic acid)	带有多聚组氨酸的蛋白的纯化	Histidine Adem-Kit	Ademtech
钴 (cobalt)	带有多聚组氨酸的蛋白的纯化	Dynabeads™ TALON®	Invitrogen Dynal AS
伴刀豆球蛋白 A (concanavalin A)	甘露糖蛋白分离	xMag-ConA Conjugates Mannose Glycoprotein Kit	BioChain
单克隆抗体 (monoclonal antibodies)	表达相应抗原的细胞的分离与纯化	Human Whole Blood CD4 Selection Kit	Stem Cell Technologies
钙磷脂结合蛋白 V (annexin V)	凋亡细胞的正相选择	Annexin V MicroBead Kit	Miltenyi Biotec

这些商品化的磁性纳米材料大多为磁性微球。磁性微球是基于微胶囊化方法，将有机高分子与上述磁性无机纳米材料结合起来的具有特殊结构的复合微球。它具有以下特点：第一，具有高分子的特性，通过高分子共聚和表面修饰可以引入多种具有反应活性的官能团，可偶联各种生物分子；第二，多数高分子如多聚糖、蛋白质类、脂质类具有良好的生物相容性，在人体内无毒、可降解；第三，磁负载量高，有较好的磁响应性。因此，磁性微球广泛应用于生物分离、靶向给药、固定化酶、免疫分析和测定等生物医学领域。挪威 Dynal 公司、德国 Merck 和 Ademtech、美国 Bangslab 以及国内的一些公司都推出了磁性微球，主要用于磁分离和免疫检测。但是磁性微球尺寸相对较大，有可能在与细胞或生物分子发生作用后对其产生机械力，影响其活性和功能；此外，磁性微球的高磁负载量意味着其自身重力较大，在溶

液中更容易发生自身的沉淀。

近年来，随着纳米制备技术的发展，水热法和高温分解法的出现使得制备尺寸均一、结晶度好、饱和磁化强度高的超顺磁性无机纳米材料成为可能。这些高质量的材料很好地克服了共沉淀、微乳液以及溶胶-凝胶等传统方法产物尺寸不均一、结晶度差、磁响应较弱等缺点；另外，表面修饰技术的不断发展使人们可以将各种修饰分子以及生物分子与这些高质量材料相结合，也提高了它们在生理条件下的稳定性以及生物相容性。与铁磁性纳米材料相比，超顺磁性无机纳米材料在外加磁场下易被磁化，然而一旦去掉磁场，它们将立即重新分散于溶液中，极大地提高了磁性纳米材料的利用度。与常用的磁性微球相比，超顺磁性无机纳米材料在生物分离方面也体现出较大优势：①尺寸较小，比表面积高，吸附容量大；②更容易在生理条件下形成稳定胶体分散体系，不会发生自身沉淀；③较小的尺寸可以避免影响细胞或生物分子的活性和功能。因此，超顺磁性无机纳米材料在不久的将来有望取代磁性微球以及具有其他磁性性质的纳米材料，在生物分离等生物医学领域发挥巨大的应用价值。

13.2.3　磁性纳米材料在生物分离中的应用

13.2.3.1　细胞分离

细胞分离技术的目的是快速获得所需目标细胞。传统细胞分离技术主要根据细胞的大小、形态以及密度的差异进行分离，如采用微滤、超滤以及超离心等方法。这些方法操作简单，但是特异性差，而且存在纯度不高、制备量偏小、影响细胞活性等缺点。近年来，随着对磁性纳米材料研究的深入，人们开始利用磁性纳米材料来分离细胞。磁性纳米材料分离细胞主要有两种方式：一种是直接从细胞混合液中分离出靶细胞的方法，称为正相分离或正相选择（positive selection）；另一种是利用磁性纳米材料除去无关细胞，使靶细胞富集纯化的方法，称为负相分离或负相选择（negative selection）。磁分离技术可用于分离人类各种细胞，如 T 淋巴细胞、B 淋巴细胞、内皮细胞、造血干细胞、单核细胞、胰岛细胞等。当然，对部分细胞来说，在某些情况下也可通过右旋糖酐、腐植酸、甲基丙烯酸、磷脂、聚乙烯醇等修饰的磁性纳米材料与细胞表面非特异性吸附实现分离[17,18]。在大多数情况下，细胞的磁分离是通过免疫亲和反应的特异性来实现的。Molday 等[19]是采用磁性微球分离细胞的开拓者，他将表面含羧基的磁性聚合物微球用荧光染料做标记，经碳二亚胺活化，在其表面偶联抗体或外源凝集素，对血红细胞和 B 淋巴细胞进行成功的分离。Takahashi 等人[20]采用正相分离法，用 G 蛋白以及 CD 的单抗修饰磁性纳米颗粒，从整个血液中分离出免疫细胞 CD19＋或者 CD3＋。Wilson 等[21]则研究了一种可同时分离多个目标产物的方法。其基本原理是在具有不同磁响应性的磁性纳米材料上偶联不同受体，使其和血液中的各种细胞选择性地产生特异性吸附，通过控制磁场梯度从而达到同时分离多个目标产物的目的。

　　磁性纳米材料应用于分离癌细胞在动物、临床试验中已获成功。通常情况下，化疗和放疗是治疗肿瘤的重要手段，但是这些方法在杀死肿瘤癌细胞的同时也会使正常细胞受到损害，尤其是危及具有造血功能和免疫功能的骨髓干细胞。为了避免骨髓细胞受到损害，可在治疗前将骨髓抽出，治疗后再重新注入，但癌细胞往往已扩散到骨髓中，因此将骨髓从癌细胞中分离出来是至关重要的，若将含有癌细胞的骨髓液注回治疗后的骨髓中，会使治疗前功尽弃。该设想已在动物试验中试验成功，康继超等[22]研究采用物理吸附结合化学键共价结合的方法，将抗人膀胱癌单克隆抗体连接到磁性微球的表面用于从动物骨髓中分离癌细胞，试验发现此法可以有效地清除癌细胞，而骨髓细胞仅有很少量的损失。在肿瘤病人经过治疗之后重新注入已净化的骨髓，这在一定程度上可以挽救病人的造血和免疫系统。此外，还可对所分离的肿瘤细胞进行体外细胞培养和（或）结合其他方法如原位杂交、免疫组化等技术对肿瘤细胞进行多重耐药基因、基质金属蛋白酶、抑癌基因 p53 及核多倍体等检测，从而为恶性肿瘤的发生、发展、转移及多重耐药机制等研究提供一条无创便捷的途径。

　　通过磁性纳米材料与目标细胞之间的免疫亲和作用，磁性纳米材料能够大量地吸附于细胞表面，并利用磁场实现对目标细胞的快速分离和富集，在此基础上也能够实现对低浓度目标细胞的快速检测。Jiang 等人[23]利用精氨酸-甘氨酸-天冬氨酸（Arg-Gly-Asp，RGD）与整合素 αVβ3 受体之间高度的选择性和亲和力，通过磁共振成像技术实现了对肺肿瘤的检测。他们首先采用共沉淀法制备得到氧化铁纳米颗粒，用氨基硅烷对其进行表面修饰，然后再偶联 RGD。αVβ3 受体在肺肿瘤细胞高表达，而在其他一些肿瘤细胞以及正常组织细胞中低表达甚至不表达[24~26]，因此，当偶联有 RGD 的氧化铁纳米颗粒与细胞共同孵育后，氧化铁纳米颗粒会大量富集于 αVβ3 受体高表达的肺肿瘤细胞表面。磁分离之后，富集氧化铁纳米颗粒的肺肿瘤细胞的磁共振信号与其他细胞会有明显差异。

　　与传统的细胞分离技术相比，细胞的磁分离特异性好、分离纯度高、简单、快捷，因此有着广阔的应用前景，同时也为肿瘤疾病的诊断与治疗提供了新的机遇。

13.2.3.2　蛋白质和核酸的分离

　　蛋白质分离和纯化是现代生物产业当中的核心技术，该技术成本高、难度大、花费时间也多。根据蛋白质分子大小、溶解度、电荷、吸附性质以及生物亲和力的不同，常见的分离、纯化蛋白质的方法有超速离心、盐析、电泳、透析、色谱以及分子筛法。亲和色谱法是蛋白分离和纯化中的一种重要方法。亲和色谱是基于目的蛋白与固相化的配基特异结合而滞留，其他杂蛋白会流过柱子，从而得到目的蛋白分离的目的。谷胱甘肽 S-转移酶（glutathione S-transferase，GST）、生物素以及组氨酸是比较常见的亲和标签。以组氨酸为例，它的咪唑侧链可亲和结合镍、锌和钴等金属离子，在中性和弱碱性条件下带组氨酸标签的目的蛋白与镍柱结合，在低

pH 值下用咪唑竞争洗脱。目前，基于镍-组氨酸的亲和色谱法被广泛应用于重组蛋白的分离，但是这种方法存在许多不足：①目的蛋白易形成包涵体、难以溶解、稳定性差及错误折叠等；②需要预处理除去细胞碎片以及污染物；③操作时间长，溶剂消耗大；④容易发生非特异性吸附，影响分离和纯化效果。针对这个问题，Xu 等人[27]利用次氮基三乙酸(nitrilotriacetic acid)修饰的磁性纳米颗粒作为镍离子的载体，实现了对带有组氨酸的蛋白的快速、有效分离。他们首先采用高温分解法制备得到尺寸均一、饱和磁化强度高的超顺磁 FePt 纳米颗粒，然后通过次氮基三乙酸取代颗粒表面的油胺，最后通过镍离子使磁性纳米颗粒与带有组氨酸标签的蛋白结合，通过磁分离方法将目标蛋白从细胞溶解物中分离出来。Lee 等人[28]则合成了 Ni/NiO 核壳磁性纳米颗粒，发现该 Ni/NiO 磁性纳米颗粒不经次氮基三乙酸修饰便可直接作为带有组氨酸标签蛋白纯化的载体。与传统的亲和色谱法相比，以磁性纳米材料为载体的亲和色谱具有以下优点：①分离速度快，时间不到 10min；②分离效率高，每毫克 FePt 纳米颗粒能分离出 2~3mg 蛋白，远高于商品化磁性微球的分离效率；③分离效果好，最低分离浓度达到 0.5pmol/L；④无非特异性吸附。与上述方法相类似，Mirkin 研究组[29]将镍纳米棒与金相结合，从混合溶液中一步分离出分别带有生物素和组氨酸标签的蛋白，如图 13-2 所示。他们首先将金通过电化学方法沉积在镍纳米棒两端，形成金-镍-金的复合结构；接着，用 11-氨基-1-十一烷硫醇对两端的金进行修饰，其未反应的氨基与硝基化的抗生蛋白链菌素偶联。利用抗生蛋白链菌素-生物素以及镍-组氨酸之间较强的亲和力，金-镍-金磁性纳米复合结构能够从混合液中同时分离出带有生物素和组氨酸标签的蛋白。

核酸的分离和纯化是基因工程、基因治疗和遗传分析等现代分子生物学操作最基本的步骤。传统的核酸分离方法多基于离心沉降和柱色谱，操作过程繁杂、费时、费力，不易实现操作的自动化，且需要接触有毒试剂。建立在磁性纳米材料基础上的核酸分离、提出和纯化方法具有高效、快速、经济等优势。根据磁性纳米材料的表面修饰和功能化类型差异，主要分为如下几类：①羟基化磁性纳米材料分离法；②氨基化磁性纳米材料分离法；③羧基化磁性纳米材料分离法；④碱基互补法；⑤免疫亲和法。由于羟基与核酸的磷酸基团间存在比较复杂的作用[30]，铁氧体能够直接用于从细菌中提取质粒，从单粒种子和哺乳动物细胞中提取基因组 DNA，甚至用于 DNA 琼脂糖凝胶回收。但是，没有修饰的铁氧体存在较高的表面活性，容易聚集，导致材料的有效吸附面积减少甚至完全失去效用。用氨基化磁性纳米材料分离核酸的主要优点之一就是氨基带正电而核酸带负电，因此不需要结合液的辅助。但是吸附要在较低盐离子浓度下进行，且吸附在磁性纳米材料表面的 DNA 必须在高盐条件下才能洗脱，洗脱的过程较为烦琐[31]。目前，超过 1/3 的人类基因组测序纯化工作是用 Beckman Coulter Genomics 公司的羧基功能化的磁性微球辅助完成的。Shan 等人[32]通过分散聚合法合成了聚甲基丙烯酸修饰的磁性纳

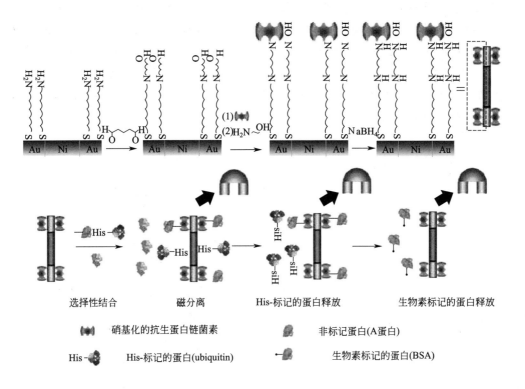

选择性结合   磁分离   His-标记的蛋白释放   生物素标记的蛋白释放

硝基化的抗生蛋白链菌素   非标记蛋白(A蛋白)

His-   His-标记的蛋白(ubiquitin)   生物素标记的蛋白(BSA)

图 13-2 金-镍-金磁性纳米复合结构分离带有生物素和组氨酸标签的蛋白的示意图[29]

米颗粒，并利用其建立了快速、经济的提取大肠杆菌质粒 DNA 的方法，整个过程 10min 左右，DNA 回收率可达 95% 以上。碱基互补法是一种特异性核酸分离和纯化方法，需要对磁性纳米材料进行寡核苷酸功能化，用以捕获其互补序列(DNA 或 RNA)。何晓晓等人[33] 制备了二氧化硅包覆的超顺磁性纳米颗粒，通过将生物素标记的寡核苷酸探针修饰在纳米颗粒的表面，构建了一种具超顺磁性的 DNA 纳米富集器，此探针可特异性地结合目标单链寡核苷酸，从而可实现对互补单链核苷酸片段的高效快速分离富集。免疫亲和法是把单克隆抗 DNA 连接在磁性纳米材料上用以分离 DNA，磁分离后，载有 DNA/抗 DNA 复合物的磁性粒子可直接用于 PCR 扩增而无需洗脱，也能排除 PCR 抑制因子对扩增的影响，提高 PCR 反应的精确性[34]。

    磁性纳米材料在实现蛋白质和核酸的分离、纯化的同时，也能够用于蛋白质和核酸的检测。一直以来，如何实现低浓度蛋白质和核酸的检测是生物技术中的难点问题，主要的技术手段是 PCR 扩增技术。但是 PCR 扩增技术操作复杂，技术要求高，耗时也较长。针对这些问题，Mirkin 研究组利用磁性纳米颗粒以及金纳米颗粒为载体，在 PCR 扩增较少的情况下，实现了对低浓度 DNA 的检测[35]。他们分别用目标

DNA 和已知序列 DNA 将金纳米颗粒和磁性纳米颗粒功能化，然后通过分子杂交技术将条码 DNA 与金纳米颗粒表面的目标 DNA 杂交，接着利用靶 DNA 将金纳米颗粒和磁性纳米颗粒结合在一起；磁分离之后再去杂交化，得到较多的条码 DNA，经过少量 PCR 扩增甚至不经过 PCR 扩增就能实现对目标 DNA 的检测，见图 13-3。这种方法简化甚至取消了 PCR 扩增过程，且灵敏度较高，达到 10^{-21} mol/L（相当于每 30μL 溶液中有 30 个拷贝数）。

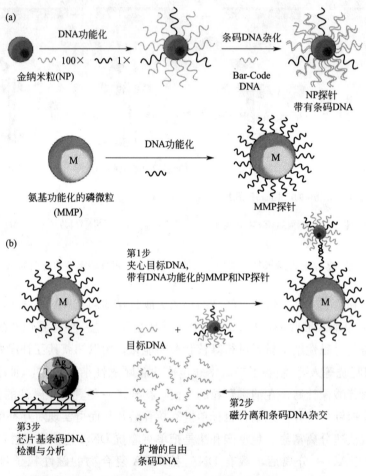

目标DNA(anthrax):5′GGATTATTGTTAAATATTGATAAGGAT3′
Bar-Code DNA:5′AGGTACGAGTTGAGAATCCTGAATGCGACG3′

图 13-3　多功能磁性纳米材料用于 DNA 分离和检测的示意图[34]

此外，利用磁性纳米材料独特的磁学性质，有可能发展出一种新的微量蛋白质和核酸的检测方法。比如，磁性纳米颗粒在聚集时表现出一种独特的磁弛豫开关现象，使弛豫时间增强。Perez 等[36]正在尝试将这一独特的性质应用于 DNA 检测研究。他们设计了一对磁弛豫开关 P1 和 P2(P 为磁性纳米颗粒)，在 P1 和 P2 上分别偶联具有互补结构的单链 DNA。其中，单独的 P1 和 P2 都具有较长的弛豫时间，而 P1 和 P2 通过互补 DNA 结合之后其弛豫时间显著缩短。此外，他们还基于此原理实现对核酸剪切酶的检测。当 P1 和 P2 结合体与 BamHI 剪切酶共同作用之后，其弛豫时间又回到了原来的水平。因此，此方法也能够用来实现对小分子核酸内切试剂的检测。此外，Cai 等[37] 和 Perez 等[38] 还采用此方法实现了对蛋白质和酶的检测。

13.2.3.3　细菌和病毒的分离

从早期的瘟疫到前几年的非典型性肺炎、疯牛病、禽流感、超级细菌，再到最近愈演愈烈的食品安全问题，人类的生命健康一直都受到严重威胁。为感染致命细菌或病毒的危重患者争取到宝贵的治疗时间，建立快速、有效的细菌和病毒的分离和检测方法已经刻不容缓。国内外细菌和病毒中常用的快速检测技术有分子生物学检测方法、免疫学分析检测技术、生物传感器，但到目前为止，这些常规检测手段的检测下限只能达到 100cfu/mL，在这个浓度以下的细菌和病毒的检测只能够通过长时间的孵育或者 PCR 扩增过程[39]。

为了解决这个问题，Xu 研究小组[40,41] 以磁性纳米颗粒为载体，实现对低浓度细菌(15cfu/mL)的快速分离与富集，为后续的检测节约了时间。他们首先利用高温分解法制备单分散的超顺磁 FePt 纳米颗粒，然后用万古霉素对其进行表面功能化；通过万古霉素与大肠杆菌之间特有的亲和力，利用外部磁场快速分离、富集细菌。Qiu 等人[42] 则利用沙门菌抗体修饰的磁性纳米颗粒，成功分离出沙门菌。目前利用磁性纳米材料分离和富集微生物的方法已出现在世界标准化组织(ISO)发布的食品和动物饲料微生物——大肠杆菌 O157 检测方法(ISO16654)中。与我国商检行业标准 SN/T 0937 中大肠杆菌 O157 的检测方法相比，此方法比 SN/T 0937 能节约近 18h 的增菌时间[43]。与此相类似，Lin 等人[44] 利用万古霉素修饰的磁性纳米颗粒捕获革兰阳性病原菌，然后通过基质辅助激光解吸离子化质谱检测。借助质谱优异的指纹识别能力和万古霉素对革兰阳性菌的特异结合能力，该法对尿液中的腐生葡萄球菌和金黄色葡萄球菌有较强的检测能力。Wang 等人[45] 则将磁性纳米颗粒与金纳米棒结合起来，实现对 *E.coli* 和鼠伤寒沙门菌的分离和检测，见图13-4。他们首先将磁性纳米颗粒结合到长径比分别为 2.0 和 3.4 的金纳米棒表面，然后分别偶联大肠杆菌和鼠伤寒沙门菌的抗体，共同孵育之后通过磁分离将两种细菌从混合溶液中分离出来。然后，再将磁性纳米颗粒-金纳米棒-细菌的结合体重新分散，并进行紫外光谱检测。长径比分别为 2.0 和 3.4 的金纳米棒在特异性结合细菌之后，其紫外光谱特征吸收峰会发生偏移，这样就实现了对大肠杆菌和鼠伤寒沙门菌的低浓度、高灵敏检测。此外，Perez 等人[46] 利用病毒抗体修饰的磁性纳米颗粒与病毒识别并结合之后对其弛豫时间的影响，利用 MRI 技术也实现了对病毒的检测。

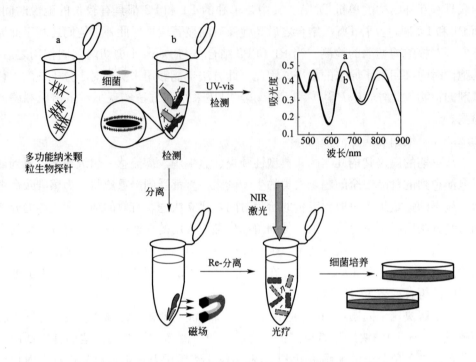

图 13-4　多功能磁性纳米材料分离和检测细菌的示意图[45]

13.2.3.4　天然产物、中药有效药用活性组分的磁分离

现代疾病对人类的威胁正在或已经取代了以往的传染性疾病，医疗模式已由单纯的疾病治疗转变为预防、保健、治疗、康复相结合的模式。化学药物由于毒副作用大、产生抗药性等，很难满足人们日益提高的健康需求。目前，天然产物以及中药在全世界药品市场上所占的比重越来越大，并展示出广阔的发展前景。但是，天然产物与中药成分复杂且结构多样，因此从中分离出有效药用活性组分非常困难。根据天然产物与中药组分在溶解度、吸附性以及在两相溶剂中的不同分配比等方面的差异，常见的分离法包括溶剂分离法、吸附分离法、萃取法以及色谱柱法等。这些常规的分离方法溶剂消耗量大，效率低，且容易造成微量的有效成分丢失。近年来，磁分离技术也被广泛应用于天然产物、中药中有效药用活性组分的分离。与细胞、蛋白质、细菌等生物目标的磁分离相似，天然产物、中药中有效药用活性组分的磁分离也是基于磁性纳米材料与目标分子之间特异性的亲和力，但是这种亲和力主要通过分子印迹技术（molecular imprinting technology）来实现，这种技术从 20 世纪末发展起来，成为获得在空间结构和结合位点上与模板分子完全匹配的聚合物的制备技术。以绿原酸为例，它是一种重要的生物活性物质，具有抗菌、抗病毒、抗肿瘤、清除自由基和抗衰老等作用，广泛存在于杜仲科植物，忍冬科植物以及山

银花中。但是这些植物中还存在许多与绿原酸结构和活性相似的物质，如咖啡酸、没食子酸、原儿茶酸以及香草酸等，因此从这些植物中分离和提取绿原酸非常困难[47]。Xie 等人[48]将分子印迹技术与磁性纳米颗粒相结合，从杜仲叶子中成功分离出绿原酸，见图 13-5。他们首先通过共沉淀法制备得到四氧化三铁纳米颗粒，经过油酸修饰后分散在偶氮二异丁腈（AIBN）和三羟甲基丙烷（TRIM）的混合溶液中形成 W/O 体系，然后与甲基丙烯酸单体和模板分子绿原酸的水溶液形成 W/O/W 体系；在引发剂偶氮二异丁腈和偶联剂三羟甲基丙烷的作用下，甲基丙烯酸单体在 W/O 体系的表面发生聚合反应，形成磁性微球。此时，作为模板分子的绿原酸，通过氢键作用"印迹"在聚合物壳层中。当模板分子绿原酸移除之后，磁性分子印迹微球中形成的空穴保留了绿原酸的结构和尺寸，因此对绿原酸有极强的选择性和亲和力，从而实现了从杜仲叶子中分离绿原酸的目的，分离效率达到 90%。此外，与不加磁性纳米颗粒的分子印迹聚合物微球相比，磁性分子印迹微球具有更高的选择性和分离效率，且可以重复使用[49]。

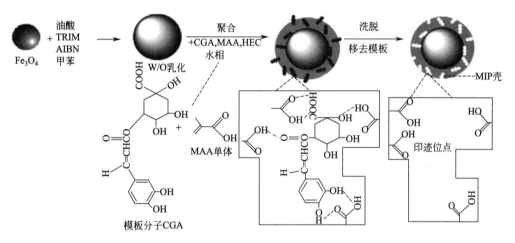

图 13-5　用于分离绿原酸的磁性分子印迹聚合物的示意图[49]

　　总的来说，从复杂的生物体系中分离、提纯与检测细胞、蛋白质、核酸等生物分子，是生命科学和临床医学中的一个重要环节；另外，高选择性、高纯度、高回收率，尽量少步骤分离且不影响生物分子的活性，是今后生物分离和检测的重要发展方向之一。磁性分离技术通过磁性纳米材料在外加磁场的定向控制下，利用亲和作用，可以从复杂的原始生物体系中直接分离出目标生物分子，具有磁性分离的简单方便和免疫亲和分离的高选择性双重优势，因而在生物医学领域有着广泛的应用前景。此外，将功能化的磁性纳米材料与其他纳米材料（如金纳米颗粒以及量子点等）或者常规检测分析手段相结合，实现对生物目标简单、快速、高效的检测与分析是磁性纳米材料另一个研究热点。

13.3　磁性纳米材料在环境生物技术与生物防恐等方面的应用

　　纳米科学与技术被认为是 21 世纪的三大技术之一，在许多方面有着广阔的市场。当前全球面临着严重的环境污染，涉及到固体有害废物、污染的地下水治理及有毒气体污染的治理和控制，这些已经成为国际社会关注的焦点。运用纳米科学与技术，许多环保难题将得到很好的解决。

13.3.1　生物技术处理、净化废污水中的磁性纳米材料

　　人类对水资源的需求正在以惊人的速度扩大，同时日益严重的水污染蚕食了大量可供消费的水资源。全世界每天约有 200t 垃圾倒进河流、湖泊和小溪；所有流经亚洲城市的河流均被污染；美国 40% 的水资源流域被污染，我国目前也已经进入水污染密集爆发阶段，江河湖库及近海海域普遍受到不同程度的污染，总体上呈加重趋势。不适合作为饮用水源的河段已接近 40%；工业较发达城镇河段污染突出，城市河段中 90% 的河段不适合作为饮用水源；城市地下水 50% 受到污染，水污染加剧了我国水资源短缺的矛盾，对工农业生产和人民生活造成危害。污水中通常含有的污染物有重金属、有机物和细菌病毒等，污水治理就是将这些物质从水中去除。由于传统的水处理方法效率低、成本高、存在二次污染等问题，污水治理一直得不到很好解决。目前通用的废水处理工艺(混凝、沉淀、生物氧化)和深度净化技术(活性炭吸附、臭氧-活性炭联用、膜处理)都无法有效去除水中存在的有毒物质，纳米技术的发展和应用很可能彻底解决这一难题。磁性纳米材料高吸附容量和高反应活性等独特性质，具有吸附和降解复合功能，同时磁性纳米材料具有成本低廉，易于制备，稳定性高，无二次污染以及可回收反复使用的优点，磁性纳米材料还可以通过外加磁场将吸附了污染物的磁性材料从水中分离回收，在污水处理等方面具有巨大的应用价值。

　　阎锡蕴等人发现，Fe_3O_4 纳米颗粒具有类似过氧化物酶的催化性能[9]，引起了人们的高度关注。磁性纳米材料产生大量羟基自由基的能力，可被广泛应用于环境中多种有毒有害物质的处理中。酚类化合物是国际公认的有毒化学物质[50]，危害很大，即使是低浓度的酚液也能使蛋白质变性，并且可能具有致癌作用。因此，含酚废水的有效处理是环境保护及酚类污染物综合利用的重要研究课题。利用磁性纳米材料氧化污水中的苯酚[51]，最终清除率可以达到 95% 以上。氯代芳烃是一类典型的污染物，对环境和人类健康存在着严重威胁。在对环境友好的氯代芳烃处理技术的研究中，利用磁性纳米材料对氯代芳烃的催化氧化/还原技术得到了深入的研究。研究表明，磁性纳米材料对氯代芳烃有很好的还原降解效果[52]，利用氧化铁纳米颗粒催化活性，在双氧水存在条件下对若丹明等有机染料的清除率能达到90%[53,54]。此外，基于同样原理，磁性纳米材料对氯苯和偶氮染料都有很好的清

除效果[55,56]。与传统的 Fenton 催化或过氧化物酶催化方法相比，Fe_3O_4 纳米颗粒
具有催化效率高、稳定性好、可以回收利用并且无二次污染等优点，是一个很有潜
力的过氧化物酶的替代品，因此在废水处理等多个领域将具有广泛的应用价值。

　　重金属废水是对环境污染最严重和对人类危害最大的工业废水之一，特别是
Hg^{2+}、Cd^{2+} 等离子，对自然环境和人类健康都有很大的毒性。许多工业包括采
矿、冶金、电池、印刷、造纸等所排放的污水中都能检测到 Hg^{2+} 和 Cd^{2+} 的存在。
用磁性纳米材料对水体中有毒重金属离子(Hg^{2+}、Pb^{2+}、Cd^{2+} 和 Cu^{2+} 等)进行处
理(图 13-6)，结果表明磁性纳米材料对重金属离子有良好的吸附作用，研究表明，
Fe_3O_4 纳米颗粒可去除天然水体和自来水中高达 99％的 Hg^{2+} 和 Pb^{2+}，以及超过
95％的 Cu^{2+} 和 Cd^{2+}，被吸附重金属的再释放可以忽略不计[57]。

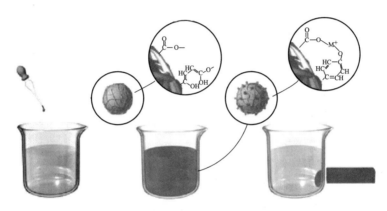

图 13-6　腐植酸包覆的 Fe_3O_4 纳米颗粒吸附重金属离子示意图[57]

　　由于岩石的自然风化、生物地球化学作用、矿山的开采、化石燃料的燃烧以及
含砷农药的使用，水环境中的砷污染在许多国家都普遍存在，长期摄入砷污染的水
和食品会导致多种癌症和其他健康问题，磁性纳米材料作为吸附剂可以很好地去除
污水中的砷[58~61]。Fe_2O_3 纳米材料可以固定在纳米活性炭纤维上处理砷，对 As
(V)的吸附容量可以达到 50mg/g，纳米氧化铁可以和氧化铝吸附过滤除砷，也可
以和树脂、SiO_2 形成复合物吸附砷。当 Fe_2O_3 粒径为 20~30nm 时，对砷的吸附
没有纳米尺寸效应，当其粒径小于 20nm 时，其对砷的吸附有纳米尺寸效应，单位
面积吸附的砷增加，这可归结于表面自由能的下降和表面活性位的结构变化。
Fe_3O_4 同样对砷有明显的吸附作用，而且 Fe_3O_4 粒径越小，对砷的吸附容量越大，
且砷的解吸越慢。Kanel 等研究了纳米零价铁去除砷的过程，砷的吸附速度快，并
符合准一级动力学过程，砷的吸附容量为 3.5mg/g。紫外线可以增加砷的去除率。
磁性材料作为吸附剂，易于分散于水溶液中，并可以使用磁场分离。

　　此外，采用纳米磁性物质、纤维和活性炭净化装置，可有效地除去水中的铁
锈、泥沙以及异味等。经过由带有纳米孔径的处理膜和带有不同纳米孔径的陶瓷小

球组装的处理装置后，可以 100％除去水中的细菌、病毒，得到高质量的纯净水。这是因为细菌、病毒的直径比纳米大，在通过纳米孔径的膜和陶瓷小球时，会被过滤掉，水分子及水分子直径以下的矿物质、元素则保留下来。

13.3.2　磁性纳米材料应用于治理空气污染

工业生产中使用的气体燃料和生产过程中产生的气体的数量和种类越来越多，大气污染物的种类很多，受到普遍重视的一次污染物主要有氮氧化物、碳氧化物及有机化合物等。空气中超标的二氧化硫、一氧化碳和氮氧化物是影响人类健康的有害气体，因此处理大气污染一直是各国政府需要解决的难题，纳米材料和纳米技术的应用在处理空气污染源方面有广阔的应用前景。二氧化硫、一氧化碳和氮氧化物是影响人类健康的有害气体，如果在燃料燃烧的同时加入纳米级催化剂，不仅可以使煤充分燃烧，不产生一氧化硫气体，提高能源利用率，而且会使硫转化成固体硫化物。如用纳米 Fe_2O_3 作为催化剂[62]，经纳米材料催化的燃料中硫的含量小于 0.01％，不仅节约了能源，提高能源的综合利用率，也减少了因为能源消耗所带来的环境污染问题，而且使废气等有害物质再利用成为可能。纳米级催化剂用于汽车尾气催化，有极强的氧化还原性能，使汽油燃烧时不再产生一氧化硫和氮氧化物，根本无需进行尾气净化处理，Ni 与 γ-Fe_2O_3 混合轻烧结体可以代替贵金属而作为汽车尾气净化剂。

13.3.3　污染土壤的生物修复中磁性纳米材料的应用

与空气污染和水污染相比，土壤污染有着一定的隐蔽性和滞后性。土壤污染物的富集与释放过程漫长，一旦土壤"中毒"，其毒性释放可达几十年到上百年。看不见的污染所造成的痛往往是突然来袭而又难以去除的。与纳米材料的污染水体修复相比，其对污染土壤的修复研究仍然处于起步阶段。

Joo[63] 采用化学液相沉淀法制备了纳米零价铁，由于纳米零价铁具有磁效应可吸附离子、小尺寸效应可与离子反应，起到降低污染物浓度等作用，因此，研究认为纳米零价铁(NZVI)能够减轻土壤中除草剂的污染。Schrick 等[64] 对纳米铁在土壤中的运载工具进行了研究，结果表明，用亲水性 C 和 PAA 负载的纳米铁在沙土和黏土中均有良好的分散性，并且在沙土中对三氯乙烯(TCE)也表现出很好的去除效果。另外，Ruiqiang[65] 利用羧甲基纤维素合成一种新的材料——纳米磷酸铁，通过试验检验其在土壤中原位固定 Cu^{2+} 的可行性。一系列的试验表明，在低剂量三种土壤(碱性、中性、酸性)中，纳米蓝铁矿颗粒能有效地减小 Cu^{2+} 淋溶量和生物可利用度，显著减轻土壤 Cu^{2+} 的污染。Varanasi[66] 得出纳米铁能够显著减轻多氯联苯污染的土壤，是修复多氯联苯污染的土壤的优良催化剂。Manning[67] 运用纳米零价铁(Fe)与六价铬反应，生成 $Cr(OH)_3$ 来减轻六价铬对土壤的污染。从而看出，国外对纳米铁不同形态结构修复污染土壤的研究较深入。我国也开展了许多磁性纳米材料治理土壤污染的研究[68~70]，邬玉琼等以 $Fe(NO_3)_3$，$Na_2SO_4 \cdot H_2O$，

$AlCl_3$，$NaSiO_3$ 为原材料，采用共沉淀法合成纳米级土壤氧化矿物，并研究了其对重金属离子的吸附情况。结果表明：将多种盐混合通过共沉淀法所合成的土壤氧化矿物要比单一的氧化矿物的吸附效果好。纳米铁颗粒在去除有毒金属如铬、铅污染方面非常有效，近年来在利用零价铁纳米颗粒进行污染土壤的修复研究越来越受到重视。当纳米铁颗粒加入到土壤中，纳米铁颗粒可通过与污染物进行吸附、氧化-还原反应减轻或去除污染物毒性，同量的纳米铁颗粒对降低污染物毒性所起的作用是传统的铁屑或铁粉的 5 倍。纳米铁颗粒对很多环境污染物如污染土壤和溶液中的有机氯溶剂、有机氯农药和多氯联苯污染物等具有高效的转化性和脱毒作用。研究结果表明在纳米铁颗粒加入土壤后的几天内，可观察到测试位点处迅速发生反应，三氯乙烯(TCE)浓度降解效率达 99%，且纳米铁颗粒可与土壤中有机污染物保持 4～8 周的反应活性。这无疑为防治土壤重金属和有机物污染开辟了新的途径。但是，纳米级土壤氧化矿物是否有利于土壤的通透性和保水、保肥性，是否可以减少或缓冲土壤中农药等有毒物质的吸附作用以及钝化重金属的污染等问题还有待进一步研究。

利用纳米材料对污染土壤进行修复比对污染水体进行修复更复杂，其主要原因是污染物进入土壤后易于被有机质吸附，难以横向和纵向迁移。目前纳米材料对污染土壤修复的研究还比较少，而且主要是实验室进行的异位修复研究，处理步骤复杂，投资较大。如何提高纳米材料在污染土壤中的修复效率，提高纳米材料对污染物的修复效果，如何把纳米材料的土壤修复运用到土壤原位修复、简化修复步骤、减少投资等问题都将是未来的研究热点。根据国内外纳米材料应用于土壤修复的研究现状和动态，未来主要有以下几个方面需要重点开展：①加大纳米材料对重金属和有机污染物联合毒性降低和治理的修复研究，由对单一污染物修复跨入到更为实际的多污染物混合污染或复合污染修复研究中，实现同时对多污染物的修复；②加强纳米颗粒改性和负载的研究，即经济又高效的修饰性纳米颗粒的环境应用，实现降低纳米材料在污染环境修复中的成本，同时通过对纳米颗粒的修饰以提高其在污染土壤中的分散性和传递距离，从而加大应用范围；③大力发展原位污染土壤实地研究，验证纳米材料在实际应用中的效果和可行性；④开展有效监测和纳米材料的生态环境安全研究，避免在使用纳米材料修复污染环境的同时又带来新的污染问题。

总之，随着纳米材料和纳米技术基础研究的深入和实用化进程的发展，特别是纳米技术与环境保护和环境治理进一步有机结合，许多环保难题诸如大气污染、污水处理、城市垃圾等将会得到解决。有理由相信，纳米科技作为一门新兴科学，必将对环境保护产生深远的影响，利用纳米科技解决环境污染问题将成为未来环境保护发展的必然趋势。

13.3.4　磁性纳米材料在先进肥料与农药等方面的应用前景

为了改善土壤与水环境、减少因土壤引起的温室气体碳的排放，国内外一些专家建议将纳米材料应用于土壤与植物营养领域中，因为纳米材料具有小尺寸效应、表面界面效应及量子尺寸效应等性质。如果将其应用到该领域，就有可能解决上述问题。纳米材料的发展及其本身独具的许多优异性能为制造纳米高效肥料提供了可能。纳米肥料施入土壤，在一定程度上可改善土壤的理化性质。无机纳米材料在土壤中会吸附气体，增加土壤通气性；纳米材料表面积大，表面上的活性中心多，可以作为催化剂，在适当的条件下可以催化断裂 H-H、C-C、C-H、C-O 键，促进土壤中有机物的分解，一方面为植物提供养分，另一方面可以增加土壤的团粒结构，充分发挥土壤的蓄肥保肥能力；纳米材料可以加强土壤中养分离子的交换吸附，提高土壤的生产力；纳米材料还有促进土壤中微生物活动的可能性，调节土壤中的 C/N 比，培肥土壤。在植物的生长过程中，根系具有趋肥、趋水性，纳米肥料可充分吸附结合在根系表面，促进了根毛区对养分的吸收。

绝大多数生物体均存在纳米磁性颗粒，磁性微粒是一个生物罗盘，指导生物辨别方向，例如让植物根系向地下生长、茎尖生长点具有趋光性等。科学家发现光合作用过程与电磁现象有关，叶绿素就像是一个光敏电子元件一样，有阳光照射时，导电能力大大增强，电磁特性也发生了极其显著的变化，对植物施加含有磁粒的肥料能够促进光合作用的进行。纳米磁性液体肥料是由纳米肥料颗粒包覆一层长链的有机表面活性剂，高度弥散于一定基液中，而构成稳定的具有磁性的液体肥料。它的主要特点是在磁场作用下，可以被磁化，可在生物的磁场作用下运动，但同时它又是液体，具有液体的流动性。铁是植物生长过程中的必需微量元素，容易被植物叶片所吸附。液体肥料粒子本身带有磁效应，从而使肥料养分更容易被植物吸收，并有效刺激植物生长。目前国内外叶面肥和温室用营养液均为离子态或螯合态肥料，特别是磷和中、微量元素的溶解度受液体 pH 影响很大，一般为 pH 6.5，在大量使用营养液时，pH 很难精确控制，而且易产生沉淀。纳米液体肥料可以是离子态，也可以是非离子态，并且其有效成分受 pH 的影响不大。纳米肥料能够刺激植物生长，促进植物体内多种酶的活性，提高作物产量，并能增强植物对环境胁迫的抗性。

Kudzho 曾在 2002 年发表了一系列的文章来说明水悬浮分散纳米铁颗粒对作物的影响[71,72]。他采用室内和田间试验研究了水悬浮分散纳米铁颗粒对涅夫斯基马铃薯生物群系和生理系数的影响。与对照水处理相比，水悬浮分散纳米铁颗粒处理马铃薯块茎数量大，叶面积大，过氧化氢酶活性增强，马铃薯产量与淀粉含量显著增高，而硝酸盐含量显著降低。对甜菜生长、发育及产量的研究结果表明，用 3% 水悬浮纳米分散铁处理的种子，能提高甜菜产量和糖产量。在小剂量水悬浮纳米分散铁粒刺激作用下，能够提高番茄种子的发芽率，促进植株的生长发育。

Pavlov[73]研究了水悬浮纳米分散铁粒对俄罗斯的蔬菜和谷物、乌兹别克斯坦的安基廷市的棉花以及乌克兰和俄罗斯的玉米播种前种子进行处理，能够提高发芽率和增加作物产量。Zhu[74]研究了 Fe_3O_4 纳米粒子在南瓜生长过程中的吸收、运输和积累，发现纳米粒子可以被南瓜吸收，并存在于南瓜植株的各部位，例如在根部和叶子中都发现有磁性纳米颗粒存在(图 13-7)，纳米粒子在土壤和植株体内的运输和利用有可能改变土壤和作物对养分的利用方式，提高养分利用率，研究结果表明磁性纳米处理后的南瓜，个体明显大于普通南瓜(图 13-8)。

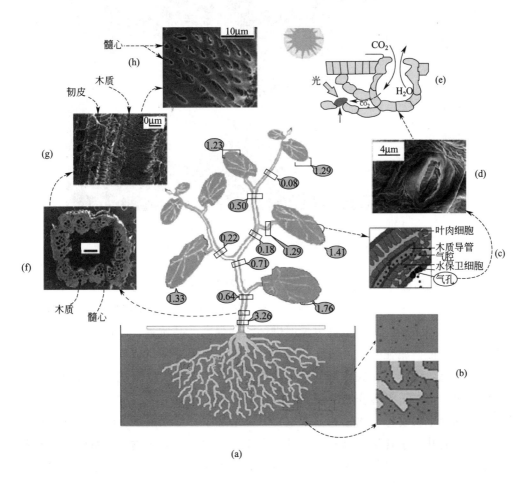

图 13-7　Fe_3O_4 纳米粒子在土壤和南瓜植株的吸收、运输和分布示意图[74]

　　刘秀梅[75,76]采用化学液相沉淀法和微乳化法制备了磁性纳米氧化铁肥料，通过温室沙培花生试验研究其施用效果，分析了花生花针期植株的生长发育和生理状况，探讨了纳米氧化铁对花生吸收钙肥、铁肥和氮磷钾的影响。结果表明，纳米氧化铁能够显著地促进花生的生长发育和光合作用，纳米氧化铁和有机肥、腐植酸配

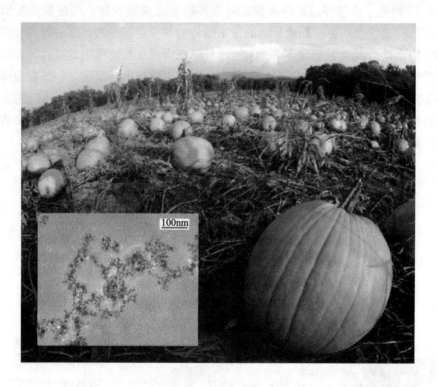

图 13-8　Fe_3O_4 纳米粒子处理的南瓜生长情况[74]

施可增强铁在植株体内的移动性，使铁向叶部转移，叶部的含铁量明显增加，提高了铁的利用率。李荣[77]等研究了纳米磁性植物生长促进剂对植物生长的促进作用，实验发现，纳米磁性药物植物生长促进剂能够提高产品质量、产量，减少环境污染，为了验证该肥在棉花上喷施后的增产效果，在阿克苏市依杆旗乡的棉田进行了试验示范，确定其在农作物上运用的价值。华南农业大学新肥料资源研究中心近年来对水稻、玉米等作物的研究表明，复合磁性纳米材料浸种和处理灌溉水促进了作物的生长发育，水稻和玉米生物量都增加了。结果显示，纳米材料处理可提高作物的叶绿素含量，有利于促进光合作用，增加光合产物。根系因纳米材料处理更为发达，可吸收更多氮、磷、钾养分，因而生物量增加。三要素中磷的百分含量及吸收总量均最大，远远高于氮和钾，这与纳米材料处理水对磷的增效作用有密切关系。

　　国内外的研究者从一些方面进行了纳米缓控释和结构肥料的研究，起到了一定的促进作用，但是都没有进行机理方面的研究，包括选择合适的研究对象、研究方法、研究手段等，因此，对如何促进增产的原因尚不清楚，特别是纳米材料应用于肥料后，其安全性也有待进一步考察。随着纳米技术的进一步发展，必将深化拓展磁性纳米材料作为纳米肥料方面的应用与机理探索，将纳米技术与微生物学、土壤学、植物学、营养学相结合，深入发展以磁性纳米材料为基础，建立多功能、性能优异、生物安全的纳米肥料技术产业。

总之，磁性纳米材料在食品、生物分离、环境治理和农业肥料等工业生物技术领域展现出了巨大的前景，发展很快，已有多种产品上市，而且有很多成功的应用。纳米材料与生物技术的结合推动了纳米材料的发展，同时也为生物技术的发展提供了新的机遇，为进一步推广其应用，最优化磁性纳米颗粒的制备和性能，发展成本低、性能稳定、寿命长并无次生污染的实用磁性纳米材料与技术奠定基础。同时磁性纳米材料的安全性是其应用的一个关键问题，在今后的研究中要加强对纳米材料的环境效应和安全性的探讨，进一步提高磁性纳米颗粒的稳定性和改进其生物相容性。我们相信磁性纳米材料将会有更广阔的发展空间。

（陈忠平，南通大学；何世颖，东南大学）

参考文献

[1] Weilin L S，Nancy W S，Milan，et al. ELISA for sulfonamides and its application for screening in water contamination. *J. Agric. Food Chem.*，**2008**，56(15)：6609-6615.

[2] Kuang H，Wu Y N，Hou X L,et al. Application of dispersive liquid-liquid microextraction and reversed phase-high performance liquid chromatography for the determination of two fungicides in environmental water samples. *J. Environ. Anal. Chem.*，**2009**，89(6)：423-437.

[3] Xu C L，Peng C F，Liu L Q，et al. Chu X G. Determination of hexoestrol residues in animal tissues based on enzyme-linked immunosorbent assay and comparison with liquid chromatography-tandem mass spectrometry. *J. Pharmaceut. Biomed. Anal.*，**2006**，41(3)：1029-1036.

[4] Xu C L，Yu D H，Chu X G，et al. A chemiluminescence enzyme immunoassay(CLEIA)for the determination of 19-nortestosterone residues in aquatic products. *Anal. Lett.*，**2006**，39(4-6)：709-772.

[5] Garces A，Zerzanova A，Kucera R，et al. Determination of a series of quinolones in pig plasma using solid-phase extraction and liquid chromatography coupled with mass spectrometric detection：Application to pharmacokinetic studies. *J. Chromatogr. A*，**2006**，1137(1)：22-29.

[6] Gaudin V，Lattrentie M. Application of total error approach to assess the performance of a biological method (ELISA)to detect nicarbazin residues in eggs. *J. Chromatogr. B*，**2009**，877(23)：2358-2362.

[7] Gu H W，Ho P L，Tang K W T，et al. Using biofunctional magnetic nanoparticles to capture vancomycin-resist-ant enterococci and other gram-positive bacteria at ultralow concentration. *J. Am. Chem. Soc.*，**2003**，125 (51)：15702-15703.

[8] Gao J H，Zhang W，Huang P B，et al. Intracellular spatial control of fluorescent magnetic nanoparticles. *J. Am. Chem. Soc.*，**2008**，130(12)：3710-3711.

[9] Gao L Z，Zhuang J，Nie L，et al. Intrinsic peroxidase-like activity of ferromagnetic nanoparticles. *Nat. Nanotechnol.*，**2007**，(2)：577-583.

[10] Andrew T，Oliver H，Heike H，et al. Magnetic relaxation switch immunosensors detect enantiomeric impurities. *Angew. Chera. Int. Ed.*，**2004**，43(18)：2395-2399.

[11] Perez J M，Lee J，Terrenee O，et al. Magnetic relaxation switches capable of sensing molecular interactions. *Nat. Biotechnol.*，**2002**，20(8)：816-820.

[12] Ma W，Chert W，Qiao R I T，et al. Rapid and sensitive detection of microcystin by immunosensor based on nuclear magnetic resonance. *Biosens. Bioelectron.*，**2009**，25(1)：240-243.

[13] Pankhurst Q A, Connolly J, Jones S K, *et al*. Applications of magnetic nanoparticles in biomedicine. *Appl*. *Phys.*, **2003**, (36): 167-181.

[14] Spaldin N A. *magnetic materials: fundamentals and applications*. Cambridge University Press: **2010**: p 290.

[15] Tartaj P, Morales M D, Veintemillas-Verdaguer S, *et al*. The preparation of magnetic nanoparticles for applications in biomedicine. *J. Phys. D. Appl. Phys.*, **2003**, (36): R182-R197.

[16] Yavuz C T, Mayo J T, Yu W W, *et al*. Low-field magnetic separation of monodisperse Fe_3O_4 nanocrystals. *Science*, **2006**, (314): 964-967.

[17] Wilhelm C, Billotey C, Roger J, *et al*. Applications of magnetic nanoparticles in medicine: magnetic fluid hyperthermia. *Biomaterials*, **2003**, (24): 1001-1011.

[18] Zhang Y, Kohler N, Zhang M Q, Surface modification of superparamagnetic magnetite nanoparticles and their intracellular uptake. *Biomaterials*, **2002**, (23): 1553-1561.

[19] Molday R S, Yen S P S, Rembaum A. Application of magnetic microspheres in labelling and separation of cells. *Nature*, **1977**, (268): 437-438.

[20] Takahashi M, Yoshino T, Takeyama H, *et al*. Direct magnetic separation of immune cells from whole blood using bacterial magnetic particles displaying protein G. *Biotechnol. Prog.*, **2009**, (25): 219-226.

[21] Wilson R J, USP5932097, **1999**.

[22] 康继超, 沙木屯布卡, 谢蜀生等. 用免疫磁性微球从骨髓中分离癌细胞. *药学学报*, **1998**, (33): 52-56.

[23] Jiang T, Zhang C F, Zheng X, *et al*. Noninvasively characterizing the different alphavbeta3 expression patterns in lung cancers with RGD-USPIO using a clinical 3.0T MR scanner. *Int. J. Nanomed.*, **2009**, (4): 241-249.

[24] Huang X, Peng X, Wang Y, *et al*. A reexamination of active and passive tumor targeting by using rodshaped gold nanocrystals and covalently conjugated peptide ligands. *Acs Nano*, **2010**, (4): 5887-5896.

[25] Xie J, Chen K, Lee H Y, *et al*. Synthesis and oxygen reduction electrocatalytic property of Pt-on-Pd bimetallic heteronanostructures. *J. A. Chem. Soc.*, **2008**, (130): 7542-7543.

[26] Desgrosellier J S, Cheresh D A. Integrins in cancer: biological implications and therapeutic opportunities. *Nat. Rev. Cancer*, **2010**, (10): 9-22.

[27] Xu C J, Xu K M, Gu H W, *et al*. Nitrilotriacetic acid-modified magnetic nanoparticles as a general agent to bind histidine-tagged proteins. *J. Am. Chem. Soc.*, **2004**, (126): 3392-3393.

[28] Lee I S, Lee N, Park J, *et al*. Ni/NiO core/shell nanoparticles for selective binding and magnetic separation of histidine-tagged proteins. *J. Am. Chem. Soc.*, **2006**, (128): 10658-10659.

[29] Oh B K, Park S, Millstone J E, *et al*. Separation of tricomponent protein mixtures with triblock nanorods. *J. Am. Chem. Soc.*, **2006**, (128): 11825-11829.

[30] Murashov V V, Leszczynski J. Adsorption of the phosphate groups on silica hydroxyls: An ab initio study. *J. Phys. Chem. A*, **1999**, (103): 1228-1238.

[31] He X X, Huo H L, Wang K M, *et al*. Plasmid DNA isolation using amino-silica coated magnetic nanoparticles (ASMNPs). *Talanta*, **2007**, (73): 764-769.

[32] Shan Z, Yang W S, Zhang X, *et al*. Preparation and characterization of carboxyl-group functionalized superparamagnetic nanoparticles and the potential for bio-applications. *J. Brazil. Chem. Soc.*, **2007**, (18): 1329-1335.

[33] 何晓晓, 王柯敏, 谭蔚泓等. 超顺磁性 DNA 纳米富集器应用于痕量寡核苷酸的富集. *高等学校化学学报*, **2003**, (24): 40-42.

[34] Gelsthorpe A R, Gelsthorpe K, Sokol R J. Extraction of DNA using monoclonal anti-DNA and magnetic beads. *Biotechniques*, **1997**, (22): 1080-1082.

[35] Nam J M, Stoeva S I, Mirkin C A. Bio-bar-code-based DNA detection with PCR-like sensitivity. *J. Am. Chem. Soc.*, **2004**, (126): 5932-5933.

[36] Perez J M, O'Loughin T, Simeone F J, *et al*. DNA-based magnetic nanoparticle assembly acts as a magnetic relaxation nanoswitch allowing screening of DNA-cleaving agents. *J. Am. Chem. Soc.*, **2002**, (124): 2856-2857.

[37] Cai S Y, Liang G H, Zhang P, *et al*. Rational strategy of magnetic relaxation switches for glycoprotein sensing. *Analyst*, **2011**, (136): 201-204.

［38］ Perez J M, Josephson L, O′Loughlin T, *et al*. Magnetic relaxation switches capable of sensing molecular- *Nature. Nat. Biotechnol.*, **2002**, (20)：816-820.

［39］ Wagner S J, Robinette D, *et al*. Evaluation of swirling, pH, and glucose tests for the detection of bacterial contamination in platelet concentrates. *Transfusion*, **1996**, 36：989-993.

［40］ Gu H W, Ho P L, Tsang K W T, *et al*. Using biofunctional magnetic nanoparticles to capture vancomycin-resistant enterococci and other gram-positive bacteria at ultralow concentration. *J. Am. Chem. Soc.*, **2003**, (125)：15702-15703.

［41］ Gu H W, Ho P L, Tsang K W T, *et al*. Using biofunctional magnetic nanoparticles to capture Gram-negative bacteria at an ultra-low concentration. *Chem. Commun.*, **2003**：1966-1967.

［42］ Qiu J M, Zhou Y, Chen H, *et al*. Immunomagnetic separation and rapid detection of bacteria using bioluminescence and microfluidics. *Talanta*, **2009**, (79)：787-795.

［43］ Okrend A J G., Rose B E, Lattuada C P, *et al*. Isolation of escherichia coli 0157：H7 using 0157 specific antibody coated magnetic beads. *J. Food Protect.*, **1992**, (55)：214-217.

［44］ Lin Y S, Tsai P J, Weng M F, *et al*. Affinity capture using vancomycin-bound magnetic nanoparticles for the MALDI-MS analysis of bacteria. *Anal. Chem.*, **2005**, (77)：1753-1760.

［45］ Wang C G, Irudayaraj J. Multifunctional magnetic-optical nanoparticle probes for simultaneous detection, separation, and thermal ablation of multiple pathogens. *Small*，**2010**, (6)：283-289.

［46］ Perez J M, Simeone F J, Saeki Y, *et al*. Using biofunctional magnetic nanoparticles to capture vancomycin-resistant enterococci and other gram-positive bacteria at ultralow concentration. *J. Am. Chem. Soc.*, **2003**, (125)：10192-10193.

［47］ Takeshi D, Sansei N, Yoshihisa N. Constituent and pharmacological effecta of Eucommia and Siberian ginseng. *Acta Pharmacol. Sin.*, **2001**, (22)：1057-1070.

［48］ Xie H P, Gu X H, Xu R, *et al*. Preparation of chlorogenic acid surface-imprinted magnetic nanoparticles and their usage in separation of traditional Chinese medicine. *Anal. Chim. Acta*, **2010**, (675)：64-70.

［49］ Ding X B, Wang X B, Zheng Z H, *et al*. Magnetic molecularly imprinted polymer particles synthesized by suspension polymerization in silicone oil. *Macromol. Rapid Commun.*, **2006**, (27)：1180-1184.

［50］ Dav M L, Gnud F. Phenoliccompounds in surface water. *Water Res.*, **1999**, 33(14)：3213-3219.

［51］ Zhang J, Zhuang J, Yan X Y, *et al*. Decomposing phenol by the hidden talent of ferromagnetic nanoparticles. *Chemosphere*, **2008**, (73)：1524-1528.

［52］ Wang H C, Chang S H, Hung P C, *et al*. Catalytic oxidation of gaseous PCDD/Fs with ozone over iron oxide catalysts. *Chemosphere*，**2008**, (71)：388-397.

［53］ Wang N, Zhu L, Wang D. Sono-assisted preparation of highly-efficient peroxidase-like Fe_3O_4 magnetic nanoparticles for catalytic removal of organic pollutants with H_2O_2. *Ultronson. Chem.*, **2010**, (17)：526-533.

［54］ Zhai Y, Zhai J, Zhou M. Ordered magnetic core-manganese oxide shell nanostructures and their application in water treatment. *J. Mater. Chem.*, **2009**, (19)：7030-7035.

［55］ 娄向东, 王天喜, 刘双枝等. 氧化铁光催化降解活性染料的研究. 环境污染治理技术与设备, **2006**，7(4)：97-99.

［56］ Huang H, Lu M C, Chen J N. Catalytic decomposition of hydrogen peroxide and 2-chloropheno with iron oxides. *Water Res.*, **2001**, 35(9)：2291-2299.

［57］ Macdonald J E, Veinot J G., Removal of residual metal catalysts with iron/iron oxide nanoparticles from coordinating environments. *Langmuir*，**2008**, 24(14)：7169-7177.

［58］ Carabante I, Grahn M, Holmgren A, *et al*. Adsorption of As(Ⅴ)on iron oxide nanoparticle films studied by in situ ATR-FTIR spectroscopy. *J. Colloid Surf. A.*, **2009**, (346)：106-113.

［59］ Tawabini B S, Al-Khaldi S F, Khaled M M, *et al*. Removal of arsenic from water by iron oxide nanoparticles impregnated on carbon nanotubes. *J Environ Sci Health A Tox Hazard Subst Environ Eng.*, **2011**, 46(3)：215-223.

［60］ Zhang K, Dwivedi V, Chi C Y, *et al*. Graphene oxide/ferric hydroxide composites for efficient removal of As in drinking water. *J. Hazardous Mater.*, **2010**, (182)：162-168.

［61］ Shipley H J, Yean S, Kan A T, *et al*. Graphene oxide/ferric hydroxide composites for efficient removal of As in drinking water. *Environ. Sci. Pollut. Res.*, **2010**, (17)：1053-1062.

［62］ Yang S J, Guo Y F, Yan N Q, *et al*. A novel multi-functional magnetic Fe-Ti-V spinel catalyst for elemental. *Chem. Commun.*, **2010**, (46)：8377-8379.

［63］ Joo S H, Feitz A J, Waite T D. Quantification of the oxidizing capacity of nanoparticulate zero-valent iron. *Environ. Sci. Technol.*, **2004**, 38(7)：2242-2247.

［64］ Schrick B, Jennifer L, Blough A, *et al*. Hydrodechlorination of trichloroethylene to hydrocarbons using bimetallic nickel-iron nanoparticles. *Chem. Mater.*, **2002**, (14)：5140-5147.

［65］ Liu R Q, Zhao D, BarnettM O. in situ immobilization of Cu(Ⅱ) in soils using a new class of iron phosphate nanoparticles. *Chemosphere*, **2007**, 3(4)：45-51.

［66］ Varanasi P, Fullana A, Sidhu S. Remediation of PCB contaminated soils using iron nano-particles. *Chemosphere*, **2007**, (66)：1031-1038.

［67］ Manning B A, Kiser, J R, Kwon H C. Spectroscopic investigation of Cr(Ⅲ)-and Cr(Ⅵ)-treated nanoscale zerovalent iron. *Environ. Sci. Technol.*, **2007**, 41 (2)：586-592.

［68］ 邹玉琼, 徐娟, 李程等. 纳米级土壤氧化矿物合成及其对重金属离子吸附的研究. 湖北农业科学, **2005**, (3)：72-74.

［69］ Zhang W X J. Nanoscale iron particles for environmental remediation：An overview. *Nano. Res.*, **2003**, (5)：323-332.

［70］ Quinn J, Geiger C, Clausen C, *et al*. Field demonstra- tion of DNAPL dehalogenation using emulsified zero-valent iron. *Environ. Sci. Technol.*, **2005**, 39(5)：1309-1318.

［71］ Kudzho O, Sychev G A, PavlovA G. Evaluation of the influence of nano-dispersed iron on potatoes. *Mezhdunarodnyi Sel′skokhozyaistvennyi Zhurnal.*, **2002**, 7(1)：57-58.

［72］ Kudzho O, Ilyukhin G A, Pavlov S G. Effect of nano-dispersed iron on productivity of sugarbeet. *Mezhdunarodnyi Sel′skokhozyaistvennyi Zhurnal.*, **2002**, 6 (2)：59-60.

［73］ Pavlov G, Okpattakh G, Pavlenko S, *et al*. Use of nano-dispersion iron in agricultural production. *Mezhdunarodnyi. Sel skokhozyaistvennyi Zhurnal.*, **2003**, 24(1)：59-62.

［74］ Zhu H, Han L, Xiao J Q, *et al*. Uptake, translocation, and accumulation of manufactured iron oxide nanoparticles by pumpkin plants. *Environ. Monitor.*, **2008**, 10(6)：1-7.

［75］ 刘秀梅, 张夫道, 冯兆滨等. 纳米氧化铁对花生生长发育及养分吸收影响的研究. 植物营养与肥料学报, **2005**, 11(4)：551-555.

［76］ 刘秀梅, 张夫道, 张树清. 纳米碳酸钙在花生上的施用效果研究. 植物营养与肥料学报, **2005**, 11(3)：385-389.

［77］ 李荣, 郑家慧. "生物旺"植物生长促进剂在棉花上的喷施效果. 新疆农业科技, **2005**, (4)：43-43.